健康中国行动推进典型经验案例

社区高血压病例精粹

主　编　陈晓平

副主编　陈　茂　周　东　饶　莉　贺　勇

编　者　（按姓氏汉语拼音排序）

陈　磊	陈　茂	陈清勇	陈晓婧	陈晓平	冯　沅	冯佳越
龚深圳	苟棋玲	何　森	何霁云	贺　莉	贺　勇	黄　斌
蒋凌云	李江波	李舍予	李欣然	廖　行	刘　凯	刘兴斌
罗　敏	罗晓佳	吕晓君	吕政兵	孟庆滔	彭　勇	蒲小波
饶　莉	荣　溪	石汝峰	唐万欣	王　斯	魏　欣	魏家富
徐孟卓	徐　英	严　心	阳长强	叶润宇	张　昕	张　鑫
张　懿	张亚男	张志鹏	郑　翼	周　东		

人民卫生出版社
·北京·

图书在版编目（CIP）数据

社区高血压病例精粹 / 陈晓平主编 . —北京：人
民卫生出版社，2021.5
　ISBN 978–7–117–31485–5

　I.①社…　II.①陈…　III.①高血压 —病案　IV.
①R544.1

中国版本图书馆 CIP 数据核字（2021）第 075107 号

人卫智网	www.ipmph.com	医学教育、学术、考试、健康， 购书智慧智能综合服务平台
人卫官网	www.pmph.com	人卫官方资讯发布平台

社区高血压病例精粹
Shequ Gaoxueya Bingli Jingcui

主　　编：陈晓平
出版发行：人民卫生出版社（中继线 010-59780011）
地　　址：北京市朝阳区潘家园南里 19 号
邮　　编：100021
E - mail：pmph @ pmph.com
购书热线：010-59787592　010-59787584　010-65264830
印　　刷：廊坊一二〇六印刷厂
经　　销：新华书店
开　　本：889×1194　1/16　印张：19
字　　数：510 千字
版　　次：2021 年 5 月第 1 版
印　　次：2021 年 10 月第 1 次印刷
标准书号：ISBN 978-7-117-31485-5
定　　价：118.00 元

打击盗版举报电话：010-59787491　E-mail：WQ @ pmph.com
质量问题联系电话：010-59787234　E-mail：zhiliang @ pmph.com

主编简介

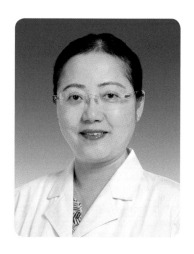

陈晓平　四川大学华西医院心脏内科党支部书记兼科室副主任,主任医师、教授,博士生导师。四川省卫生和计划生育委员会首席专家、四川省学术和技术带头人。现任中国医师协会心血管内科医师分会常务委员兼高血压学组副组长、四川省医师协会心血管内科医师分会会长、中国医师协会高血压专业委员会副主任委员、中国医师协会心脏重症专业委员会常务委员、中华医学会心血管病学分会高血压学组成员、中国医疗保健国际交流促进会高血压分会常务委员、国家心血管病中心高血压专病医联体副理事长、四川省高血压中心主任、中华预防医学会心脏病预防与控制专业委员会常务委员、中国女医师协会心脏与血管专业委员会副主任委员、中国老年医学学会高血压分会常务委员、中国中西医结合学会心血管疾病专业委员会常务会员。

长期从事心血管疾病的临床工作,从事高血压的基础和临床研究及新药临床研究。作为四川大学华西医院心脏内科高血压亚专业组负责人,带领专业团队从事高血压社区管理、高血压管理模式创新及四川甘孜藏族自治州高血压调查及管理,为四川地区慢性病的防控做出了重要的贡献。

承担国家自然科学基金及国家科技攻关计划项目多项,承担四川省科学技术厅科技支撑及重点研发项目4项,参与20多项国际及国内多中心心血管新药临床研究。获省科学技术进步奖3项,获2017年度四川大学"唐力新教学名师奖"。以第一作者或通信作者在国内外重要期刊上发表论文逾100篇。作为主编或副主编编写专著5部,参编专著20余部。先后培养硕士生60名,博士生10名。

序　言

高血压是我国乃至全球心脑血管疾病的首要危险因素。我国现有高血压患者近 3 亿,随着人口老龄化进程的加剧,高血压患者还将持续增加。如何提升高血压控制率及规范管理率一直是医疗领域的关注热点。

高血压作为一种遗传与环境相互作用所致的疾病,其病因往往隐匿且复杂,是涉及多个器官及系统的疾病,包括内分泌、肾脏、睡眠医学,以及心理学等多个领域,通常以血压升高为主要临床表现。目前,我国高血压防控的关键在于社区,近年来随着分级诊疗等制度的建立和完善,高血压管理呈现"关口前移,重心下沉,注重基层"的格局,社区已成为高血压防治的一线"阵地"。

本书主编陈晓平教授带领的团队,在社区持续开展高血压优质化管理研究近 20 年,推动高血压及相关疾病的科研攻关,取得了一系列研究成果,积攒了丰富的临床经验。由其组织编写的《社区高血压病例精粹》一书精选了四川大学华西医院高血压团队在临床实践中积累的常见病例。在编写过程中,将生动的案例分析、严密的临床思维、规范的诊治流程与最新的知识点相结合。通过对真实病例的详细剖析,重点介绍高血压及相关疾病在诊断和治疗方面的临床思路,理论联系实际,让社区医生在实战中积累经验,边干边学,以期能够系统提高社区医生高血压疾病的诊治水平,规范基层医生对高血压患者的随访管理。

本书集学术性与实用性于一体,内容丰富翔实,通过案例帮助初、中级心血管专科医师及广大基层医疗卫生机构内科专业人员进一步夯实高血压疾病临床诊治思路,有效提升诊治水平,开拓视野,是一本值得推荐的好书。相信本书的出版将对我国基层高血压防治工作产生积极的影响。

李为民

四川大学华西医院

2021 年 4 月

前　言

高血压作为最常见的心血管慢性疾病,其患病率高,并发症多已成为全球范围内的重大公共卫生问题。根据《中国心血管病报告2018》发布的数据,我国心血管病现患人数2.9亿,其中高血压患者约2.45亿。根据2012—2015年中国高血压调查结果显示:18岁以上成人高血压患病粗率为27.9%(年龄标化患病率为23.2%)。据《中国心血管病报告2018》,心脑血管病导致的死亡数占国民总死亡数的40%以上,居首位;其中,约70%的脑卒中和50%的心肌梗死与高血压密切相关。因此,正确诊断和规范治疗高血压,加强对继发性高血压和合并疾病的筛查,以及提高对多种危险因素的综合防控,对改善患者的预后有非常重要的意义。

社区作为高血压防治的"主战场",提升社区医生对高血压的诊治水平有重要的战略意义。了解并掌握高血压各种特殊类型及合并疾病的规范诊治,特别是进行临床思维的训练,对社区医生及低年资医生至关重要。

《社区高血压病例精粹》一书精选了48个基层常见的高血压病例,涵盖了临床常见的典型高血压类型及其合并症。通过对病例从社区到三级医院诊治流程的分析,真实再现了高血压、相关靶器官损伤及并发症诊治处理的全过程。目的是培养基层医生在实践中发现问题,结合国内外相关诊疗指南,进行思维分析和归纳讨论,制订出规范的诊断、治疗方案及随访计划,积累经验,减少误诊、漏诊的可能,从而提高高血压的诊治水平和社区综合防控能力。

值此书完成之际,由衷地感谢为本书的编写付出辛勤汗水的专家同道们,正是你们的努力,才使得本书能够成功面世,相信该书的出版对提高社区医生高血压诊治及管理能力有积极作用。

限于时间仓促,我们水平有限,难免会有疏漏和不恰当之处,真诚希望各位同道能够批评指正,不吝赐教。

陈晓平

四川大学华西医院

2021年4月于成都

目 录

病例 1
白大衣高血压

患者男性,50 岁。因发现血压升高 1 个月就诊。1 个月前患者体检时发现血压升高,150/90mmHg (1mmHg=0.133kPa),无头晕、头痛、乏力、胸闷、胸痛等症状,后多次到附近药房测量血压,波动于 120~150/70~90mmHg,建议服用氨氯地平 5mg/d 治疗。患者未服用降压药物,自行购买血压计家中测量血压,波动 120~140/70~90mmHg。为求进一步诊治就诊。

患者自发病以来,睡眠精神可,饮食正常,大小便未见异常,体重无明显变化。

【既往史、个人史、家族史】

吸烟 20 年,10 支/d;偶尔饮酒。母亲患高血压病。

【体格检查】

体温(T)36.5℃,脉搏(P)80 次/min,呼吸频率(R)16 次/min,血压(blood pressure,BP)148/86mmHg。体重 65kg,身高 168cm,体重指数(body mass index,BMI)23.03kg/m²。神志清楚,表情自如,无病容,发育正常,营养良好,自主体位,步态正常,查体合作。全身皮肤未见皮疹,无皮下出血,全身浅表淋巴结未扪及肿大。头颅大小正常无畸形,五官未见异常。颈部软,无抵抗,颈动脉搏动正常,颈静脉正常。甲状腺未见肿大,无压痛,未闻及血管杂音。双肺叩诊呈清音,双肺呼吸音清,未闻及干湿啰音,双侧呼吸运动均匀对称,无增强或减弱,双肺触觉语颤对称无异常,未触及胸膜摩擦感。胸廓未见异常,心界正常,心率 80 次/min,律齐,各瓣膜区未闻及杂音。腹部外形正常,全腹软,无压痛及反跳痛,腹部未触及包块,肝脾肋下未触及,双肾未触及。双下肢无水肿。

【辅助检查】

血常规、尿常规、粪便常规未见异常,尿蛋白(-)。

总胆固醇(total cholesterol,TC)4.01mmol/L,低密度脂蛋白胆固醇(LDL-C)2.38mmol/L,高密度脂蛋白胆固醇(HDL-C)1.37mmol/L,甘油三酯(TG)0.63mmol/L,空腹血糖 5.44mmol/L,肌酐 78μmol/L,血钾 4.48mmol/L。

心电图(图 1-1):窦性心律,正常心电图。

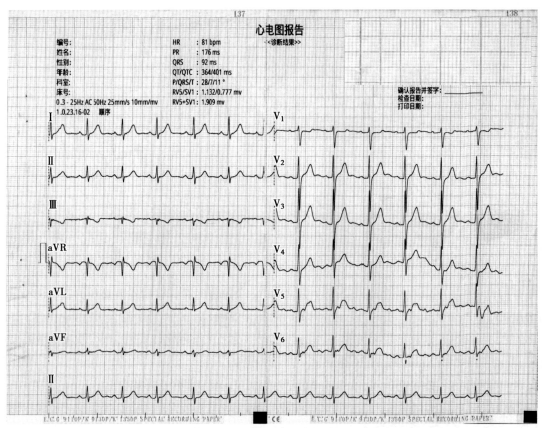

图1-1 窦性心律,正常心电图

【初步诊断】

高血压病1级。

【诊治经过】

鉴于患者诊室血压升高,但家庭自测血压波动于120~140/70~90mmHg,进一步完善动态血压:24小时平均血压126/78mmHg,白天平均血压132/81mmHg,夜间平均血压112/68mmHg。同时补充完善高血压靶器官损害检查。尿白蛋白/肌酐未见升高。颈动脉彩超未见异常。超声心动图:未见明显结构异常,左室收缩功能正常。结合患者诊室血压高而诊室外血压不高,考虑白大衣高血压,病史中患者无代谢紊乱的危险因素和靶器官损害。建议患者健康生活方式行为,低盐低脂饮食,控制体重,有氧运动,戒烟戒酒,家庭血压监测。并且至少每年随访1次测量诊室和诊室外血压以及评估心血管事件发生的风险。

【修正诊断】

白大衣高血压。

【讨论】

1. 什么是白大衣高血压

白大衣高血压(white coat hypertension,WCH)最早由Pickering医生在1988年提出,也有人用

"孤立性诊室内高血压"（isolated clinic hypertension）来描述诊室血压增高而动态血压正常这一现象。2005 年美国心脏协会指南关于 WCH 的定义是指成人在未服用任何降压药物的条件下由医务人员测量的诊室血压 ≥ 140/90mmHg，而清醒状态下动态血压监测（ambulatory blood pressure monitoring，ABPM）或家庭血压监测（home blood pressure monitoring，HBPM）所测得的平均血压 <135/85mmHg。而根据不同的诊室外血压测量结果，进一步将 WCH 分为部分 WCH（partial WCH，诊室血压高而 ABPM 或 HBPM 正常）和真性 WCH（true WCH，诊室血压高而 ABPM 和 HBPM 均正常）两种。

2. 发生白大衣高血压的原因

关于 WCH 的发生机制目前尚不清楚。调查显示 WCH 患者存在以下特征：女性、不吸烟者、老年人的发生率更高；常伴随血脂、血糖等代谢紊乱；也常见于医疗环境中处于高度紧张的患者。基于上述 WCH 的分布特征，在发病机制上存在以下几种看法：与交感神经的过度活跃有关；情绪因素（如焦虑、应激等）也可能是 WCH 发生的机制之一；WCH 与血脂异常、空腹糖耐量异常、超重关系密切，随着年龄的增长，WCH、血脂异常、空腹糖耐量异常、超重患病率的变化趋势基本一致，并且发现体重指数下降后，WCH 的患病率也随之下降，WCH 可能是代谢综合征的初期表现。

3. 白大衣高血压的临床意义

WCH 与靶器官损害之间的关系一直存在争议。既往认为 WCH 是良性的，不会加重靶器官损害的程度。近年来，越来越多的研究发现 WCH 与靶器官损害有关，其损害程度介于正常血压和持续性高血压之间。例如 WCH 较正常血压者具有更高的左心室质量指数（left ventricular mass index，LVMI）。在血管损害方面，调查发现 WCH 患者的大动脉顺应性不如正常血压者。WCH 与主动脉硬化相关，主要表现为大动脉厚度增加及弹性下降和中心动脉压升高，这与持续性高血压患者引起的大动脉改变一致。

在心血管事件方面，仍然没有确定 WCH 是否是心血管事件的危险因素。在心血管结局的动态血压国际数据库（international database on ambulatory blood pressure in relation to cardiovascular outcomes，IDACO）中没有证据表明 WCH 患者（无论是否接受治疗）的心血管事件发生风险增加。在亚洲人群中，Ohasama 研究显示发现真性 WCH 患者首次脑卒中风险是血压正常者的 1.38 倍，部分 WCH 患者首次脑卒中风险是血压正常者的 2.16 倍。WCH 是否能增加心血管事件的发生受到人种、诊断方法、研究设计等诸多因素的影响，未来还需要更多的调查进行确认。

4. 如何诊断白大衣高血压

2014 年欧洲高血压学会动态血压监测实践指南进一步更新和完善了诊断标准，建议用诊室血压和 24 小时血压平均值来诊断 WCH，即患者未服用任何抗高血压药物情况下诊室血压 ≥ 140/90mmHg，动态血压全天平均血压 <130/80mmHg，白天平均血压 <135/85mmHg，夜间平均血压 <120/70mmHg；或诊室血压 ≥ 140/90mmHg，家庭测量血压均值 <135/85mmHg。诊室血压要求为非同一时间至少 3 次由专业医务工作人员所测。ABPM 和 HBPM 两种诊室外血压测量方法的选择取决于医疗条件、费用成本和患者意愿等因素。通常情况下 HBPM 可能在基层卫生中心更多应用，而 ABPM 主要在上级专科医院进行。但应注意的是，如果患者不熟悉血压自我测量方法、依从性差或精神焦虑，则 HBPM 并不合适。

5. 白大衣高血压患者治疗原则

目前，还缺乏足够的证据支持 WCH 患者接受降压药物治疗的临床获益。尚无随机研究探讨药物治疗能否降低 WCH 者的心血管事件发生风险。WCH 可能经常有代谢紊乱的危险因素（肥胖、血脂异常、糖耐量异常等）和一些无症状性的靶器官损害（左心室肥厚、颈动脉内中膜厚度增加或斑块、微量白蛋白尿等)。上述危险因素是心血管事件发生的风险因素。WCH 患者合并心血管事件高危人群(指具备 3~5 个心血管危险因素、糖尿病以及既往发生过心血管事件)发生心血管事件的风险是血压正常者的 2.06 倍,WCH 患者合并心血管低危人群(≤ 2 个心血管病危险因素)与血压正常者患心血管事件的风险无差异。根据奥美沙坦初治患者的家庭血压测量确立标准目标血压(home blood pressure measurement with Olmesartan naive patients to establish standard target blood pressure,HONEST)研究在对糖尿病和慢性肾病患者随访过程中也发现,给予其使用 ARB 类药物,可减少蛋白尿发生率并延缓肾病进展,糖尿病伴 WCH 患者和慢性肾病伴 WCH 患者心血管事件发生风险分别是糖尿病高血压控制和慢性肾病高血压控制患者的 2.73 倍和 2.14 倍,提示对于心血管事件高危人群,WCH 增加了心血管事件发生风险。因此,对于心血管事件高风险的 WCH 患者来讲,在改善生活方式(有氧运动、减重、减少盐分摄入、戒烟等)的基础上可以考虑给予药物治疗。如果无上述心血管病风险因素,干预可限于改善生活方式,并且至少每年随访 1 次测量诊室和诊室外血压以及评估心血管事件发生风险。

6. 如何进行规范化的诊室外血压测定

HBPM 在家中进行,由于测量方便及更准确、更全面地反映一个人日常生活状态下的血压水平。针对未服药人群,可以用于鉴别白大衣高血压和隐蔽性高血压;针对服药人群,可以用于鉴别白大衣未控制高血压和隐蔽性未控制高血压。这样可避免白大衣高血压患者过度降压治疗的潜在风险,也可以及时控制隐蔽性高血压的心血管风险。家庭血压监测的时间和频率见表 1-1。

《2019 中国家庭血压监测指南》建议:家庭血压的平均值 ≥ 135/85mmHg 时,可以确诊高血压,或血压尚未控制。当诊室血压 ≥ 140/90mmHg,而家庭血压 <135/85mmHg 时,可诊断为白大衣高血压或白大衣未控制高血压。当诊室血压 <140/90mmHg,而家庭血压 ≥ 135/85mmHg 时,可诊断为隐蔽性高血压或隐蔽性未控制高血压。

表 1-1　家庭血压监测的时间和频率建议

家庭血压监测时,应每天早上、晚上测量血压,每次测量前应坐位休息 5min,测 2~3 次,每次间隔 1min。
初诊患者,治疗早期或虽经治疗但血压尚未达标患者,应在就诊前连续测量 5~7d;血压控制良好时,每周测量至少 1d。
通常,早上血压测量应在起床后 1h 内进行,服用降压药物之前,早餐前,剧烈活动前。考虑到我国居民晚饭时间较早,建议晚间血压测量在晚饭后、上床睡觉前进行。不论早上还是晚上,测量血压前均应注意排空膀胱。
为了确保家庭血压监测的质量,血压监测期间应记录起床、上床睡觉时间、三餐时间以及服药时间。

根据《动态血压监测临床应用中国专家共识》叙述,ABPM 适应证:①诊室或家庭血压监测发现血压升高,怀疑“高血压病”者,血压的平均值在 1、2 级高血压范围内;②确诊高血压并已接受降压治疗者,若 ≥ 2 种药足量治疗,血压仍未达标;③确诊高血压并已接受降压治疗者,若血压已达标,仍发生了心脑血管并发症,如脑卒中、心力衰竭、心肌梗死、肾功能不全等,或新出现了靶器官损害,如蛋白尿、左心室肥厚、腔隙性脑梗死等,或靶器官损害进行性加重;④未服用降压药,诊室血压 <140/90mmHg,但家庭血压 ≥ 135/85mmHg 或诊室或家庭血压 120~139/80~89mmHg,但出现了靶器官损害,如蛋白尿、左心室肥厚、腔隙性脑梗死等,而并无糖尿病、血脂异常、吸烟等其他心血管危险因素者。

合格的 ABPM 标准:一个合适的监测方案,应尽可能确保监测时间 >24 小时,而且每小时都有 1 个以上血压读数。通常白天每 20 分钟测量 1 次;晚上睡眠期间每 30 分钟测量 1 次。一般来讲,如果有效读数在设定读数的 70% 以上,计算白天血压的读数 20 个以上,计算夜间血压的读数 7 个以上,可以看作有效监测。如不满足上述条件,则应重复进行监测。

动态血压监测结果与判定：目前用于诊断高血压的动态血压指标主要包括 24 小时、白天、夜间所有血压读数收缩压与舒张压的平均值。白天与夜间最好以动态血压监测日记卡所记录的起床与上床时间为准。如果未记录日常活动信息，也可根据固定时间段定义白天（8:00~20:00）和夜间（23:00~5:00）。该狭窄时间段定义去除了 5:00~8:00 与 20:00~23:00 两个血压大幅度迅速变化的时间段。诊断高血压的标准是 24 小时平均收缩压 / 舒张压 ≥ 130/80mmHg、白天 ≥ 135/85mmHg 或夜间 ≥ 120/70mmHg；通过与诊室血压对比，可以进一步确立以下诊断，包括未服药者的白大衣高血压，隐蔽性高血压（诊室血压 <140/90mmHg，而 24 小时、白天或夜间血压升高），正在接受降压治疗患者的白大衣未控制高血压及隐蔽性未控制高血压（血压判别标准同未治疗者）。不论是否接受降压药物治疗，如果清晨血压 ≥ 135/85mmHg，都可以诊断"清晨高血压"。夜间血压的下降幅度、血压晨峰、相邻血压读数之间的变异情况等指标可以帮助有经验的临床医生进行更全面的风险评估或做出更合理的预后判断。相关的研究很多，但尚无统一的正常值标准，需要进一步研究。

【小结】

对于初诊怀疑高血压的患者，由于诊室血压准确性受到环境、心理、温度、测量姿势等多种因素的影响，推荐进行诊室外血压监测（ABPM 和 HBPM）和高血压靶器官损害筛查。该患者表现出诊室血压高而诊室外血压正常的特点，符合 WCH 的诊断标准。治疗方面，目前的证据提示 WCH 引起的靶器官损害和心血管事件风险增加在正常血压和持续性高血压之间。改善生活方式的基础上给予药物治疗对于心血管事件高危风险的 WCH 人群可能获益更大。该患者未发现靶器官损害，心血管事件风险评估为低危，故建议生活方式改善及随访监测血压。由于白大衣高血压患者发生高血压的风险增加，因此仍然建议进行家庭血压监测，至少每年测量一次血压及心血管事件风险评估。白大衣高血压容易被社区医师忽略，如果盲目给予降压治疗，可能引起低血压相关风险。该病例重点强调高血压诊疗的规范性，对于诊室血压增高的初诊患者，应该充分评估靶器官损害情况并且重视诊室外血压的应用，从而为患者制定个体化的治疗方案。

（刘　凯）

参考文献

1. Parati G, Stergiou G, O'brien E, et al. European Society of Hypertension practice guidelines for ambulatory blood pressure monitoring [J]. J hypertens, 2014, 32 (7): 1359-1366.

2. Satoh M, Asayama K, Kikuya M, et al. Long-Term Stroke Risk Due to Partial White-Coat or Masked Hypertension Based on Home and Ambulatory Blood Pressure Measurements: The Ohasama Study [J]. Hypertension, 2016, 67 (1): 48-55.

3. Mancia G, Fagard R, Narkiewicz K, et al. 2013 ESH/ESC guidelines for the management of arterial hypertension: the Task Force for the Management of Arterial Hypertension of the European Society of Hypertension (ESH) and of the European Society of Cardiology (ESC)[J]. Eur Heart J, 2013, 34 (28): 2159-2219.

4. Briasoulis A, Androulakis E, Palla M, et al. White-coat hypertension and cardiovascular events: a meta-analysis [J]. J Hypertens, 2016, 34 (4): 593-599.

5. 中国高血压联盟《家庭血压监测指南》委员会 . 2019 中国家庭血压监测指南 [J]. 全科医学临床与教育 , 2019, 17 (06): 484-487.

6. 王继光，吴兆苏，孙宁玲，等 . 动态血压监测临床应用中国专家共识 [J]. 中华高血压杂志 , 2015, 23 (08): 727-730.

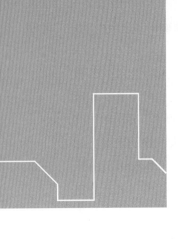

病例 2
隐蔽性高血压

患者男性,65 岁。因体检发现左室肥厚 1 周就诊。1 周前患者体检行超声心动图发现室间隔稍增厚,测血压 136/85mmHg,无头晕头痛,无心悸,无心累气紧,无乏力,无胸闷胸痛,无视物模糊,无肢体麻木等症状,未予重视。家中自测 1 周血压平均为 132/82mmHg,为进一步治疗就诊。

患者自发病以来,睡眠精神可,饮食正常,大小便未见异常,体重无明显变化。

【既往史、个人史、家族史】

无吸烟。饮酒 18 年,100g/d。父母无高血压病史。

【体格检查】

T 36.3℃,P 82 次 /min,R 20 次 /min,BP 135/86mmHg。体重 80kg,身高 170cm,BMI 27.68kg/m²。神志清楚,表情自如,无病容,发育正常,营养良好,自主体位,步态正常,查体合作。全身皮肤未见皮疹,无皮下出血,全身浅表淋巴结未扪及肿大。头颅大小正常无畸形,五官未见异常,颈部软无抵抗。颈动脉搏动正常,颈静脉正常,甲状腺未见肿大,无压痛,未闻及血管杂音。双肺叩呈清音,双肺呼吸音清,未闻及干湿啰音,双侧呼吸运动均匀对称,无增强或减弱,双肺触觉语颤对称无异常,未触及胸膜摩擦感,胸廓未见异常。心界正常,心率 82 次 /min,律齐,各瓣膜区未闻及杂音。腹部外形正常,全腹软,无压痛及反跳痛,腹部未触及包块,肝脾肋下未触及,双肾未触及。双下肢无水肿。病理征阴性。

【辅助检查】

血常规、粪便常规未见异常。尿常规:尿蛋白(±),可疑阳性。

总胆固醇 4.93mmol/L、低密度脂蛋白胆固醇 3.3mmol/L、高密度脂蛋白胆固醇 0.77mmol/L、甘油三酯 2.65mmol/L、空腹血糖 5.89mmol/L、肌酐 90μmol/L、血钾 4.04mmol/L。

心电图(图 2-1):窦性心律,左室高电压,ST-T 改变。

超声心动图:左心室(LV)48mm,左心房(LA)40mm,室间隔(IVS)13mm,左心室后壁(LVPW)9mm,主动脉(AO)35mm,升主动脉(AAO)32mm,射血分数(EF)65%;左房增大,室间隔基底段增厚,左室收缩功能测值正常。

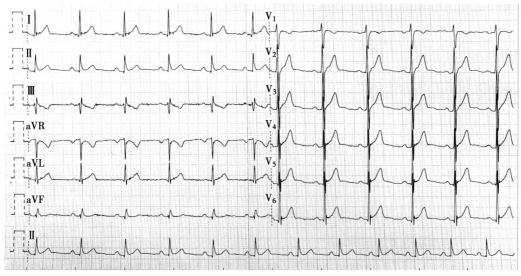

图 2-1　窦性心律,左室高电压,ST-T 改变

【初步诊断】

1. 左室肥厚原因待查。
2. 肥胖症。
3. 高甘油三酯血症。

【诊治经过】

患者诊室血压及家庭自测血压未见升高,但超声心动图提示左房增大及左室肥厚,以室间隔基底段增厚为主,尿常规示尿蛋白可疑阳性,进一步完善 24 小时动态血压监测。24 小时平均血压 130/81mmHg,白天平均血压 133/82mmHg,夜间平均血压 128/81mmHg。提示夜间及 24 小时平均血压均升高,符合高血压诊断标准。追问病史,患者有夜间打鼾,否认白天嗜睡,完善整夜多导睡眠图(polysomnography,PSG)监测:睡眠呼吸暂停低通气指数(简称呼吸暂停低通气指数,apnea-hypopnea index,AHI)6.1 次 /h,入睡潜伏期正常;入睡后觉醒总时间为 96.5 分钟,次数为 23 次,睡眠连续性差,睡眠效率尚可;总睡眠时间为 8.9 小时。其睡眠结构:1 期睡眠比例增多,2 期和 3 期睡眠比例减少,快速眼动睡眠(rapid eye movement sleep,REM sleep)比例减少,无显著病理意义异常呼吸事件。并进一步完善高血压靶器官损害检查,尿白蛋白 / 肌酐为 40mg/g;肾脏彩超:双肾大小未见异常,实质回声未见异常。颈动脉彩超:左侧颈总动脉内中膜增厚[左侧颈总动脉内中膜厚度(intima-media thickness,IMT)1.1mm,右侧颈总动脉 IMT 0.6mm],双侧颈动脉未见动脉粥样斑块。建议改善生活方式,低盐低脂饮食,控制体重,有氧运动,戒酒,并给予厄贝沙坦 150mg/d 睡前服用。

患者服用降压药物后 1 个月,家庭自测血压:平均血压 120/72mmHg。24 小时动态血压:24 小时平均血压 121/72mmHg,白天平均血压 126/76mmHg,夜间平均血压 116/60mmHg,无头晕等不适。继续改善生活方式、坚持药物治疗,并进行家庭血压监测及每年进行心血管事件风险评估。

【修正诊断】

1. 高血压病(隐蔽性)1 级、高危,左室肥厚。

2. 轻度睡眠呼吸暂停低通气综合征。

3. 肥胖症。

4. 高甘油三酯血症。

【讨论】

1. 什么是隐蔽性高血压

隐蔽性高血压是指诊室血压正常而动态血压达到高血压的标准(白天平均血压 ≥ 135/85mmHg 和 / 或夜间平均血压 ≥ 120/70mmHg 和 / 或 24 小时平均血压 ≥ 130/80mmHg)。如采用家庭血压监测,则为连续 7 天家庭血压的平均值 ≥ 135/85mmHg。隐蔽性高血压可表现为单纯白天血压升高,或单纯夜间血压升高。但应注意采用家庭血压监测诊断夜间隐蔽性高血压检出率偏低。

2. 导致隐蔽性高血压发生的原因

目前隐蔽性高血压的发病机制尚未清楚。有研究发现,隐蔽性高血压与持续性高血压的危险因素相似,且相对于白大衣高血压、血压正常者,有着更高的心血管危险性。大量研究发现,交感神经兴奋性增加、吸烟、酗酒、缺乏体力活动、炎症激活均与隐蔽性高血压发生、发展密切相关。

3. 隐蔽性高血压的临床意义

隐蔽性高血压导致的靶器官损害及心血管风险与持续性高血压的危害相似。患者的左心室质量指数及左心室肥厚患病率明显高于血压正常者,内皮依赖的血管舒张功能较血压正常者显著降低,颈动脉内中膜厚度明显增加,脉搏波传导速度也明显高于血压正常人群,且与肾小球滤过率降低、蛋白尿增加均有关,患者的尿白蛋白 / 肌酐比值明显高于血压正常人群。隐蔽性高血压患者不仅可伴有明显的靶器官损害,其心血管风险也明显高于血压正常人群。瑞典研究者报道,在未接受降压治疗的 70 岁以上老年男性中,隐蔽性高血压是心血管事件发生的独立预测因子,其风险是血压正常人群的 2.77 倍。日本人群 10 年随访研究表明,隐蔽性高血压患者的心血管死亡和卒中发生风险是正常人群的 2.13 倍。国际动态血压监测与心血管预后数据库研究纳入 5 645 例高血压患者,结果显示随访 9.5 年之后,正常血压人群、白大衣高血压人群、隐蔽性高血压人群和持续性高血压人群的心血管事件发生风险依次增加,隐蔽性高血压患者的心血管事件发生风险是正常血压人群的 1.62 倍。

4. 隐蔽性高血压的患病率及漏诊率

隐蔽性高血压在自然人群中的患病率为 10%~15%。在高血压前期人群中其患病率高达 29.3%;糖尿病诊室血压正常患者中患病率高达 29.3%。在高血压门诊患者中如采用家庭血压监测,会漏诊大约 25% 的隐蔽性高血压患者。在临床工作中学会如何识别隐蔽性高血压尤为重要。隐蔽性高血压患者中男性居多,与吸烟、饮酒、肥胖相关。慢性肾脏病、糖尿病、阻塞性睡眠呼吸暂停综合征及焦虑、睡眠质量差等患者中的患病率较高。

5. 隐蔽性高血压是否需要治疗

《2018 年欧洲高血压治疗指南》建议,对于隐蔽性高血压患者应改善生活方式和接受降压药物治疗。但目前关于隐蔽性高血压药物治疗能否使患者获益,尚没有直接的随机对照临床试验证据证实。降压治疗宜选择长效药物,从小剂量开始,药物种类则需要根据患者的靶器官损害以及并发症的情况进行个体化选择。

6. 夜间血压升高的临床意义以及可否夜间服用降压药物

众多动态血压研究显示夜间血压预测心血管事件能力优于白天血压。Ohasama 动态血压研究显示,将夜间血压和白天血压同时放入生存分析模型中,发现仅有夜间血压能预测心血管死亡风险,认为夜间血压［每上升 10mmHg，风险比（*HR*）=1.32，95% 置信区间（*CI*）1.06~1.64］比白天血压（每上升 10mmHg，*HR*=1.03，95% *CI* 0.83~1.29）有更好的预测能力。同样，目前为止最大的国际动态血压监测数据库中，包含中国人群在内的 6 个地区，共计 7 458 名动态血压监测的人群中，平均随访 9.6 年，将夜间血压对白天血压进行校正后，白天血压失去对心血管事件和死亡的预测能力。一项纳入多个前瞻性研究的荟萃分析显示，夜间血压和白天血压均能预测心血管事件发生，但是将白天血压和夜间血压同时放入生存模型时，夜间血压仍然保留预测能力而白天血压则不能。在与清晨血压对比方面，主要有两项研究：动态血压监测对心血管事件的预测研究（MAPEC 研究）和动态血压昼夜节律模式对多种风险评估的预后价值研究（HYGIA PROJECT 研究），结果显示无论是基线还是随访 5.6 年后，夜间血压是心血管事件最重要的预测因子（基线：夜间 *vs.* 清晨，标化 *HR* 1.45 *vs.* 1.30；随访：夜间 *vs.* 清晨，标化 *HR* 1.57 *vs.* 1.42）。部分药物研究显示，夜间给药能够更好地降低夜间血压和全天血压，而对于晨峰和白天血压无明显影响。故夜间血压增高患者可以考虑夜间给药。

【小结】

该患者为老年男性，无明显自觉症状，体检发现左室肥厚，无高血压病史、糖尿病史及心脏疾病家族史，无吸烟嗜好，长期饮酒，体格检查无阳性体征，实验室检查发现可疑蛋白尿，尿白蛋白/肌酐比值升高，超声心动图发现左房增大及室间隔增厚，射血分数在正常范围。颈动脉彩超示左侧颈总动脉内中膜增厚。其余检查无异常。患者诊室血压及家庭自测血压不能解释心、肾、血管等靶器官损害。完善 24 小时动态血压提示夜间血压升高（>120/70mmHg）及 24 小时平均血压升高（>130/80mmHg），诊断考虑隐蔽性高血压。隐蔽性高血压可造成明显的靶器官损害及心血管风险增高。对隐蔽性高血压的易患人群，如高血压前期人群、糖尿病、慢性肾脏病等疾病的患者或发现靶器官损害时，应尽早进行诊室外血压测量，筛查隐蔽性高血压可能。指南推荐对隐蔽性高血压患者进行生活方式改善及降压药物治疗。降压治疗宜选择长效药物，从小剂量开始，药物种类则需要根据患者的靶器官损害及并发症的情况进行个体化选择。该患者以夜间血压升高为主，合并左室肥厚、微量白蛋白尿和颈动脉硬化等靶器官损害，在改善生活方式的基础上，首选血管紧张素转换酶抑制剂（angiotensin converting enzyme inhibitor，ACEI）/血管紧张素受体阻滞药（angiotensin receptor blockers，ARB）类降压药物，睡前服用，进行降压治疗。

（刘　凯　贺　莉）

参考文献

1. 中国高血压联盟，中国医师协会高血压专业委员会血压测量与监测工作委员会，《中华高血压杂志》编委会．动态血压监测临床应用中国专家共识 [J]. 中华高血压杂志，2015, 23 (08): 727-730.
2. 中国医师协会高血压专业委员会，中国高血压联盟，中华医学会心血管病学分会．家庭血压监测中国专家共识 [J]. 中华高血压杂志，2012, 20 (06): 525-529.
3. Zhang L, Li Y, Wei FF, et al. Strategies for Classifying Patients Based on Office, Home, and Ambulatory Blood Pressure Measurement [J]. Hypertension, 2015, 65 (6): 1258-1265.
4. Wei FF, Li Y, Zhang L, et al. Persistence of Masked Hypertension in Chinese Patients [J]. Am J Hypertens, 2016, 29 (3): 326-331.
5. Hänninen MR, Niiranen TJ, Puukka PJ, et al. Target organ damage and masked hypertension in the general population: the Finn-Home study [J]. J Hypertens, 2013, 31 (6): 1136-1143.
6. Drawz PE, Alper AB, Anderson AH, et al. Masked Hypertension and Elevated Nighttime Blood Pressure in CKD: Preva-

lence and Association with Target Organ Damage [J]. Clin J Am Soc Nephrol, 2016, 11 (4): 642-652.

7. Kikuya M, Ohkubo T, Asayama K, et al. Ambulatory blood pressure and 10-year risk of cardiovascular and noncardiovascular mortality: the Ohasama study [J]. Hypertension, 2005, 45 (2): 240-245.

8. Hermida RC, Ayala DE, Fernández JR, et al. Sleep-Time Blood Pressure: Prognostic Value and Relevance as a Therapeutic Target for Cardiovascular Risk Reduction [J]. Chronobio Int, 2013, 30 (1-2): 68-86.

9. Hermida RC, Hermida-Ayala RG, Smolensky MH, et al. Does Timing of Antihypertensive Medication Dosing Matter ? [J]. Curr Cardiol Rep, 2020, 22 (10): 118.

10. Hermida, Ramón C, Ayala DE, et al. Administration-time differences in effects of hypertension medications on ambulatory blood pressure regulation [J]. Chronobiol Int, 2013, 30 (1-2): 280-314.

11. Rossen NB, Knudsen ST, Fleischer J, et al. Targeting nocturnal hypertension in type 2 diabetes mellitus [J]. Hypertension, 2014, 64 (5): 1080-1087.

12. Hermida RC, Ayala DE, Mojón A, et al. Sleep-time ambulatory blood pressure as a novel therapeutic target for cardiovascular risk reduction [J]. J hum hypertens, 2014, 28 (10): 567-574.

13. 李燕, 张冬燕. 重视隐匿性高血压的筛查诊断与治疗 [J]. 诊断学理论与实践, 2017, 16 (06): 571-575.

病例 3
隐蔽性未控制高血压

患者男性,50 岁。因发现血压升高 5 余年就诊。5 余年前患者体检发现血压升高,非同日 3 次测量血压均 >140/90mmHg,最高血压为 165/95mmHg。无头晕、头痛,无胸闷、胸痛,无视物模糊及肢体麻木等不适,诊断为高血压病。给予苯磺酸氨氯地平 5mg/d 治疗。长期规律门诊随访,诊室血压控制在 130~139/80~89mmHg 之间,未诉特殊不适。为进一步评估治疗效果,遂至社区就诊。

患者自患病以来,精神、饮食、睡眠尚可,大小便正常,体重无明显变化。

【既往史、个人史、家族史】

否认肝炎、结核、伤寒等传染病病史,否认糖尿病、冠状动脉粥样硬化性心脏病(简称冠心病)及慢性肾脏病病史。吸烟 20 余年,10~20 支 /d,不饮酒。母亲患高血压病,父亲无特殊疾病史。

【体格检查】

T 36.5℃,P 75 次 /min,R 15 次 /min,BP 136/83mmHg,体重 70kg,身高 160cm。BMI 27.34kg/m²。神志清楚,皮肤、巩膜无黄染,浅表淋巴结未触及肿大,心、肺、腹查体无特殊,双下肢无水肿。

【辅助检查】

5 年前血常规、肝肾功能、电解质未见异常。空腹血糖 4.92mmol/L;甘油三酯 1.2mmol/L、总胆固醇 3.31mmol/L、低密度脂蛋白胆固醇 1.89mmol/L。尿常规:尿蛋白定性(+/-);尿白蛋白 / 肌酐 31mg/g。

心电图(图 3-1):窦性心律,正常心电图。颈动脉彩超未见异常。超声心动图:LV 45mm,LA 30mm,右心室(RV)25mm,右心房(RA)35mm,IVS 12mm,LVPW 10mm,AO 33mm,AAO 28mm,EF 68%;室间隔稍增厚,左室收缩功能测值正常。

5 年后复查血常规、肝肾功能、电解质未见异常。空腹血糖 5.92mmol/L;甘油三酯 2.1mmol/L,总胆固醇 4.41mmol/L,低密度脂蛋白胆固醇 1.52mmol/L。尿常规:尿蛋白定性(+);尿白蛋白 / 肌酐 42mg/g。颈动脉彩超未见异常;超声心动图:LV 48mm,LA 31mm,RV 25mm,RA 35mm,IVS 13mm,LVPW 11mm,AO 38mm,AAO 35mm,EF 63%;室间隔增厚,左室收缩功能测值正常。

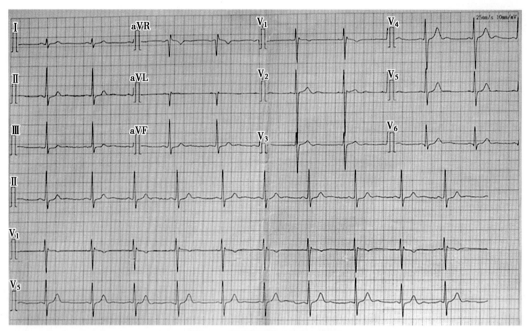

图 3-1　窦性心律,正常心电图

【初步诊断】

高血压病 2 级、高危。

【诊治经过】

给予降压药物治疗后诊室血压达标 136/83mmHg,但靶器官损害进行性加重,嘱患者改善生活方式,包括戒烟,低盐、低脂饮食,控制体重,并进行家庭血压监测。家庭血压监测波动在 130~139/80~89mmHg,进一步完善 24 小时动态血压:24 小时平均血压 129/78mmHg,白天平均血压 128/77mmHg,夜间平均血压 130/79mmHg。追问患者,否认夜间打鼾及白天嗜睡。治疗方案调整如下:①调整降压药物,苯磺酸氨氯地平 5mg/d 早上服用,缬沙坦 80mg/d 睡前服用。②调整生活方式,戒烟,低盐、低脂饮食,控制体重,坚持中等强度运动(如步行、慢跑、骑自行车、游泳等),每周 4~7 天,每天累计 30~60 分钟。③监测家庭血压,早晚各测 1 次,每次测量 2~3 次,连续测量 5~7 天(测量时间。起床后 1 小时内,服用降压药物前,早餐前,剧烈活动前;晚饭后、上床睡觉前进行),并做好记录。④服药 1 个月后于社区医院复查 24 小时动态血压,评估降压疗效。

在改善生活方式的基础上,患者坚持药物治疗 1 个月后至社区复诊。调整用药后无特殊不适,复诊前 1 周家庭自测血压平均值 126/72mmHg。社区复诊时诊室血压 128/76mmHg。复查 24 小时动态血压:24 小时平均血压 122/73mmHg,白天平均血压 125/75mmHg,夜间平均血压 117/68mmHg。1 年后复查尿常规示尿蛋白转阴,尿白蛋白 / 肌酐 12mg/g;超声心动图示室间隔 12mm。继续使用苯磺酸氨氯地平 5mg/d 早上服用,缬沙坦 80mg/d 睡前服用控制血压。

【修正诊断】

1. 高血压病 2 级、高危,窦性心律,左室肥厚,心功能 Ⅰ 级。
2. 微量白蛋白尿。

【讨论】

1. 什么是隐蔽性未控制高血压（masked uncontrolled hypertension，MUCH）

指接受降压药物治疗的高血压患者诊室血压达标而动态血压未达标（白天平均血压 ≥ 135/85mmHg 或夜间平均血压 ≥ 120/70mmHg 或 24 小时平均血压 ≥ 130/80mmHg）或者家庭自测血压 ≥ 135/85mmHg。

2. 隐蔽性未控制高血压有什么临床特点

隐蔽性未控制高血压在接受降压治疗人群中的患病率为 31.1%。其中在男性、年龄 <65 岁、吸烟、合并糖尿病或心血管病风险较高的人群中，隐蔽性未控制高血压更为常见，尤其是接受降压治疗后诊室血压仍处于 130~139/80~89mmHg。根据动态血压确诊为隐蔽性未控制高血压患者的血压监测结果显示：大约 60% 表现为白天血压和夜间血压均未控制，24.3% 表现为孤立性夜间血压未控制，12.9% 表现为孤立性白天血压未控制，隐蔽性未控制高血压中孤立性夜间血压未控制的比例接近孤立性白天血压未控制的 2 倍。越来越多的研究显示夜间血压与心血管疾病发病率和死亡率具有较强的关系，而目前确诊夜间血压升高最好的手段就是动态血压，因此对于接受降压治疗的高血压人群而言，通过动态血压来评估降压治疗效果显得尤为重要。

3. 隐蔽性未控制高血压有什么危害

隐蔽性未控制高血压人群相比血压达标人群（诊室和诊室外血压均达标）和白大衣高血压（white coat hypertension）人群而言，靶器官损害的发生率更高（包括左心室质量指数、颈动脉内中膜厚度、微量白蛋白尿）。隐蔽性未控制高血压是左室肥厚、颈动脉粥样硬化和蛋白尿的独立危险因素，和持续性高血压相似，增加了心血管事件及全因死亡的发生风险。

4. 动态血压和家庭血压监测在发现隐蔽性未控制高血压中的价值

目前评估夜间血压最佳的血压监测方式是动态血压，家庭血压监测通常是评估患者白天血压控制效果的一个有效手段，对于夜间血压的评估具有很大的局限性，而隐蔽性未控制高血压患者中超过 80% 表现为夜间血压未控制，因此通过家庭血压监测不能准确评估高血压患者接受降压治疗后夜间血压的控制情况，尤其是对于孤立性夜间血压未控制的患者，通过家庭血压监测往往很难发现。在高血压门诊患者中采用家庭血压监测，会漏诊约 25% 的隐蔽性未控制高血压患者。因此，《2017 美国成人高血压预防、检测、评估和管理指南》指出，对接受降压治疗患者隐蔽性未控制高血压筛查处理流程建议：诊室血压达标，但心血管风险较高或有靶器官损害的患者，需进行家庭血压监测筛查隐蔽性未控制高血压，但最终确诊需要完善 24 小时动态血压监测。同时越来越多的研究证据支持采用动态血压评估降压疗效，进而优化血压的达标。但基于动态血压指导降压治疗的成本效益还需进一步的研究来支持。因此动态血压作为血压监测的"金标准"，在大规模用于指导降压治疗，发现隐蔽性未控制高血压之前，家庭血压监测作为一种简便、有效的手段，同样具有重要的价值。

5. 隐蔽性未控制高血压如何治疗

《2017 美国成人高血压预防、检测、评估和管理指南》和《2018 年欧洲心脏病学会/欧洲高血压学会高血压管理指南》推荐，对于隐蔽性未控制高血压患者应优化药物的治疗，从而使得 24 小时血压达标。基于 24 小时动态血压水平和昼夜血压模式，联合用药，选择不同时间给药，在有效降低 24 小时平均血压的同时，恢复其昼夜变化节律。但该降压治疗是否有益于隐蔽性未控制高血压患者靶器官损害保护及减少心血管终点事件的发生，还需要进一步的随机对照试验加以验证。

6. 该患者的起始降压方案是否合理

患者非同日 3 次诊室血压均 >140/90mmHg,最高血压 165/95mmHg,诊断为原发性高血压 2 级。有吸烟史,母亲有高血压病史。辅助检查提示尿蛋白(+/–),尿白蛋白/肌酐比值增高。超声心动图提示室间隔增厚。根据《中国高血压防治指南(2018 年修订版)》,危险分层可归为高危组。降压药物治疗的时机取决于心血管风险评估水平。高危患者应及时启动降压药物治疗,并对存在的危险因素和合并的临床疾病进行综合治疗。该患者诊断考虑原发性高血压 2 级、高危组,合并靶器官损伤(室间隔增厚,尿蛋白阳性),社区医生选择苯磺酸氨氯地平降压不是最佳的治疗方案。根据《中国高血压防治指南(2018 年修订版)》推荐,对于合并左室肥厚和蛋白尿的高血压患者首选 ACEI/ARB 降压治疗,在降压的同时,可以减少尿蛋白,逆转左室重构,更有利于靶器官的保护。

7. 患者诊室血压达标,但靶器官损害进展的原因是什么

诊室血压是我国目前诊断高血压、进行血压水平分级以及观察降压疗效的常用方法。但是诊室血压也存在不足,不能诊断白大衣高血压及隐蔽性高血压,评估降压治疗的疗效。该患者虽然诊室血压达标,但靶器官损害进展,可能的原因是患者诊室外的血压未达标。完善 24 小时动态血压提示患者夜间血压未达标,因此患者靶器官损害进展主要是由于夜间血压升高所致。目前研究显示,诊室外血压与靶器官损害的关系比诊室血压更为显著,预测心血管风险能力优于诊室血压。

8. 该患者为什么选择早晚分别服药

根据《中国高血压防治指南(2018 年修订版)》降压药物应用基本原则之一:优先使用长效降压药物,以有效控制 24 小时血压。《2017 美国成人高血压预防、检测、评估和管理指南》和《2018 年欧洲心脏病学会/欧洲高血压学会高血压管理指南》也推荐,对于隐匿性未控制高血压患者应优化药物的治疗,从而使得 24 小时血压达标。有研究显示,睡前服用降压药更有利于血压的控制,尤其是降低夜间血压,恢复其正常的昼夜节律,从而减少心血管事件的发生。通过动态血压显示,该患者表现为夜间血压未控制,睡前服用降压药物不仅可以防止夜间血压升高,还能恢复其正常的血压节律(杓型血压),更有利于靶器官的保护。

9. 如何对高血压患者进行危险分层及随访

高血压患者心血管病风险分层详见表 3-1。

表 3-1　高血压患者心血管病风险分层

其他心血管病危险因素和疾病史	血压 /mmHg			
	收缩压 130~139 和/或 舒张压 85~89	收缩压 140~159 和/或 舒张压 90~99	收缩压 160~179 和/或 舒张压 100~109	收缩压 ≥ 180 和/或 舒张压 ≥ 110
无		低危	中危	高危
1~2 个其他危险因素	低危	中危	中/高危	很高危
≥ 3 个其他危险因素,靶器官损害或慢性肾脏病(CKD)3 期,无并发症的糖尿病	中/高危	高危	高危	很高危
临床并发症,或(CKD)≥ 4 期,有并发症的糖尿病	高/很高危	很高危	很高危	很高危

高血压患者随访的目的是评估治疗反应,了解患者对药物的耐受情况,分析血压是否稳定达标和其他危险因素的状况,建立医患相互信任的良好关系。随访内容包括测量血压和/或动态血压,了解血压数值及达标状态,询问服药的依从性,根据血压的波动以及药物的不良反应进行高血压治疗药物的调整,嘱咐患者按时服药,指导患者改善生活方式、坚持长期治疗,不随意停药。随访时间间隔根据患者的心血管总体风险及血压水平决定。正常高值或高血压1级,危险分层属低危、中危或仅服1种药物治疗者,每1~3个月随访1次;新发现的高危及较复杂病例随访的间隔应较短,高危患者血压未达标或临床有症状者,可考虑缩短随访时间(2~4周);血压达标且稳定者,每个月1次或延长随访时间。对使用了至少3种降压药,血压仍未达标,应考虑将患者转至高血压专科诊治。

【小结】

患者系50岁中年男性,发现血压升高5年,血压最高165/95mmHg。吸烟20余年,母亲有高血压病史。辅助检查提示高血压导致靶器官损害(室间隔增厚,尿白蛋白/肌酐比值增高);诊断为高血压病2级、高危组,给予苯磺酸氨氯地平5mg/d降压治疗后,诊室血压达标<140/90mmHg。但规律用药治疗5年后,复查高血压靶器官损害进一步加重(室间隔厚度较前增加,尿白蛋白/肌酐比值升高),完善24h动态血压提示:夜间平均血压未达标(24h平均血压129/78mmHg,白天平均血压128/77mmHg,夜间平均血压130/79mmHg)。考虑患者靶器官损害加重,为隐蔽性未控制高血压所致。故在苯磺酸氨氯地平的基础上,睡前加用ACEI/ARB降压治疗,控制夜间血压的同时,减少尿蛋白,逆转左心室重构。隐蔽性未控制高血压可导致接受降压治疗后诊室血压达标的高血压患者靶器官损害进行性加重,增加心血管事件及全因死亡的发生风险。对隐蔽性未控制高血压易患人群,如男性、吸烟、接受降压治疗后诊室血压在130~139/80~89mmHg之间、靶器官损害进行性加重、合并糖尿病及心血管风险较高的患者,应尽早进行诊室外血压监测,将家庭血压作为隐蔽性未控制高血压的初步筛查手段,并通过动态血压进一步确诊隐蔽性未控制高血压及其血压表型。尽管目前尚缺乏对于药物治疗能否降低隐蔽性未控制高血压患者临床结局的随机对照试验,但各大指南仍推荐对于隐蔽性未控制高血压患者在积极改善生活方式的基础上,加大降压药物的使用剂量。根据隐蔽性未控制高血压患者的血压表型、靶器官损害及合并症,选择长效、具有靶器官保护作用的降压药物,并选择合适的时间服药,从而进一步优化血压的达标。该患者在调整降压药物后,复查动态血压控制达标,靶器官损害有一定程度逆转。

(阳长强 王 斯)

参考文献

1. 中国高血压联盟《家庭血压监测指南》委员会. 2019中国家庭血压监测指南[J]. 中国循环杂志, 2019, 34 (07): 635-639.

2. 王继光, 吴兆苏, 孙宁玲, 等. 动态血压监测临床应用中国专家共识[J]. 中华高血压杂志, 2015, 23 (08): 727-730.

3. 中国高血压防治指南修订委员会, 高血压联盟(中国), 中华医学会心血管病学分会, 等. 中国高血压防治指南(2018年修订版)[J]. 中国心血管杂志, 2019, 24 (1): 24-56.

4. Banegas JR, Ruilope LM, de la Sierra A, et al. High prevalence of masked uncontrolled hypertension in people with treated hypertension [J]. Eur Heart J, 2014, 35 (46): 3304-3312.

5. Tomiyama M, Horio T, Yoshii M, et al. Masked hypertension and target organ damage in treated hypertensive patients [J]. Am J Hypertens, 2006, 19 (9): 880-886.

6. Stergiou GS, Asayama K, Thijs L, et al. Prognosis of white-coat and masked hypertension: International Database of Home blood pressure in relation to Cardiovascular Outcome [J]. Hypertension, 2014, 63 (4): 675-682.

7. Williams B, Mancia G, Spiering W, et al. 2018 ESC/ESH Guidelines for the management of arterial hypertension [J]. Eur Heart J, 2018, 39 (33): 3021-3104.

8. Whel ton PK, Carey RM, Aronow WS, et al. 2017ACC/AHA/AAPA/ABC/ACPM/AGS/APhA/ASH/ASPC/NMA/PCNA-Guideline for the Prevention, Detection, Evaluation, and Management of High Blood Pressure in Adults: A Report of the American College of Cardiology/American Heart Association Task Force on Clinical Practice Guidelines [J]. Hypertension, 2018, 71 (6): e13-e115.

9. Bowles NP, Thosar SS, Herzig MX, et al. Chronotherapy for Hypertension [J]. Curr Hypertens Rep, 2018, 20 (11): 97.

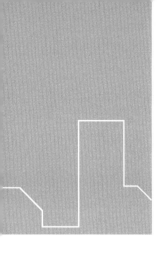

病例 4
清晨高血压

患者女性,70 岁。因发现血压升高 2 个月就诊。2 个月前患者体检时发现血压 160/85mmHg,无头晕、头痛,无胸闷、胸痛等不适,后多次自行测量血压均 >140/90mmHg,最高血压为 178/95mmHg。为进一步治疗于社区医院就诊。

患者自患病以来,精神、饮食、睡眠尚可,大小便正常,体重无明显变化。

【既往史、个人史、家族史】

否认肝炎、结核、伤寒等传染病病史,否认糖尿病、冠心病及慢性肾脏病病史。不吸烟,偶尔饮酒。母亲患有高血压,父亲无特殊疾病史。

【体格检查】

T 36.5℃,P 85 次 /min,R 16 次 /min,BP 162/88mmHg,体重 65kg,身高 160cm。BMI 25.39kg/m²。神志清楚,皮肤、巩膜无黄染,浅表淋巴结未触及肿大,心、肺、腹部查体无特殊,双下肢无水肿。

【辅助检查】

实验室检查示血常规、血脂、血糖、肝肾功能、电解质、尿常规、粪便常规未见异常;心电图(图 4-1):窦性心律,正常心电图。

【初步诊断】

高血压病 2 级。

【诊治经过】

给予硝苯地平缓释片 10mg/d 治疗,长期社区门诊随访,诊室血压控制在 120~135/70~80mmHg之间。嘱患者进行规范化家庭血压监测。患者自行购买血压计家中测量血压,清晨血压波动在140~150/70~80mmHg 之间,睡前血压控制在 120~130/70~75mmHg 之间。患者因发现清晨血压升高,为进一步明确是否需要调整降压方案,随至上级医院就诊。

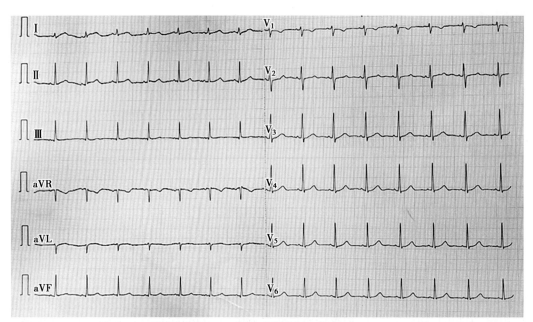

图4-1 窦性心律,正常心电图

完善24小时动态血压:24小时平均血压128/71mmHg,白天平均血压138/72mmHg,夜间平均血压118/69mmHg,清晨血压141/77mmHg。同时补充完善高血压靶器官损害检查,颈动脉彩超:左侧颈总动脉内中膜增厚(左侧颈总动脉IMT 1.2mm,右侧颈总动脉IMT 0.6mm),双侧颈动脉未见动脉粥样斑块。超声心动图:LV 45mm,LA 30mm,RV 25mm,RA 35mm,IVS 12mm,LVPW 10mm,AO 33mm,AAO 28mm,EF 68%;室间隔增厚,左室收缩功能测值正常。

治疗方案调整如下:①停用硝苯地平缓释片10mg/d,改为奥美沙坦20mg/d。②低盐、低脂饮食,控制体重。③监测家庭血压,早晚各测1次,每次测量2~3次,连续测量5~7天(测量时间,起床后1小时内,服用降压药物前,早餐前,剧烈活动前;晚饭后、上床睡觉前进行),并做好记录。④服药1个月后于社区医院评估降压疗效。

患者坚持药物治疗1个月后至社区复诊。复诊前1周家庭自测血压平均值125/70mmHg,清晨血压控制在120~130/70~75mmHg之间,睡前血压控制在110~120/70mmHg之间;社区复诊时诊室血压128/77mmHg;24小时动态血压:24小时平均血压125/70mmHg,白天平均血压128/73mmHg,夜间平均血压113/65mmHg。继续使用奥美沙坦20mg/d控制血压,家庭监测清晨血压。

【修正诊断】

高血压病2级、高危。窦性心律,左室肥厚,心功能Ⅰ级。

【讨论】

1. 血压晨峰现象及清晨高血压的定义

正常人生理状态下血压随着昼夜节律波动,夜间血压降至一天最低谷,而在晨起后4小时左右升至全天第一个高峰。因此,晨起是血压值变化最大的时段。这种血压在清晨骤然升高的现象被称为血压晨峰现象。清晨血压是指清晨醒后1小时内、服药前、早餐前的家庭血压测量结果或动态血压记录的起床后2小时或早晨6:00~10:00的血压,家庭血压或动态血压监测清晨血压≥135/85mmHg和/或诊室血压≥140/90mmHg即为清晨高血压。与血压晨峰相比,清晨血压更强调晨起后血压瞬态值,血压晨峰则强调晨起的变化值。清晨血压高并不意味着血压晨峰高,反之亦然。清晨血压定义更明确,获取简便易行,可反复多次观察比较,控制清晨血压也更易观察到疗效,在临床管理当中,血压晨峰需通过住院或门诊检查方可获得,且变异性较大,而清晨血压通过家庭自测即可有效管理。

2. 正常人24小时血压昼夜节律是怎样表现的

人体血压的变化具有显著的昼夜节律,通常表现为"双峰一谷"。依据血压昼夜节律的变化,大多数高血压患者的血压波动表现为杓型、非杓型、反杓型和超杓型。研究表明,与杓型血压相比,非杓型高血压患者的靶器官损害更为严重,发生心脑血管事件的危险性明显增加。虽然积极有效的非药物治疗是血压控制的基石,但目前血压的控制仍主要依赖于降压药物,因此在降压治疗中需要重视降压药物对血压昼夜节律的影响。降压不仅要达标,而且要平稳降压,恢复正常的血压昼夜节律,从而减轻靶器官损害,降低高血压患者心脑血管疾病的发生风险。

3. 清晨高血压的发生机制是什么

目前对于清晨高血压发生的病理生理机制尚不完全清楚。有研究表明,清晨高血压及血压晨峰的现象与交感神经瞬间激活有关,清醒可激活交感神经系统及中枢神经系统,引起心率增快,心肌收缩力增强;同时交感神经刺激肾上腺素分泌,作用于血管α肾上腺素受体,收缩血管,两者共同作用,引起清晨血压迅速上升。交感神经系统过度激活还可导致压力感受器敏感度下降,使晨起血压调节功能下降,导致清晨时血压大幅度上升。钠盐摄入量也可影响高血压患者的清晨血压。对于盐敏感的高血压患者,钠盐摄入量增加则可导致清晨血压上升。另外,小动脉及大动脉血管病变不仅是血压晨峰的受害者,同时也是加重血压晨峰的因素,两者互为因果,形成相互加重的正反馈闭环。对于接受治疗的高血压患者,清晨血压异常升高,尤其是清晨高血压,除其自身的病理生理学原因外,更多是不恰当的药物使用导致清晨血压未控制,即所使用的降压药物降压疗效无法覆盖24小时。

4. 清晨高血压有危害吗

清晨高血压与靶器官损害有关。研究显示,清晨6:00~10:00间收缩压每增加10mmHg,颈总动脉内中膜厚度增加17μm(95% CI 3~31μm,P=0.018)。对于已经接受降压治疗的老年患者,仍可观察到清晨血压的靶器官损害,收缩压每增加10mmHg,左室肥厚的风险增加23%。清晨血压与肾脏损害也密切相关,一项平均随访32个月的队列研究比较了家庭测量的清晨血压、家庭测量的夜间血压和诊室血压等与慢性肾病患者肾功能恶化之间的关系,显示家庭测量的清晨血压对肾功能恶化的预测价值最大。清晨血压与心脑血管事件的发生有关。日本晨峰-家庭血压研究(J-HOP研究)显示,相比清晨血压控制的人群,未控制的清晨血压人群脑卒中的发生风险明显升高。HONEST研究也显示,与清晨收缩压<125mmHg的患者相比,清晨收缩压≥155mmHg发生脑卒中的相对风险比 HR=6.01,冠脉事件的相对风险比 HR=6.24,甚至诊室收缩压<130mmHg,但清晨收缩压≥145mmHg的患者发生心血管事件风险也明显升高 HR=2.47。

5. 如何评估清晨高血压

清晨血压管理首先要从清晨血压的监测评估入手,通过监测清晨血压了解清晨血压的控制情况,评估降压治疗效果。因此,所有高血压患者都应常规进行清晨血压监测与评估。对于高血压易患人群,也应进行清晨血压筛查。家庭血压监测、24小时动态血压以及诊室血压测量都可用来对清晨血压进行监测和评估(表4-1),但各有其优缺点,有机结合使用上述三种测量方法,可以在空间和时间两个维度更全面地了解清晨血压以及24小时血压的控制情况。其中,家庭血压监测可经常甚至每天进行,是观察降压治疗过程中清晨血压控制情况的最佳方法。

表 4-1 清晨血压的监测评估方法

方法	测量要求	测量仪器	可行性
家庭血压监测	清晨 6：00~10：00 起床后 0.5~1 小时内测量,通常应在服药前、早餐前测量,排空膀胱,取坐位	经国际标准认定的家用电子血压计	推荐,首选
24 小时动态血压监测	动态血压记录的起床后 2 小时或清晨 6：00~10：00 血压平均值,通常应在服药前、早餐前	24 小时动态血压计	必要时在有条件的医院进行
诊室血压测量	测量 6：00~10：00 诊室外血压,服药前、早餐前	经国际标准认定的电子或隧道式血压计	推荐测量诊室外清晨血压

6. 清晨高血压的管理模式有哪些

目前对于清晨高血压的管理有三种:个体管理模式、群体管理模式和系统管理模式。

个体管理模式的特点:医患可直接沟通,患者可以得到医生面对面的疾病教育和指导,但管理患者数量有限,不方便定期随访,缺乏评估和长期管理。

群体管理模式的特点:医患在医院面对面直接沟通的基础上,通过间接沟通方式,定期管理相应社区的更多高血压患者,进行相关疾病教育和指导,对社区人群便于定期随访,监控血压控制情况,及时调整治疗方案,提高患者治疗依从性。

系统管理模式的特点:在单个社区人群管理基础上,结合高科技通信设备,可系统化、模式化管理整体城市／省份／全国高血压患者人群,定期整体评估血压控制情况,可根据区域患者人群的具体特点,调整相应的治疗以及随访追踪患者,真正实现高血压的社会化管理。

7. 如何治疗清晨高血压

清晨血压控制情况不佳除了自身的病理生理学原因外,更多是血压管理不善所致。如果选用了短效药物进行降压治疗,会出现药物性血压波动过大;若选用长效但实际上疗效不足以覆盖 24 小时的降压药物,也无法控制 24 小时血压。因此合理规范化使用降压药物是有效管理好清晨血压的关键。清晨血压治疗的方案选择应遵循以下原则:①使用半衰期 24 小时及以上、真正长效每天 1 次服药能够控制 24 小时的降压药物,避免因治疗方案选择不当导致的医源性清晨血压控制不佳;②使用安全可长期坚持使用并能控制每一个 24 小时血压的药物,提高患者的依从性;③对于单纯清晨高血压者,也可调整服药时间,可以选择在睡前服用长效降压药物,从而使得降压疗效覆盖第 2 天清晨;④使用心脑获益临床试验证据充分并可真正降低长期心脑血管事件的药物,减少心脑血管事件,改善高血压患者的生存质量。

【小结】

目前对血压的治疗和管理已从医院走向社区和家庭,提倡以患者为核心,医生、护士、药师、社区等相关方面共同进行血压管理。对于接受降压药物治疗的高血压患者,需要进行诊室血压、家庭血压及 24 小时动态血压的测量来评估降压的疗效。评估清晨血压是提高血压管理质量的一个有效切入点,是平稳控制 24 小时血压的重要手段。该患者表现为诊室血压达标,但家庭自测清晨血压升高,符合清晨高血压的诊断标准。根据 2018 年亚洲清晨高血压管理专家共识,对于接受降压治疗的高血压患者,药物治疗使用不当是导致清晨血压升高的原因之一,该患者使用的降压药物硝苯地平缓释片属于短效的钙通道阻滞剂(calcium channel blocker,CCB),降压疗效不足以覆盖 24 小时,从而导致医源性的清晨高血压。清晨血压升高和靶器官损伤有关,该患者已出现颈动脉内中膜增厚,左室肥厚,因此需要控制清晨血压,从而降低远期心脑血管事件的发生风险。故建议使用长效的奥美沙坦来控制血压,降压疗效可覆盖 24 小时,使得清晨血压达标,并建议患者长期进行家庭清晨血压监测。通过推动清晨血压管理,将有可能全面提升我国高血压管理水平,大幅度提高降压治疗效果,特别是 24 小时血压的长期达标率,降低各种心脑血管并发症的发生率,有效保护我国居民的心血管健康。

(阳长强　刘　凯)

参考文献

1. 中华医学会心血管病学分会高血压学组 . 清晨血压临床管理的中国专家指导建议 [J]. 中华心血管病杂志 , 2014, 42 (09): 721-725.

2. 黄义波 , 陈源源 . 清晨血压研究进展 [J]. 中华老年心脑血管病杂志 , 2019, 21 (06): 650-653.

3. Wang JG, Kario K, Chen CH, et al. Management of morning hypertension: a consensus statement of an Asian expert panel [J]. J Clin Hypertens (Greenwich), 2018, 20 (1): 39-44.

4. Lambert EA, Chatzivlastou K, Schlaich M, et al. Morning surge in blood pressure is associated with reactivity of the sympathetic nervous system [J]. Am J Hypertens, 2014, 27 (6): 783-792.

5. Osanai T, Okuguchi T, Kamada T, et al. Salt-induced exacerbation of morning surge in blood pressure in patients with essential hypertension [J]. J Hum Hypertens, 2000, 14 (1): 57-64.

6. Hoshide S, Yano Y, Haimoto H, et al. Morning and Evening Home Blood Pressure and Risks of Incident Stroke and Coronary Artery Disease in the Japanese General Practice Population: The Japan Morning Surge-Home Blood Pressure Study [J]. Hypertension, 2016, 68 (1): 54-61.

7. Kario K, Saito I, Kushiro T, et al. Home blood pressure and cardiovascular outcomes in patients during antihypertensive therapy: primary results of HONEST, a large-scale prospective, real-world observational study [J]. Hypertension, 2014, 64 (5): 989-996.

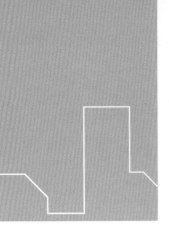

病例 5
儿童与青少年高血压

患者女性,15岁。因发现血压升高3个月余就诊。3个月余前,患者体检发现血压升高,血压最高 170/100mmHg,无头晕、头痛、视物模糊,无心慌、胸闷、胸痛,无怕热、汗多、手抖、消瘦,无乏力,无血尿、腰痛、尿少、夜尿增多、小便泡沫,无恶心、呕吐等不适。就诊于当地某医院,查肝肾功能、电解质、甲状腺功能等未见异常。超声心动图:三尖瓣及肺动脉瓣轻度反流,各房室大小测值在正常范围。肾脏、输尿管、肾动脉、双下肢动静脉、双侧上肢血管、胸腹主动脉彩超未见明显异常。考虑原发性高血压的可能性大。院外监测血压在 150~160/90~100mmHg,未服用降压药。现为进一步明确高血压病因入院。

患者自患病以来,一般情况无特殊,精神及睡眠佳,体重无明显变化,大小便如常。

【既往史、个人史、家族史】

否认肝炎、结核或其他传染病史,否认过敏史,否认手术史。无吸烟及饮酒史。月经正常,未婚未育。父母健在,母亲及外婆均有高血压病史。

【体格检查】

T 36.5℃,P 70次/min,R 18次/min,BP 168/100mmHg,体重 65.6kg,身高 165cm。BMI 24.1kg/m²。神志清楚,无病容,皮肤巩膜无黄染,全身浅表淋巴结未扪及肿大。颈静脉无怒张。心界正常,心律齐,各瓣膜区未闻及杂音。胸廓未见异常,双肺叩诊呈清音。双肺呼吸音清,未闻及干湿啰音。全腹软,未闻及血管杂音,全腹无压痛及反跳痛,腹部未触及包块。肝脏、脾脏肋下未触及。肾区无叩痛,肾脏未触及。双下肢无水肿。

四肢血压:左上肢血压 165/100mmHg,右上肢血压 166/104mmHg,左下肢血压 174/118mmHg,右下肢血压 180/120mmHg。

【辅助检查】

血常规、尿常规、粪便常规未见异常。血生化检查提示:肝、肾功能、血脂、血糖、电解质、甲状腺功能未见异常。心电图:窦性心律,心率 70次/min,正常心电图。超声心动图:三尖瓣及肺动脉瓣轻度反流,各房室大小测值在正常范围。

【初步诊断】

高血压原因待查。

【诊治经过】

患者 15 岁女性,以血压升高为突出表现,不能排除继发性高血压的可能,入院后积极完善激素筛查、肾上腺、肾血管影像学检查。同时完善相关检查评估高血压靶器官损害。

1. 激素测定

(1)性激素测值正常。

(2)血皮质醇及血清促肾上腺皮质激素测定:血皮质醇(8~10 点)678.40nmol/L;血皮质醇(16~18点)621.40nmol/L;血皮质醇(24 点)113.40nmol/L;血清促肾上腺皮质激素 33.54ng/L。

(3)血、尿儿茶酚胺检查:血去甲肾上腺素 380ng/L,血肾上腺素 180ng/L;尿多巴胺 216.86μg/24h,尿去甲肾上腺素 41.26μg/24h,尿肾上腺素 12.76μg/24h。

(4)甲状腺相关激素及抗体检测:促甲状腺激素、游离三碘甲状腺原氨酸、游离甲状腺素、抗甲状腺球蛋白抗体、抗甲状腺过氧化物酶自身抗体均未见异常。

(5)肾素 - 血管紧张素 - 醛固酮系统卧立位试验:见表 5-1。

表 5-1 肾素 - 血管紧张素 - 醛固酮系统卧立位试验

检查项目	测定值
血浆肾素活性(卧位)	$8.51 \text{ng} \cdot \text{ml}^{-1} \cdot \text{h}^{-1}$
血浆肾素活性(立位)	$>12.00 \text{ng} \cdot \text{ml}^{-1} \cdot \text{h}^{-1}$
血管紧张素Ⅱ(卧位)	76.59ng/L
血管紧张素Ⅱ(立位)	404.97ng/L
醛固酮(卧位)	24.81ng/dl
醛固酮(立位)	47.62ng/dl
血浆醛固酮 / 肾素浓度比值	$2.92 \left[(\text{ng} \cdot \text{dl}^{-1}) : (\text{ng} \cdot \text{ml}^{-1} \cdot \text{h}^{-1}) \right]$

2. 影像学检查

肾血管及肾上腺增强 CT 提示:双侧肾动脉走行及管腔结构未见异常,双侧肾脏大小无异常,肾上腺区未见局部增粗、占位等。上下肢及胸腹部动脉血管彩超未见异常。头部磁共振成像(MRI)及胸部 CT 平扫未见明显异常。

3. 高血压靶器官损害评估

尿白蛋白 / 肌酐 11.2mg/g、24 小时尿蛋白量 0.10g/24h。颈动脉彩超提示双侧颈动脉内中膜厚度为 0.6mm,无粥样硬化斑块。

4. 24 小时动态血压

全天平均血压 136/82mmHg,白天平均血压 140/86mmHg,夜间平均血压 130/78mmHg。

完善上述检查后,综合患者病史特点考虑诊断原发性高血压可能性大,给予厄贝沙坦 150mg/d 降压治疗。建议患者保持每周不少于 5 次,每次不少于 30 分钟的中等强度体育锻炼。多吃水果、蔬菜、粗粮,家庭成员共同控制盐的摄入等。嘱患者做好家庭血压监测并定期门诊随访调整用药。

经过行为生活方式调整以及降压药物治疗后,患者家庭自测血压维持在 120~126/70~82mmHg

之间,2个月后体重下降至 60kg,BMI 22.03kg/m^2,复查 24 小时动态血压提示全天平均血压 118/76mmHg,白天平均血压 124/80mmHg,夜间平均血压 108/70mmHg。建议继续予以厄贝沙坦 150mg/d 口服治疗。

【修正诊断】

高血压病 2 级。

【讨论】

1. 儿童青少年高血压定义及诊断标准

儿童青少年高血压指年龄 <18 岁发生的高血压,涵盖了儿童期和青少年期,在我国青少年一般指 11~17 岁,即中学教育阶段。多数表现为血压轻度升高,通常没有不适感,缺乏典型临床症状。

关于儿童青少年高血压的诊断切点,《中国高血压防治指南(2018 年修订版)》推荐采用米杰等制定的标准。基本原则:男生、女生标准不同,先按性别分组,再按年龄分组,在同年龄组内最后根据不同的身高水平划分不同的标准。以所在组别血压的 P_{50}、P_{90}、P_{95}、P_{99} 判定其血压水平:收缩压和 / 或舒张压 <P_{90} 为正常血压;P_{90}< 收缩压和 / 或舒张压 <P_{95},或收缩压和 / 或舒张压 ≥ 120/80mmHg 为正常高值血压;若收缩压和 / 或舒张压 ≥ P_{95} 则判定为高血压,其中 1 级高血压为 P_{95} ≤收缩压或者舒张压 <P_{99}+5mmHg;2 级高血压为收缩压或者舒张压 ≥ P_{99}+5mmHg。为方便临床医生对个体高血压患儿的快速诊断,可首先采用简化后的公式标准(表 5-2)进行初步判断。对公式标准筛查出的可疑患者,再进一步采用表格标准确定诊断。

临床医生在诊断时,需要评估血压的真实性,排除常见继发性高血压,评估靶器官受损程度及合并疾病情况,以综合评估、制定相应的治疗策略。

结合本案例,患者为 15 岁青少年女性,身高 165cm,查表得 15 岁身高 164~166cm 女性青少年收缩压 P_{50}、P_{90}、P_{95}、P_{99} 分别为 105mmHg、120mmHg、124mmHg 和 131mmHg;舒张压 P_{50}、P_{90}、P_{95}、P_{99} 分别为 65mmg、75mmHg、79mmHg 和 88mmHg。而该例患者诊室内血压达 168/110mmHg,其血压水平 ≥ P_{99}+5mmHg。患者 15 岁青少年女性,BMI 为 24.1kg/m^2,参考中国学龄儿童青少年超重、肥胖筛查体重指数值分类标准,其满足超重的诊断(>P_{85})。入院后积极完成继发性高血压及高血压靶器官损害的筛查,排除肾实质性高血压、原发性醛固酮增多症、肾动脉狭窄、嗜铬细胞瘤及多发性大动脉炎等,诊断高血压病 2 级。

表 5-2　中国 3~17 岁儿童青少年高血压筛查的简化公式标准

性别	收缩压(SBP)/mmHg	舒张压(DBP)/mmHg
男	100+2× 年龄	65+ 年龄
女	100+1.5× 年龄	65+ 年龄

2. 儿童青少年血压测量的注意事项

(1)血压计的选择:选择经过校准的台式水银血压计或示波法血压计(电子血压计)进行血压测量。测量血压时,应间隔 1~2 分钟重复测量,取 2 次读数平均值作为血压记录,如果 SBP 和 / 或 DBP 的 2 次读数相差 5mmHg 以上,应再次测量,取 3 次读数平均值。若使用示波法(电子血压计)且读数平均值 ≥ P_{90},医师还应采用听诊法(水银血压计)测量该患者血压两次以上,取平均值并结合“中国 3~17 岁男、女年龄别和身高别的血压参照标准”进一步明确患者血压分级。

(2)袖带的要求：使用与上臂围相匹配的气囊袖带，理想袖带的气囊宽度应至少等于上臂围40%，气囊长度至少包绕臂围的80%，气囊宽度与长度的比值≥1∶2。儿童血压计袖带型号、上臂围及年龄参照见表5-3。

(3)非高血压患儿推荐的血压测量频率：≥3岁的儿童青少年每年体检时需要进行血压测量；≥3岁有高血压患病危险因素的儿童青少年(如肾脏病、糖尿病、正在服用可导致血压升高的药物)应该每次就诊时测量血压，其他健康儿童青少年可每年测量一次血压；对于<3岁的儿童，若存在下列情形，如早产、低出生体重、先天性心脏病、反复泌尿系统感染、血尿或蛋白尿、泌尿系畸形、先天性肾脏疾病家族史、实体器官移植、恶性肿瘤、正在服用可导致血压升高的药物应每次健康体检时测量血压。

表 5-3　儿童血压计袖带型号、上臂围以及年龄参照表

袖带型号	上臂围 /cm	年龄 / 岁
SS	12~<18	3~5
S	18~<22	6~11
M	22~32	≥ 12
L	32~<42	–
XL	42~50	–

3. 儿童青少年高血压的危害有哪些

研究显示超过40%的儿童青少年在诊断高血压时已有不同程度的左心室肥厚，儿童青少年高血压还可引起颈动脉内膜中层厚度增厚、脉搏波传导速度增加以及冠状动脉钙化等系列血管早期衰老的表现，增加成年后发生心血管疾病及肾脏疾病的风险。如果不进行有效干预，约40%的儿童青少年高血压患者发展为成年高血压。

4. 儿童青少年原发性高血压的危险因素有哪些

流行病学调查提示我国儿童青少年男、女生高血压患病率分别为16.1%、12.9%，近年来呈现上升趋势。原发性高血压的病例占比随着年龄的增加而升高，青春期前后发生的高血压多为原发性。儿童青少年原发性高血压的原因较为复杂，其中肥胖是最重要的危险因素，约30%~40%的儿童青少年高血压患者伴有肥胖，其他危险因素包括高血压家族史、超重、睡眠不足、体力活动缺乏、早产、低出生体重以及盐摄入过多等。

5. 儿童青少年常见继发性高血压有哪些

儿童青少年继发性高血压的原因有：①肾实质或肾血管高血压；②主动脉缩窄；③内分泌性高血压，如儿茶酚胺过量(嗜铬细胞瘤、副神经节瘤)，盐皮质激素过量(原发性醛固酮增多症、先天性肾上腺皮质增生症、家族性醛固酮增多症等)，糖皮质激素过量(库欣综合征、肾上腺皮质癌等)，甲状腺或甲状旁腺功能亢进等；④环境因素暴露，如铅、镉、汞、邻苯二甲酸酯等；⑤神经纤维瘤病；⑥药源性高血压，引起儿童青少年血压增高的常见药物，包括咖啡因、可卡因、非甾体抗炎药、草药、营养补剂、口服避孕药、三环类抗抑郁药、治疗注意缺陷障碍或多动症的药物等；⑦单基因遗传性高血压等。其中肾实质或肾血管高血压是儿童青少年继发性高血压的主要原因，占比达80%。社区医生在儿童青少年高血压患者的诊治过程中，应重视既往肾脏病史采集、腹部血管杂音的听诊、肾功能、尿常规及尿蛋白筛查。

6. 如何预防儿童青少年高血压

首先，临床医师需要注意的主要危险因素，包括高血压家族史、低体重出生历史、超重 / 肥胖、

久坐行为、吸烟、饮酒、高盐摄入、缺乏终止高血压膳食疗法(dietary approaches to stop hypertension,DASH)类饮食以及长期使用导致血压升高的药物,如类固醇、促红细胞生成素、茶碱、环孢素 A、他克莫司、三环类抗抑郁药、口服避孕药等,对于有上述危险因素的儿童青少年,特别是有高血压家族史者,应定期监测血压。

儿童青少年高血压的预防核心是改善不良生活方式,需要注意以下几点:①控制体重或减重。儿童青少年应该定期测量身高、体重,早期识别超重/肥胖,对于体重指数(body mass index,BMI)<P_{85}的儿童青少年可保持现 BMI,控制体重避免进展为肥胖;对于 $P_{85} \leqslant$ BMI<P_{95} 的儿童青少年,应逐渐减重,使 BMI<P_{85};对于 BMI>P_{95} 的儿童青少年,每个月减重 1~2kg,直至使 BMI<P_{85}。②保证合理膳食。儿童青少年应注意能量摄入和消耗的平衡,调整膳食结构使食物品种多样化,应避免摄入高盐食物、过量的糖分、软饮料、饱和脂肪酸和反式脂肪酸,推荐食用富含水果、蔬菜、豆类、全麦食品、鱼类等健康饮食。③推荐儿童青少年每周坚持 3~5 次,每次 40~60 分钟中等强度的有氧体育活动,减少久坐静态时间,药物难以控制的 2 级以上儿童青少年高血压患者应避免竞技类体育运动。④避免精神持续性紧张以及饮酒,远离烟草,养成良好的睡眠习惯,保证充足的睡眠时间(6~12 岁儿童保证 9~12 小时,13~18 岁青少年保证 8~10 小时)。

7. 青少年高血压启动降压药物治疗的时机及选择什么药物进行治疗

儿童青少年高血压患者应首先改善不良生活方式并贯穿治疗始终,具体包括控制体重,增加有氧体力活动,减少静态活动时间,优化膳食结构、养成健康饮食习惯,避免持续性精神紧张状态以及保证足够睡眠时间等。

2 级高血压、症状性高血压、继发性高血压、合并靶器官损害或糖尿病以及经生活方式干预无效的儿童青少年高血压患者建议使用药物治疗。

药物治疗应以单药起始,选择长效制剂,其中血管紧张素转换酶抑制剂(ACEI)、血管紧张素受体阻滞药(ARB)、长效钙通道阻滞剂(CCB)或噻嗪类利尿剂可作为起始,低剂量滴定,必要时考虑联合用药,监测药物不良反应,每 2~4 周根据血压水平进行调整降压药物剂量。对于伴有慢性肾脏病、蛋白尿或糖尿病的儿童青少年,建议首先使用 ACEI 或 ARB。在上述降压药物疗效不佳时,α 受体阻滞剂、β 受体阻滞剂、α/β 受体阻滞剂、保钾利尿剂和直接血管扩张剂可以考虑使用。儿童用药应严格参考药品说明书,禁忌超说明书使用,常用的降压药物起始剂量及最大耐受剂量见表5-4。

表 5-4　儿童青少年常用的降压药物起始剂量及最大耐受剂量

种类	药名	起始剂量/每天	最大耐受剂量
β 受体阻滞剂	美托洛尔	0.5~1mg/kg	2mg/kg
	普萘洛尔	1mg/kg	4mg/kg,最大为 640mg
钙通道阻滞剂	氨氯地平	0.06~0.3mg/kg	5~10mg
	非洛地平	2.5mg	10mg
	硝苯地平	0.25~0.5mg/kg	3mg/kg,最大 120mg
ACEI	贝那普利	0.2mg/kg,最大 10mg	0.6mg/kg,最大 40mg
	卡托普利	0.3~0.5mg/kg	6mg/kg
	依那普利	0.08~0.6mg/kg	-
	福辛普利	0.1~0.6mg/kg	40mg

续表

种类	药名	起始剂量/每天	最大耐受剂量
ARB	坎地沙坦	0.16~0.5mg/kg	–
	厄贝沙坦	75~150mg	300mg
	氯沙坦	0.7mg/kg,最大 50mg	1.4mg/kg,最大 100mg
	缬沙坦	0.4mg/kg	40~80mg
利尿剂	氢氯噻嗪	0.5~1mg/kg	3mg/(kg·d)

8. 儿童青少年高血压治疗目的及目标

儿童青少年高血压治疗的整体目标是降低儿童青少年靶器官损害的风险、成人期高血压的发生风险。降压获益的证据主要来源于临床经验及靶器官损害的改善,缺乏儿童降压与心血管疾病终点事件的临床证据。根据《2016 年欧洲高血压学会儿童青少年高血压管理指南》的推荐,经过干预后,应将其血压降至 P_{95} 以下,最好低于 P_{90} ;伴慢性肾病或糖尿病肾病的儿童青少年高血压患者,若不存在蛋白尿,血压降至 P_{75} 以下,若存在蛋白尿,血压降至 P_{50} 以下。该例患者无糖尿病、肾病的证据,使用厄贝沙坦后使其收缩压和舒张压降至 P_{90} 以下(对于该例患者 <120/75mmHg)即可。

9. 该患者是否需要长期服用降压药物

该例患者诊断为青少年原发性高血压(2 级),原则需要长期口服降压药治疗使血压达标。药物使用后需要定期监测患者血压,包括诊室血压、动态血压及家庭自测血压,根据血压水平适当调整降压药物剂量,依据中国 3~17 岁儿童性别、年龄别和身高别血压参照标准,使得目标血压最好低于年龄、性别、身高的 P_{90} 。患者成年后可按照成人高血压进行规范管理。

【小结】

该患者系 15 岁青少年女性,因发现血压升高 3 个月余就诊。血压最高 170/100mmHg。无不良生活习惯,母亲及外婆有高血压病史。查体未发现 Cushing 面容、甲状腺杂音、心脏杂音、腹部血管杂音以及四肢血压比例异常等。继发性高血压查因排除肾实质性高血压、原发性醛固酮增多症、肾动脉狭窄、嗜铬细胞瘤及多发性大动脉炎、甲状腺功能亢进(甲亢)等。入院后动态血压示 136/82mmHg,白天平均血压 140/86mmHg,夜间平均血压 130/78mmHg。诊断原发性高血压。在改善生活方式、减重的基础上,予以厄贝沙坦 150mg/d 治疗,血压控制良好。

儿童青少年高血压指年龄 <18 岁发生的高血压,包括原发性和继发性高血压。在儿童青少年继发性高血压中,以肾性高血压最常见,随着年龄的增加,原发性高血压所占比例逐渐增加。收治的儿童青少年高血压患者有必要完善继发性高血压筛查,着重排除肾性高血压及常见内分泌性高血压。生活方式干预是儿童青少年高血压预防及管理有效手段,包括控制体重,增加有氧体力活动,减少静态活动时间,优化膳食结构并养成健康饮食习惯,避免持续性精神紧张状态以及保证足够睡眠时间等。对于 2 级高血压、症状性高血压、继发性高血压、合并靶器官损害或糖尿病以及经生活方式干预无效的儿童青少年高血压患者,建议使用降压药物治疗。控制目标:①经过干预后,将儿童青少年血压的控制低于同年龄、性别、身高的 P_{95} ,最好低于同年龄、性别、身高的 P_{90} ;②伴慢性肾病或糖尿病肾病的儿童青少年高血压患者,若不存在蛋白尿,血压控制低于同年龄、性别、身高的 P_{75} ,若存在蛋白尿,血压控制低于同年龄、性别、身高的 P_{50} 。

通过本病例的学习,我们需要掌握儿童青少年高血压诊断标准及分级、儿童青少年常见继发性高血压病因以及儿童青少年高血压的基本治疗策略。

(严 心　张 鑫)

参考文献

1. 范晖,闫银坤,米杰.中国3~17岁儿童性别、年龄别和身高别血压参照标准[J].中华高血压杂志,2017 (05): 428-435.

2. Lurbe E, Agabiti-Rosei E, Cruickshank JK, et al. 2016 European Society of Hypertension guidelines for the management of high blood pressure in children and adolescents [J]. J hyperten, 2016, 34 (10): 1887-1920.

3. Joint Committee for Guideline Revision. 2018 Chinese Guidelines for Prevention and Treatment of Hypertension—A report of the Revision Committee of Chinese Guidelines for Prevention and Treatment of Hypertension [J]. J Geriatr Cardiol, 2019, 16 (3): 182-241.

4. Spagnolo A, Giussani M, Amalia AM, et al. Focus on prevention, diagnosis and treatment of hypertension in children and adolescents [J]. Ital J Pediatr, 2013, 39: 20.

5. Dionne JM, Harris KC, Benoit G, et al. Hypertension Canada's 2017 Guidelines for the Diagnosis, Assessment, Prevention, and Treatment of Pediatric Hypertension [J]. Can J Cardiol, 2017, 33 (5): 577-585.

6. Aburto NJ, Ziolkovska A, Hooper L, et al. Effect of lower sodium intake on health: systematic review and meta-analyses [J]. BMJ, 2013, 346: f1326.

7. Flynn JT, Kaelber DC, Baker-Smith CM, et al. Clinical Practice Guideline for Screening and Management of High Blood Pressure in Children and Adolescents [J]. Pediatrics, 2017, 140 (3): e20 171 904.

8. 中国中医药研究促进会,中西医结合心血管病预防与康复专业委员会,高血压专家委员会,北京高血压防治协会,中国高血压联盟,等.特殊类型高血压临床诊治要点专家建议[J].中国全科医学,2020, 23 (10): 1202-1228.

9. 国家卫生健康委员会疾病预防控制局,中华心血管病杂志编辑委员会,国家心血管病中心.中国高血压健康管理规范 (2019)[J].中华心血管病杂志,2020, 48 (1): 10-46.

10. 季成叶.中国学龄儿童青少年超重、肥胖筛查体重指数值分类标准[J].中华流行病学杂志,2004, 25 (2): 97-102.

病例 6
中青年原发性高血压

患者男性,36 岁。因发现血压升高 2 个月余就诊。2 个多月前患者体检时发现血压 138/99mmHg。无头晕、头痛、视物模糊、恶心、呕吐、乏力、胸闷、胸痛等症状,此后多次到附近药房测量血压,波动于 120~140/85~109mmHg,为进一步治疗到社区就诊。

患者自发病以来,睡眠精神可,饮食正常,大小便未见异常,体重无明显变化。

【既往史、个人史、家族史】

一般情况良好。否认肝炎、结核或其他传染病史。否认过敏史。否认手术史。吸烟 20 年,10 支 /d;偶尔饮酒。母亲患高血压。

【体格检查】

T 36.5℃,P 75 次 /min,R 16 次 /min,BP 131/101mmHg。体重 75kg,身高 168cm,BMI 26.6kg/m²。神志清楚,表情自如,无病容,发育正常,营养良好,自主体位,步态正常,查体合作。全身皮肤未见皮疹,无皮下出血,全身浅表淋巴结未扪及肿大。头颅大小正常无畸形,五官未见异常。颈软无抵抗,颈动脉搏动正常,颈静脉正常,甲状腺未见肿大,无压痛,未闻及血管杂音。双肺叩诊呈清音,双肺呼吸音清,未闻及干湿啰音,双侧呼吸运动均匀对称,无增强或减弱,双肺触觉语颤对称无异常,未触及胸膜摩擦感,胸廓未见异常。心界正常,心率 75 次 /min,律齐,各瓣膜区未闻及杂音。腹部外形正常,全腹软,无压痛及反跳痛,腹部未触及包块,肝脾肋下未触及,双肾未触及。双下肢无水肿。

【辅助检查】

实验室检查示血常规、粪便常规、血脂、血糖、肝功能、肾功能、电解质未见异常。尿常规:尿蛋白(±)。心电图(图 6-1):窦性心律,正常心电图。

【初步诊断】

高血压病 2 级、高危。

【诊治经过】

嘱患者改善生活方式,低盐低脂饮食,控制体重,有氧运动,戒烟戒酒,未行药物治疗。患者自行购买血压计家中测量血压,波动于120~140/80~105mmHg。为明确高血压诊断至上级医院就诊。

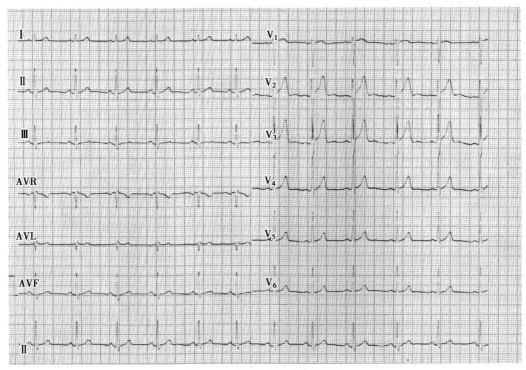

图6-1 窦性心律,正常心电图

鉴于患者诊室血压升高,但家庭自测血压波动于120~140/80~105mmHg,进一步完善动态血压:24小时平均血压126/86mmHg,白天平均血压132/90mmHg,夜间平均血压112/82mmHg。同时补充完善高血压靶器官损害检查。24小时尿白蛋白150mg/24h,尿白蛋白/肌酐56mg/g。颈动脉彩超未见异常。超声心动图:未见明显结构异常,左室收缩功能正常。建议患者继续健康生活方式,低盐低脂饮食,控制体重,有氧运动,戒烟戒酒,同时给以厄贝沙坦片150mg/d口服治疗,家庭血压监测。

患者已戒烟,减重。家庭血压监测波动于120~130/70~80mmHg。建议继续改善生活方式,至少每年随访1次,测量诊室和诊室外血压以及评估心血管事件发生风险。

【修正诊断】

高血压病2级、高危。

【讨论】

1. 中青年原发性高血压的特点

中青年高血压多呈隐匿性,早期常无明显症状,多于体检测量时偶然发现。其临床特征表现为:①症状不典型,除部分因头昏、头痛或其他症状就诊发现高血压外,多数中青年高血压并无明显症状。②轻度高血压居多,来自我国2012—2015年的数据显示,轻度(1级)高血压在18~44岁年龄段高血压人群中占比达74.3%,45~64岁年龄段为56.7%,而≥65岁仅为49.0%。③以舒张压升高为主,与老年高血压患者多表现为单纯收缩期高血压不同,中青年高血压多以舒张压升高为主,收缩压正常或仅轻度增高。④合并超重/肥胖及代谢异常比例高,在中青年高血压患者中,不健康的生活方式相关疾病如超重/肥胖、血脂异常、糖代谢紊乱、高尿酸血症等发生率较高。⑤家庭自测血压比例低、治疗依从性差、血压控制率低,中青年高血压患者由于工作繁忙、生活压力大、担心降压药物带来的不良影响等,导致血压监测不足,降压治疗不积极,常自行减药、停药、治疗依从性差、导致控制率低下。

2. 中青年原发性高血压的发生机制有哪些

老年高血压以动脉硬化、大动脉僵硬度增加、容量负荷重为主要的病理生理特征,而中青年高血压患者则与其不同。中青年高血压患者大动脉弹性多无明显异常,而以外周血管阻力增加为主要表现。外周阻力增加与交感神经激活及肾素 - 血管紧张素系统(renin-angiotensin system,RAS)激活相关。既往研究提示年龄 <40 岁的高血压患者相对于正常血压者,交感神经过度激活证据者占 64%,而年龄 ≥ 40 岁高血压患者相对正常血压者,交感神经过度激活的比例仅为 23%,提示青年高血压中交感神经过度激活更为常见。此外中青年与老年高血压患者相比,RAS 水平不同,患者年龄越年轻,RAS 水平越高。因此 RAS 激活可能是中青年高血压发生的重要机制。

3. 该患者什么时候需要起始降压药物治疗

对于 2~3 级高血压、合并心血管疾病或心血管疾病高危因素的高血压患者,降压药物治疗应与生活方式干预同时进行。对于无合并症的 1 级高血压患者,由于既往临床试验很少纳入低至中危的年轻高血压患者,是否启动降压药物治疗存在争议。然而临床流行病学研究显示,血压 >130/80mmHg 的年轻成人,血压升高与长期心血管风险增加有明确关系。虽然缺乏随机对照试验的降压治疗获益证据,但对于年轻无合并症的 1 级高血压患者,应积极干预生活方式 3 个月,若血压仍高则考虑降压药物治疗。本例中患者为高血压病 2 级、高危组,故药物治疗与生活方式干预同时进行。

4. 该患者的血压控制目标值

目前对于无合并症的普通中青年高血压患者,根据《中国高血压防治指南(2018 年修订版)》建议将血压降至 <140/90mmHg,若能耐受,可以进一步降至 <130/80mmHg。对于合并糖尿病、心力衰竭、蛋白尿患者,血压应控制在 <130/80mmHg。对于该患者来说,由于合并蛋白尿,血压应控制在 <130/80mmHg。

5. 该患者如何选择降压药物

中青年高血压患者服药依从性差,易漏服,优先考虑使用每天 1 次,降压作用持续 24 小时的长效降压药物以减少血压波动。目前指南推荐的 5 大类降压药物,包括利尿剂、β 受体阻滞剂、钙通道阻滞剂、ACEI 和 ARB 原则上均可作为中青年高血压初始治疗的药物选择。然而目前尚无关于 5 大类降压药物针对中青年高血压患者的大样本、头对头比较心血管获益的临床试验证据,但有限的随机对照研究提示,对于中青年高血压患者,ACEI、ARB 与 β 受体阻滞剂优于利尿剂及钙通道阻滞剂。故 ACEI 或 ARB、β 受体阻滞剂可用于年轻高血压患者的起始药物治疗。其中合并肥胖、血脂异常、蛋白尿、吸烟等危险因素时,肾素 - 血管紧张素 - 醛固酮系统(RAAS)抑制剂(RAASI)对此类患者尤为适用。而 β 受体阻滞剂更适合于交感神经系统激活(如静息心率 >80 次 /min)或合并冠状动脉粥样硬化性心脏病、慢性心力衰竭的患者。对于该患者来说,合并肥胖、并且存在蛋白尿,基础心率 <80 次 /min,无冠心病、心力衰竭等病史,故 ACEI 或 ARB 类药物作为首选使用药物。

【小结】

该患者系 36 岁青年男性,因发现血压升高 2 个月余就诊。血压轻 / 中度升高,最高舒张压达 109mmHg。有高血压病家族史,无继发性高血压相关症状及体征,合并微量白蛋白尿,故诊断高血压病 2 级、高危。

中青年高血压患者多起病隐匿,常于体检或偶然发现,多无明显临床表现,以舒张压升高为主要表现,并且由于工作繁忙等原因,家庭自测血压频率、治疗依从性及血压控制率均较差,因此对于初诊怀疑高血压的患者,推荐进行诊室外血压监测(ABPM 和 HBPM)和高血压靶器官损害检查。对于2~3 级以上高危高血压患者,建议药物治疗及改善生活方式同步进行,对于 1 级无危险因素的中低危高血压患者,启动生活方式干预,此外可与患者共同商议后决定是否药物治疗。此类患者降压目标首先控制在 140/90mmHg 以下,若可耐受或合并有糖尿病、心力衰竭、蛋白尿等并发症,应控制患者血压在 130/80mmHg 以下。对于此类患者,ACEI、ARB 类药物、β 受体阻滞剂均可作为首选降压药物。其中合并肥胖、血脂异常、蛋白尿、吸烟等危险因素时,RAS 抑制剂对此类患者尤为适用。而 β 受体阻滞剂更适合于交感神经系统激活(如静息心率 >80 次 /min)或合并冠状动脉粥样硬化性心脏病、慢性心力衰竭的患者。

（荀棋玲　吕政兵　罗晓佳）

参考文献

1.《中国高血压防治指南》修订委员会 . 中国高血压防治指南 2018 年修订版 [J]. 心脑血管病防治 , 2019, 19 (1): 1-44.

2. 刘靖 , 卢新政 , 陈鲁原 , 等 . 中国中青年高血压管理专家共识 [J]. 中华高血压杂志 , 2020, 28 (4): 316-324.

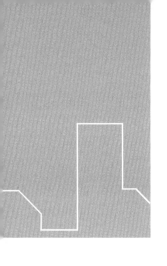

病例 7
老年高血压

患者男性,86岁。因血压升高20年,血压波动1个月就诊。20年前体检时发现血压升高,156/82mmHg。无头痛、心悸、胸闷、气紧等症状,自行口服硝苯地平缓释片10mg/次,2次/d,血压控制于140/60mmHg左右。1个月前患者因阅读健康宣讲资料后担心血压过低自行停用降压药物,后血压逐渐上升,自测血压最高180/72mmHg,偶伴头晕、头痛,无恶心呕吐、四肢运动障碍及感觉异常;因担心脑出血风险,自行恢复口服硝苯地平缓释片,并加量至20mg/次,2次/d。随后,自测血压降至112/58mmHg,伴头晕、乏力、心悸、夜间易醒多梦等症状,自行减量至20mg/d,自测血压158/68mmHg。为进一步治疗门诊就诊。

患者自本次发病以来,精神睡眠差,饮食下降,大小便无异常,体重无明显增减。

【既往史、个人史、家族史】

12年前诊断胆囊结石,行胆囊切除术;7年前行白内障手术。无吸烟饮酒史。父母高血压病史不详。

【体格检查】

T 37.0℃,P 88次/min,R 20次/min,BP 160/68mmHg。体重68kg,身高172cm,BMI 22.98kg/m²。神志清楚,表情自如,慢性病容,发育正常,营养良好,自主体位,步态正常,查体合作。全身皮肤未见皮疹,无皮下出血,全身浅表淋巴结未扪及肿大。头颅大小正常无畸形,五官未见异常。颈部软无抵抗,颈动脉搏动正常,颈静脉正常,甲状腺未见肿大,无压痛,未闻及血管杂音。双肺叩诊呈清音,双肺呼吸音清,未闻及干湿啰音,双侧呼吸运动均匀对称,无增强或减弱,双肺触觉语颤对称无异常,未触及胸膜摩擦感,胸廓未见异常。心界正常,心率88次/min,律齐,二尖瓣区闻及2/6级收缩期杂音,余各瓣膜区未闻及杂音。腹部外形正常,全腹软,无压痛及反跳痛,腹部未触及包块,肝脾肋下未触及,肝颈静脉反流征阴性,双肾未触及。双下肢无水肿。病理征阴性。

【辅助检查】

血常规未见异常;尿常规提示尿蛋白可疑阳性;肾功能:肌酐110μmol/L;血钾4.11mol/L;总胆固醇4.32mmol/L、低密度脂蛋白胆固醇2.84mmol/L、高密度脂蛋白胆固醇0.91mmol/L、甘油三酯1.83mmol/L、空腹血糖5.80mmol/L、肌钙蛋白T 23.6ng/L;脑钠肽350pg/ml。

心电图(图7-1):窦性心律,ST-T改变。

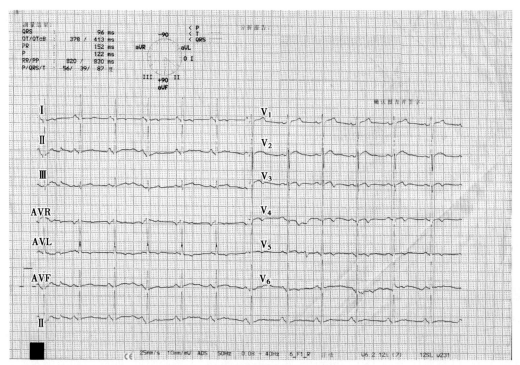

图 7-1　心电图示窦性心律,ST-T 改变

超声心动图:LV 54mm,LA 40mm,RV 22mm,RA 37mm,IVS 14mm,LVPW 10mm,AAO 37mm,EF 52%;二尖瓣少量反流,三尖瓣微量反流。左心稍增大,升主动脉稍增宽,室间隔基底部肥厚,左室收缩功能正常。

【初步诊断】

高血压病 2 级。

【诊治经过】

患者系 86 岁高龄男性。服用硝苯地平缓释片(20mg/ 次,2 次 /d)时血压降低,并明显伴有头晕、乏力等症状,社区医院暂继续给予硝苯地平缓释片 20mg/d 治疗。建议上级医院就诊。完善 24 小时动态血压:24 小时平均血压 142/68mmHg,白天平均血压 148/69mmHg,夜间平均血压 131/66mmHg。完善高血压靶器官损害筛查,尿白蛋白 / 肌酐 102mg/g。肾脏彩超:双肾大小未见异常,实质回声未见异常。颈动脉彩超:双侧颈总动脉内中膜厚度(IMT)未见异常,右侧颈总动脉 IMT 0.7mm,左侧颈总动脉 IMT 0.9mm。双侧颈总动脉、颈内动脉及颈外外动脉管径正常,内膜欠光滑,左侧颈总动脉及其分叉处查见弱回声及混合回声斑,最厚处位于分叉处,厚约 3.1mm,右侧颈总动脉分叉处查见数个强回声及混合回声斑块,最厚 2.7mm。管腔未见明显狭窄,斑块处血流信号充盈缺损,流速及频谱形态未见异常。头部 CT:右侧中央前回小结节状稍高密度影,可疑小出血灶。

考虑患者存在微量白蛋白尿、左室肥厚、颈动脉粥样硬化等靶器官损害,调整降压药物首选厄贝沙坦 150mg/d,加用阿托伐他汀钙 20mg/ 晚,阿普唑仑 0.4mg/ 晚,改善睡眠治疗。

2 周后诊室血压 148/66mmHg,无头晕、头疼等症状,能够耐受降压。加用苯磺酸氨氯地平 1.25mg/d。4 周后诊室血压 138/62mmHg,复查尿白蛋白 / 肌酐 42mg/g,肌酐 102μmol/L,血钾

4.12mmol/L。建议做好家庭血压监测，每个月社区门诊随访。每年进行24小时动态血压检查、靶器官损害检查及心血管事件风险评估。

【修正诊断】

1. 高血压病3级、很高危。窦性心律，左室肥厚，心功能Ⅰ级。
2. 睡眠障碍。
3. 颈动脉粥样硬化。

【讨论】

1. 老年高血压的定义与分级

根据《中国老年高血压管理指南2019》表述，年龄≥65岁，在未使用降压药物的情况下，非同日3次测量血压，收缩压≥140mmHg和/或舒张压≥90mmHg，可诊断为老年高血压。曾明确诊断高血压且正在接受降压药物治疗的老年人，虽然血压<140/90mmHg，也应诊断为老年高血压。老年高血压的分级方法与一般成年人相同（表7-1）。

表7-1 老年人血压水平的定义与分级　　　　　　　　　　　单位：mmHg

分级	收缩压	舒张压
正常	<120	<80
正常高值	120~139	80~89
高血压	≥140	≥90
1级高血压（轻度）	140~159	90~99
2级高血压（中度）	160~179	100~109
3级高血压（重度）	≥180	≥110
单纯收缩期高血压	≥140	<90

当收缩压和舒张压分属于不同级别时，以较高的分级为准

2. 老年高血压的特点

主要的特点包括：大动脉弹性下降，动脉僵硬度增加；压力感受器反射敏感性和β肾上腺素能系统反应性降低；肾脏维持离子平衡能力下降。导致血压的神经-体液调节能力下降，引起收缩压升高和脉压增大、异常血压波动（如体位性低血压的餐后低血压和血压昼夜节律异常等）、容量负荷增多和血管外周阻力增加。另外，高龄老年高血压患者常伴有多种危险因素和相关疾病，如糖尿病、高脂血症、冠状动脉粥样硬化性心脏病、肾功能不全和脑血管病。

3. 老年高血压血压波动的机制与原因

老年人不仅血压水平较中青年人高，而且容易发生血压波动幅度的非生理性变化，称为异常血压波动，临床上可表现为昼夜节律异常（常伴有夜间血压升高）。体位性低血压：由卧位变为直立体位的3分钟内，收缩压下降≥20mmHg或舒张压下降≥10mmHg；血压晨峰现象，起床后2小时内的收缩压平均值减去夜间睡眠时收缩压最低值（夜间血压最低值前后共3次收缩压的平均值）≥35mmHg；餐后低血压：指餐后2小时内收缩压较餐前下降幅度≥20mmHg，或餐前收缩压≥100mmHg，而餐后<90mmHg，或餐后血压下降未达到上述标准，但出现餐后心脑缺血症状；白大衣高血压：指诊室血压≥140/90mmHg，但诊室外血压不高的现象；隐蔽性高血压：诊室内血压正常，动态血压或家庭自测血

压升高的现象;随访间和季节间的血压波动。

影响老年人血压波动的因素及机制非常复杂,是人体内部心血管调节机制与器官功能以及外部环境和行为综合作用的结果,至今仍未完全阐明。主要与下列因素有关:①病理生理因素,老年人大动脉弹性下降和僵硬度增加、内皮功能障碍、压力反射敏感性下降、自主神经功能失调、内分泌功能减退、肾脏排钠和容量调节能力减弱。②并发症,一些老年人常见的疾病可造成血压波动,如高血压、2型糖尿病、高脂血症、心脑血管病、神经系统疾病(如帕金森病)、肾病、呼吸道疾病、炎症、淀粉样变、副肿瘤综合征等。③不良状态,贫血、容量减低、营养不良、寒冷、睡眠障碍、慢性疼痛、便秘、前列腺肥大、焦虑、抑郁或情绪波动、围手术期血压波动等。④继发性高血压,动脉粥样硬化导致的大中动脉狭窄(特别是肾动脉狭窄)、原发性醛固酮增多症、睡眠呼吸暂停综合征和嗜铬细胞瘤等。⑤其他,血压测量不规范、降压治疗方案不合理、药物相互作用、治疗的依从性差等。

4. 老年高血压的治疗流程

(1)治疗的原则:最大限度地降低心血管并发症及发生死亡的总体危险。需要治疗所有可逆性心血管危险因素、亚临床靶器官损害和各种并存的临床疾病。

(2)老年高血压的降压目标:①年龄≥65岁,血压≥140/90mmHg,在生活方式干预的同时启动降压药物治疗,将血压降至<140/90mmHg;②年龄≥80岁,血压≥150/90mmHg,即启动降压药物治疗,首先应将血压降至<150/90mmHg,若耐受性良好,则进一步将血压降至<140/90mmHg;③经评估确定为衰弱的高龄高血压患者,血压≥160/90mmHg,应考虑启动降压药物治疗,收缩压控制目标为<150mmHg,但尽量不低于130mmHg。

(3)老年高血压的诊治流程:见图7-2。

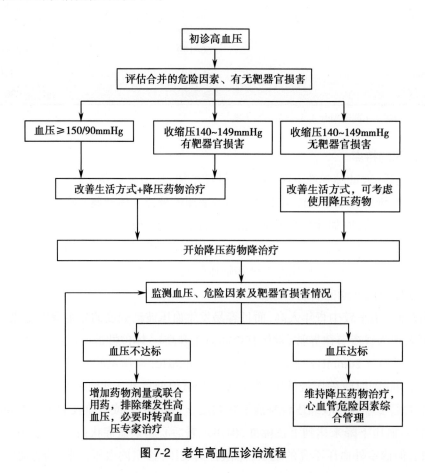

图7-2 老年高血压诊治流程

5. 老年高血压患者的非药物治疗

非药物治疗是降压治疗的基本措施，无论是否选择药物治疗，都要保持良好的生活方式，主要包括：健康饮食（减少钠盐摄入，增加富钾食物摄入。WHO 建议每天摄盐量应 <6g，老年高血压患者应适度限盐。鼓励老年人摄入多种新鲜蔬菜、水果、鱼类、豆制品、粗粮、脱脂奶及其他富含钾、钙、膳食纤维、多不饱和脂肪酸的食物）、规律运动（老年人进行适当的规律运动，每周不少于 5 天、每天不低于 30 分钟的有氧体育锻炼，如步行、慢跑和太极拳等）、戒烟限酒（老年人应限制酒精摄入，男性每天饮用酒精量应 <25g，女性每天饮用酒精量应 <15g 白酒、葡萄酒 / 米酒或啤酒饮用量应分别 <50、100、300ml）、保持理想体重指数（20.0~23.9kg/m²）、纠正腹型肥胖（男性腹围 ≥ 90cm，女性腹围 ≥ 85cm）、改善睡眠和注意保暖。

6. 老年高血压患者的药物治疗

老年高血压患者药物治疗应遵循以下几项原则：①小剂量，初始治疗时通常采用较小的有效治疗剂量，并根据需要，逐步增加剂量；②长效，尽可能使用 1 次 /d、24 小时持续降压作用的长效药物，有效控制夜间和清晨血压；③联合，若单药治疗疗效不满意，可采用两种或多种低剂量降压药物联合治疗以增加降压效果，单片复方制剂有助于提高患者的依从性；④适度，大多数老年患者需要联合降压治疗，包括起始阶段，但不推荐衰弱老年人和 ≥ 80 岁高龄老年人初始联合治疗；⑤个体化，根据患者具体情况、耐受性、个人意愿和经济承受能力，选择适合患者的降压药物。

常用降压药物包括钙通道阻滞剂（CCB）、血管紧张素转换酶抑制剂（ACEI）、血管紧张素受体阻滞药（ARB）、利尿剂和 β 受体阻滞剂五类，以及由上述药物组成的固定配比复方制剂均可以选用。此外，α 受体阻滞剂亦可应用伴良性前列腺增生患者及难治性高血压的辅助用药。对于老年高血压合并糖尿病、冠心病、心力衰竭和肾功能不全患者的降压目标及药物选择见表 7-2。强调收缩压达标，同时避免过度降低血压；在患者能耐受降压治疗的前提下，逐步降压达标，避免过快降压。

表 7-2 老年人高血压合并疾病的降压目标及药物选择

合并疾病种类	降压目标及推荐用药
卒中	①急性缺血性脑卒中发病 1 周内降压治疗应谨慎，一般处理焦虑、疼痛、恶心、呕吐和颅内高压等情况。若血压持续升高 ≥ 220/110mmHg，可使用降压药物缓慢降压（24 小时降压幅度 <15%）并严密观察血压变化 ②急性缺血性脑卒中拟溶栓治疗时，血压应控制在 180/100mmHg 以内 ③急性缺血性脑卒中，如患者病情平稳，血压 >140/90mmHg，可于卒中发病数天后恢复发病前使用的降压药物或启动降压药物治疗 ④缺血性脑卒中血压长期控制目标 <140/90mmHg，近期腔隙性脑梗死患者的血压可降至 130/80mmHg ⑤急性脑出血早期积极降压可能改善预后，如无禁忌，血压可降至 140/90mmHg。当颅内压增高时，血压 ≥ 180/100mmHg 时给予降压治疗，目标血压为 160/90mmHg ⑥脑出血患者的血压长期控制目标 <130/80mmHg
冠心病	血压控制目标 <140/90mmHg，如能耐受降压治疗可降至 130/80mmHg。如无禁忌，首选 β 受体阻滞剂、ACEI，ACEI 不能耐受时使用 ARB。血压或心绞痛难以控制时，可以使用 CCB。舒张压低于 60mmHg 时降压应谨慎，在密切监测下逐步达到收缩压降压目标
慢性心力衰竭	血压控制目标 <130/80mmHg，高龄患者 <140/90mmHg。若无禁忌证，首选 ACEI、β 受体阻滞剂、利尿剂及醛固酮受体拮抗剂，ACEI 不能耐受时使用 ARB

续表

合并疾病种类	降压目标及推荐用药
肾功能不全	血压控制目标 <130/80mmHg,高龄患者 <140/90mmHg。若无禁忌证,首选 ACEI/ARB,从小剂量开始,监测肾功能和血钾变化。慢性肾病 4 期[肾小球滤过率估算值(eGFR)<30ml/(min·1.73m^2)]患者可使用 CCB、袢利尿剂、α 及 β 受体阻滞剂等,慎用 ACEI/ARB
糖尿病	血压控制目标 <140/90mmHg,如能耐受降压治疗可降至 130/80mmHg。首选 ACEI/ARB

【小结】

　　该患者系 86 岁老年高血压患者,有 20 年高血压病史。近 1 个月自行调整降压药物后血压波动,引起睡眠质量下降、精神紧张进一步加重血压波动,形成恶性循环,无其他临床合并症。辅助检查发现存在微量白蛋白尿、左室肥厚及颈动脉粥样硬化等靶器官损害。根据指南规定,降压初始目标设置为 150/90mmHg,在生活方式改善的基础上,首选 ACEI 或 ARB 类长效药物,平缓降压。同时给予他汀类药物治疗动脉粥样硬化合并危险因素的综合治疗。2 周治疗后患者血压逐步下降至 148/66mmHg,耐受性良好,无不良反应,遂进一步加用长效 CCB 类降压药物,逐渐将血压降至 140/90mmHg 以下。

　　老年高血压危害大,可导致严重的靶器官损害以及各种心脑血管并发症。积极控制血压,特别是平稳达标,可显著降低靶器官损害及各种心脑血管并发症的风险。因此,应了解老年人高血压的临床特点,个体化的启动降压治疗,及时控制高血压,降低高血压所带来的各种风险。

(刘 凯　徐 英)

参考文献

1. 中国老年医学学会高血压分会,国家老年疾病临床医学研究中心中国老年心血管病防治联盟.中国老年高血压管理指南 2019 [J].中华老年病研究电子杂志,2019,6 (2): 1-27.

2. 郑文学,陈永清.老年高血压患者的降压目标 [J].中华高血压杂志,2018,26 (12): 1186-1191.

3. 华琦,范利,李静,等.老年人异常血压波动临床诊疗中国专家共识 [J].中国心血管杂志,2017,22 (1): 1-11.

4. 刘凯,冯佳越,陈晓平.老年高血压研究进展 [J].华西医学,2012,27 (11): 1725-1728.

5. 路岩,朱丹,郝宇,等.住院老年高血压患者伴发餐后低血压的临床观察 [J].中华高血压杂志,2017,25 (2): 145-151.

6. 王文.>60 岁老年高血压的降压目标是 <140/90 还是 <150/90mmHg [J].中华高血压杂志,2014,22 (10): 906-911.

7. 林仲秋,张金霞,冯国飞,等.老年高血压患者体位性低血压与降压治疗的关系 [J].中华老年医学杂志,2014,33 (1): 14-17.

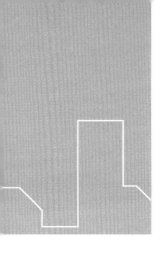

病例 8
老年高血压合并餐后低血压

患者女性,75 岁。因血压升高 20 年,头晕 6 个月就诊。20 年前发现血压升高,既往最高血压 160/96mmHg,当地医院诊断高血压病,给予氨氯地平 5mg/d 控制血压。规律服用降压药物,家庭监测血压控制良好,120~130/70mmHg 左右。6 个月前,晨起服用氨氯地平 2 小时后,感觉头晕乏力,平躺后缓解,立位后头晕乏力症状加重,无胸闷、气短、眩晕、黑矇等症状,无恶心、呕吐、腹痛、腹泻。症状发作时测得坐位血压为 90/60mmHg 左右。

患者自患病以来,饮食正常,睡眠、精神可,大小便正常,体重无明显变化。

【既往史、个人史、家族史】

否认冠心病、糖尿病、脑卒中病史;否认药物食物过敏史;无吸烟饮酒历史;父、母亲疾病史不详。

【体格检查】

T 36.2℃,P 72 次 /min,R 17 次 /min,BP 132/84mmHg,体重 60kg,身高 160cm,BMI 23.4kg/m²。神志清楚,表情自如,无病容,发育正常,营养良好,自主体位,步态正常,查体合作。全身皮肤未见皮疹,无皮下出血,全身浅表淋巴结未扪及肿大。头颅大小正常无畸形,五官未见异常。颈部软无抵抗,颈动脉搏动正常,颈静脉正常,甲状腺未见肿大,无压痛,未闻及血管杂音。双肺叩诊呈清音,双肺呼吸音清,未闻及干湿啰音,双侧呼吸运动均匀对称,无增强或减弱,双肺触觉语颤对称无异常,未触及胸膜摩擦感,胸廓未见异常,心界正常,律齐,各瓣膜区未闻及杂音。腹部外形正常,全腹软,无压痛及反跳痛,腹部未触及包块,肝脾肋下未触及,双肾未触及。双下肢无水肿。

【辅助检查】

实验室检查:血常规、尿常规、粪便常规、肝功能、甲状腺功能未见明显异常。总胆固醇 4.28mmol/L、低密度脂蛋白胆固醇 2.2mmol/L、高密度脂蛋白胆固醇 1.55mmol/L、甘油三酯 1.21mmol/L、空腹血糖 3.92mmol/L、血钾 3.8mmol/L 未见异常。血肌酐 108μmol/L。糖化血红蛋白为 6.0%。

颈动脉彩超:左侧颈总动脉、双侧颈动脉球部斑块形成,双侧颈内动脉、双侧颈外动脉斑块形成,右侧颈总动脉未见明显异常。

【初步诊断】

1. 头晕待诊,低血压待查。
2. 高血压病2级。
3. 颈动脉粥样硬化。

【诊治经过】

停用降压药物后,患者仍在晨起后出现头晕、血压降低现象。完善动态血压显示:24小时平均血压126/70mmHg,白天平均血压130/73mmHg,夜间平均血压112/68mmHg,早9:00血压明显降低,92/50mmHg。超声心动图:主动脉瓣钙化伴少量反流,二、三尖瓣少量反流,左心室舒张功能减低。头颅CT:双侧基底节区腔隙性脑梗死。追问平素一日三餐规律,早餐时间为7:00~8:00,中餐时间11:30左右,晚餐时间18:00左右。早餐为牛奶1杯(约250ml),稀饭1碗,鸡蛋1枚。测量进餐前血压136/82mmHg,头晕时血压为94/60mmHg(餐后1.5小时)。减少早餐摄入量延长早餐时间后(7:00饮用200ml的牛奶,8:00稀饭1碗),复测餐后血压102/66mmHg,头晕症状减轻。将降压药物调整至午后服用,睡前服用阿托伐他汀钙20mg,出院随访。调整早餐进食方案后,清晨收缩压和舒张压基本正常(132/74mmHg左右);餐后血压收缩压维持在108~118mmHg。头晕症状明显减轻。

【修正诊断】

1. 高血压病2级、高危。
2. 餐后低血压。
3. 颈动脉粥样硬化。
4. 腔隙性脑梗死。

【讨论】

1. 什么是餐后低血压

餐后低血压(postprandial hypotension,PPH),一般是指老年人进食后所引起的低血压及相关症状(晕厥、冠状动脉事件和脑卒中)的现象。主要发生于早餐后,中餐、晚餐后亦可发生。PPH的常见症状为困倦、乏力、头晕、黑矇、晕厥、恶心等非特异性症状,部分严重者可出现跌倒、言语障碍、视力障碍、短暂性脑缺血发作,甚至诱发心绞痛。PPH的诊断标准,符合3条标准之一者即可诊断:①餐后2小时内收缩压比餐前下降>20mmHg;②餐前收缩压≥100mmHg,而餐后<90mmHg;③餐后血压下降未达到上述标准,但出现餐后心脑缺血症状(心绞痛、乏力、头晕、晕厥或意识障碍)。一般测定餐前和餐后2小时内血压(每30分钟测1次,以最低血压值作为餐后血压)。

2. 餐后低血压发生的原因是什么

关于PPH的确切发病机制尚不明确,可能与老年高血压患者的压力感受器敏感性下降,餐后交感神经活性反应不足有关。正常情况下,进餐后胃肠道血流灌注增加导致门静脉与肠系膜血管扩张、外周循环血量减少,激活交感神经系统,导致心率加快、心输出量增加、外周血管收缩等代偿性反应,维持血压正常。随着年龄增长,老年人外周压力感受器的敏感性下降、餐后交感神经活性降低,进餐导致的胰岛素释放发挥扩血管作用。在膳食结构方面,蛋白质、脂肪及碳水化合物摄入均可导致PPH,但以碳水化合物尤为明显,因为其胃排空速度最快。

3. 餐后低血压的影响因素

PPH 的影响因素包括：①高龄；②高碳水化合物、高脂膳食后血压下降程度更大；③药物因素，降压药物、利尿剂、抗帕金森病药物可引起 PPH；④老年人伴高血压、帕金森病、糖尿病、自主神经功能障碍或者血液透析的患者易出现 PPH。临床中应注意识别高风险人群。

4. 餐后低血压怎么治疗

非药物治疗：调整患者生活方式，包括餐前适当饮水、茶或咖啡以增加循环血量并通过咖啡因的腺苷受体拮抗作用抑制内脏血管扩张；适当减少膳食中碳水化合物占比，少量多餐，减少因血糖骤升刺激的胰岛素分泌；餐后鼓励适当散步提高心率以增加心脏排血量，但应监测运动后血压及有无症状发生，若血压恢复正常可继续餐后散步；或者餐后可采用半卧位 90 分钟，避免餐后久坐或久站。

药物治疗：首先，停用可能导致低血压的药物，降压药物尽可能避免应用利尿剂，根据动态血压调整服药时间，如将降压药调整至餐间服用，并监测进餐前后血压。其次，可选用包括抑制葡萄糖吸收、减少内脏血流量、增加外周血管阻力的药物等。例如 α 葡萄糖苷酶抑制剂阿卡波糖、必要时可使用选择性 $α_1$ 肾上腺素受体激动剂米多君等。

【小结】

该病例是一位老年高血压患者，依从性良好。患者头晕低血压表现出规律固定时间段发生。颈动脉彩超及头部 CT 基本排除神经源性头晕。在停用降压药物后患者仍然出现头晕症状，需要考虑早餐后低血压的可能。经过调整早餐量及时间后，患者低血压及头晕症状改善，明确诊断。考虑到清晨服用降压药物可能会加重低血压头晕症状，故调整至午餐后服用。通过该患者的诊断和治疗过程，可以认识到，高血压合并 PPH 不容忽视，严重者可引起晕厥、冠状动脉事件和脑卒中发生。PPH 的诊断需要细心询问病史抓住进食与低血压症状发生的时间和因果关系，采用综合措施，使患者的血压波动减小，维持 24 小时血压的平稳。

（刘 凯）

参考文献

1. 王继光，吴兆苏，孙宁玲，等. 动态血压监测临床应用中国专家共识 [J]. 中华高血压杂志, 2015, 23 (08): 727-730.
2. 李静，范利，华琦，等. 中国老年高血压管理指南 2019 [J]. 中华高血压杂志, 2019, 27 (02): 111-135.
3. 张彦霞，乔成栋. 老年人餐后低血压治疗的研究进展 [J]. 心血管病学进展, 2019, 40 (03): 421-424.
4. 王继光. 2019 中国家庭血压监测指南 [J]. 诊断学理论与实践, 2019, 18 (03): 258-262.
5. 席小青，蔡金凤，柳达. 餐后低血压危险因素的临床研究 [J]. 临床心血管病杂志, 2017, 33 (12): 1210-1214.
6. 李静，李莉，李勋，等. 苯磺酸左旋氨氯地平不同给药时间治疗老年高血压患者餐后低血压的效果 [J]. 中国老年学杂志, 2018, 38 (23): 5652-5655.
7. Madden KM, Feldman B, Meneilly GS. Blood pressure measurement and the prevalence of postprandial hypotension [J]. Clin Invest Med, 2019, 42 (1): E39-E46.
8. Nguyen TAN, Ali Abdelhamid Y, Weinel LM, et al. Postprandial hypotension in older survivors of critical illness [J]. J Crit Care, 2018, 45: 20-26.
9. Biaggioni I. Orthostatic Hypotension in the Hypertensive Patient [J]. Am J Hypertens, 2018, 31 (12): 1255-1259.

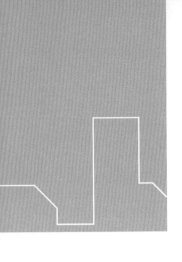

病例 9
老年高血压合并体位性低血压

患者男性,74 岁。因血压升高 3 余年,反复晕厥 3 次就诊。患者 3 年前因头痛测得血压升高,最高 200+/100+mmHg。无恶心、呕吐、视物模糊、晕厥、胸闷、胸痛、耳鸣、黑矇等不适,诊断为高血压病。后服用苯磺酸左旋氨氯地平 2.5mg/d,自诉血压波动大,晨起及体位变化后血压在 80~90/60~70mmHg,午后及夜间血压在 150~180/70~90mmHg,自行停用降压药。2 个多月前,患者从沙发上起立后出现突发意识丧失,无双眼凝视,牙关紧闭,口吐白沫等不适,无肢体抽搐,大小便失禁等,数十秒钟后自行清醒,晕厥前否认心悸、胸痛、胸闷、黑矇等不适。于当地医院完善检查,头颅 MRI 示脑萎缩;头部和颈椎血管三维重建:左侧椎动脉纤细,头颈部其余大血管未见明显异常;心电图:窦性心律,心率 65 次/min,未予特殊治疗。入院前 1 个月,患者再次出现上述晕厥症状 2 次。为求进一步诊治,以"晕厥待诊"收入我科。

患者自患病以来,精神食欲睡眠可,大小便正常,体重无明显变化。

【既往史、个人史、家族史】

否认糖尿病,冠心病等病史。30 余前行阑尾切除术。否认肝炎、结核等传染病史。戒烟 10 余年,无饮酒史。母亲有高血压,已逝。

【体格检查】

T 36.3℃,P 62 次/min,R 19 次/min,BP 143/70mmHg,BMI 22.5kg/m²。神志清楚,皮肤巩膜无黄染,全身浅表淋巴结未扪及肿大。颈静脉正常。心界正常,心律齐,各瓣膜区未闻及杂音。胸廓未见异常,双肺叩诊呈清音。双肺呼吸音清,未闻及干湿啰音。腹软,无压痛及反跳痛,腹部未触及包块,腹围 84cm。肝脏肋下未触及。脾脏肋下未触及。双肾未触及,肾区无叩痛。双下肢无水肿。

神经系统查体:四肢肌张力正常,无共济运动失调,病理征阴性。

四肢血压:左上肢血压 144/70mmHg,右上肢血压 143/72mmHg,左下肢血压 181/82mmHg,右下肢血压 176/81mmHg。

【辅助检查】

血常规、尿常规、粪便常规未见异常。空腹血糖 5.65mmol/L,尿素 5.1mmol/L,肌酐 75μmol/L,肾小球滤过率估算值 76.5ml/(min·1.73m²),尿酸 352μmol/L,甘油三酯 1.52mmol/L,总胆固醇 4.35mmol/L,

高密度脂蛋白胆固醇 0.79mmol/L,低密度脂蛋白胆固醇 2.4mmol/L,血钾 4.5mmol/L。

心电图:窦性心律,正常心电图。

超声心动图:LV 46mm,LA 28mm,IVS 11mm,LVPW 11mm,AAO 35mm,EF 56%;升主动脉稍增宽,室间隔基底段增厚,左室收缩功能测值正常。

双肾动脉彩超:右肾囊肿。

MRI 头部轴位冠矢状位普通扫描:小脑萎缩。

头颈部血管三维重建增强扫描:左侧椎动脉纤细,其余未见异常。

【初步诊断】

1. 高血压病 3 级、高危。

2. 脑萎缩。

3. 晕厥待诊。

【诊治经过】

入院后行高血压靶器官损害检查以及晕厥原因检查。

1. 血常规、凝血功能、血脂、肝功能、肾功能、电解质等未见明显异常。

2. 尿常规:尿白蛋白 / 肌酐 3.8mg/g。

3. 颈动脉彩超:左侧颈总动脉分叉处见斑块。

4. 24 小时动态血压:全天平均血压 127/70mmHg,白天平均血压 119/68mmHg,夜间平均血压 141/75mmHg,平均心率 59 次 /min。

5. 24 小时动态心电图:窦性心律(平均 61 次 /min),最长 R-R 间期 1.39 秒,房性期前收缩 7 次 / 24h。ST 段无异常改变,心率变异指标正常。

6. 整夜睡眠呼吸监测:正常,AHI 3.8 次 /h。

7. 脑电图:轻度异常脑电图(electroencephalography,EEG)。

8. 卧立位血压测量:卧位休息 5 分钟血压 143/76mmHg,站立 1 分钟血压 103/70mmHg,站立 2 分钟血压 94/65mmHg,站立 3 分钟血压 89/60mmHg。

患者 74 岁老年男性,发现血压升高 3 余年。血压波动大,近期出现 3 次晕厥,时间均为数秒至数分钟,在进行神经系统因素和心源性因素筛查后,均未发现明显异常。动态血压示夜间血压明显升高,呈反构型。卧立位血压测量差异大,站立 3 分钟内,收缩压下降超过 20mmHg,符合体位性低血压诊断。针对这种"卧位高血压 - 体位低血压"的情况,给予氯沙坦 100mg/ 晚,并嘱咐患者平时注意生活方式改变,比如适当多饮水,起立时应动作轻缓等。

出院后,嘱咐患者每个月进行门诊随访。自诉未再出现晕厥等,白天平均血压 107/70mmHg 左右,夜间平均血压 115/65mmHg 左右,心率 58 次 /min。同时针对颈动脉斑块给予阿托伐他汀钙 20mg/ 晚稳定斑块治疗,继续门诊随访。

【修正诊断】

1. 高血压病 3 级、高危。

2. 卧位高血压 - 体位低血压综合征。

3. 左侧颈动脉粥样硬化斑块。

【讨论】

1. 体位性低血压的定义及分类

典型的体位性低血压（orthostatic hypotension，OH）：是指从卧位变为直立位（或头部倾斜60°以上）的3分钟内，收缩压较平卧血压值下降≥20mmHg或舒张压下降≥10mmHg。其中，将主动站立时收缩压小于90mmHg也定义为典型OH（尤其是卧位血压<110mmHg患者）。而根据OH发生的时间，在站立15秒内，血压短暂下降，收缩压下降>40mmHg和/或舒张压下降>20mmHg称为早期体位性低血压；站立3分钟后逐渐出现收缩压下降>20mmHg和/或舒张压下降>10mmHg称为延迟体位性低血压。

2. 体位性低血压的流行病学情况

随着年龄的增加，OH的发病率逐渐升高，且高血压及糖尿病患者更易发生。据报道，老年高血压患者大约1/3可能发生体位性低血压。在美国一项纳入33 346例平均年龄在(45.7±7.4)岁，平均随访(22.7±6.0)年后发现，OH组全因死亡率和冠心病事件明显增加。在另一项校正了年龄、性别、BMI、心率、坐位血压、糖尿病等因素后发现，随访1年OH组心血管事件的发生率是非OH组的2.38倍。且在其他研究中也提示，体位性低血压与高血压患者心血管风险及靶器官损害相关。

3. 正常人直立后血压适应的代偿机制，以及老年人为什么容易发生OH

正常人直立后，大约有700ml液体从内脏转移至下肢，回心血量明显减少导致心输出量也减少，此时机体通过激活颈动脉窦和主动脉弓的压力感受器，使中枢神经系统心血管中枢解除抑制，增加交感神经张力，降低副交感神经张力，从而增加心率、心输出量和外周血管阻力，维持正常血压。老年患者由于压力感受器敏感性下降，使对心率的反应及α_1肾上腺素收缩血管的能力减弱；且随着年龄增加，老年人动脉硬化程度加重，心脏顺应性降低，舒张期充盈受损，使得每搏输出量，尤其是在静脉回心血量减少时明显降低，进而发生OH。其他因素还包括：老年人对口渴反应能力下降；肾功能的减退，液体受限时不能有效的保持钠盐和水分；肾素、血管紧张素Ⅱ（AngⅡ）及醛固酮水平下降，通过神经体液调节有效血容量的能力下降等，都会增加老年患者发生体位性低血压的风险。

4. 体位性低血压的常见临床表现及病因

体位性低血压根据有无症状，分症状性及非症状性两种类型；即使是非症状性，仍增加跌倒、晕厥的风险。常见症状包括头晕目眩、虚弱、晕厥、心绞痛及短暂性脑缺血发作（transient ischemic attack，TIA）等，老年患者由于合并疾病多，症状可能不典型，视觉变化、混乱及认知功能障碍更为常见。因此，对于症状不典型者，卧立位血压监测变得至关重要。体位性低血压病因大致可以分为神经源性和非神经源性两种。常见的神经源性病因包括：脑干病变、多系统萎缩、帕金森综合征、多发脑梗死等；非神经源性常见的病因包括噻嗪类利尿剂、扩张血管剂、抗抑郁药物的应用以及低血容量等情况。

5. 老年高血压合并体位性低血压药物选择

对于老年高血压合并体位性低血压既要控制高血压导致的靶器官损害，又要避免血压过低导致的器官灌注不足。对于OH，治疗目标应尽可能缓解症状，纠正病因，恢复自主神经功能，减少并发症。在降压药物选择上，可优先选择能够有效调节血压及增加心脑灌注的ACEI/ARB；从小剂量开始使用，每1~2周开始增加剂量，同时严密监测直立血压，慎用易导致OH的降压药物如α受体阻滞剂、肼屈嗪、利血平和β受体阻滞剂、吲达帕胺和利尿剂等。米多君，一种α_1肾上腺素受体激动剂，是美国食品药品管理局（food and drug administration，FDA）推荐治疗OH的一线用药，能明显升高直立血压并改善直立不耐受症状，对于OH及反复晕厥的患者可以考虑使用。治疗时，必须定期监测卧位、坐位和立位血压,避免出现卧位或坐位高血压的可能。应根据患者自主神经张力和反应性来进行治疗并做相应调整。一般成人及 12 岁以上青少年开始剂量为 2.5mg(1 片),每天两次(早、晚服药),根据患者反应及对此药耐受能力,可增加至每次 2 片,每天 2~3 次。服药时间应在白天,患者需要起立进行活动时服用,服药间隔为 3~4 小时。为防止卧位高血压,不应在晚餐后或就寝前 4 小时内服用。如果出现高血压或严重间歇性血压波动的患者,应停药。且避免与拟肾上腺素药或含有血管收缩物质的药物联用。

6. 老年高血压合并体位性低血压非药物治疗

非药物治疗在体位性低血压治疗中占据重要地位,如适当增加钠盐和水的摄入,增加血容量;睡觉时床头抬高 10°~20°,卧位直立时动作缓慢;穿具有压缩的衣物,如弹力袜或腹带,增加下肢液体回流;站立时腿部交叉,避免剧烈咳嗽,以及长时间站立;进行游泳及直立倾斜试验的锻炼等。

【小结】

患者为 74 岁老年男性。发现血压升高 3 余年,间断服用降压药物,血压波动大。近期出现 3 次晕厥,均与体位变化相关。在进行常见神经源性和心源性因素排查后,卧立位血压测量符合体位性低血压标准,晕厥系体位性低血压所致。因此,对于老年患者,应常规对卧立位血压进行测量,特别是有高血压病史和羸弱的老人,更易发生,应与其他常见晕厥类型进行鉴别。同时,对于卧位高血压 - 体位低血压,降压药物可优选小剂量,短效 ARB,睡前服用,既有利于控制夜间高血压,同时又不至于引起清晨血压过低的情况。最后,要注意分析可能引起体位低血压的药物,并重视非药物治疗在体位性低血压中的地位。

(廖　行　陈晓平)

参考文献

1. Shen WK, Sheldon RS, Benditt DG, et al. 2017 ACC/AHA/HRS Guideline for the Evaluation and Management of Patients With Syncope: Executive summary: A Report of the American College of Cardiology/American Heart Association Task Force on Clinical Practice Guidelines and the Heart Rhythm Society [J]. Heart Rhythm, 2017, 14 (8): e155-e217.

2. Fedorowski A, Stavenow L, Hedblad B, et al. Orthostatic Hypotension Predicts All-Cause Mortality and Coronary Events in Middle-Aged Individuals (The Malmo Preventive Project)[J]. Eur Heart J, 2010, 31 (1): 85-91.

3. Fagard RH, De Cort P. Orthostatic Hypotension is a more robust predictor of cardiovascular events than nighttime reverse dipping in elderly [J]. Hypertension, 2010, 56 (1): 56-61.

4. Shibao C, Lipsitz LA, Biaggioni I, et al. Evaluation and Treatment of Orthostatic Hypotension [J]. J Am Soc Hypertens, 2013, 7 (4): 317-724.

5. Liu K, Wang S, Wan SX, et al. Arterial Stiffness, Central Pulsatile Hemodynamic Load, and Orthostatic Hypotension [J]. J Clin Hypertens (Greenwich), 2016, 18 (7): 655-662.

6. Ariel I, Carlos GM, Matias M, et al. Midodrine for Orthostatic Hypotension and Recurrent Reflex Syncope: A Systematic Review [J]. Neurology, 2014, 83 (13): 1170-1177.

7. 李静,范利,华琦,等 . 中国老年高血压管理指南 2019 [J]. 中华高血压杂志 , 2019, 27 (02): 100-124.

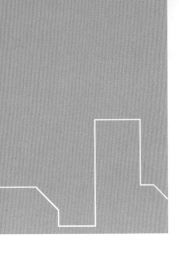

病例 10
妊娠期高血压

患者女性,38 岁。因停经 22 周,头痛 1 周余,恶心、呕吐 1 天余就诊。患者 22 周前停经,18 周前自行使用验孕试纸测试后发现自己怀孕。10 周前(停经 12 周)开始规律行产科检查,第 1 次(停经 12 周)、第 2 次(停经 16 周)孕检均未发现血压异常,两次孕检诊室血压分别为 115/78mmHg、120/82mmHg。1 周多前患者无明显诱因反复出现头痛不适,以双侧颞部疼痛为主,不伴有视物旋转、恶心呕吐及发热,每次发作持续 1~2 小时左右,可自行缓解。多次于诊所测得血压升高,最高血压为 160/102mmHg,但未予以重视,自行采取居家休息,未就医。1 天多前,患者晨起后无明显诱因反复出现恶心、呕吐,呕吐胃内容物,不伴腹痛腹胀、胸闷气短、颜面及下肢水肿等不适,为求进一步诊治于某社区医院就诊。血常规、凝血常规、肝肾功能等基本检查未发现异常,由于符合"初诊转诊"条件,临时给予硝苯地平片 10mg 降压处理后,转诊至上级医院就诊。

患者自患病以来,一般情况尚可,精神睡眠佳,近 5 个月体重增加 12 斤,大小便如常。

【既往史、个人史、家族史】

既往无高血压、糖尿病、慢性肾炎、自身免疫性疾病等病史。否认烟酒嗜好。父母健在,无高血压、糖尿病。

【婚育史、月经史】

适龄结婚、配偶体健。月经未见异常;孕 2 产 0,孕 22 周。

【体格检查】

T 36.5℃,P 68 次 /min,R 20 次 /min,BP 158/96mmHg。体重 65kg,身高 162cm,BMI 24.8kg/m²。神志清楚,皮肤巩膜无黄染,眼睑稍浮肿,全身浅表淋巴结未扪及肿大。颈静脉正常,颈根部未闻及血管杂音。心界不大,心音有力,心率(heart rate,HR)68 次 /min,心律齐,各瓣膜区未闻及杂音。胸廓未见异常,双肺叩诊呈清音。双肺呼吸音清,未闻及干湿啰音。全腹软,下腹部可见妊娠纹,腹部血管杂音不确切,全腹无压痛及反跳痛。双下肢无水肿。

四肢血压:左上肢血压 158/94mmHg;右上肢血压 160/96mmHg;左下肢血压 178/108mmHg;右下肢血压 174/104mmHg。

【辅助检查】

血常规、凝血常规、肝功能、肾功能、尿常规、粪便常规未见异常。空腹血糖 4.92mmol/L,糖化血红蛋白 4.8%。甘油三酯 1.2mmol/L,胆固醇 5.31mmol/L,低密度脂蛋白胆固醇 2.89mmol/L。电解质:血钾 4.15mmol/L。

【初步诊断】

1. 妊娠高血压。
2. 孕 2 产 0,孕 22 周。

【诊治经过】

患者女性,38 岁。于妊娠 21 周发现血压升高,既往无高血压病史,无高血压家族史。支持妊娠高血压诊断。评估患者有无合并子痫前期、高血压靶器官损伤以及血压昼夜节律,进一步安排尿蛋白定量检测、超声心动图、颈动脉超声以及 24 小时动态血压。结果提示,①尿白蛋白/肌酐比 14.5mg/g,24 小时尿蛋白定量 0.11g/24h。②心电图:窦性心律,正常心电图。超声心动图:LV 42mm,LA 28mm,IVS 8mm,LVPW 7mm,AO 29mm,AAO 29mm,EF 66%;心脏各腔室大小正常,心脏收缩功能测值正常。③颈动脉彩超:双侧颈动脉内膜中层厚度 0.6mm,无动脉粥样硬化斑。④ 24 小时动态血压监测:24 小时平均血压 148/98mmHg,白天平均血压 156/102mmHg,夜间平均血压 138/94mmHg。

结合患者病史特点以及辅助检查结果,诊断妊娠高血压。首先建议其在妊娠期保持适度、规律锻炼,控制食盐摄入(<6g/d),避免吸烟、饮酒等。给予硝苯地平 10mg/ 次,3 次 /d 控制血压。结合本例患者系初产妇、年龄 ≥ 35 岁,有两项子痫前期的中度危险因素,给予每天低剂量阿司匹林 100mg 口服预防子痫前期。经治疗后,患者血压维持在 130~136/82~84mmHg 之间。于孕 39^{+3} 周,经阴道分娩 1 女婴。产后逐渐减少降压药物剂量,并于产后第 3 周停用硝苯地平,产后第 6 周(停药 3 周后)复查动态血压未见升高。定期随访结果如表 10-1。

表 10-1　患者社区随访记录

随访时间	诊室血压 /mmHg	尿蛋白检测	降压方案
孕 25 周	130/80	阴性	硝苯地平 10mg/ 次,3 次 /d
孕 29 周	132/81	阴性	硝苯地平 10mg/ 次,3 次 /d
孕 33 周	135/83	阴性	硝苯地平 10mg/ 次,3 次 /d
孕 36 周	136/82	阴性	硝苯地平 10mg/ 次,3 次 /d
孕 39 周	产妇于孕 39^{+3} 周,经阴道分娩 1 女婴		
产后第 1 周	126/78	阴性	硝苯地平 10mg/ 次,3 次 /d
产后第 2 周	122/68	阴性	硝苯地平 10mg/ 次,1 次 /d
产后第 3 周	122/72	阴性	停药
产后第 4 周	128/76	阴性	停药
产后第 6 周	动态血压监测提示,24 小时平均血压 123/70mmHg,白天平均血压 128/74mmHg,夜间平均血压 114/68mmHg		

【修正诊断】

1. 妊娠高血压(重度)。
2. 孕2产0,孕22^{+2}周。

【讨论】

1. 什么是妊娠高血压

妊娠高血压指既往血压正常的孕妇从妊娠20周后,出现血压增高(至少2次,每次间隔至少4小时),即收缩压≥140mmHg或/和舒张压≥90mmHg,于产后12周内血压恢复正常。其中收缩压140~159mmHg或/和舒张压90~109mmHg为轻中度高血压;收缩压≥160mmHg或/和舒张压≥110mmHg为重度高血压。一经诊断妊娠高血压,应该密切监测血压。

2. 妊娠高血压机制是什么,它有哪些危害

妊娠高血压的发病机制尚未明确。可能主要与母体、胎儿、胎盘免疫不耐受,胎盘血管发育异常,滋养细胞或胎盘缺血,诱发促血管生成及抗血管生成失衡、抗氧化和氧化失衡等多种途径造成母体内皮功能障碍有关。其主要的病理生理学改变涉及慢性子宫胎盘缺血、脂蛋白毒性、遗传印记、滋养细胞凋亡和坏死增多以及孕妇过度耐受滋养细胞炎性反应等。妊娠高血压的危害包括短期及长期危害。短期危害主要指妊娠期孕产妇及胎儿的不良结局,约50%的妊娠高血压患者最终发展为子痫前期,即出现蛋白尿或者终末器官功能障碍,包括血小板减少症、肝肾功能损害、肺水肿、头痛、脑血管意外以及视觉障碍等,还可以增加早产儿、低体重儿、小于胎龄儿以及胎儿围产期死亡的风险。妊娠高血压可增加未来发生高血压、再次发生妊娠高血压疾病以及远期心血管事件,如缺血性心脏病、卒中、静脉血栓栓塞等疾病的风险。

3. 妊娠期重度高血压的紧急降压处理策略

根据2017年美国妇产科医师协会关于妊娠期和产后重度高血压急性发作急诊治疗的专家委员会意见以及中国《妊娠期高血压疾病诊治指南(2020)》的推荐,在妊娠、分娩及产后急性发作,收缩压≥160mmHg和/或舒张压≥110mmHg,持续15分钟以上,称为重度高血压急性发作,属于高血压急症,需要紧急降压处理。抗高血压药物的选择和给药途径主要是根据临床医师对药物的经验、用药成本和药物的可获得性。可按照下列步骤进行处理:①既往未使用过降压药物者,可以首选口服降压治疗,每10~20分钟监测血压,如果血压仍高于160/110mmHg可重复给药,尝试2~3次后效果不明显可改为静脉用药。如重度高血压急性发作可给予口服硝苯地平10mg治疗,用药后每10~20分钟监测血压,若血压仍然≥160/110mmHg,可再给予20mg口服;20分钟复测血压未下降,可再口服20mg;20分钟后复测血压仍未下降,则应立即更换为静脉降压治疗。②若是在口服降压药物治疗过程中出现重度高血压急性发作或者持续性重度高血压,应该考虑静脉降压治疗,首选药物为拉贝洛尔、肼屈嗪,其他可供选择的静脉降压药物还包括乌拉地尔、尼卡地平、酚妥拉明、硝普钠。③降压速度:重度高血压,应尽快(30~60分钟内)开始降压治疗,逐渐使舒张压<105mmHg且收缩压<160mmHg,应注意降压幅度不能过大,以平均动脉压的10%~25%为宜,力争在24~48小时内达到稳定。④降压治疗达标后,需要密切监测血压变化,在最初1小时内应每10分钟测量1次,以后15分钟测量1次维持1小时,再以每30分钟测量1次维持1小时,此后以每小时测量1次维持4小时。

4. 本例是否需要接受药物治疗,应该选用什么降压药物

降压治疗的最终目的在于预防心脑血管意外、胎盘早剥等严重母儿并发症。根据最新中华医

学会心血管病分会女性心脏健康学组颁布的《妊娠高血压疾病血管管理专家共识(2019)》以及中华医学会妇产科学会妊娠期高血压疾病学组发布的最新《妊娠期高血压疾病诊治指南(2020)》的建议,收缩压≥160mmHg 或 / 和舒张压≥110mmHg 的孕妇应接受降压治疗。140mmHg ≤ 收缩压 <160mmHg 或 / 和 90mmHg ≤ 舒张压 <110mmHg 的孕妇,不伴有靶器官损害者,给予生活方式干预的同时建议启动降压药物治疗;伴有靶器官损害者,给予生活方式干预的同时启动降压药物治疗。推荐使用的口服降压药物有拉贝洛尔、硝苯地平、硝苯地平缓释片、甲基多巴(国内未上市)。本例患者最高血压达到 160/102mmHg,有降压治疗的适应证,给予硝苯地平缓释片 10mg/ 次,3 次 /d 降压处理。

5. 妊娠高血压患者的血压的目标值是多少

妊娠高血压降压治疗应注意个体化,注意对母胎的影响,降压过程力求平稳。降压目标应该结合患者是否伴发器官功能损害等综合考虑,如果未伴发器官功能损害,建议将收缩压控制在 130~155mmHg 之间,舒张压控制在 80~105mmHg 之间;若伴发器官功能损害,收缩压应控制在 130~139mmHg,舒张压应控制在 80~89mmHg;为了保证子宫 - 胎盘血流灌注,孕妇血压不可低于 130/80mmHg。

6. 妊娠高血压患者生活方式上有什么注意事项

妊娠高血压患者在妊娠期应注意营养丰富均衡,适度限制盐的摄入(<6g/d),保持情绪放松,保证充足的休息及睡眠时间,适当、规律的运动,不建议绝对卧床休息。

7. 患者是否需要长期服用降压药物

对于妊娠高血压患者,若产后血压恢复正常即可停用降压药物,并定期监测血压水平,若再次出现血压增高,应该结合诊室内及诊室外血压监测技术综合评估,并注意排查、评估有无原发性高血压及其他继发性高血压的可能。

8. 妊娠高血压疾病终止妊娠的时机及方式

妊娠高血压疾病患者若未出现重度子痫前期或子痫可以尽可能期待至妊娠 37 周后终止妊娠。一般来说,考虑经阴道试产;如果不能在短时间内经阴道分娩,病情存在加重可能,可考虑行剖宫产术。若孕 37 周及以后,合并以下情况之一,应即刻住院治疗,由产科医师评估终止妊娠的时机及方式:①应用 3 种降压药物仍然反复发作的严重高血压;②进行性肾功能异常或氨基转移酶指标异常;③进行性血小板减少;④肺水肿;⑤异常的神经系统体重,如反复出现的视觉障碍、抽搐;⑥胎儿状态不稳定;应即刻住院治疗,由产科医师评估终止妊娠的时机及方式。若孕周 <34 周,出现上述情形,应该充分权衡继续妊娠与孕妇疾病进展的相对获益及风险,由产科医师评估后,适时终止妊娠。

【小结】

本案例患者系 38 岁高龄初产妇。既往无高血压病史。以妊娠 20 周后血压明显升高为主要表现,尿白蛋白 / 肌酐 <30mg/g。无心、肺、肝、肾、血液、神经系统受累的证据,考虑诊断妊娠高血压,给予硝苯地平缓释片 10mg/ 次,3 次 /d,控制血压。由于本孕妇有两项子痫前期中危风险(年龄 >35 岁,初产妇),予以阿司匹林 100mg/d,预防子痫前期。经治疗后,患者血压维持在 130~136/82~84mmHg 之间。于孕 39^{+3} 周,经阴道分娩 1 女婴。产后逐渐减少降压药物剂量,并于产后第 3 周停用硝苯地平,产后第 6 周复查动态血压结果正常。

妊娠高血压是妊娠常见的合并疾病,可显著增加产妇及胎儿发生不良事件的风险。若孕妇收缩压≥160mmHg 或 / 和舒张压≥110mmHg 应接受降压治疗。若孕妇 140mmHg ≤ 收缩压 <160mmHg

或 / 和 90mmHg ≤舒张压 <110mmHg,不伴有靶器官损害者,给予生活方式干预的同时建议启动降压药物治疗;伴有靶器官损害者,给予生活方式干预的同时启动降压药物治疗。妊娠期应该使用相对安全、有效的降压药物,例如硝苯地平缓释片、拉贝洛尔。若出现重度高血压急性发作,需要紧急降压处理。通过本案例的学习,我们需要掌握妊娠高血压的基本定义、诊断标准以及降压基本策略。

(张 鑫　陈晓平)

参考文献

1. ACOG Practice Bulletin No. 202: Gestational Hypertension and Preeclampsia [J]. Obstet gynecol, 2019, 133 (1): e1-e25.

2. Charles R, Swales C, Bonnett T, et al. Hypertensive disorder of pregnancy [J]. BMJ, 2017, 356: j285.

3. Sibai BM, Stella CL. Diagnosis and management of atypical preeclampsia-eclampsia [J]. Am J Obstet Gynecol, 2009, 200 (5): 481. e1-e7.

4. Magee LA, Dadelszen P, Bohun CM, et al. Serious perinatal complications of non-proteinuric hypertension: an international, multicentre, retrospective cohort study [J]. J Obstet Gynaecol Can, 2003, 25 (5): 372-382.

5. Palei AC, Spradley FT, Warrington JP, et al. Pathophysiology of hypertension in pre-eclampsia: a lesson in integrative physiology [J]. Acta physiol (Oxf), 2013, 208 (3): 224-233.

6. Gathiram P, Moodley J. Pre-eclampsia: its pathogenesis and pathophysiolgy [J]. Cardiovasc J Afr, 2016, 27 (2): 71-78.

7. Visintin C, Mugglestone MA, Almerie MQ, et al. Management of hypertensive disorders during pregnancy: summary of NICE guidance [J]. BMJ, 2010, 341: c2207.

8. American College of Obstetricians and Gynecologists; Task Force on Hypertension in Pregnancy. Hypertension in pregnancy. Report of the American College of Obstetricians and Gynecologists'Task Force on Hypertension in Pregnancy [J]. Obstet Gynecol, 2013, 122 (5): 1122-1131.

9. Sibai BM. Eclampsia. VI. Maternal-perinatal outcome in 254 consecutive cases [J]. Am J Obstet Gynecol, 1990, 163 (3): 1049-1054.

10. Thornton CE, Makris A, Ogle RF, et al. Role of proteinuria in defining pre-eclampsia: clinical outcomes for women and babies [J]. Clin Exp Pharmacol Physiol, 2010, 37 (4): 466-470.

11. Tranquilli AL, Dekker G, Magee L, et al. The classification, diagnosis and management of the hypertensive disorders of pregnancy: A revised statement from the ISSHP [J]. Pregnancy Hypertens, 2014, 4 (2): 97-104.

12. 中华医学会心血管病学分会女性心脏健康学组, 中华医学会心血管病学分会高血压学组. 妊娠期高血压疾病血压管理专家共识 (2019)[J]. 中华心血管病杂志, 2020, 8 (3): 195-204.

13. 中华医学会妇产科学分会妊娠期高血压疾病学组. 妊娠期高血压疾病诊治指南 (2020)[J]. 中华妇产科杂志, 2020, 55 (4): 227-238.

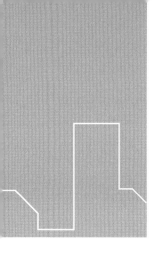

病例 11
慢性高血压合并子痫前期

患者女性,36 岁。因血压增高 3 余年,停经 4 个月余,头痛 2 天余就诊。3 余年前在体检时发现血压增高,否认头晕、头痛、心慌等不适,最高血压达 158/98mmHg,在当地医院诊断原发性高血压,使用缬沙坦 80mg/d 治疗。家庭自测血压控制于 120~130/80~85mmHg。1 年前因计划怀孕调整降压药物为硝苯地平(10mg/ 次,3 次 /d)。4 个月余前因"停经"发现妊娠,继续服用硝苯地平控制血压。孕 9 周及孕 12 周产检诊室血压分别为 127/80mmHg 和 130/80mmHg。入院前 1 个月余(孕 16 周)行产检时发现血压增高达到 159/96mmHg,否认头晕头痛、恶心呕吐、腹痛腹胀,否认气短、颜面及下肢水肿等。在医师指导下调整降压药物为硝苯地平控释片 30mg/d 治疗。入院前 2 天,患者逐渐出现头晕、头痛,头痛主要以双侧颞部持续性胀痛,伴有血压显著增高,家庭自测血压波动在 180~190/100~105mmHg,不伴有恶心呕吐、腹痛腹胀、气短、咳嗽咳痰、发热及视物模糊等不适。为求进一步诊治就诊。

自发病以来,患者一般情况无特殊,精神睡眠无变化,近 5 个月余体重增加 7kg,大小便如常。

【既往史、个人史、家族史】

否认糖尿病、慢性肾炎、自身免疫性疾病等病史。否认烟酒嗜好。父母健在,均有高血压病史,但无糖尿病病史。

【婚育史、月经史】

适龄结婚,配偶体健。月经正常;孕 1 产 0,孕 20 周。

【体格检查】

T 36.2℃,P 90 次 /min,R 20 次 /min,BP 178/100mmHg,体重 68kg,身高 162cm,BMI 25.9kg/m²。神志清楚,皮肤巩膜无黄染,眼睑稍浮肿,全身浅表淋巴结未扪及肿大。颈静脉正常,颈根部无血管杂音。心界不大,心音有力,心律齐,各瓣膜区未闻及杂音。胸廓未见异常,双肺叩诊呈清音。双肺呼吸音清,未闻及干湿啰音。全腹软,下腹部可见妊娠纹,腹部血管杂音不确切,全腹无压痛及反跳痛。双下肢轻度水肿。

【辅助检查】

血常规、尿常规、粪便常规未见异常。血生化检查:肝肾功未见异常,空腹血糖 5.75mmol/L,糖化血红蛋白 5.5%。血脂：甘油三酯 1.26mmol/L，胆固醇 4.12mmol/L，低密度脂蛋白胆固醇 3.39mmol/L。电解质：血钾 3.53mmol/L。

【初步诊断】

1. 妊娠高血压，可疑慢性高血压。
2. 孕 1 产 0，孕 20 周。

【诊治经过】

入院后，测得患者诊室血压波动于 168~172/100~102mmHg 之间，考虑患者重度妊娠期血压增高。需要除外子痫前期，行相关检查如下：

高血压靶器官筛查：①肾病指数（尿白蛋白/肌酐比值）48.4mg/g，尿蛋白定量 0.43g/24h。②心电图：窦性心律，正常心电图。③超声心动图：LV 42mm，LA 36mm，RA 18mm，RV 22mm，IVS 12mm，LVPW 9mm，AO 29mm，AAO 29mm，EF 66%；二维及多普勒超声提示二尖瓣、三尖瓣、主动脉瓣及肺动脉瓣无异常、无返流以及狭窄。超声诊断：左房稍大、室间隔增厚，左心室收缩功能测值正常。

该例患者既往有明确高血压史，服用硝苯地平（10mg/次，3次/d）控制血压，于妊娠 16 周开始出现血压波动，妊娠 20 周出现新发的持续性头痛，血压显著升高，伴有微量白蛋白尿，综合考虑诊断慢性高血压合并子痫前期。急诊予以乌拉地尔 100mg 加入 5% 葡萄糖溶液中静脉持续泵入控制血压；静脉持续滴注硫酸镁预防子痫发作；经过处理患者血压逐渐下降至 145/95mmHg，头痛症状明显缓解，逐渐停用静脉用药。调整降压方案为拉贝洛（100mg/次，3次/d）联合硝苯地平 30mg/d 口服。住院期间密切监测患者血压水平，血常规、肝肾功能、神经及腹部等症状以及胎儿生长情况。病情稳定后，考虑患者 36 岁初产妇合并慢性高血压，加用阿司匹林肠溶片 100mg/d 预防重度子痫前期及子痫发生。出院前患者诊室血压维持 130~145/80~90mmHg 之间。

孕 24~28 周：家庭自测血压 130~145/85~90mmHg。尿蛋白定量为 0.35g/24h，肝肾功能及血常规无特殊。

孕 28~32 周：家庭自测血压 130~138/80~88mmHg。尿蛋白定量为 0.26g/24h，肝肾功能及血常规无特殊。

孕 32~36 周：家庭自测血压 130~134/80~84mmHg，孕 32 周复查动态血压，24 小时平均血压 130/80mmHg，白天平均血压 134/84mmHg，夜间平均血压 118/78mmHg。尿蛋白定量为 0.19g/24h，肝肾功能及血常规无特殊。

孕 37 周经剖宫产诞下一健康男婴。

【修正诊断】

1. 慢性高血压合并子痫前期。
2. 孕 1 产 0，孕 21^{+2} 周。

【讨论】

1. 妊娠高血压疾病的定义及分类

妊娠高血压疾病指妊娠期的各种异常血压升高，即收缩压（SBP）≥ 140mmHg 或者舒张压（DBP）≥ 90mmHg，为多因素发病，可与各种母体基础病理状况有关，也受妊娠期机体环境改变的影响。可分为：①子痫前期/子痫；②妊娠高血压；③慢性高血压；④慢性高血压合并子痫前期/子痫。收治相关患者时注意询问患者妊娠前有无高血压、肾病、糖尿病及自身免疫性疾病等病史，有无妊娠高血压疾病史，有无妊娠高血压疾病家族史，另外需要了解患者此次妊娠中高血压、蛋白尿等症状出现的时间和严重程度。本案例患者为36岁初产妇，既往有明确的高血压病史，长期口服硝苯地平（10mg/次，3次/d）控制血压，于本次妊娠过程中出现血压进一步增高，伴有新发头痛、蛋白尿。综合考虑慢性高血压合并子痫前期。

2. 高血压患者怀孕前是否需要更换降压药物

对于既往有明确高血压病史的妇女，在备孕前需要充分评估其血压水平、靶器官损害程度以及是否存在继发性病因。若存在靶器官损伤或有继发性病因，建议由高血压专科治疗；若无靶器官损伤及继发性病因，血压水平在1级范围内，建议患者保持良好的生活方式，如避免吸烟、饮酒，保证充足的睡眠、适度的体育锻炼以及水果蔬菜的摄入等，停用血管紧张素转换酶抑制剂、血管紧张素受体阻滞药至少6个月以上，必要时使用妊娠期较为安全的口服降压药物，包括拉贝洛尔、硝苯地平、甲基多巴；若无靶器官损伤及继发性病因，血压水平在2级及以上，不建议备孕，必要时转诊至高血压专科治疗，采用药物及生活方式干预，3~6个月后重新评估。

3. 患者怀孕期间怎么选择降压药物，血压控制的目标值是多少

怀孕期间应选用妊娠期较为安全、常用的降压药物，包括拉贝洛尔、硝苯地平、甲基多巴等。拉贝洛尔是α、β肾上腺素受体拮抗药，一般用量为100~200mg，2~3次/d，最大日使用剂量为2 400mg/d，对于伴有支气管哮喘、病态窦房结综合征、房室传导阻滞以及慢性心力衰竭的孕妇禁用。硝苯地平为二氢吡啶类钙通道阻滞剂，可用剂型为硝苯地平片、硝苯地平缓释片，前者多用于紧急降压处理，不推荐为常规降压治疗，后者的使用方法为10~20mg，2次/d，最大日耐受剂量为60mg/d。甲基多巴推荐起始剂量为250mg，2~3次/d，最大日使用剂量为3 000mg。建议将无危险因素的妊娠高血压孕妇血压控制在140/90mmHg以下，合并靶器官损害者控制在135/85mmHg；为保证子宫胎盘血流灌注，孕妇血压不可低于130/80mmHg。

4. 子痫前期发生的可能机制及重度子痫前期的识别

子痫前期发病机制相对复杂，包括：①遗传与环境交互作用；②母胎免疫平衡失调。其中胎盘异常植入、子宫螺旋动脉血管重铸障碍是最主要的因素，可共同导致胎儿-胎盘低灌注及缺氧，引起胎盘发育及胎儿生长受限，以及滋养细胞坏死和凋亡，后者进一步诱发机械阻塞、蛋白酶活化、细胞因子释放和免疫调节异常，使促血管生成因子表达下调，抗血管生成因子表达上调，最终引起内皮功能受损、血小板激活、系统阻力血管收缩，导致多系统损害，包括肺水肿、心力衰竭、血小板减少等。

子痫前期是妊娠特有的综合征，包括新发或在慢性高血压基础上并发。合并以下1条及以上情形可诊断：①蛋白尿（尿蛋白定量≥300mg/24h，或尿白蛋白/肌酐≥30mg/g）；②无蛋白尿但伴有以下任何一种器官或者系统受累，如心、肺、肝、肾等重要器官，或者血液系统、消化系统、神经系统的异常改变，胎盘-胎儿受到累及等。

若子痫前期的孕妇进展出现下列任一表现则判定为重度子痫前期：①血压持续升高不可控制，收缩压≥160mmHg和/或舒张压≥110mmHg；②持续性头痛、视觉障碍或其他中枢神经系统异常表现；③持续性上腹部疼痛及肝包膜下血肿或肝破裂表现；④转氨酶水平异常，血谷丙转氨酶（又称丙氨酸转氨酶，ALT）或谷草转氨酶（又称天冬氨酸转氨酶，AST）水平升高；⑤肾功能受损，尿蛋白定量>2.0g/24h；少尿（24小时尿量<400ml，或每小时尿量<17ml），或肌酐水平>106μmol/L；⑥低蛋白血症伴有腹腔、胸膜腔及心包积液；⑦血液系统异常，血小板计数呈持续性下降并低于100×10^9/L、弥散性

血管内凝血、溶血、血乳酸脱氢酶（lactate dehydrogenase，LDH）水平升高、黄疸等；⑧充血性心力衰竭、急性肺水肿；⑨胎儿生长受限、羊水过少、宫内死胎、胎盘早剥等。

5. 子痫前期的危险因素有哪些，该如何预防

子痫前期高危因素包括既往有妊娠高血压病史、慢性肾病、自身免疫性疾病（抗磷脂抗体综合征、系统性红斑狼疮）、1型或2型糖尿病、慢性高血压。子痫前期中危因素包括初产妇、孕妇年龄≥40岁、两次妊娠间隔10年以上、首次就诊时体重指数≥35kg/m²、子痫前期家族史、多胎妊娠。根据《2019年英国国家卫生与临床优化研究所成人高血压诊断和管理指南》的推荐，有任一项子痫前期高危因素或≥2个子痫前期中危因素，推荐从孕12周前使用低剂量阿司匹林（75~150mg/d），直至分娩。阿司匹林通过抑制环氧合酶从而抑制内皮素等炎症因子释放，改善胎盘血管病理性收缩及凝血，发挥预防子痫/子痫前期的作用。

6. 该患者如何选择分娩方式

该例患者诊断慢性高血压合并子痫前期，给予降压、抗惊厥治疗后，血压控制尚可，症状明显缓解。更换为口服降压药物后，血压控制良好，对于该患者来说，如无产科剖宫产的适应证，原则上建议经阴道试产。如果患者后期再次出现子痫前期严重并发症如重度高血压无法控制、高血压脑病、脑血管意外、子痫、心力衰竭、急性肺水肿、HELLP综合征（hemolysis，elevated liver function and low platelet count syndrome）、弥散性血管内凝血、胎盘早剥、胎死宫内等应考虑剖宫产迅速终止妊娠，但应该充分考虑孕周、孕妇病情、胎儿情况等多方面，由专业产科医师判断。

7. 患者分娩后母乳喂养期间应怎样进行降压治疗

母乳喂养的营养价值毋庸置疑。其作为一种外源性免疫球蛋白，可以对新生儿和婴儿提供预防感染的作用。哺乳期降压药物的选择需要充分考虑药物经乳汁分泌的浓度以及对新生儿的影响，用药期间应密切监测婴儿是否出现低血压症状。一般推荐使用β受体阻滞剂和钙通道阻滞剂，如拉贝洛尔、硝苯地平；若在孕期服用甲基多巴治疗慢性高血压的孕妇，应在分娩后2天内停用并换用拉贝洛尔或硝苯地平；血管紧张素受体阻滞药缺乏相应的临床安全数据，应避免使用，噻嗪类利尿剂、螺内酯尽管经乳汁分泌浓度低，但有文献报道可导致新生儿出现水电解质异常等，也应避免使用。如果拉贝洛尔或硝苯地平单药控制血压不理想，可以联合使用；若联合后仍然控制不理想或对其中一种药物不耐受可考虑使用依那普利或者卡托普利。由于缺乏高质量的临床证据，目前认为将哺乳期高血压患者血压控制<140/90mmHg是合理的，如果血压<130/80mmHg应该适当减量。

【小结】

本例患者系36岁初产妇。既往有明确高血压病史。长期口服缬沙坦80mg/d控制血压，因计划怀孕，调整降压药物为硝苯地平（10mg/次，3次/d），于妊娠16周开始出现血压波动，妊娠20周出现新发的持续性头痛。入院诊室血压呈重度升高，伴有蛋白尿，综合考虑诊断慢性高血压合并子痫前期。予以紧急降压、抗惊厥治疗，调整降压方案、抗血小板治疗等综合管理后，血压控制平稳，结局良好。通过本病例，我们需要掌握妊娠高血压的分类，子痫前期的危险因素、重度子痫前期的识别、阿司匹林预防子痫前期的适应证、哺乳期降压药物使用原则等。

（张 鑫 贺 莉）

参考文献

1. American College of Obstetricians and Gynecologists; Task Force on Hypertension in Pregnancy. Hypertension in pregnancy. Report of the American College of Obstetricians and Gynecologists' Task Force on Hypertension in Pregnancy [J]. Obstet Gynecol, 2013, 122 (5): 1122-1131.

2. Lowe SA, Bowyer L, Lust K, et al. The SOMANZ Guidelines for the Management of Hypertensive Disorders of Pregnancy 2014 [J]. Aust N Z J Obstet Gynaecol, 2015, 55 (1): 11-16.

3. 中华医学会妇产科学分会妊娠期高血压疾病学组 . 妊娠期高血压疾病诊治指南 (2020)[J]. 中华妇产科杂志 , 2020, 55 (4): 227-238.

4. Schlembach D, Homuth V, Dechend R. Treating Hypertension in Pregnancy [J]. Curr Hypertens Rep, 2015, 17 (8): 63.

5. 姜一农 , 宋玮 . 妊娠高血压的血压评估及药物选择 [J]. 中国医学前沿杂志 (电子版), 2014, 6 (04): 3-8.

6. Magee LA, von Dadelszen P, Rey E, et al. Less-tight versus tight control of hypertension in pregnancy [J]. N Engl J Med, 2015, 372 (5): 407-417.

7. Committee Opinion No. 692: Emergent Therapy for Acute-Onset, Severe Hypertension During Pregnancy and the Postpartum Period [J]. Obstet Gynecol, 2017, 129 (4): e90-e95.

8. Webster K, Fishburn S, Maresh M, et al. Diagnosis and management of hypertension in pregnancy: summary of updated NICE guidance [J]. BMJ, 2019, 366: l5119.

9. 中华医学会心血管病学分会女性心脏健康学组 , 中华医学会心血管病学分会高血压学组 . 妊娠期高血压疾病血压管理专家共识 (2019)[J]. 中华心血管病杂志 , 2020, 8 (3): 195-204.

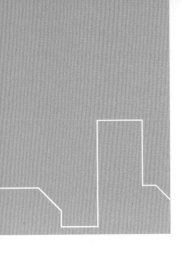

病例 12
高血压合并糖尿病

患者男性,72 岁。因多食、消瘦 10 余年。口干、多饮、头晕 3 个月就诊。10 余年前无明显诱因出现多食、消瘦,体重下降约 12kg,无口干、多饮、多尿、头晕、头痛、恶心、呕吐等,就诊于当地医院,诊断糖尿病。患者未予重视,未进行治疗。3 个月前出现口干、多饮、多尿,伴头晕,性质为昏沉感,偶有头重脚轻,阵发性发作,每次持续数分钟,停止活动或休息后缓解,无视物旋转,无站立不稳,无晕厥黑矇,无肢体运动障碍,遂至当地社区医院就诊。测血压 190/120mmHg,血糖升高(具体不详),予以口服药(具体不详)后症状好转。1 周前患者头晕症状加重,家中自测血压 172/84mmHg,于当地就诊。当地医院给予缬沙坦氢氯噻嗪(80mg/12.5mg),1 片 / 次,1 次 /d;二甲双胍缓释片(1 500mg/ 次,1 次 /d)。治疗后患者血压较前下降,波动于 140~160/70~90mmHg,空腹血糖 9.32mmol/L,仍有头晕症状,由社区医院转入上级医院就诊。

患者自患病以来,精神、睡眠可,食欲、小便如前述,大便无异常,体重下降如上述。

【既往史、个人史、家族史】

吸烟,每天 10 支,约 40 年。否认饮酒史。父母已故,死因不详。

【体格检查】

T 36.5℃,P 68 次 /min,R 12 次 /min,BP 185/85mmHg,BMI 24.3kg/m²。神志清楚,急性病容,对答切题,皮肤黏膜无黄染,浅表淋巴结未扪及肿大,双侧瞳孔等大形圆,直径约 4mm,直接及间接对光反射灵敏,颈阻阴性。颈动脉未见异常搏动,颈静脉稍充盈,肝 - 颈静脉回流征阴性。律齐,各瓣膜听诊区未闻及病理性杂音。双肺呼吸音清晰,未闻及干湿啰音。腹平软,无压痛,反跳痛及肌紧张,腹部未闻及异常血管杂音;病理征阴性。

【辅助检查】

血常规:血红蛋白 106g/L。尿常规:隐血(-),尿蛋白(++),葡萄糖(+),酮体(-)。粪便常规未见异常。肾功能:血肌酐 99μmol/L,血尿酸 404.6μmol/L,eGFR 65ml/(min·1.73m²)。血脂:甘油三酯 1.18mmol/L,总胆固醇 4.28mmol/L,LDL-C 3.3mmol/l,HDL-C 1.13mmol/L。空腹血糖 11.93mmol/L;糖化血红蛋白 11.8%;血电解质:血钾 3.96mmol/L,血钠 144.3mmol/L。心电图:窦性心律,正常心电图。

【初步诊断】

1. 高血压病 3 级、很高危。心脏不大,窦性心律,心功能 I 级。
2. 2 型糖尿病。
3. 高低密度脂蛋白胆固醇血症。

【诊治经过】

入院后补充查体:左侧踝肱指数(ABI)1.16,右侧 ABI 1.14,双下肢胫前皮肤色素沉着,皮温减低,双足背动脉搏动对称。同时进一步完善尿白蛋白/肌酐比值为 136mg/g,颈动脉血管超声提示双侧颈总动脉粥样硬化斑形成。肾脏及肾动脉超声提示:双肾大小形态正常,双侧肾动脉未见狭窄。超声心动图显示:LV 45mm,LA 32mm,RA 33mm,RV 22mm,IVS 11mm,LVPW 10mm,EF 67%;提示心脏各房室大小正常,室间隔稍厚,左室舒张功能减退,收缩功能正常。

入院后调整治疗方案:

(1)生活方式干预:在营养科及健康教育护士的指导下,完成均衡饮食和运动指导,戒烟限盐,拟每周运动 5 天,每次 30~40 分钟(太极拳)。同时注意保护双足,严防受伤及跌倒。

(2)控制血糖:该患者为 2 型糖尿病患者,有微量白蛋白尿,具有高龄、吸烟、未控制高血压及高脂血症等多种心血管高危因素,同时查双侧颈总动脉存在动脉粥样硬化斑块,考虑患者未来 5 年心血管事件风险极高。经二甲双胍缓释片治疗后,空腹血糖及糖化血红蛋白水平仍较高。考虑到患者心血管风险,拟首先启用具有明确心血管获益的降糖药物,如钠-葡萄糖协同转运蛋白 2(SGLT2)抑制剂或胰高血糖素样肽-1(GLP-1)受体激动剂。考虑到患者主观不愿使用注射类药物,因此将其降糖方案调整为二甲双胍缓释片 1 500mg/次,1 次/d 及达格列净 10mg/次,1 次/d 治疗。经入院血糖监测,最终降糖方案定为二甲双胍缓释片 2 000mg/次,1 次/d、达格列净 10mg/次,1 次/d 及西格列汀 100mg/次,1 次/d 治疗。监测空腹血糖波动在 5~8mmol/L 之间,自然餐后 2 小时血糖波动在 7~11mmol/L 之间。

(3)血压控制:该患者为高血压合并糖尿病,eGFR 无显著降低,但存在微量白蛋白尿,优先选择以 ACEI/ARB 为代表的具有肾脏保护的降压药物为基础方案。但考虑到患者院外已使用 ARB 及氢氯噻嗪复方制剂后效果不佳(经追问病史,患者规律服药,漏服 <1 次/周),因此调整为缬沙坦氢氯噻嗪(80mg/12.5mg),1 片/次,1 次/d 及氨氯地平 5mg/次,1 次/d 治疗,经血压监测最终用药方案定为缬沙坦氢氯噻嗪(80mg/12.5mg),2 片/次,1 次/d 及氨氯地平 5mg/次,1 次/d 治疗。患者血压控制在 120~130/60~80mmHg。

(4)控制血脂:考虑到患者既往未使用他汀类降脂药物治疗,且目前 5 年心血管事件风险极高,而查 LDL-C:3.3mmol/L,远高于 1.8mmol/L。因此加用辛伐他汀 80mg/d,每晚睡前口服治疗。同时启用阿司匹林 100mg/次,1 次/d 治疗。

3 个月后社区卫生服务中心随访,查诊室血压 130/76mmHg,空腹血糖 6.7mmol/L,糖化血红蛋白 6.8%,LDL-C 1.9mmol/L,eGFR 72 ml/(min·1.73m²),尿白蛋白/肌酐比值 74mg/g。

【修正诊断】

1. 高血压病 3 级、很高危。心脏不大,窦性心律,心功能 I 级。
2. 2 型糖尿病,糖尿病性皮肤病变。

3. 慢性肾脏病(G2A2 期)。

【讨论】

1. 高血压合并糖尿病患者的血压控制目标是多少

高血压合并糖尿病是临床中常见的疾病组合,我国门诊就诊的 2 型糖尿病患者中约 30%~50% 伴有高血压。两者均为心血管危险因素,且相互"依存"相互影响。通常在患者可耐受无低血压事件的前提下,2 型糖尿病患者血压控制通常希望在 130/80mmHg 以内,特别是合并微量白蛋白尿 (microalbuminuria,MAU)时,血压控制对心脏及肾脏靶器官损害的进展更为重要。

2. 如何在 2 型糖尿病合并高血压患者汇总选择降压药物和剂量

2 型糖尿病患者合并高血压时,应在改善生活方式(包括严格低盐饮食,积极锻炼,控制体重)的基础上,优选肾素 - 血管紧张素 - 醛固酮系统抑制剂(renin-angiotensin-aldosterone system inhibitor, RAASI),包括血管紧张素转换酶抑制剂(angiotensin-converting enzyme inhibitors,ACEI)或血管紧张素受体阻滞药(angiotensin receptor blockers,ARB)类药物。这些药物在 2 型糖尿病合并高血压患者中具有更好的靶器官保护作用,特别是肾脏尿蛋白的保护。虽然有研究显示加倍剂量的 ACEI/ARB 类药物对于 2 型糖尿病合并高血压患者肾脏功能保护更优,通常仍建议采用单片剂量,并根据患者耐受性和微量白蛋白尿、血肌酐、eGFR 调整剂量。此外,在 2 型糖尿病合并高血压患者中使用 ACEI/ARB 类药物时,应特别注意此类药物在血肌酐升高和肾动脉狭窄患者中使用的限制。例如,通常在血肌酐高于 200μmol/L 后不再建议继续使用 ACEI 类药物。而当患者存在肾动脉狭窄时,ACEI 也存在使用禁忌。同样的 ARB 在双侧肾动脉狭窄或血肌酐进一步升高的患者中也存在使用禁忌。对于基础肾功能正常的患者,也应警惕在少数首次启用 ACEI/ARB 的患者中可能出现急性肾损伤。在处方中应注意考虑患者的价值观与偏好,特别是要综合每日给药次数、药丸数、不良反应和成本(需结合本地医保政策)等因素进行临床决策。其中干咳作为 ACEI 相对常见的不良反应,是其转换为 ARB 药物的重要原因。但应注意,ACEI 和 ARB 之间通常不进行联合用药。

在 RAASI 使用的基础上,2 型糖尿病合并高血压患者的血压控制往往需要多药联合,包括与小剂量噻嗪类利尿剂(如氢氯噻嗪)和钙通道阻滞剂(CCB)类的联合使用。特别是当血压明显升高时,可以优选 ACEI/ARB 类与噻嗪类利尿剂或 CCB 类药物的复方制剂联合降低血压。该病例选择了 ARB+CCB+ 噻嗪类利尿剂的三联降血压治疗,将患者血压控制在了可控范围内。

3. 如何对 2 型糖尿病合并高血压患者进行血脂管理

2 型糖尿病合并高血压患者的血脂管理与其他心血管一级及二级预防的血脂管理原则相似,根据患者 2 年、5 年或 10 年心血管风险评分,以及 LDL-C 水平制订其降脂治疗方案。其中仍以他汀类药物为首选。2 型糖尿病合并高血压患者已存在作为心血管疾病等位症的糖尿病和心血管高危因素的高血压,如再合并任一心血管高危因素,则应纳入心血管高危的一级预防(如无基础心血管疾病)后心血管二级预防(有基础心血管疾病)的管理。本病例中,患者无基础心血管疾病,但具有多种心血管危险因素,因此其 LDL-C 目标值应不高于 1.8mmol/L。而患者入院检查的 3.3mmol/L 远高于其目标值,因此考虑使用高强度他汀类药物治疗进一步降低其心血管风险。应注意,患者经高强度他汀类药物治疗后其 LDL-C 水平仍在临界水平(1.9mmol/L),此时仍应根据患者情况考虑是否进一步启用依折麦布或前蛋白转化酶枯草溶菌素 9(PCSK9)抑制剂等新型降脂药物。

4. 如何选择 2 型糖尿病合并高血压患者的血糖控制方案

如上所述 2 型糖尿病合并高血压患者,即使不合并基础心血管疾病,其心血管事件发生风险通常也较高。针对这些患者,通常有限选择具有心血管保护的降糖药物,如钠 - 葡萄糖协同转运蛋白 2 (sodium glucose link-transport 2,SGLT2)抑制剂和胰高血糖素样肽 -1(glucagon-like peptide-1,GLP-1)受体激动剂。在加用这些药物的基础上,如血糖仍较高,则结合患者用药情况进一步启用其他降糖药物或胰岛素治疗。而在用药选择方面优先选择无低血糖风险、用药简便、具有心血管保护的药物。本病例中已使用了 1 500mg/d 的二甲双胍缓释片治疗的基础上患者血糖水平仍较高,此时结合患者心血管疾病风险,因此启用了 SGLT2 抑制剂达格列净进一步降低心血管疾病风险,同时控制血糖。用药后患者餐后血糖在充分饮食控制后仍未得到有效控制,因此进一步启用了二肽基肽酶 -4(dipeptidase 4,DPP4)抑制剂西格列汀治疗,从而使血糖降至可控范围内。应注意,对于老年心血管疾病高危患者,血糖控制"目标"应适当放宽,一切降糖治疗应在不以增加低血糖风险的前提下进行。此外,也应综合考虑降糖药物其他不良反应,并有针对性地进行相关健康教育。例如,该患者使用的达格列净有增加生殖道感染风险的可能性。因此,在用药时应叮嘱患者加强会阴部卫生防护,有针对性地预防生殖道感染(龟头炎等)。

5. 门诊随访 2 型糖尿病合并高血压患者应该关注哪些问题

2 型糖尿病合并高血压患者随访时应注意监测血压、血糖以及血脂指标,从而综合评估患者的心血管风险,制定合理的目标值。每次常规随访时都要测量血压,同时应进行家庭血压监测,必要时还应测量立位血压,以避免体位性低血压。用 ACEI 或 ARB 治疗的患者应注意容量状态,避免容量衰竭,以减少急性肾损伤的风险。老年糖尿病患者降压治疗时,β - 阻断剂可能掩盖低血糖症状,利尿剂可加重容量衰竭。此外,降压药物有导致血压过低的可能,应定期评估抗高血压治疗的耐受性。还需注意的是,认知功能障碍可能影响用药行为,特别是在整体健康状况欠佳,存在多种合并症,急性疾病,服用多种药物和营养不良的情况下。

6. 2 型糖尿病合并高血压患者如何使用阿司匹林

目前,阿司匹林在心血管一级预防患者中的使用存在争议,一方面阿司匹林可以明确降低 2 型糖尿病合并高血压患者的心血管疾病风险,但风险降低幅度有限。另一方面,阿司匹林可能增加消化道出血风险,这可能使得其与心血管获益相抵消。因此,只有在获益明显超过风险时,对无心血管疾病病史的 2 型糖尿病合并高血压患者使用阿司匹林进行预防才有意义。对于有心血管疾病病史的糖尿病患者,《美国糖尿病协会糖尿病完全指南》推荐给予阿司匹林(75~162mg/d)对于合并心血管疾病高风险的糖尿病患者。该指南建议,在与患者讨论获益和风险后,可考虑给予其阿司匹林(75~162mg/d)治疗。《2019 ACC/AHA 心血管病一级预防指南》推荐:①心血管风险较高但出血风险不增高的 40~70 岁成人可考虑服用小剂量阿司匹林(75~100mg/d)进行心血管一级预防(Ⅱb,A);②70 岁以上成人不应为了心血管一级预防而常规服用小剂量阿司匹林(75~100mg/d)(Ⅲ,B);③出血风险增高的任何年龄成人,都不应该为了心血管一级预防而服用小剂量阿司匹林(75~100mg/d)。《2019 阿司匹林在心血管疾病一级预防中的应用中国专家共识》认为,阿司匹林用于动脉硬化性心血管疾病(ASCVD)一级预防时必须十分谨慎;现有证据尚不能认定阿司匹林没有一级预防价值;对于无法落实其他一级预防措施(例如使用他汀类药物)的患者,可能更需要使用阿司匹林;阿司匹林一级预防主要适用于经积极干预危险因素后缺血风险仍然增高(10 年预期风险 ≥ 10%)、出血风险不高,且本人愿意长期预防性服用小剂量阿司匹林的 40~70 岁成人。本病例中,虽然患者系心血管一级预防患者,但其基线心血管疾病风险较高,既往无确切消化系统疾病病史,其本人对治疗需求较高,因此启用了阿司匹林治疗。

7. 2 型糖尿病合并高血压患者是否筛查冠心病

对于无冠心病症状 / 体征并依据 ASCVD 风险评分后规范治疗的 2 型糖尿病合并高血压患者不

需要常规筛查冠心病,对于非典型心脏症状(如不明原因的呼吸困难、胸部不适);相关血管疾病的体征或症状,包括颈动脉杂音、短暂性脑缺血发作、中风、跛行或外周动脉疾病;或心电图异常(如Q波)的2型糖尿病合并高血压患者可以考虑筛查冠心病。

【小结】

患者系72岁老年男性。1个月前发现血压升高。有10年糖尿病病史。诊断高血压伴糖尿病。在临床工作中,高血压伴糖尿病患者十分常见。高血压是动脉粥样硬化性心血管疾病、心力衰竭和微血管并发症的重要危险因素。降压治疗可减少心血管事件、心力衰竭和糖尿病患者微血管并发症。ACEI/ARB、长效二氢吡啶类钙通道阻滞剂、噻嗪类利尿剂可以改善临床预后,是血压控制的一线药物。而对于2型糖尿病合并高血压患者,特别是合并微量白蛋白尿或者蛋白尿的患者,降压方案应该包括ACEI或ARB。2型糖尿病合并高血压患者管理的难点在于治疗方案的制订,诊治时需要正确地进行危险分层,制订合理的目标值,强调综合管理,血压、血脂、血糖均要达标。治疗时应注意个体化,同时注重门诊随访及家庭血压监测。他汀类药物在2型糖尿病合并高血压患者的治疗中有着重要地位,应强调按照危险分层使LDL-C达标。阿司匹林在无ASCVD的2型糖尿病合并高血压患者中的作用存在争议,依据现有证据使用阿司匹林时必须十分谨慎。

(郑 翼 荣 溪 李舍予)

参考文献

1. 高血压联盟(中国),中国医疗保健国际交流促进会高血压分会,中国高血压防治指南修订委员会,等.中国高血压防治指南(2018年修订版)[J].中国心血管杂志,2019,24 (1): 25-56.

2. 中华医学会糖尿病学分会.中国2型糖尿病防治指南(2017年版)[J].中华糖尿病杂志,2018,10 (01): 4-67.

3. 中国成人血脂异常防治指南修订联合委员会.中国成人血脂异常防治指南(2016年修订版)[J].中国循环杂志,2016,31 (10): 937-950.

4. De Boer IH, Bangalore S, Benetos A, et al. Diabetes and Hypertension: A Position Statement by the American Diabetes Association [J]. Diabetes Care, 2017, 40 (9): 1273-1284.

5. Murphy TP, Dhangana RJ, Pencina MJ, et al. Ankle-brachial index and cardiovascular risk prediction: An analysis of 11, 594 individuals with 10-year follow-up [J]. Atherosclerosis, 2012, 220 (1): 160-167.

6. Arnett DK, Blumenthal RS, Albert MA, et al. 2019ACC/AHA Guideline on the Primary Prevention of Cardiovascular Disease [J]. Journal of the American College of Cardiology, 2019, 140 (11): e596-e646.

7. 李小鹰.2019阿司匹林在心血管疾病一级预防中的应用中国专家共识[J].中华心血管病杂志(网络版),2019,2 (1): 1-5.

病例 13
高血压合并代谢综合征

患者男,35岁。因血压升高3余年,胸闷4个月余就诊。3余年前患者自行测血压172/94mmHg。无头昏、头痛,无心悸、胸闷、胸痛,无喘息、气促,未予以药物治疗,未监测血压。2年前出现头晕,无头痛,无恶心、呕吐,前往当地医院就诊。测血压:收缩压181mmHg,舒张压不详,诊断为高血压病。予以降压治疗(具体不详),症状好转后出院。不规律服用硝苯地平、吲达帕胺、卡托普利、依那普利等药物控制血压,血压波动于120~170/70~90mmHg。6个月多前,患者因"左侧肢体麻木、活动僵硬",于当地人民医院就诊。行头部CT检查,诊断为右侧丘脑出血,治疗不详,无后遗症。4个月余前,无明显诱因出现胸闷,每次持续半小时左右,活动后减轻,无心悸、胸痛,无喘息、气促,无恶心、呕吐,无黑矇、晕厥,伴头昏,测血压为200+/100+mmHg,于当地县医院住院治疗。行冠脉造影未见明显异常;超声心动图示:左房轻度增大,左室肥厚,舒张功能降低。诊断为高血压病3级、很高危,高血压性心脏病。予以硝苯地平控释片、厄贝沙坦氢氯噻嗪、富马酸比索洛尔等药物降压及对症治疗(具体不详),患者症状好转后出院。出院后规律服用硝苯地平控释片30mg/d、厄贝沙坦氢氯噻嗪片162.5mg/d、比索洛尔5mg/d等药物控制血压,血压仍波动于120~130/65~80mmHg。1个月前患者就诊于医院高血压专科门诊,停用硝苯地平控释片、厄贝沙坦氢氯噻嗪、富马酸比索洛尔,换用特拉唑嗪(3mg,2次/d)、维拉帕米缓释片480mg/d控制血压。今患者为进一步诊治入院。

患者自患病以来,精神食欲睡眠可,大小便如常,体重未见明显变化。

【既往史、个人史、家族史】

否认肝炎、结核等传染病史。否认外伤、手术、输血史。否认食物药物过敏史。饮酒10年,100g/次,3~4次/周,已戒酒5年。无吸烟史。父母已故,父亲死于高血压病,母亲死因不详。

【体格检查】

T 36.5℃,P 75次/min,R 20次/min,BP 170/88mmHg,身高168cm,体重82kg,腰围102cm,BMI 29.08kg/m²。神志清楚,慢性病容,皮肤巩膜无黄染,全身浅表淋巴结未扪及肿大。颈静脉正常。心界不大,心律齐,各瓣膜区未闻及杂音。胸廓未见异常,双肺叩诊呈清音。双肺呼吸音清,未闻及干湿啰音。腹部外形正常,全腹软,无压痛及反跳痛,腹部未触及包块,肝脏肋下未触及。脾脏肋下未触及。肾脏未触及。双下肢无水肿。

四肢血压:左上肢血压178/117mmHg,右上肢血压167/108mmHg,左下肢血压195/115mmHg,右下肢血压 194/115mmHg。

【辅助检查】

超声心动图:LV 50mm,LA 34mm,IVS 12mm,LVPW 9mm,左心室射血分数(left ventricular ejection fraction,LVEF)63%;左房轻度增大,左室肥厚,主动脉硬化,主动脉瓣反流(轻度),舒张功能降低。

肾上腺增强 CT 示:右肾上腺外侧支实性小结节,腺瘤可能,左肾上腺内支局部增粗。肝肾功能、血常规、电解质未见明显异常。

【初步诊断】

1. 血压升高原因待诊。

2. 右肾上腺结节。

3. 右侧丘脑出血后稳定期。

【诊治经过】

患者于门诊换用特拉唑嗪(3mg,2 次 /d)、维拉帕米缓释片 480mg/d 治疗 1 个月后入院。行相关辅助检查,明确右肾上腺结节有无功能及高血压靶器官损害,并明确有无原发性醛固酮增多症、嗜铬细胞瘤、肾上腺皮质增生等继发性高血压。

血常规、尿常规、粪便常规、肝功能、凝血功能、糖化血红蛋白未见异常。肾功能:尿素 4.00mmol/L、肌酐 74.0μmol/L、肾小球滤过率估算值 94.11ml/(min·1.73m^2)、尿酸 585.0μmol/L。空腹血糖 5.04mmol/L,餐后 2 小时血糖 8.72mmol/L。血脂:甘油三酯 4.32mmol/L,胆固醇 7.68mmol/L,低密度脂蛋白胆固醇 5.43mmol/L、高密度脂蛋白胆固醇 0.75mmol/L。电解质:钾 4.21mmol/L。氨基末端脑钠肽前体(N terminal pro B type natriuretic peptide,NT-pro BNP)14ng/L,肌钙蛋白 T 1.2ng/L。血皮质醇、血尿儿茶酚胺、卧立位肾素醛固酮水平正常。

肾病指数:尿白蛋白 / 肌酐 5.4mg/g。

心电图:窦性心律,左室高电压(图 13-1)。

睡眠呼吸监测:睡眠呼吸暂停低通气指数 3.5 次 /h,未提示阻塞型睡眠呼吸暂停低通气综合征。

颈动脉彩超:双侧颈总动脉粥样硬化斑。头颅计算机体层血管成像(computed tomography angiography,CTA):右侧丘脑及基底节区见斑片状低密度灶,边界模糊,各脑室、脑池形态大小未见异常,中线结构无偏移;脑血管 CTA 未见异常。

肾动脉彩超未见明显异常。

完善激素相关检查后,排除皮质醇增多症、原发性醛固酮增多症、嗜铬细胞瘤,予以硝苯地平控释片 30mg/d、厄贝沙坦(150mg,2 次 /d)、比索洛尔 5mg/d、阿托伐他汀钙 20mg/ 晚、阿司匹林 100mg/d,非布司他 20mg/d 治疗。患者胸闷症状缓解,无胸痛,头昏减轻,无头痛、恶心、呕吐,精神、饮食、睡眠一般,目前患者双上肢血压波动在 130/80mmHg。嘱患者低盐低脂饮食,适当运动,减轻体重。监测血压,定期复查肝肾功能、血脂、血常规、电解质。门诊随访。

【修正诊断】

1. 高血压病 3 级、很高危。窦性心律,心脏增大,左心室肥厚,心功能 I 级。

2. 代谢综合征。

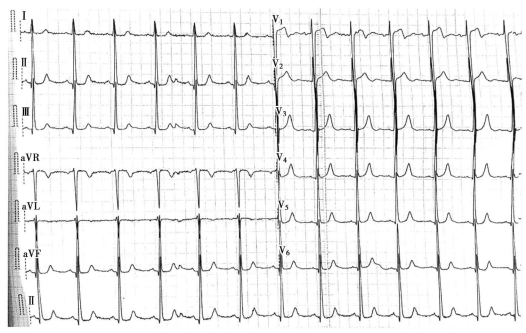

图 13-1　心电图示窦性心律，左室高电压

3. 高尿酸血症。

4. 双侧颈总动脉粥样硬化。

5. 右肾上腺结节。

6. 右侧丘脑出血后稳定期。

【讨论】

1. 皮质醇增多症的主要病因

皮质醇增多症又称库欣综合征（Cushing syndrome，CS），是指机体长期暴露于不适当的高糖皮质激素血症而出现的一系列临床症状与体征。正常人皮质醇分泌受下丘脑 - 垂体 - 肾上腺轴调控，下丘脑神经核释放促肾上腺皮质激素释放激素（corticotropin releasing hormone，CRH）随血流进入垂体前叶，刺激垂体促肾上腺皮质激素（adrenocorticotropic hormone，ACTH）分泌，细胞合成及释放 ACTH 及阿黑皮素原（pro-opiomelanocortin，POMC）衍生肽，ACTH 随血流进入肾上腺皮质，刺激皮质醇分泌增多，而血中皮质醇水平增高则反馈性抑制下丘脑 CRH 合成及分泌，阻断 CRH 及其他因素对垂体 ACTH 分泌的刺激，并抑制垂体 POMC 的合成及 ACTH 和 POMC 衍生肽的释放。垂体 ACTH 的分泌呈昼高夜低的脉冲式分泌模式，其脉冲分泌的次数及量在清晨最高，而午夜最低。受其影响，肾上腺皮质激素的分泌相应地呈昼高夜低的脉冲式分泌。

内源性库欣综合征皮质醇分泌异常表现为 24 小时分泌总量显著高于正常人以及昼高夜低的生理分泌节律丧失。导致这种异常分泌的原因可分为两类：一是血中 ACTH 水平异常增高刺激双侧肾上腺皮质增生及功能亢进，即 ACTH 依赖性库欣综合征，病因包括垂体促肾上腺皮质激素腺瘤（库欣病）、异位 ACTH 分泌和异位 CRH 分泌；二是肾上腺局部组织不受 ACTH 的调控，自主性分泌皮质醇增多，即 ACTH 非依赖性库欣综合征，病因包括肾上腺腺瘤、肾上腺腺癌、小结节性双侧肾上腺增生和大结节性双侧肾上腺增生。

医源性库欣综合征是由于外源性给予大剂量糖皮质激素导致。患者血 ACTH 水平因外源性糖皮质激素的抑制而低于正常,长期使用糖皮质激素者双侧肾上腺皮质萎缩。

2. 皮质醇增多症的主要临床表现

①全身:向心性肥胖,满月脸,水牛背,面部多血质貌,乏力。②皮肤:多毛,痤疮,皮肤菲薄,皮肤紫癜,粗大紫纹(>1cm),可有色素沉着。③精神:情绪异常如烦躁、少言、性格改变,失眠多梦,抑郁。④心血管:高血压,易于形成血栓。⑤生殖系统:月经紊乱,性腺功能减退,性欲降低。⑥代谢:糖尿病/糖耐量异常,血脂异常,低钾性碱中毒。⑦感染:易于伴发结核与真菌感染,伤口易于感染。⑧肌肉/骨骼:肌无力,近端肌萎缩,儿童生长迟缓,骨质疏松伴骨折,高钙血症伴肾结石。⑨眼:青光眼,球结膜水肿。

3. 皮质醇增多症的筛查试验有哪些

库欣综合征筛查试验的目的是明确患者是否存在不适当的高皮质醇血症,即皮质醇的合成/分泌增多,而且其分泌不受下丘脑-垂体-肾上腺轴的调控或者正常皮质醇分泌的昼夜节律丧失。目前临床上常用的库欣综合征筛查试验包括:24小时尿游离皮质醇测定、午夜血清或唾液皮质醇测定、1mg过夜地塞米松抑制试验和小剂量(2mg/d)地塞米松抑制试验。

4. 临床上还有哪些情况可导致高皮质醇血症

除库欣综合征外,有一些其他生理及病理状态可导致下丘脑-垂体-肾上腺轴功能活跃伴高皮质醇血症,如重度肥胖症特别是腹型肥胖、多囊卵巢综合征、某些精神疾病如抑郁症、应激状态,如重症感染住院患者及长期酗酒者等。这些患者可有部分库欣综合征的临床表现,血与尿皮质醇水平高于正常,故又称假性库欣综合征,临床上需仔细与库欣综合征鉴别。

5. 什么是代谢综合征

代谢综合征的主要诊断标准:2001年美国国家胆固醇教育计划(NCEP)成人治疗组第三次指南(national cholesterol education program,adult treatment panel Ⅲ,NCEP-ATP Ⅲ)诊断标准,符合下列3项及以上者可诊断为代谢综合征。①中心性肥胖:男性腰围≥90cm,女性腰围≥80cm。②甘油三酯(triglycerides,TG)≥1.7mmol/L。③高密度脂蛋白胆固醇(high-density lipoprotein cholesterol,HDL-C)<1.04mmol/L(男性)或<1.30mmol/L(女性)。④血压异常:收缩压(systolic blood pressure,SBP)≥130mmHg或舒张压(diastolic blood pressure,DBP)≥85mmHg。⑤空腹血糖(fasting blood glucose,FBG)≥5.6mmol/L。

2005年国际糖尿病联盟(International Diabetes Federation,IDF)诊断标准,具备下列①并同时具有②~⑤中的2项及以上者可诊断为代谢综合征。①中心性肥胖:男性腰围≥90cm,女性腰围≥80cm。②TG>1.7mmol/L,或确诊为高TG血症并治疗者。③HDL-C<1.03mmol/L(男性)或<1.29mmol/L(女性),或确诊为低HDL-C血症并治疗者。④血压异常:SBP≥130mmHg或DBP≥85mmHg,或已确诊为高血压并治疗者。⑤FBG≥5.6mmol/L,或已确诊为2型糖尿病者。如果FPG≥5.6mmol/L,则强烈推荐行口服葡萄糖耐量试验(OGTT);但OGTT在诊断代谢综合征时并非必需。

2004年中华医学会糖尿病学分会(CDS)诊断标准,具备以下3项或更多者可诊断为代谢综合征。①中心性肥胖:男性腰围>90cm,女性腰围>85cm。②TG≥1.7mmol/L。③HDL-C<1.04mmol/L。④血压异常:SBP≥130mmHg或DBP≥85mmHg。⑤FBG≥5.6mmol/L,或糖负荷后2小时血糖≥7.8mmol/L,或有糖尿病病史。

综上所述,患者目前存在高血压、高脂血症、糖耐量异常、中心型肥胖,符合代谢综合征诊断标准。

6. 代谢综合征与高血压的关系

在代谢综合征各组分中,我国患者以合并高血压最为常见(65.4%),其次为血脂异常(男性高脂血症 53.6%,女性低 HDL-C 血症 49.4%)。

7. 高血压合并代谢综合征患者的治疗原则

本病治疗原则为早期干预,综合达标,以减少心血管风险及预防心、脑、肾等靶器官损害。生活方式干预中最为有效的是健康膳食和合理运动。降压药物使用中,伴糖尿病或肥胖患者优先推荐 ACEI 和 ARB,也可应用二氢吡啶类 CCB;伴心功能不全及冠心病者,可选用噻嗪类利尿和 β 受体阻滞剂。

8. 该患者的高尿酸血症是否需要药物治疗

依据《高尿酸血症和痛风治疗中国专家共识》和《中国高尿酸血症相关疾病诊疗多学科专家共识》,将高尿酸血症(hyperuricemia,HUA)定义为正常嘌呤饮食状态下,非同日两次空腹血尿酸(serum uric acid,SUA)水平:男性 >420µmol/L,女性 >360µmol/L。干预治疗切点:男性 SUA>420µmol/L,女性 SUA>360µmol/L。鉴于大量研究证实 SUA 水平超过正常范围或者正常高限时,多种伴发症的发生风险增加,建议对于 HUA 合并心血管危险因素和心血管疾病者,应同时进行生活指导及药物降尿酸治疗,使 SUA 长期控制在 <360µmol/L。对于有痛风发作的患者,则需将 SUA 长期控制在 300µmol/L 以下,以防止反复发作。对于无心血管危险因素或无心血管伴发疾病的 HUA 患者,建议仍给予相应的干预方案。

HUA 的治疗包括生活方式指导和药物治疗。生活方式指导包括:①低嘌呤饮食为主,严格限制高嘌呤食物如动物内脏的摄入,鼓励食用新鲜蔬菜等;②心肾功能正常者需维持适当的体内水分,多饮水,维持尿量 2 000~3 000ml,避免饮用可乐、橙汁等含果糖饮料或含糖软饮料;③可食用含果糖较少的水果,如草莓、西瓜等;④限制酒精摄入,禁止饮用啤酒和白酒;⑤减轻体重,建议维持 BMI 为 18.5~23.9kg/m^2;⑥坚持适当运动,避免剧烈运动;⑦戒烟。

HUA 的药物治疗包括碱化尿液和降尿酸治疗。碱化尿液临床常使用碳酸氢钠、柠檬酸盐制剂,尿 pH 建议维持在 6.2~6.9,增加尿中尿酸溶解度,减少结石形成的风险。降尿酸治疗可使用抑制尿酸生成药、促尿酸排泄药物及新型降尿酸药物。

(1)碱化尿液

1)碳酸氢钠:适用于慢性肾脏病合并 HUA 和 / 或痛风患者。起始剂量 0.5~1.0g 口服,3 次 /d,与其他药物相隔 1~2 小时服用。主要不良反应为胀气、胃肠道不适,长期应用需警惕钠负荷过重及高血压。

2)柠檬酸盐制剂:包括柠檬酸氢钾钠、柠檬酸钾和柠檬酸钠,以前者最为常用。柠檬酸盐是尿中最强的内源性结石形成抑制物,同时可碱化尿液,增加尿酸溶解度,溶解尿酸结石并防止新结石的形成。柠檬酸氢钾钠起始剂量 2.5~5.0g/d,服用期间需监测尿 pH 以调整剂量。急性肾损伤或慢性肾衰竭(G4~5 期)、严重酸碱平衡失调及肝功能不全患者禁用。

(2)降尿酸治疗

1)抑制尿酸生成药物,代表药物为别嘌醇、非布司他等。①别嘌醇:成人初始剂量 50~100mg/d,每 2~5 周测血尿酸水平 1 次,未达标患者每次可递增 50~100mg,最大剂量 600mg/d。肾功能不全患者起始剂量:每天不超过 1.5mg/eGFR(肾小球滤过率估算值)。G3~4 期患者推荐剂量为 50~100mg/d;G5 期患者禁用。别嘌醇可引起皮肤过敏反应及肝肾功能损伤,严重者可发生致死性剥脱性皮炎等超敏反应综合征。②非布司他:是一种新型选择性黄嘌呤氧化酶抑制剂。初始剂量 20~40mg/d,2~5 周后血尿酸不达标者,逐渐加量,最大剂量 80mg/d。因其主要通过肝脏清除,在肾功能不全和肾移植患者中具有较高的安全性,轻中度肾功能不全(G1~3 期)患者无需调整剂量,重度肾功能不全(G4~5 期)患者慎用。不良反应包括肝功能损害、恶心、皮疹等。

2) 促尿酸排泄药物,代表药物苯溴马隆。苯溴马隆:成人起始剂量 25~50mg/d,2~5 周后根据血尿酸水平调整剂量至 75mg/d 或 100mg/d,早餐后服用;可用于轻中度肾功能异常或肾移植患者,eGFR 20~60 ml/(min·1.73m^2) 患者推荐 50mg/d;eGFR<20ml/(min·1.73m^2) 或尿酸结石患者禁用。服用时需碱化尿液,将尿液 pH 调整至 6.2~6.9,心肾功能正常者维持尿量 2 000ml 以上。不良反应有胃肠不适、腹泻、皮疹和肝功能损害等。

3) 新型降尿酸药物:包括尿酸酶和选择性尿酸重吸收抑制剂。目前临床使用较少。

高尿酸血症是高血压的独立危险因素,也是血压波动及预后的独立预测因子。在高血压合并高尿酸血症的患者中,除降尿酸治疗以外,优先考虑氯沙坦和 / 或氨氯地平控制血压,两者均有促尿酸排泄作用。

高尿酸血症会增加冠心病患者心血管疾病的病死率,而在冠心病一级和二级预防用药中,阿司匹林对于尿酸水平有一定的影响。大剂量阿司匹林(>3g/d)可促进尿酸排泄,中小剂量的阿司匹林会引起尿酸水平升高,考虑小剂量阿司匹林(75~325mg/d)对于患者心脑血管的获益,合并 HUA 的冠心病患者在使用阿司匹林的期间,建议多饮水,并使用碱化尿液的药物如碳酸氢钠。

9. 如何进行动脉硬化性心血管疾病总体心血管危险评估

依据《中国成人血脂异常防治指南(2016 年修订版)》,首先进行动脉粥样硬化性心血管疾病(atherosclerotic cardiovascular disease,ASCVD)总体心血管危险评估。在进行危险评估时,已诊断 ASCVD 者直接列为很高危人群;符合如下条件之一者直接列为高危人群:①LDL-C ≥ 4.9mmol/L(190mg/dl)。②1.8mmol/L(70mg/dl)≤ LDL-C<4.9mmol/L(190mg/dl)且年龄在 40 岁及以上的糖尿病患者。符合上述条件的很高危和高危人群不需要按危险因素个数进行 ASCVD 危险分层。不具有以上 2 种情况的个体,在考虑是否需要调脂治疗时,应按照下图(图 13-2)的流程进行未来 10 年间 ASCVD 总体发病危险的评估。对于 ASCVD10 年发病危险为中危的人群,如果具有以下任意 2 项及以上危险因素者,其 ASCVD 余生危险等级为高危。这些危险因素包括:①收缩压 ≥ 160mmHg(1mmHg=0.133kPa)或舒张压 ≥ 100mmHg。②非 HDL-C ≥ 5.2mmol/L(200mg/dl)。③HDL-C<1.0mmol/L(40mg/dl)。④体重指数(body mass index,BMI)≥ 28kg/m^2。⑤吸烟。

10. 代谢综合征患者的降脂治疗原则

临床上应根据个体 ASCVD 危险分层,决定是否启动药物调脂治疗。将降低 LDL-C 水平作为防控 ASCVD 危险的首要干预靶点,非 HDL-C 可作为次要干预靶点。调脂治疗需设定目标值:很高危者 LDL-C<1.8mmol/L;高危者 LDL-C<2.6mmol/L;中危和低危者 LDL-C<3.4mmol/L。LDL-C 基线值较高不能达目标值者,LDL-C 至少降低 50%。很高危患者 LDL-C 基线在目标值以内者,LDL-C 仍应降低 30% 左右。临床调脂达标,首选他汀类调脂药物。起始宜应用中等强度他汀类药物(即每天剂量可降低 LDL-C30%~50%,如阿托伐他汀钙 10~20mg 或瑞舒伐他汀钙 5~10mg 等),根据个体调脂疗效和耐受情况,适当调整剂量,若胆固醇水平不能达标,与其他调脂类药物,如胆固醇吸收抑制剂—依折麦布,联合使用。

根据患者 ASCVD 危险分层,患者目前属于高危人群,因此应当给予降脂治疗。

11. 如何诊治高甘油三酯血症

依据《中国成人血脂异常防治指南(2016 年修订版)》,甘油三酯(triglyceride,TG)水平以空腹(禁食 12 小时以上)<1.7mmol/L 为合适水平,TG ≥ 1.7mmol/L 为升高,即可诊断高甘油三酯血症

（hypertriglyceridemia，HTG）。血清 TG>2.3mmol/L 患者 ASCVD 风险增加；当 TG>5.6mmol/L 时，除 ASCVD 风险外，急性胰腺炎风险明显增高。我国 HTG 患病率高，特别是 2 型糖尿病（type 2 diabetes mellitus，T2DM）患者常伴 HTG，并伴低 HDL-C 血症（HDL-C ≤ 1.0mmol/L），LDL-C 水平正常或轻度升高，经他汀类药物治疗后仍有大量患者 TG 未达标。因此，在 LDL-C 达标的情况下，应积极控制 TG 水平，使非 HDL-C 达到目标水平（LDL-C 目标值 +0.8mmol/L）。

符合下列任意条件者，可直接列为高危或极高危人群
极高危：ASCVD患者
高危：（1）LDL-C≥4.9mmol/L或TC≥7.2mmol/L
　　　（2）糖尿病患者1.8mmol/L≤LDL-C<4.9mmol/L或3.1mmol/L≤TC<7.2mmol/L且年龄≥40岁

不符合者，评估10年ASCVD发病风险

危险因素个数		血清胆固醇水平分层（mmol/L）		
		3.1≤TC<4.1（或）1.8≤LDL-C<2.6	4.1≤TC<5.2（或）2.6≤LDL-C<3.4	5.2≤TC<7.2（或）3.4≤LDL-C<4.9
无高血压	0~1个	低危（<5%）	低危（<5%）	低危（<5%）
	2个	低危（<5%）	低危（<5%）	中危（5%~9%）
	3个	低危（<5%）	中危（5%~9%）	中危（5%~9%）
有高血压	0个	低危（<5%）	低危（<5%）	低危（<5%）
	1个	低危（<5%）	中危（5%~9%）	中危（5%~9%）
	2个	中危（5%~9%）	高危（≥10%）	高危（≥10%）
	3个	高危（≥10%）	高危（≥10%）	高危（≥10%）

ASCVD10年发病危险为**中危且年龄**小于*55岁*者，评估余生危险

具有以下任意2项及以上危险因素者，定义为高危：
（1）收缩压≥160mmHg或舒张压≥100mmHg；　（2）BMI≥28kg/m²
（3）非HDL-C≥5.2mmol/L（200mg/dl）；　　　（4）吸烟；
（5）HDL-C<1.0mmol/L（40mg/dl）

图 13-2　ASCVD 心血管危险评估表

目前针对 HTG 的药物包括贝特类、n-3 脂肪酸和烟酸及其衍生物。对于已经使用他汀类药物治疗的 HTG 患者，加用贝特类药物治疗可以进一步改善血脂水平，延缓 T2DM 患者的微血管病变进展，亚组分析显示降低大血管事件风险，主要临床证据来自非诺贝特的研究。贝特类药物可以有效降低 TG，升高 HDL-C，单用或与他汀类药物联用可有效改善血脂异常患者的血脂谱。由于非诺贝特与他汀类药物联合治疗具有良好的安全性，建议对 HTG 的心血管病高危患者在他汀类药物基础上加用非诺贝特。不推荐采取非标准的给药方案，如隔天给药。以下情况需启动非诺贝特治疗：① TG ≥ 5.6mmol/L 时，需立即启动非诺贝特治疗，预防急性胰腺炎；② LDL-C 已达标但 TG 仍 ≥ 2.3mmoL/L 的心血管疾病高风险患者（如糖尿病患者）的一级预防；③ LDL-C 已达标但 TG 仍 ≥ 2.3mmol/L 的 ASCVD 患者的二级预防。n-3 脂肪酸可有效降低 TG，安全性好，但目前国内的 n-3 脂肪酸都为保健品，尚无高纯度的 n-3 脂肪酸类药物上市，低剂量 n-3 脂肪酸的降脂作用弱。烟酸由

于获益 - 风险比不佳,尤其对于 T2DM 患者,不推荐烟酸与他汀类药物联合治疗。

12. 阿司匹林对 ASCVD 一级预防的应用适应证是什么

根据《阿司匹林在动脉粥样硬化性心血管疾病中的临床应用:中国专家共识 2016》,建议下列人群服用阿司匹林(75~100mg/d)进行 ASCVD 的一级预防。

(1)高脂血症患者,TC ≥ 7.2mmol/L 或 LDL-C ≥ 4.9mmol/L,年龄 ≥ 55 岁。

(2)10 年 ASCVD 发病风险 ≥ 10%(图 13-2)。

(3)糖尿病患者,年龄 ≥ 50 岁,伴有以下至少 1 项主要危险因素:早发心脑血管疾病家族史(男 <55 岁、女 <65 岁发病)、高血压、吸烟、血脂异常(TC ≥ 5.2mmol/L 或 LDL-C ≥ 3.4mmol/L 或 HDL-C <1.04mmol/L)或蛋白尿(尿白蛋白 / 肌酐比值 ≥ 30mg/g)。

(4)高血压患者,血压控制良好(<150/90mmHg),伴有以下 3 项危险因素中的至少 2 项:年龄(男性 ≥ 45 岁或女性 ≥ 55 岁)、吸烟、低 HDL-C(<1.04mmol/L)。

(5)慢性肾脏疾病患者,eGFR 30~45ml/(min·1.73m^2)。

(6)不符合以上条件者,同时具备以下 5 项危险因素中的至少 4 项:年龄(男性 ≥ 45 岁或女性 ≥ 55 岁)、吸烟、早发心脑血管疾病家族史、肥胖(BMI ≥ 28kg/m^2)、血脂异常。

需要指出的是,用药前必须评估出血风险,并采取防范措施。危险因素包括阿司匹林大剂量及长期服用、凝血功能紊乱、严重肝病、肾衰竭、血小板减少、正在使用增加出血风险的药物、消化道溃疡及上腹部疼痛病史、近期出血病史、难以控制的高血压等。年龄 ≥ 80 岁或 <30 岁的人群和无症状的外周动脉粥样硬化(狭窄程度 <50%)人群,目前证据尚不足以做出一级预防推荐,需个体化评估。

13. 该患者的综合心血管病防治策略是什么

首先提倡健康的生活方式,包括适当的热量限制(在诊断后开始治疗的第一年使体重降低 5%~10%);适当的增加运动量;改变饮食结构。芬兰和美国的糖尿病预防研究显示,肥胖合并糖耐量减低的高危人群中,小幅度的体重降低可以预防糖尿病的发生(或至少延迟其发生数年)方面获取显著的益处。对生活方式干预的效果不显著和处在心血管疾病高危状态的个体,则可能需要采用药物治疗代谢综合征。虽然,非常需要通过对代谢综合征的病因治疗来减轻个体长期代谢紊乱及其对心血管疾病的不良后果;但是,因代谢综合征的发病机制目前还未明确,这样的治疗尚不存在。目前有必要针对代谢综合征的各个组分进行如上所述的分别治疗,通过降低与它们每一个相关的危险因素来全面降低其对心血管和糖尿病的影响。

考虑到患者存在代谢综合征,并且合并高血压,靶器官损坏较为明显,又是 ASCVD 的高危人群,因此在强调生活方式改善基础上,积极给予降压及降脂的治疗。

【小结】

患者为青年男性。发现血压升高 3 余年,重度高血压(超过 180/110mmHg),院外不规律服用高血压药物,用药依从性差。有高血压脑出血病史,父亲有高血压病史。BMI>28kg/m^2,腰围 >90cm。无满月脸、水牛背、紫纹、痤疮等表现。甲状腺功能、血 ACTH 水平、血皮质醇水平及 24 小时节律、卧立位肾素醛固酮水平正常,考虑单纯性肥胖。左房轻度增大、左心室肥厚。血脂明显升高,为混合型高脂血症。外周动脉硬化明显,双侧颈总动脉粥样硬化斑。患者目合并除高血压以外的其他代谢异常,包括高脂血症、糖耐量异常、单纯性肥胖、高尿酸血症。高血压靶器官损害较原发性高血压更为明显,同时 ASCVD 评分为高危,因此在改善生活方式的基础上,积极给予降压、降脂及降尿酸治疗。

通过此病例的学习,我们应该掌握代谢综合征的诊断标准,掌握代谢综合征患者多重心血管危险因素的干预策略。明确高血压合并代谢综合征患者的降压靶目标以及降压、降脂等药物的合理选择。

（冯佳越　徐　英）

参考文献

1. Alberti KG, Zimmet P, Shaw J. The metabolic syndrome--a new worldwide definition [J]. Lancet (London, England), 2005, 366 (9491): 1059-1062.

2. 中华医学会糖尿病学分会代谢综合征研究协作组. 中华医学会糖尿病学分会关于代谢综合征的建议 [J]. 中国糖尿病杂志, 2004, 12 (003): 156-161.

3. Chobanian AV, Bakris GL, Black HR, et al. The Seventh Report of the Joint National Committee on Prevention, Detection, Evaluation, and Treatment of High Blood Pressure: the JNC 7 report [J]. JAMA, 2003, 289 (19): 2560-2572.

4. 诸骏仁, 高润霖, 赵水平, 等. 中国成人血脂异常防治指南 (2016 年修订版)[J]. 中国循环杂志, 2016, 31 (10): 937-953.

5. 叶平. 高甘油三酯血症及其心血管风险管理专家共识 [J]. 中华心血管病杂志, 2017, 45 (02): 108-115.

6. 中华医学会老年医学分会,《中华内科杂志》编辑委员会,《中华老年医学杂志》编辑委员会. 阿司匹林在动脉粥样硬化性心血管疾病中的临床应用: 中国专家共识 (2016). 中华内科杂志, 2017, 56 (01): 68-80.

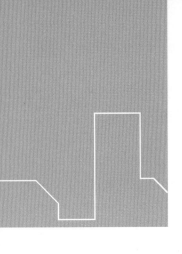

病例 14
高血压亚急症

患者男性,68 岁。因血压升高 8 余年。头晕、头痛 1 小时就诊。8 余年前患者体检时发现血压升高,测得血压为 176/90mmHg。无活动后胸闷、胸痛,无心累、气紧,无头晕、头痛等不适,长期口服厄贝沙坦 150mg/d、苯磺酸氨氯地平 5mg/d,家庭自测血压控制在 150/80mmHg 左右。1 小时前因琐事与他人争吵后,突然出现头晕、头痛,伴心悸、胸闷、恶心、烦躁,不伴胸痛、不伴呕吐、不伴肢体活动障碍及失语,就近于药店测得血压为 208/109mmHg。为求进一步治疗就诊。

患者自患病以来,睡眠精神可,饮食正常,体重无明显变化,大小便未见异常。

【既往史、个人史、家族史】

3 年前头颅 CT 检查发现腔隙性脑梗死,口服阿司匹林肠溶片 100mg/d,阿托伐他汀钙片 20mg/晚。吸烟 30 年,10 支 /d。饮酒 20 年,100g/d。父母已故,死因不详,生前病史不详;兄弟姐妹无特殊疾病史。

【体格检查】

T 36.5℃,P 104 次 /min,R 20 次 /min,BP 198/102mmHg。神志清楚,急性病容,皮肤巩膜无黄染,全身浅表淋巴结未扪及肿大。颈静脉无充盈、肝颈静脉征阴性。心界向左下扩大,心音正常,心律齐,各瓣膜区未闻及杂音。双肺呼吸音粗糙。全腹软,未闻及血管杂音,全腹无压痛及反跳痛,腹部未触及包块。肝脏肋下未触及。肾区无叩痛,双肾未触及。下肢无水肿。生理反射存在,神经系统查体均为阴性。

【辅助检查】

血常规、尿常规、粪便常规、肝肾功能无异常,空腹血糖 6.2mmol/L、甘油三酯 1.25mmol/L、总胆固醇 3.24mmol/L、LDL-C 2.07mmol/L、HCL-C 1.48mmol/L。

心电图:窦性心律,正常心电图。

【初步诊断】

1. 高血压危象。
2. 高血压病 3 级、很高危。
3. 腔隙性脑梗死。

【诊治经过】

将患者安置于安静的治疗室内,嘱其保持情绪稳定,给予厄贝沙坦150mg和苯磺酸氨氯地平5mg口服,同时联系上级医院转诊。

转至上级医院急诊科后,患者仍诉头晕、头痛,但胸闷、心悸较前缓解,无恶心、呕吐,无视物模糊,无偏瘫失语,无剧烈胸痛,无呼吸困难。复测血压:左上肢186/96mmHg,右上肢188/98mmHg,左下208/106mmHg,左下肢210/104mmHg。复查心电图与之前相比,未见ST-T动态演变;头颅CT示颅内散在腔隙性梗死灶;眼底检查未见明显异常;肾动脉超声未见明显异常;心脏超声示LV 48mm,LA 30mm,RA 21mm,RV 33mm,IVS 12mm,LVPW 10mm,EF 65%,室间隔增厚,左室收缩功能正常。

结合病史、查体和辅助检查考虑患者新发或进行性靶器官损害的可能性小,诊断为高血压亚急症。患者入院前因情绪激动后出现血压升高,社区医院已给予厄贝沙坦150mg和苯磺酸氨氯地平5mg口服,入院后未再给予降压处理。动态监测患者血压变化,留观3小时后患者血压降至168/80mmHg,头晕、心悸、胸闷等症状较前明显好转,生命体征平稳,遂嘱出院于门诊随访。

患者第2天于社区医院就诊。复测血压为158/76mmHg,心率为87次/min。考虑患者既往血压未达标,降压方案调整为厄贝沙坦氢氯噻嗪片(厄贝沙坦150mg/氢氯噻嗪12.5mg)1片/d,苯磺酸氨氯地平片5mg/d,嘱患者清淡饮食,适度锻炼,避免情绪激动,规律服药,密切监测血压,2周后于门诊随访。2周后患者于门诊复测血压为138/70mmHg,心率为83次/min,继续目前治疗方案,继续观查。

【修正诊断】

1. 高血压亚急症。
2. 高血压病3级、很高危。室间隔增厚。
3. 腔隙性脑梗死。

【讨论】

1. 什么是高血压危象

高血压急症和高血压亚急症统称为高血压危象。高血压急症指血压急剧升高,收缩压>180mmHg和/或舒张压>120mmHg,伴有进行性的脑、心、肾等重要靶器官损害,包括高血压脑病、急性脑卒中(脑出血或脑梗死)、急性心力衰竭、急性冠脉综合征、主动脉夹层、子痫和子痫前期。当收缩压>220mmHg和/或舒张压>140mmHg,无论是否伴有症状都应视为高血压急症。另外,需要注意的是血压水平的高低与靶器官损害程度并不一定成正比。一些已经出现急性肺水肿、主动脉夹层、心肌梗死或急性脑卒中的患者,即使血压仅为中度升高,也应视为高血压急症。

高血压亚急症指血压显著升高但不伴有靶器官损害。患者可出现头痛、胸闷、鼻出血、烦躁不安等症状。常与患者服药依从性不好或治疗不足有关。

2. 高血压亚急症与高血压急症的鉴别要点

高血压急症和亚急症唯一的鉴别要点是有无新发的或进行性的靶器官损害,与患者血压的高低无关。高血压急症的临床表现与累及的靶器官损害部位有关。常见的临床表现为明显的血压升高,伴有头痛、眩晕、烦躁、恶心呕吐、心悸、气紧和视物模糊等(表14-1)。高血压亚急症的非靶器官损害表现易误诊为靶器官损害,应注意区分(表14-2)。真正区分是否伴有靶器官损害,还需要通过辅助检查以确诊。

表 14-1 高血压急症患者靶器损伤临床表现

高血压急症靶器官损害	临床表现
急性脑卒中	
脑梗死	失语,面舌瘫,偏身感觉障碍,肢体偏瘫,意识障碍,癫痫样发作
脑出血	头痛,喷射性呕吐,可伴不同程度意识障碍、偏瘫、失语,动态起病,常进行性加重
蛛网膜下腔出血	剧烈头痛、恶心、呕吐,颈背部疼痛,意识障碍,抽搐,偏瘫,失语,脑膜刺激征
急性心力衰竭	呼吸困难,发绀,咳粉红色泡沫痰等,查体见肺部啰音,心脏长大,心率增快,奔马律等
急性冠脉综合征	急性胸痛、放射性肩背痛、咽部紧缩感、烦躁、出汗、心悸,心电图缺血表现,心肌梗死患者出现心肌损伤标志物阳性
急性主动脉夹层	撕裂样胸痛,波及血管范围不同可出现相应的临床表现,如伴有周围脉搏消失,出现无尿或少尿
高血压脑病	急性发作性剧烈头痛、恶心及呕吐,意识障碍(意识模糊、嗜睡,甚至昏迷),常见进展性视网膜病变
子痫前期和子痫	孕妇在妊娠20周到分娩后第1周之间血压升高、蛋白尿或水肿,可伴有头痛、头晕、视物模糊、上腹部不适、恶心等症状,子痫患者发生抽搐甚至昏迷

表 14-2 高血压亚急症患者非靶器官损害临床症状和体征

高血压亚急症表现	临床症状及体征
自主神经功能失调症状	面色苍白、烦躁不安、多汗、心悸、手足震颤和尿频,心率增快,可 >110 次 /min
其他	部分症状如鼻衄及单纯头晕、头痛等可能只是血压升高而并不伴有一过性或永久性靶器官的急性损伤

3. 社区医生接诊高血压危象患者的诊疗思路

社区医生在接诊高血压危象患者时,应该通过详细的病史询问、体格检查以及必要的实验室检查评估患者是否存在靶器官损害、损伤的部位及严重程度。考虑为高血压急症的患者立即给予静脉降压治疗,遵循迅速平稳降压、控制性降压、合理选择降压药物的原则,并及时转上级医院。而高血压亚急症的患者,应避免使用静脉药物降压,需在休息并观察的前提下给予口服降压药物,在 24~48 小时将血压逐渐降至 160/100mmHg 以下。

4. 高血压危象常见的诱因

突然停用降压药物或不规律服用降压药物是高血压危象最常见的诱因。其他的诱因还包括情绪激动、惊恐发作、手术、急慢性疼痛等导致的应激状态,服用引起交感神经反应亢进的药物(包括苯丙胺药物中毒、拟交感神经药物或可卡因中毒),服用影响降压治疗效果的药物(包括非甾体抗炎药、口服避孕药、糖皮质激素等)。

5. 高血压危象患者的问诊查体要点

接诊患者后,首先应该询问患者有无高血压病史,是否规律服用降压药物,平素血压控制情况以及有无其他的心脑血管疾病及危险因素;询问有无血压突然升高的诱因;询问有无继发性高血压如嗜铬细胞瘤、原发性醛固酮增多症、肾性和肾血管性高血压等典型的临床表现,如阵发性血压升高、双下肢无力、夜尿增多、颜面部水肿、少尿、无尿等。询问心、脑、肾等靶器官损害的相关症状。

查体首先应该明确血压测量的准确性,并完善双上臂血压的测量,如果双上臂血压明显不同时,应警惕主动脉夹层的可能;仔细进行心血管系统和神经系统查体,评估靶器官损伤的情况。心血管查体应重点排除有无心力衰竭,如是否存在颈静脉怒张、双肺湿性啰音、奔马律等。神经系统查体应该注意评估意识状态、脑膜刺激征、病理征等。

6. 高血压危象患者的实验室检查要点

常规的实验室检查应包括血常规、尿常规、血液生化(肝肾功能、电解质)和心电图。根据病史和查体选择以下的辅助检查对靶器官损伤情况进行评估,包括心肌标志物、脑钠肽、血气分析、胸部 X 片、胸部 CT、头部 CT/MRI、超声心动图等。另外,通过肾动脉彩超、肾上腺 CT 及血尿儿茶酚胺等检查排除继发性高血压的可能。

7. 高血压亚急症患者的基本治疗原则

目前没有证据表明紧急降压治疗可以改善预后,甚至血压的突然下降会导致脑、心脏和肾脏缺血,影响预后。休息可以使血压下降,此类患者主要在休息和动态监测血压的前提下,口服降压药物,如 CCB、ACEI/ARB、α 受体阻滞剂和 β 受体阻滞剂,避免静脉使用降压药物。24~48 小时内将血压缓慢将至 160/100mmHg。初始的降压治疗可以在门诊或急症室进行,用药后观察 5~6 小时,2~3 天后门诊调整剂量,此后应以长效降压药物为主,在数周内使血压达标。既往有心血管疾病的患者出现高血压亚急症也可以选择住院治疗。治疗过程中还应积极寻找血压升高的诱因和病因,针对诱因和病因治疗,避免反复发作。

8. 高血压急症的处理原则

初步考虑为高血压急症的患者应尽早应用静脉降压药物有效的控制血压,同时积极寻找和纠正引起血压急剧升高的诱因或病因,以预防或减轻进行性的靶器官损伤。高血压急症需有节奏、有目标的进行降压治疗。总体原则是在初始阶段(1 小时内)将血压降至一个安全水平,但平均动脉血压下降的幅度不应超过 25%。在随后的 2~6 小时内将血压降至 160/100mmHg 左右。若可耐受,在以后 24~48 小时逐步将血压降至正常水平。不同靶器官损伤的高血压急症患者降压的幅度及速度不同,因此针对不同合并症患者,还需要细化并个体化治疗。高血压急症经静脉降压治疗后血压达到靶目标,且靶器官功能平稳,应考虑逐渐过渡到口服降压药物。口服药物的使用需根据起效时间与静脉用药存在一定时间的重叠,不应等静脉药物停止后才开始使用。药物剂型转换期间需密切监测生命体征及靶器官的情况。

【小结】

患者为老年男性,起病急、病程长。患者血压升高 8 余年。1 小时前因与人发生口角,情绪激动,突然出现头晕、头痛,测得血压 210/120mmHg,社区医生接诊后考虑患者为高血压危象,嘱其安静休息,完善体格检查和心电图检查,给予厄贝沙坦和苯磺酸氨氯地平片降压处理,同时联系上级医院转诊。转至上级医院,上级医院医生详细询问患者病史和查体后,初步判断患者不存在新发或进行性靶器官损害,诊断考虑高血压亚急症,因社区医院已给予降压处理,从社区医院转诊至我院急诊科未再予以降压治疗,继续监测血压变化。进一步完善了脑钠肽(brain natriuretic peptide,BNP)、心肌标志物、心电图、头颅 CT、眼底等检查,排除了靶器官损害的可能。患者症状缓解,血压平稳降低,遂嘱出院于门诊随访。该病例提示社区医生在接诊高血压危象的患者时,首先要通过详细询问病史和查体以及结合必要的实验室检查,评估患者是否存在进行性靶器官损害、损伤的部位和程度,再进行降压处理及下一步治疗方案的选择,如考虑高血压急症者应在选择积极降压的同时转上级医院诊治。

(李欣然　王　斯)

参考文献

1. 周荣斌, 于学忠, 杨艳敏, 等. 中国急诊高血压诊疗专家共识 (2017 修订版)[J]. 中国急救医学 , 2018, 38 (1): 1-13.
2. 刘力生 , 吴兆苏 , 朱鼎良 , 等 . 中国高血压防治指南 . 中国高血压防治指南 2010 [J]. 中华心血管病杂志 , 2011, 39 (7): 579-616.

病例 15
高血压合并颈部血管狭窄

男性,78岁。因反复头晕 10 余年。再发加重 1 个月就诊。患者于 10 余年前无明显诱因出现头晕,为昏胀感,活动或情绪激动后加重,持续数小时,休息后好转,不伴视物旋转、头痛、恶心、呕吐、黑矇、晕厥及胸闷、呼吸困难等不适,于当地医院就诊。测血压 180+/100+mmHg,诊断高血压病。给予复方利血平氨苯蝶啶片(1 片 /d)治疗,自觉头晕等症状好转。平素测血压波动于 140/80mmHg 左右。1 个月前,患者无明显诱因反复于快步行走或体育锻炼过程中再发头晕,持续数分钟,性质与既往不同,偶伴双眼黑矇,不伴视物旋转、头痛、恶心、呕吐、晕厥及胸闷、呼吸困难等不适,自测血压波动于150/80mmHg 左右。当地医院考虑患者头晕与血压控制欠佳相关,调整降压药物为硝苯地平控释片30mg/d,贝那普利 10mg/d,并加用阿司匹林肠溶片 100mg/d,阿托伐他汀钙 20mg/d 治疗,血压波动于120/70mmHg 左右。患者自觉头晕症状加重,为求进一步诊治就诊。

患者自患病以来,睡眠、饮食尚可。近 1 个月精神欠佳,大小便无异常,体重无明显改变。

【既往史、个人史、家族史】

一般情况尚可,否认肝炎、结核或其他传染病史。预防接种史不详。无过敏、外伤、手术及输血史。长期吸烟,每天 20 余支,无饮酒史。父母已故,死因不详。两个弟弟患高血压病。子女体健。

【体格检查】

T 36.3℃,P 82 次 /min,R 16 次 /min,BP 122/68mmHg。身高 172cm,体重 70kg,BMI 23.66kg/m²。神志清楚,慢性病容,皮肤巩膜无黄染,全身浅表淋巴结未扪及肿大。颈静脉正常,右侧锁骨上窝及左侧颈动脉分叉处可闻及血管杂音。心界正常,心律齐,各瓣膜区未闻及杂音。胸廓未见异常,双肺叩诊呈清音,未闻及干湿啰音及胸膜摩擦音。腹部外形正常,全腹软,无压痛及反跳痛,腹部未触及包块。肝脏肋下未触及,脾脏肋下未触及,双肾未触及,双下肢无水肿。

【辅助检查】

血常规、尿常规、粪便常规未见异常。

血生化检查示:甘油三酯 1.18mmol/L,胆固醇 6.44mmol/L,高密度脂蛋白胆固醇 1.04mmol/L,低密度脂蛋白胆固醇 4.10mmol/L,肌酐 106μmol/L,尿酸 298μmol/L。肝功能未见异常。

心电图：窦性心律，正常心电图。

超声心动图：LA 40mm，LV 48mm，IVS 13mm，LVPW 10mm，AAO 38mm，EF 60%；左房增大，升主动脉增宽，室间隔增厚，左室收缩功能测值正常。

头部 CT：脑萎缩，脑白质脱髓鞘，脑内散在腔梗缺血灶。

【初步诊断】

1. 头晕待诊。
2. 高血压病 3 级、很高危。
3. 高胆固醇血症。
4. 腔隙性脑梗死。

【诊治经过】

颈部血管彩超：双侧颈总动脉、颈内动脉、颈外动脉、右侧锁骨下动脉、右侧椎动脉起始段粥样硬化斑；右侧颈内动脉起始段重度狭窄。CT 颈部血管三维增强重建扫描（图 15-1、图 15-2）：颈部及颅内大动脉硬化改变，多处管腔狭窄，以右侧椎动脉起始处（重度）、左侧颈内动脉起始处（重度）为著，双侧后交通开放，后交通动脉起始处瘤样膨大。

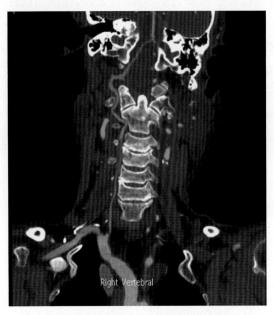

图 15-1 右侧椎动脉起始处重度狭窄

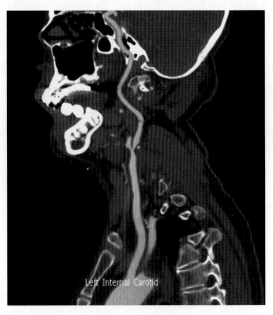

图 15-2 左侧颈内动脉起始处重度狭窄

排除手术禁忌，于局麻下行全脑血管造影示（图 15-3、图 15-4）：右侧椎动脉起始处局限性、向心性重度狭窄；左侧颈内动脉起始处重度狭窄，行右侧椎动脉起始段重度狭窄支架置入术 + 左侧颈内动脉起始段重度狭窄支架置入术。

患者戒烟，调整药物为阿司匹林肠溶片 100mg/d 联合氯吡格雷 75mg/d 治疗 3 个月，之后改为阿司匹林肠溶片 100mg/d，阿托伐他汀钙 20mg/d，贝那普利 10mg/d，氨氯地平 2.5mg/d 治疗。患者自觉头晕症状缓解，血压控制于 120~140/70~80mmHg。长期门诊随访。

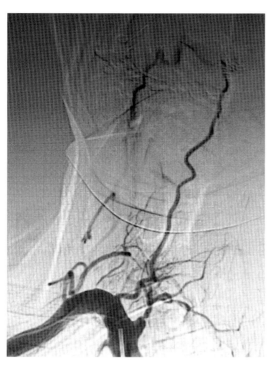 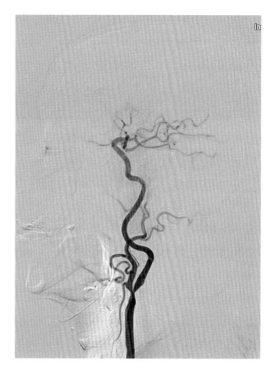

图 15-3 数字减影血管造影（DSA）示右侧椎 动脉起始处局限性、向心性重度狭窄　　　图 15-4 数字减影血管造影示左侧颈内动脉 起始处重度狭窄

【修正诊断】

1. 右侧椎动脉起始段重度狭窄。

2. 左侧颈内动脉起始段重度狭窄。

3. 高血压病 3 级、很高危。窦性心律，左室肥厚，心功能 Ⅰ 级。

4. 高胆固醇血症。

5. 腔隙性脑梗死。

【讨论】

1. 患者头晕的原因考虑什么，为什么调整降压药物后头晕症状加重

患者 10 余年前出现头晕，活动或情绪激动后加重，持续数小时，休息后好转，测血压 180+/100+mmHg，诊断为高血压病，服用降压药物后头晕症状好转。1 个月前患者无明显诱因反复 于快步行走或锻炼身体过程中再发头晕，持续数分钟，性质与既往不同，偶伴双眼黑矇，不伴视物 旋转、头痛、恶心、呕吐等不适。自测血压波动于 150/80mmHg 左右，加用降压药物后，血压波动于 120/70mmHg 左右，患者自觉头晕症状加重。考虑此时头晕与椎动脉狭窄引起的后循环缺血相关。 我们在高血压患者临床诊疗过程中，需重视头颈部血管狭窄引起头晕加重的这一类患者，切勿过度降 压导致脑缺血进一步加重，甚至诱发脑卒中。

2. 颈部血管狭窄有哪些临床表现

本病好发于中老年人，大部分早期颈部血管狭窄患者没有临床症状。可出现以下临床症状。

（1）短暂性脑缺血发作（TIA）：是指由于脑或者视网膜局灶性缺血所致、不伴急性梗死的短暂性神 经功能缺损发作。TIA 的临床症状一般持续 10~15 分钟，多在 1 小时内恢复、不遗留神经功能缺损症

状和体征,且影像学上没有急性脑梗死的证据。临床表现为:①前循环 TIA:患侧颈动脉狭窄导致的短暂性单眼黑矇或视野缺失、构音障碍、中枢性言语障碍、肢体笨拙或偏瘫,肢体麻木或麻痹,大多数在数分钟内就可恢复。②后循环 TIA:最常见症状为眩晕、跌倒发作、复视、共济失调、构音障碍、双眼黑矇等。单纯的头痛、头晕、局部感觉障碍不伴有上述症状时不认为是 TIA。

(2)缺血性脑卒中:又称脑梗死。是指因脑部血液循环障碍,缺血、缺氧所致的局限性脑组织的缺血性坏死或软化。临床上出现一侧肢体感觉障碍、偏瘫、失语、脑神经损伤、昏迷等相应的神经功能缺失症状、体征和影像学特征。

(3)其他脑缺血症状:患者有颈部血管重度狭窄或闭塞时可以表现为思维模糊、双眼失明、视野缺损、短暂性全面性遗忘、交叉性感觉运动障碍等。

3. 颈动脉狭窄的分级和分类

根据血管造影颈动脉内径缩小程度将颈内动脉的狭窄程度分为四级:轻度狭窄 <30%;中度狭窄 30%~69%;重度狭窄 70%~99%;完全闭塞,闭塞前状态测量狭窄度 >99%。

(1)无症状性颈动脉狭窄:既往 6 个月内无颈动脉狭窄所致的短暂性脑缺血发作、卒中或其他相关神经症状,只有头晕或轻度头痛的临床表现视为无症状性颈动脉狭窄。

(2)有症状性颈动脉狭窄:既往 6 个月内有 TIA、一过性黑矇、患侧颅内血管导致的轻度或非致残性卒中等临床症状中一项或多项的颈动脉狭窄称为有症状性颈动脉狭窄。

4. 高血压合并颈部血管狭窄患者的降压目标值

无症状颈动脉狭窄患者,收缩压应维持在 <140/90mmHg,糖尿病患者舒张压应 <85mmHg。有症状的颅内段颈动脉狭窄的患者,建议降压治疗,以保持长期血压 <140/90mmHg,糖尿病患者舒张压应 <85mmHg。对颅外颈动脉重度狭窄患者,在行颈动脉内膜切除术或支架置入术之前,显著降低血压需谨慎,血压 >180/90mmHg 可予以治疗,但目标血压值不宜过低,且治疗过程中需密切注意患者神经系统体征变化。对术前 TIA 反复发作,收缩压在 180mmHg 以内的患者,术前不建议强烈降压,以防止颅内低灌注诱发脑卒中。

5. 高血压合并颈部血管狭窄的降压药物怎么选择

从小剂量开始,优先选择长效制剂,联合应用及个体化。常用降压药物包括 β 受体阻滞剂、钙通道阻滞剂、血管紧张素转换酶抑制剂、血管紧张素受体阻滞药、利尿剂五类,以及由上述药物组成的同等配比复方制剂。

6. 颈部血管狭窄患者什么情况下需要手术治疗

颅外段颈动脉狭窄的有创治疗包括颈动脉内膜切除术(carotid endarterectomy,CEA)和颈动脉支架置入术(carotid artery stenting,CAS)。症状性患者,曾在 6 个月内有过非致残性缺血性脑卒中或 TIA,包括大脑半球事件或一过性黑矇的低中危外科手术风险患者,通过无创性成像或血管造影发现同侧颈内动脉直径狭窄超过 50%,预期围手术期卒中或死亡率小于 6%。无症状患者,通过无创性成像或血管造影发现同侧颈内动脉直径狭窄超过 70%,预期围手术期卒中或死亡率小于 3%,且预期寿命大于 5 年者。

症状性椎动脉颅外段狭窄超过 50% 的患者,如药物治疗无效,可考虑血管内介入治疗。非症状性椎动脉颅外段重度狭窄(超过 70%),若伴有对侧椎动脉先天发育不良或缺如或狭窄进行性加重,可考虑血管内介入治疗。

建议术前至少 4~5 天使用阿司匹林 100~300mg/d 加氯吡格雷 75mg/d 进行双联抗血小板治疗,或者在术前 4~6 小时前服用氯吡格雷 300~600mg。术后双联抗血小板治疗至少服用 4 周,如果合并冠心病和再狭窄的危险因素建议延长至 3 个月,并建议长期服用低剂量阿司匹林 75~100mg/d。连续的无创性成像检查以评估支架通畅程度且排除新的或对侧病变的发展。一旦长时间病情稳定,复查的时间间隔可以适当延长。最常用的连续随访评估方法是多普勒超声成像,应在 1 个月、6 个月、12 个月和每年进行 1 次监测,以评估再狭窄。

7. 高血压合并颈部血管狭窄的血脂如何管理

对于颈动脉不稳定性斑块或斑块伴狭窄 50% 以上者,无缺血性脑卒中症状,无论血脂是否异常,建议使用他汀类药物治疗,使 LDL-C 控制在 1.8mmol/L 以下。

【小结】

患者系 78 岁老年男性,起病缓,病程长。因反复头晕 10 余年,再发加重 1 个月入院。10 年前发现血压升高,给予降压药物治疗后,头晕缓解。近 1 个月反复于快步行走或体位改变后再发头晕,伴双眼黑矇,给予调整降压药物血压降低后,头晕症状进一步加重,提示存在头颈部血管狭窄的可能。查体右侧锁骨上窝及左侧颈动脉分叉处可闻及血管杂音,CT 颈部血管三维增强重建扫描可见右侧椎动脉起始处重度狭窄、左侧颈内动脉起始处重度狭窄。于右侧椎动脉起始段及左侧颈内动脉起始段行支架置入并调整降压药物方案后,头晕症状缓解。该病例提醒我们在高血压患者临床诊疗过程中,需重视头颈部血管狭窄引起头晕加重的这一类患者,切勿过度降压导致脑缺血进一步加重,以防止颅内低灌注诱发脑卒中,必要时可予以手术治疗。

患者出院后需继续予以抗血小板药物、他汀类药物及降压药物治疗,注意观察有无出血倾向,控制血压 140/90mmHg 以下,控制低密度脂蛋白胆固醇 1.8mmol/L 以下。术后 1 个月、6 个月、12 个月和每年需至专科随访,评估再狭窄,调整用药。

（王 斯 张亚男）

参考文献

1. 中华医学会外科学分会血管外科学组 . 颈动脉狭窄诊治指南 [J]. 中华血管外科杂志 , 2017, 2 (003): 169-175.

2. Group W, Naylor AR, Ricco JB, et al. Management of Atherosclerotic Carotid and Vertebral Artery Disease: 2017 Clinical Practice Guidelines of the European Society for Vascular Surgery (ESVS). European Journal of Vascular & Endovascular Surgery the Official Journal of the European Society for Vascular Surgery, 2017, 55 (1): 142-143.

3. 中华医学会神经病学分会 , 中华医学会神经病学分会脑血管病学组 . 中国头颈部动脉粥样硬化诊治共识 [J]. 中华神经科杂志 , 2017, 50 (8): 572-578.

4. 刘新峰 , 朱武生 , 孙文 , 等 . 中国缺血性脑血管病血管内介入诊疗指南 2015 [J]. 中华神经科杂志 , 2015, 48 (10): 830-837.

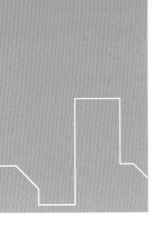

病例 16
高血压合并缺血性脑卒中

患者男性,59岁。因血压升高10年,右下肢无力伴言语不清1小时就诊。10年前患者体检时发现血压160/100mmHg,偶伴头晕,无头痛、乏力,无胸闷胸痛,无黑矇晕厥等。于社区医院就诊,诊断为高血压病,给予尼群地平片治疗(具体不详)。血压降至130/80mmHg后患者未规律服药,未规律监测血压。1小时前患者吃饭时突发右下肢无力伴言语不清,伴头晕,无明显头痛,无胸闷胸痛、无晕厥呕吐、无大小便失禁等。为求进一步治疗就诊。

自此次发病以来,患者精神差,睡眠可,食欲差,大小便如常,体重无明显变化。

【既往史、个人史、家族史】

既往身体情况一般。否认糖尿病病史;否认乙肝、结核等传染病史。预防接种史不详。否认外伤史、手术史、输血史。否认药物、食物或其他过敏史。吸烟30年,10支/d,戒烟10年;饮酒30年,50g/d,戒酒3个月。结婚36年,配偶体健。父亲高血压病史;母亲已故,死因不详。兄弟姐妹及子女无特殊。

【体格检查】

T 36.5℃,P 120次/min,BP 202/110mmHg,R 24次/min,体重65kg,身高168cm。神志清楚,精神可,吐词含糊,双侧瞳孔等大等圆,直径约3mm,对光反射灵敏,理解力、记忆力、理解力、记忆力、计算力检查正常,右侧鼻唇沟变浅,口角向左歪斜,伸舌右偏。四肢肌张力正常,左侧肌力5级,右侧上下肢肌力5⁻级,双侧针刺痛觉对称存在,深感觉对称存在,腱反射正常,双侧病理征及脑膜刺激征阴性,美国国立卫生研究院卒中量表(national institute of health stroke scale,NIHSS)评分5分。心律齐,心界不大,各瓣膜区未闻及明显杂音。双肺未闻及明显干湿啰音。腹部查体无特殊。

【辅助检查】

血常规、粪便常规未见异常。尿常规:尿蛋白(+/-)。血生化:ALT 38U/L,AST 31U/L,空腹血糖6.0mmol/L,甘油三酯2.26mmol/L,总胆固醇6.02mmol/L,低密度脂蛋白胆固醇3.3mmol/L,其余生化指标无明显异常。随机指尖血糖7.2mmol/L。心电图:窦性心律,左室高电压。

【初步诊断】

1. 高血压病3级、很高危。

2. 肢体无力原因待诊,考虑缺血性脑卒中或脑出血可能性大。

3. 高脂血症。

【诊治经过】

给予乌拉地尔静脉泵入控制血压,急诊行脑卒中 CT 检查(图 16-1):轻度脑萎缩,脑实质小缺血灶可能,中线结构居中。小脑及脑干因颅骨伪影干扰,局部显示欠清,请结合临床及 MRI 检查。CTA:左侧大脑前动脉 A1 段较右侧稍纤细;左侧颈内动脉 C4 段局部稍膨大,其内侧缘可疑小结节,小动脉瘤待排查;左侧颈内动脉 C5 段管腔稍狭窄;余头颈动脉、大动脉及分支未见明显扩张、狭窄及充盈缺损;上述请结合临床判断。计算机体层灌注(computed tomo-graphy perfusion,CTP):双侧脑实质灌注基本对称,请结合临床判断。双肺散在结节,部分钙化,多系炎性结节。双肺少许炎症。心脏未见增大。

入院排除静脉溶栓禁忌证后,卒中单元立即启动重组组织型纤溶酶原激活物(recombinant tissue-type plasminogen activator,rt-PA)静脉溶栓治疗(注射用阿替普酶 0.9mg/kg,在 60 分钟内持续泵入,其中首剂 10% 于 1 分钟内静脉推注),溶栓期间严密监测患者病情变化、血压及定期评估神经功能。溶栓结束 24 小时后复查头颅 CT(图 16-2):与溶栓前 CT 旧片比较,左侧基底节区及脑室体旁新发片状稍低密度影,多系脑梗死灶,其余颅内表现未见明显变化,请结合临床并随访复查。

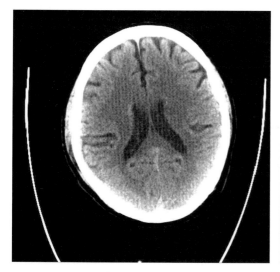 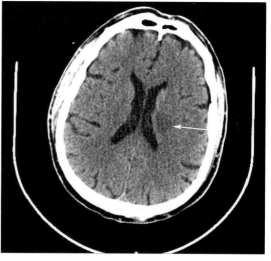

图 16-1　患者溶栓前头部 CT 检查结果　　　　图 16-2　患者溶栓后 24 小时头部 CT 检查结果
　　　　　　　　　　　　　　　　　　　　　　　　　　　　　(箭头示左侧基底节区梗死灶)

复查生化:空腹血糖 5.4mmol/L,甘油三酯 2.0mmol/L,总胆固醇 5.8mmol/L,低密度脂蛋白胆固醇 3.1mmol/L;其余生化指标无明显异常。凝血功能未见明显异常。肾病指数:尿白蛋白/肌酐 56.6mg/g。超声心动图:LV 54mm,IVS 12mm,EF 65%;左室增大,室间隔稍厚,主动脉增宽,各瓣膜区未见明显异常,左室收缩功能正常。颈动脉彩超:双侧颈动脉内中膜增厚,双侧颈内动脉粥样硬化斑。给予阿司匹林 100mg/d,阿托伐他汀钙 20mg/晚。卒中后 72 小时患者神经功能平稳,言语清楚、欠流利,右侧肢体无力较前有所好转,血压维持于 160/100mmHg 左右,给予苯磺酸氨氯地平 5mg/d 治疗,逐渐停用静脉降压药物。

出院后规律用药:阿司匹林 100mg/d,阿托伐他汀钙 20mg/晚,苯磺酸氨氯地平 5mg/d,培哚普利 4mg/d。建议患者改善生活方式,低盐低脂饮食,控制体重,适当运动,戒烟戒酒,监测血压。

出院 7 天后,患者于社区随访时诉仍偶有头晕,未诉头痛、肢体乏力等,家庭自测血压波动于 130/80mmHg,诊室血压 134/85mmHg,心率 78 次 /min,律齐。嘱继续当前药物治疗,协助患者开展肢体功能恢复训练、指导患者改善生活方式。

出院 1 个月后,患者随访时未诉特殊不适。家庭血压控制尚可,波动于 125~130/70~85mmHg,诊室血压 131/81mmHg。复查心电图为窦性心律,心率 75 次 /min。患者家属诉患者已基本恢复生活自理能力,并可行轻微家务活动。嘱患者继续监测家庭血压,坚持药物治疗及功能治疗,逐渐恢复运动功能、日常生活能力及社会功能。

【修正诊断】

1. 急性脑梗死(左侧基底节区)。
2. 高血压病 3 级、很高危。心脏长大,窦性心律,心功能 Ⅱ 级。
3. 颈动脉粥样硬化。
4. 高脂血症。

【讨论】

1. 缺血性脑卒中如何分型与分期

缺血性脑卒中常用的分型方法很多,其中 TOAST(Trial of Org 10 172 in acute stroke treatment)分型最为广泛,其将缺血性脑卒中分为大动脉粥样硬化型、心源性栓塞型、小动脉闭塞型、其他明确病因型和不明原因型等五型卒中。这种病因分型有助于判断预后、指导治疗和选择二级预防措施。临床上将脑卒中分为急性期、恢复期和后遗症期。急性期的时间划分尚不统一,一般指发病后 2 周内(轻型 1 周内,重型 1 个月内),急性期又可分为超早期(发病 6 小时内)、早期(发病 6~72 小时内)及急性后期(发病 72 小时 ~1 周或 1 个月内)。脑卒中发病的超早期是治疗的最理想时机,期间通过溶栓等治疗方法可使患者获得较好的疗效和预后。

2. 如何判断缺血性脑卒中患者是否需要溶栓或抗栓治疗

静脉溶栓是目前恢复缺血性脑卒中患者脑血流供应最主要的措施,美国国立神经病和卒中研究所(National Institute of Neurological Disease and Stroke,NINDS)试验结果表明,缺血卒中发病 3 小时内行重组组织型纤溶酶原激活物(rt-PA)静脉溶栓,3 个月后神经功能恢复显著高于对照组。欧洲协作性急性卒中溶栓试验 Ⅲ(European Cooperative Acute Stroke Study Ⅲ,ECASS Ⅲ)表明,发病 3~4.5 小时静脉使用 rt-PA 仍然有效。因此,对于缺血性脑卒中发病 3 小时内及 3~4.5 小时的患者,应按照适应证、禁忌证、相对禁忌证(表 16-1、表 16-2)严格筛选患者,尽快静脉给予 rt-PA 溶栓治疗;发病 6 小时内的患者,可根据适应证和禁忌证(表 16-3)标准严格选择患者给予尿激酶静脉溶栓。对于不符合静脉溶栓适应证且无禁忌证的患者应在发病后尽早给予口服阿司匹林,若已行溶栓治疗,则阿司匹林应在溶栓 24 小时后开始使用。对于未接受静脉溶栓治疗的轻型卒中患者,美国国立卫生研究院卒中量表评分(NIHSS)≤ 3 分(详见表 16-4),在发病 24 小时内尽早启动双联抗血小板治疗 [阿司匹林 100mg/d,联合氯吡格雷 75mg/d(首日负荷剂量为 300mg)],并持续 21 天,后可改成单药氯吡格雷 75mg/d,总疗程为 90 天,后长期单用阿司匹林 50~325mg/d 或氯吡格雷 75mg/d 作为缺血性脑卒中二级预防一线用药。另外,除心源性卒中外,对于大多数急性缺血性脑卒中患者,不推荐无选择地早期抗凝治疗。对于少数特殊患者(如放置心脏机械瓣膜),需综合评估病灶大小、血压控制、肝肾功能等,如出血风险较小、致残性栓塞风险高,可在充分沟通后谨慎选择使用。

表 16-1　3 小时内 rt-PA 静脉溶栓的适应证、禁忌证及相对禁忌证

适应证：

有缺血性脑卒中导致的神经功能缺损症状

症状出现 <3 小时

年龄 ≥ 18 岁

患者或家属签署知情同意书

禁忌证：

颅内出血（包括脑实质出血、脑室内出血、蛛网膜下腔出血、硬膜下 / 外血肿等）

既往颅内出血史

近 3 个月有严重头颅外伤或卒中史

颅内肿瘤、巨大颅内动脉瘤

近期（3 个月）有颅内或椎管内手术

近 2 周内有大型外科手术或椎管内手术

近 3 周内有胃肠或泌尿系统出血

活动性内脏出血

主动脉弓夹层

近 1 周内有在不易压迫止血部位的动脉穿刺

血压升高：收缩压 ≥ 180mmHg，或舒张压 ≥ 100mmHg

急性出血倾向，包括血小板计数低于 100×10^9/L 或其他情况

24 小时内接受过低分子肝素治疗

口服抗凝剂且国际标准化比值（INR）>1.7 或凝血酶原时间（PT）>15s

48 小时内使用凝血酶抑制剂或 Xa 因子抑制剂，或各种实验室检查异常，如活化部分凝血活酶时间（APTT），INR，血
小板计数，蛇静脉酶凝结时间（ecarin clotting time，ECT），凝血酶时间（TT）或 Xa 因子活性测定等

空腹血糖 <2.8mmol/L 或 >22.22mmol/L

头 CT 或 MRI 提示有大面积梗死（梗死面积 >1/3 大脑中动脉供血区）

相对禁忌证：

下列情况需谨慎考虑和权衡溶栓的风险与获益（即虽然存在一项或多项相对禁忌证，但并非绝对不能溶栓）：

轻型非致残性卒中（轻型卒中可定义为 NIHSS 评分 ≤ 4 分的卒中患者，非致残性脑卒中定义为迅速缓解且未遗留残
疾的脑卒中）

症状迅速改善的卒中

惊厥发作后出现的神经功能损害（与此次卒中发生相关）

颅外段颈部动脉夹层

近 2 周内严重外伤（未伤及头颅）

近 3 个月内有心肌梗死史

孕产妇

痴呆

既往疾病遗留较重神经功能残疾

未破裂且未经治疗的动静脉畸形、颅内小动脉瘤（<10mm）

少量脑内微出血（1~10 个）

使用违禁药物

类卒中

表 16-2　3~4.5 小时内 rt-PA 静脉溶栓的适应证、禁忌证及相对禁忌证

适应证

缺血性脑卒中导致的神经功能缺损

症状持续 3~4.5 小时

年龄 ≥ 18 岁

患者或家属签署知情同意书

禁忌证

同表 16-1

相对禁忌证(在表 10-1 相对禁忌证基础上补充如下)

使用抗凝药物,INR ≤ 1.7,PT ≤ 15s

严重卒中(NIHSS 评分 >25 分)

表 16-3　6 小时内尿激酶静脉溶栓的适应证及禁忌证

适应证

有缺血性脑卒中导致的神经功能缺损症状

症状出现小于 6 小时

年龄 18~80 岁

意识清楚或嗜睡

脑 CT 无明显早期脑梗死低密度改变

患者或家属签署知情同意书

禁忌证

同表 16-1

表 16-4　美国国立卫生研究院卒中量表评分

项目		评分标准	评分
1a. 意识水平: 即使不能全面评价(如气管插管、语言障碍、气管创伤及绷带包扎等),检查者也必须选择 1 个反应。只在患者对有害刺激无反应时(不是反射)才能计 3 分	0	清醒,反应灵敏	
	1	嗜睡,轻微刺激能唤醒,可回答问题,执行指令	
	2	昏睡或反应迟钝,需反复刺激、强烈或疼痛刺激才有非刻板的反应	
	3	昏迷,仅有反射性活动或自发性反应或完全无反应、软瘫、无反射	
1b. 意识水平提问: 月份、年龄。仅对初次回答评分。失语和昏迷者不能理解问题记 2 分,因气管插管、气管创伤、严重构音障碍、语言障碍或其他任何原因不能完成者(非失语所致)计 1 分。 可书面回答	0	两项均正确	
	1	一项正确	
	2	两项均不正确	

续表

项目		评分标准	评分
1c. 意识水平指令： 睁闭眼；非瘫痪侧握拳松开。仅对最初反应评分，有明确努力但未完成的也给分。若对指令无反应，用动作示意，然后记录评分。对创伤、截肢或其他生理缺陷者，应予适当的指令	0 1 2	两项均正确 一项正确 两项均不正确	
2. 凝视： 只测试水平眼球运动。对随意或反射性眼球运动记分。若眼球偏斜能被随意或反射性活动纠正，计1分。若为孤立的周围性眼肌麻痹计1分。对失语者，凝视是可以测试的。对眼球创伤、绷带包扎、盲人或有其他视力、视野障碍者，由检查者选择一种反射性运动来测试，确定眼球的联系，然后从一侧向另一侧运动，偶尔能发现部分性凝视麻痹	0 1 2	正常 部分凝视麻痹（单眼或双眼凝视异常，但无强迫凝视或完全凝视麻痹） 强迫凝视或完全凝视麻痹（不能被头眼反射克服）	
3. 视野： 若能看到侧面的手指，记录正常，若单眼盲或眼球摘除，检查另一只眼。明确的非对称盲（包括象限盲），计1分。若全盲（任何原因）计3分。若濒临死亡计1分，结果用于回答问题11	0 1 2 3	无视野缺损 部分偏盲 完全偏盲 双侧偏盲（包括皮质盲）	
4. 面瘫： 要求患者露出牙齿、扬起眉毛、闭上眼睛。反应差或不理解的患者可对有害刺激做出的反应进行评分。如果面部创伤/绷带、气管导管、胶带或其他物理屏障遮住了面部，这些应该尽可能地去除	0 1 2 3	正常 轻微（微笑时鼻唇沟变平、不对称） 部分（下面部完全或几乎完全瘫痪） 完全（单或双侧瘫痪，上下面部缺乏运动）	

5、6. 上下肢运动：
置肢体于合适的位置：坐位时上肢平举90°，仰卧时上抬45°，掌心向下，下肢卧位抬高30°，若上肢在10秒内、下肢在5秒内下落，计1~4分。对失语者用语言或动作鼓励，不用有害刺激。依次检查每个肢体，从非瘫痪侧上肢开始
	上肢：
	0
	
	1
	
	2
	
	3
	4
	UN*
	
	下肢：
	0
	1
	2
	3
	4
	UN
		无下落，置肢体于90°（或45°）坚持10秒
		能抬起但不能坚持10秒，下落时不撞击床或其他支持物
		试图抵抗重力，但不能维持坐位90°或仰位45°
		不能抵抗重力，肢体快速下落
		无运动
		截肢或关节融合，解释：
		  5a 左上肢；5b 右上肢
		
		无下落，于要求位置坚持5秒
		5秒末下落，不撞击床
		5秒内下落到床上，可部分抵抗重力
		立即下落到床上，不能抵抗重力
		无运动
		截肢或关节融合，解释：
		  6a 左下肢；6b 右下肢	

续表

项目	评分标准	评分
7. 肢体共济失调： 目的是发现一侧小脑病变。检查时睁眼,若有视力障碍,应确保检查在无视野缺损中进行。进行双侧指鼻试验、跟 - 膝 - 胫试验,共济失调与无力明显不成比例时计分。若患者不能理解或肢体瘫痪不计分。盲人用伸展的上肢摸鼻。若为截肢或关节融合计 9 分,并解释	0　无共济失调 1　一个肢体有 2　两个肢体有,共济失调在： 　右上肢 1= 有,2= 无 UN　截肢或关节融合,解释： 　左上肢 1= 有,2= 无 UN　截肢或关节融合,解释： 　右上肢 1= 有,2= 无 UN　截肢或关节融合,解释： 　左下肢 1= 有,2= 无 UN　截肢或关节融合,解释： 　右下肢 1= 有,2= 无	
8. 感觉： 检查对针刺的感觉和表情,或意识障碍及失语者对有害刺激的躲避。只对与脑卒中有关的感觉缺失评分。偏身感觉丧失者需要精确检查,应测试身体多处 [上肢(不包括手)、下肢、躯干、面部] 确定有无偏身感觉缺失。严重或完全的感觉缺失计 2 分。昏睡或失语者计 1 或 0 分。脑干卒中双侧感觉缺失计 2 分。无反应或四肢瘫痪者计 2 分。昏迷患者(1a=3)计 2 分	0　正常 1　轻 - 中度感觉障碍(患者感觉针刺不尖锐或迟钝,或针刺感缺失但有触觉) 2　重度 - 完全感觉缺失(面、上肢、下肢无触觉)	
9. 语言： 命名、阅读测试。若视觉缺损干扰测试,可让患者识别放在手上的物品,重复和发音。气管插管者手写回答。昏迷者计 3 分。给恍惚或不合作者选择一个计分,但 3 分仅给不能说话且不能执行任何指令者	0　正常 1　轻 - 中度失语：流利程度和理解能力部分下降,但表达无明显受限 2　严重失语：交流是通过患者破碎的语言表达,听者须推理、询问、猜测,交流困难 3　不能说话或者完全失语,无言语或听力理解能力	
10. 构音障碍： 读或重复表上的单词。若有严重的失语,评估自发语言时发音的清晰度。若因气管插管或其他物理障碍不能讲话,计 9 分。同时注明原因。不要告诉患者为什么做测试	0　正常 1　轻 - 中度,至少有些发音不清,虽有困难但能被理解 2　言语不清,不能被理解,但无失语或与失语不成比例,或失音 UN#　气管插管或其他物理障碍,解释：	
11. 忽视： 若患者严重视觉缺失影响双侧视觉的同时检查,皮肤刺激正常,计为正常。若失语,但确实表现为对双侧的注意,计分正常。视空间忽视或疾病失认也可认为是异常的证据	0　正常 1　视、触、听、空间觉或个人的忽视；或对一种感觉的双侧同时刺激忽视 2　严重的偏侧忽视或一种以上的偏侧忽视；不认识自己的手；只能对一侧空间定位	
总分		

*UN 表示无法检测,在截肢或关节融合时记为 UN,并写明原因；# 气管插管或其他物理障碍记为 UN,并作解释

3. 如何进行心源性卒中患者的抗凝治疗

所有卒中患者均应完善心脏结构、节律及功能评估以明确是否为心源性卒中。若为心源性卒中，则可考虑抗凝治疗。抗凝的时机要考虑卒中病灶大小和严重程度：建议短暂性脑缺血发作（transient ischemic attack，TIA）后 1 天即可抗凝；非致残性的小面积梗死，应在 3 天后抗凝，中度面积梗死应在 6 天后使用，对于非大面积脑梗死和未合并其他出血风险的心源性栓塞患者，建议在 2 周内启动抗凝治疗；对于出血风险高，栓塞面积大或血压控制不良的患者，抗凝时间应延长到 2 周之后。具体药物方案选择如下：

（1）对伴有心房颤动（简称房颤，包括阵发性房颤）的缺血性脑卒中或 TIA 患者，推荐使用适当剂量的华法林口服抗凝治疗，预防血栓栓塞再发（维持 INR2.0~3.0）。新型口服抗凝剂（如利伐沙班、达比加群、阿哌沙班及依度沙班等）可作为华法林的替代药物；若不能接受口服抗凝药物治疗，可考虑单独应用阿司匹林治疗，谨慎选择阿司匹林联合氯吡格雷抗血小板治疗。

（2）伴有急性心肌梗死的缺血性脑卒中或 TIA 患者：影像学检查发现左室附壁血栓形成，推荐给予至少 3 个月的华法林口服抗凝治疗（目标 INR 值为 2.5，范围 2.0~3.0）；如无左室附壁血栓形成，但发现前壁无运动或异常运动，也应考虑给予 3 个月的华法林口服抗凝治疗（目标 INR 值为 2.5，范围 2.0~3.0）。

（3）对于有风湿性二尖瓣病变但无心房颤动及其他危险因素（如颈动脉狭窄）的缺血性脑卒中或 TIA 患者，推荐给予华法林口服抗凝治疗（目标 INR 值为 2.5，范围 2.0~3.0）；对于已使用华法林抗凝治疗的风湿性二尖瓣疾病患者，发生缺血性脑卒中或 TIA 后，不应常规联用抗血小板治疗。但在使用足量的华法林治疗过程中仍出现缺血性脑卒中或 TIA 时，可加用阿司匹林抗血小板治疗。

（4）不伴有心房颤动的非风湿性二尖瓣病变或其他瓣膜病变（局部主动脉弓、二尖瓣环钙化、二尖瓣脱垂等）的缺血性脑卒中或 TIA 患者，可以考虑抗血小板治疗。

（5）对于植入人工心脏瓣膜的缺血性脑卒中或 TIA 患者，推荐给予长期华法林口服抗凝治疗。若出血风险低，可在华法林抗凝的基础上加用阿司匹林。

4. 如何管理合并高血压的既往缺血性脑卒中、TIA 患者的血压

高血压是脑梗死和脑出血最重要的危险因素，控制高血压是预防脑卒中发生发展的核心环节。对于有既往卒中或短暂性脑缺血发作、临床情况稳定和血压 >140/90mmHg 的患者，降压治疗的 RCT 显示降压治疗可降低复发性卒中的风险。病情稳定的脑卒中患者，降压目标应达到 <140/90mmHg。颅内大动脉粥样硬化性狭窄（狭窄率 70%~99%）导致的缺血性脑卒中或短暂性脑缺血发作患者，推荐血压达到 <140/90mmHg。近期发生腔隙性脑梗死患者的收缩压应 <130mmHg。低血流动力学因素导致的脑卒中或 TIA，应权衡降压速度与幅度对患者耐受性及血流动力学影响。降压药物种类和剂量的选择以及降压目标值应个体化，综合考虑药物、脑卒中特点和患者三方面因素。

5. 如何管理急性缺血性脑卒中患者的血压

对于急性缺血性脑卒中患者，降压的有益作用不甚清楚，关键在于患者是否接受溶栓治疗，据观察性研究报道，在血压显著升高接受溶栓治疗的患者中，颅内出血的风险增高。若患者接受静脉溶栓治疗，应谨慎降压（2019 中国脑血管病临床管理指南中关于缺血性脑血管病临床管理推荐 <180/100mmHg）。并且在溶栓后至少 24 小时内血压要维持在 <180/100mmHg。对于不接受溶栓治疗的急性缺血性脑卒中的患者，紧急降压的获益尚未明确。一项汇总分析表明，在急性缺血性脑卒中后及早降低血压，对预防死亡为中性影响。对于收缩压或舒张压显著升高（即 ≥ 220/120mmHg）的患者，应判断是否要用药物治疗干预，对于这些患者降压的合理目标可能是将血压降低 15%，并在卒中

发作后 24 小时内密切监测。对于急性缺血性脑卒中发病 3 天后仍有高血压（≥ 140/90mmHg）的稳定患者,应当考虑启动或重新启动降压药物(图 16-3)。

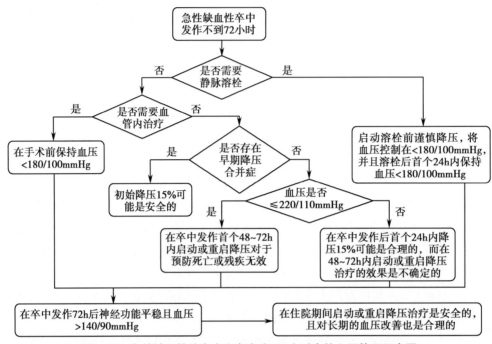

图 16-3 急性缺血性脑卒中患者发病 72 小时内的血压管理示意图

6. 如何对缺血性脑卒中进行二级预防

(1)胆固醇水平是导致缺血性脑卒中或 TIA 复发的重要危险因素,降低胆固醇水平可以减少缺血性脑卒中或 TIA 的发生、复发和死亡。对于非心源性缺血性脑卒中或 TIA 患者(无论是否伴有其他动脉粥样硬化证据)和颅内大动脉粥样硬化性狭窄(狭窄率 70%~99%)导致的缺血性脑卒中或 TIA 患者,推荐给予高强度他汀类(即可降低 50%~60% 的 LDL-C 的他汀类药物用量)药物长期治疗以减少脑卒中和心血管事件的风险。胆固醇达标的患者(推荐以 LDL-C 下降 ≥ 50% 或 LDL ≤ 1.8mmol/L 作为降低胆固醇的参考目标),二级预防的效果更好。老年人或合并严重脏器功能不全的患者,初始他汀类药物剂量不宜过大。

(2)糖尿病是缺血性脑卒中患者临床预后不良的重要危险因素,缺血性脑卒中或 TIA 患者发病后均应接受空腹血糖、糖化血红蛋白监测,无明确糖尿病病史的患者在急性期后应常规接受 OGTT 试验来筛查糖代谢异常和糖尿病。对糖尿病或糖尿病前期患者进行生活方式和 / 或药物干预能减少缺血性脑卒中或 TIA,推荐糖化血红蛋白治疗目标为 <7%,应充分考虑患者的临床特点和药物的安全性制订个体化的血糖控制方案。

(3)吸烟和被动吸烟均为首次脑卒中的明确危险因素,推荐有吸烟史的缺血性脑卒中或 TIA 患者戒烟,无吸烟史的患者应避免被动吸烟。

7. 社区医院可以为防治缺血性脑卒中做些什么

缺血性脑卒中是因多种因素引发的脑部血液供应障碍,导致脑组织受损,严重影响人们的健康和生活,是高血压病患者常见的并发症。时间窗内接受溶栓治疗是缺血性脑卒中发病后改善患者预后的关键。而国内就医平均时间为发病后 15 小时。虽然目前脑血管疾病相关知识的教育力度有所提高,但仍约有 1/4 的患者对缺血性脑卒中溶栓治疗认识不足,存在发病后不知道求救而是盲目等待。

因此,早期筛查与防控工作对缺血性脑卒中的治疗十分重要。需要在社区内宣传"时间就是生命"的理念,加强社区脑卒中科普知识宣传,倡导按时体检及早期就医理念,提高早期就诊、早期治疗的意识,以减少院前延迟发生。据调查研究,进行定期体检、普及脑卒中知识的社区脑卒中预后疗效明显好于未进行干预的社区。此外,为脑卒中出院患者或家庭成员提供生活方式指导、合并疾病的治疗和家庭护理方法、在社区或家庭开展肢体功能训练等,也有助于提高患者运动功能、日常生活能力和社会功能。

【小结】

该患者系 59 岁中年男性。有高血压病史,未规律用药,伴有高脂血症、左室肥厚、颈动脉斑块、微量白蛋白尿等靶器官功能损害,是发生心脑血管事件的高风险人群。在患者发生急性缺血性脑卒中后,立即识别脑卒中的发生,在时间窗内及时启动静脉溶栓治疗,同步给予积极的降压治疗与调脂、抗栓等治疗对于改善患者预后十分重要。降压的目标应采用个体化的方案,既往缺血性脑卒中患者的初始降压目标为 140/90mmHg,而急性缺血性脑卒中准备溶栓者可 <180/100mmHg。在生活方式改善的基础上,可以加用血管紧张素转换酶抑制剂 / 血管紧张素受体阻滞药、二氢吡啶类钙通道阻滞剂降压,他汀类药物调脂稳定斑块。合并缺血性脑卒中的高血压患者再发心脑血管事件的风险较大,积极控制血压到达标水平以下,可显著降低靶器官损害及各种心脑血管并发症的风险。因此,高血压的早发现、早诊断、早治疗十分重要,一旦诊断为高血压病,则应及时控制血压使其达标。患者在家庭中应规律监测血压变化,坚持健康的生活方式,坚持遵医嘱规律服用抗高血压药物,定期体检以发现合并存在的危险因素及高血压所致靶器官损害,及时启动预防措施,以降低高血压所带来的各种风险。

(张　懿　张亚男　周　东)

参考文献

1. 刘丽萍 , 陈玮琪 , 段婉莹 , 等 . 中国脑血管病临床管理指南 (节选版)——缺血性脑血管病临床管理 [J]. 中国卒中杂志 , 2019, 14 (7): 709-726.

2. Whelton PK, Carey RM, Aronow WS, et al. 2017 ACC/AHA/AAPA/ABC/ACPM/AGS/APhA/ASH/ASPC/NMA/PCNA Guideline for the Prevention, Detection, Evaluation, and Management of High Blood Pressure in Adults: A Report of the American College of Cardiology/American Heart Association Task Force on Clinical Practice Guidelines [J]. Hypertension, 2018, 71 (6): e13-e115.

3. Williams B, Mancia G, Spiering W, et al. 2018ESC/ESH Guidelines for the management of arterial hypertension [J]. Eur Heart J, 2018, 39 (33): 3021-3104.

4. National Guideline Centre (UK). Stroke and transient ischaemic attack in over 16s: diagnosis and initial management [J]. London: National Institute for Health and Care Excellence (UK), 2019. PMID: 31211538.

5. 中华医学会神经病学分会 , 中华医学会神经病学分会脑血管病学组 . 中国缺血性脑卒中和短暂性脑缺血发作二级预防指南 2014 [J]. 中华神经科杂志 , 2015, 48 (04): 258-273.

6. Jin H, Zhu S, Wei JW, et al. Factors Associated With Prehospital Delays in the Presentation of Acute Stroke in Urban China [J]. Stroke, 2012, 43 (2): 362-370.

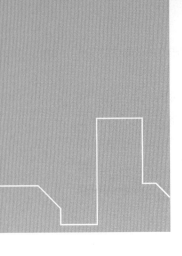

病例 17
高血压合并脑出血

患者男性,51岁。因突发右侧肢体无力伴言语不清2小时余就诊。2小时余前患者与人剧烈争吵后出现右侧肢体无力伴言语不清,伴头痛及呕吐,呕吐物为胃内容物,无呕血,无意识障碍,无大小便失禁、口角歪斜,无饮水呛咳、吞咽困难,无视物模糊,无胸闷及胸痛,无肢体抽搐等。为求进一步治疗就诊。

患者自起病来,精神食欲差,大小便无特殊,体重无明显增减。

发现血压增高10余年,诊断原发性高血压,规律使用氨氯地平5mg/d控制血压,平素血压控制情况不详。

【既往史、个人史、家族史】

否认糖尿病、肝炎、结核等病史。无烟酒、药物依赖。患者父母健在,兄弟姐妹及子女无特殊。

【体格检查】

T 36.2℃,P 75次/min,R 20次/min,BP 180/103mmHg,身高172cm,体重70kg,BMI 23.7kg/m²。发育正常,营养中等,表情痛苦,神志清楚,言语不清,不能正常对答,自主体位。皮肤巩膜无黄染,全身浅表淋巴结未扪及肿大。颈静脉正常。心界不大,心音有力,心律齐,各瓣膜区未闻及杂音。胸廓未见异常,双肺叩诊呈清音。双肺呼吸音清,未闻及干湿啰音。全腹软,未闻及血管杂音,全腹无压痛及反跳痛,腹部未触及包块。肝脏肋下未触及。肾区无叩痛,双肾未触及。双下肢无水肿。构音障碍,右侧偏身痛觉减退,左侧肢体肌力Ⅴ级,右下肢肌力Ⅱ级,上肢肌力Ⅳ级,右侧腱反射减弱,右侧巴氏征(+)。

【辅助检查】

血常规、尿常规、粪便常规未见明显异常。血生化:ALT 35IU/L,AST 32IU/L,空腹血糖5.56mmol/L,尿素7mmol/L,肌酐82μmol/L,eGFR 90.32ml/(min·1.73m²),甘油三酯1.04mmol/L,胆固醇5.02mmol/L,高密度脂蛋白胆固醇1.16mmol/L,低密度脂蛋白胆固醇3.8mmol/L。电解质:血钾3.82mmol/L。凝血常规未见异常。

【初步诊断】

1. 急性脑卒中。

2. 高血压病 3 级、高危。

【诊治经过】

予以持续静脉泵入盐酸乌拉地尔控制血压，使用甘露醇 125ml、甘油果糖 250ml 静脉滴注，呋塞米 40mg 静脉注射脱水降低颅内压。完善脑卒中 CT 检查示(图 17-1)：颅内大动脉及其主要分支未见确切狭窄及扩张，未见确切充盈缺损及动脉瘤征象，左侧基底节区血肿，大小约 3.4cm×2.5cm，周围见水肿带，左侧脑室稍受压，中线结构不偏。颈动脉彩超示：双侧颈总动脉内中膜厚度，右侧约 0.8mm，左侧约 0.9mm，分叉处约 1mm。左侧颈总动脉分叉处内中膜增厚，右侧颈总动脉及右侧锁骨下动脉起源变异。

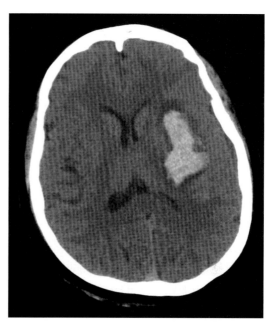

图 17-1　头颅 CT 平扫：左侧基底节区血肿
(3.4cm×2.5cm)，左侧脑室稍受压

经过神经内科、神经外科会诊后，患者无急诊手术适应证，采取内科保守治疗，动态观察患者意识变化、神经体征等。继续给予降压、脱水治疗，使用氨甲环酸止血。经过急诊处理后，患者病情逐渐趋于稳定，起病 3 天后转康复科病房进一步治疗，予以氨氯地平 5mg/d 联合厄贝沙坦氢氯噻嗪片(厄贝沙坦 150mg/ 氢氯噻嗪 12.5mg)1 片 /d 控制血压、甘露醇联合甘油果糖脱水、营养脑神经及神经康复等治疗。反复多次查 CT 提示无脑出血病灶进展，血肿部分较前吸收，缩小，周围脑水肿逐渐减轻，病情逐步好转。

经过上述治疗 1 个月后，患者言语功能逐渐恢复，下肢力量稍改善。但患者血压波动较大，以晨起时血压升高明显，清晨血压 180/117mmHg，中午及夜间为 148/90mmHg 左右。无头晕、头痛，无胸闷、气促。请心脏内科会诊后，完善动态血压提示：24 小时平均血压 150/90mmHg，白天平均血压 160/98mmHg，夜间平均血压 140/83mmHg，予以调整降压方案为氨氯地平 5mg/d，厄贝沙坦氢氯噻嗪片(厄贝沙坦 150mg/ 氢氯噻嗪 12.5mg)1 片 /d，厄贝沙坦 150mg/ 晚，盐酸阿罗洛尔片(10mg/ 次，2 次 /d)控制血压。此后患者血压逐渐稳定，诊室血压波动在 130/80mmHg 左右。嘱患者密切观察血压控制情况，加强康复训练，门诊随访。

患者出院后，定期至医院康复科做康复训练，言语功能逐渐恢复如常，下肢肌力明显改善，血压控制稳定。出院后 2 个月复查动态血压提示：24 小时平均血压 125/76mmHg，白天平均血压 130/82mmHg，夜间平均血压 118/68mmHg。建议继续遵医嘱服用降压药物，定期随访。

【修正诊断】

1. 左侧基底节区出血。
2. 高血压病 3 级、很高危。

【讨论】

1. 脑出血如何进行分型

目前常用的脑出血分型包括按出血部位分型以及按照病因分型。按出血部位分型如下：

(1)基底节区出血:①壳核出血;②尾状核头出血。

(2)丘脑出血。

(3)脑叶出血:①额叶出血;②顶叶出血;③颞叶出血;④枕叶出血。

(4)脑干出血:①脑桥出血;②中脑出血;③延髓出血。

(5)垂体出血。

(6)小脑出血。

(7)脑室出血。

按病因可分为血管结构性损伤、药物、脑血管淀粉样变、系统性疾病、高血压和未知原因。其中脑淀粉样血管病(20%)和高血压血管病(35%)是较为常见的类型。

2. 脑出血有哪些常见的临床表现

脑出血常见于50岁以上患者,男性稍多于女性。寒冷季节发病率较高,多有高血压病史。多在情绪激动或活动中突然发病,发病后病情常于数分钟至数小时内达到高峰。少数也可在安静状态下发病。前驱症状一般不明显,发病后多有血压明显升高。由于颅内压升高,常有头痛、呕吐和不同程度的意识障碍,如嗜睡或昏迷等。因出血量和出血部位不同,可出现不同局限性定位的临床表现,如病灶对侧偏瘫、偏身感觉缺失和同向性偏盲、失语等。

3. 脑出血和缺血性脑卒中如何鉴别

详见表17-1。

表17-1 脑出血和缺血性脑卒中的鉴别要点

鉴别要点	缺血性脑卒中	脑出血
发病年龄	多为60岁以上	多为60岁以下
起病状态	安静或睡眠中	动态起病(活动中或情绪激动)
起病速度	10余小时或1~2天症状达高峰	10分钟至数小时症状达高峰
全脑症状	轻或无	头痛、呕吐、嗜睡、打哈欠等
意识状态	无或较轻	多见且较重
神经体征	多为非均等性偏瘫	多为均等性偏瘫(基底核区)
CT检查	脑实质内低密度病灶	脑实质内高密度灶
脑脊液	无色透明	可有血性

4. 脑出血如何进行分期

脑出血时MRI影像变化规律可分为:①超急性期(<24小时)为长T_1、长T_2信号,与脑梗死、水肿不易鉴别。②急性期(2~7天)为等T_1、短T_2信号。③亚急性期(8天~4周)为短T_1、长T_2信号。④慢性期(>4周)为长T_1、长T_2信号。

5. 脑出血有什么危害,什么部位的脑出血危害最大

脑出血发病凶险,病情变化快,致死致残率高,病情严重程度取决于出血部位、出血量及血肿的进展等。就部位而言,中脑及延髓出血病情危重,中脑出血重症者表现为深昏迷,四肢弛缓性瘫痪,可迅速死亡。延髓出血临床表现为突然意识障碍,影响生命体征,如呼吸、心率、血压改变,继而死亡。但两者皆少见。

6. 脑出血什么情况下需要积极手术治疗

根据《中国脑出血诊治指南(2019)》的推荐,以下临床情况可个体化考虑选择外科开颅手术或微

创手术治疗：①出现神经功能恶化或脑干受压的小脑出血者，无论有无脑室梗阻致脑积水的表现，都应尽快手术清除血肿；不推荐单纯脑室引流而不进行血肿清除。②对于脑叶出血超过 30ml 且距皮质表面 1cm 内的患者，可考虑标准开颅术清除幕上血肿或微创手术清除血肿。③发病 72 小时内、血肿体积 20~40ml、格拉斯哥昏迷评分（Glasgow coma score，GCS）≥ 9 分的幕上高血压脑出血患者，在有条件的医院，经严格选择后可应用微创手术联合或不联合溶栓药物液化引流清除血肿。④ 40ml 以上重症脑出血患者由于血肿占位效应导致意识障碍恶化者，可考虑微创手术清除血肿。⑤微创治疗应尽可能清除血肿，使治疗结束时残余血肿体积 ≤ 15ml。⑥病因未明确的脑出血患者行微创手术前应行血管相关检查（CTA/MRA/DSA）排除血管病变，规避和降低再出血风险。

7. 脑出血急性期如何进行血压管理

脑出血患者常常伴有显著的血压升高，与死亡、肢体残疾、出血增加以及神经功能恶化相关。降压治疗的主要目的是在保持脑组织灌注的基础上，避免再次出血。急性脑出血的抗高血压治疗（antihypertensive treatment of acute cerebral hemorrhage，ATACH）和急性脑出血的强化降压治疗（intensive blood pressure reduction in acute cerebral hemorrhage trial，INTERACT）为脑出血患者早期降压提供了重要依据。研究显示将收缩压控制在 140mmHg 以下可以降低血肿扩大的发生率，不增加不良事件的风险，但对 3 个月的病死率以及致残率无明显改善。一般认为脑出血患者血压升高是机体针对颅内压为保证脑组织血供的一种血管自动调节反应，随着颅内压的下降血压也会下降，因此降低血压应首先以进行脱水降颅压治疗为基础。但如果血压过高，又会增加再出血的风险，因此需要控制血压。调控血压时应考虑患者的年龄、有无高血压病史、有无颅内高压、出血原因及发病时间等因素。急性期血压管理也应避免患者血压下降过快造成脑血流量降低，导致继发性脑缺血，加重神经功能损害。《中国脑出血诊治指南（2019）》推荐，对于收缩压 150~220mmHg 的住院患者，在没有急性降压禁忌证的情况下，数小时内可将收缩压降至 130~140mmHg，但其改善患者神经功能的有效性尚待进一步验证。对于收缩压 >220mmHg 的脑出血患者，在密切监测血压的情况下，持续静脉输注药物控制血压可能是合理的，收缩压目标值为 160mmHg。在急性期降压治疗期间，严密监测血压水平变化，建议每隔 10~15 分钟进行一次血压测量。用于脑出血急性期血压管理的静脉降压药物，包括尼卡地平、乌拉地尔。

8. 脑出血急性期的综合管理策略

脑出血急性期的治疗包括五个方面：①连续监测神经功能状态和生命体征（血压、脉搏、血氧饱和度和体温）；②预防和治疗神经系统并发症（如水肿的占位效应或癫痫发作）和内科系统并发症（如误吸、感染、褥疮、下肢深静脉血栓或肺动脉血栓栓塞）；③早期启动二级预防，减少脑出血早期复发率；④尽早开始康复训练；⑤特异性的外科手术控制血肿进一步扩大，降低颅内压挽救生命。

9. 脑出血后恢复期常用的口服降压药物选择有哪些，该如何选择

不同种类的抗高血压药物均可以降低卒中和主要心血管事件。研究发现事件风险的降低主要来源于血压的下降，而非特定抗高血压药物，但 CCB 在降低长期卒中事件上有一定优势，而单独使用 β 受体阻滞剂可能与增加卒中风险有关。目前缺乏不同降压药物在卒中降压二级预防的头对头临床研究，最佳药物选择尚存争议。药物选择从用药依从性、药物不良反应和经济费用等因素综合考虑个体化的抗高血压药物。基于现有临床证据，选择 ACEI、ARB、CCB、利尿剂作为卒中后抗高血压药物是合理的。

10. 脑出血后恢复期的血压目标值

脑出血复发危险因素主要包括高血压、高龄、饮酒、接受抗凝治疗以及影像学提示多发出血灶等。

其中高血压是一项重要的可控危险因素,积极有效的血压管理可降低脑出血的复发风险,在脑出血恢复期将血压控制 <140/90mmHg 是安全、合理的。

【小结】

本案例患者为中年男性。本次因为与人剧烈争吵后突发右侧肢体无力伴言语不清 2 个多小时急诊入院。伴头痛及呕吐,无意识障碍、大小便失禁、视物模糊、肢体抽搐等。查体:右侧神经功能缺损,病理征阳性。既往有高血压病史,平素血压控制不详。头颅 CT 提示左侧基底节区血肿。入院血压 180/103mmHg,急性期予以静脉持续泵入乌拉地尔控制血压 140/90mmHg 左右。1 个月后患者血压控制不理想,波动较大,调整降压方案氨氯地平 5mg/d,厄贝沙坦氢氯噻嗪片(厄贝沙坦 150mg/ 氢氯噻嗪 12.5mg)1 片 /d,厄贝沙坦 150mg/ 晚,盐酸阿罗洛尔片(10mg/ 次,2 次 /d)控制血压。此后患者血压达标、控制平稳。高血压是脑出血、脑出血复发的主要危险因素,也是一项重要的可控危险因素,积极有效的血压管理可降低脑出血的发生及复发的风险。脑出血急性期收缩压 >220mmHg 时,积极使用静脉降压药物降低血压;收缩压 >180mmHg 时,可考虑使用静脉降压药物控制血压,根据患者的临床表现调整降压速度,160/90mmHg 可作为急性期降压目标值。用于脑出血急性期血压管理的静脉降压药物包括尼卡地平、乌拉地尔等。脑出血后恢复期将患者血压控制 <140/90mmHg 是安全、合理的,其中 ACEI、ARB、CCB、利尿剂等,均可作为卒中后血压管理常用的口服降压药。

(吕晓君　陈　磊　张亚男)

参考文献

1. Arima H, Chalmers J. PROGRESS: Prevention of Recurrent Stroke [J]. The Journal of Clinical Hypertension, 2011, 13 (9): 693-702.

2. Li Q, Wu H, Yue W, et al. Prevalence of Stroke and Vascular Risk Factors in China: a Nationwide Community-based Study [J]. Scientific Reports, 2017, 7 (1): 6402.

3. Mozaffarian D, Benjamin EJ, Go AS, et al. Heart disease and stroke statistics--2015update: a report from the American Heart Association [J]. Circulation, 2015, 131 (4): e29-e322.

4. Mukete BN, Cassidy M, Ferdinand KC, et al. Long-Term Anti-Hypertensive Therapy and Stroke Prevention: A Meta-Analysis [J]. American Journal of Cardiovascular Drugs, 2015, 15 (10): 243-257.

5. Sacco RL, Kasner SE, Broderick JP, et al. An updated definition of stroke for the 21st century: a statement for healthcare professionals from the American Heart Association/American Stroke Association [J]. Stroke, 2013, 44 (7): 2064-2089.

6. Tsai CF, Thomas B, Sudlow CLM. Epidemiology of stroke and its subtypes in Chinese vs white populations: a systematic review [J]. Neurology, 2013, 81 (3): 264-272.

7. 中国医师协会急诊医师分会, 中国高血压联盟, 北京高血压防治协会. 中国急诊高血压诊疗专家共识 (2017 修订版)[J]. 中国实用内科杂志, 2018, 38 (5): 43-55.

8. Steiner T, Kaste M, Forsting M, et al. Recommendations for the management of intracranial haemorrhage-part I: spontaneous intracerebral haemorrhage. The European Stroke Initiative Writing Committee and the Writing Committee for the EUSI Executive Committee [J]. Cerebrovasc Dis, 2006, 22 (4): 294-316.

9. 中华医学会神经病学分会, 中华医学会神经病学分会脑血管病学组. 中国脑出血诊治指南 (2019)[J]. 中华神经科杂志, 2019, 52 (12): 994-1005.

病例18
高血压合并慢性肾脏病

患者女性,78岁。因血压升高30余年,夜尿增多1个月余就诊。30余年前,患者体检发现血压升高,最高血压为200+/145mmHg,偶伴有头晕,多表现为枕部沉重感,持续时间数十分钟至数小时不等,无头痛、黑矇、晕厥,无胸闷、胸痛,无恶心、呕吐等不适,未予重视。未口服药物治疗。5余年前开始规律服用降压药物厄贝沙坦片150mg/d,硝苯地平控释片30mg/d,自测血压维持在160/90mmHg,头晕症状较前缓解,发作次数减少。1个月余前患者出现夜尿增多,泡沫尿,偶头昏,自测血压波动在140~160/90~110mmHg之间,无尿急、尿痛,无小便淋漓不尽,无血尿,无剧烈头痛,无心悸胸闷,无劳力性呼吸困难。为求进一步治疗就诊。

患者自患病以来,神清,精神可,饮食及夜间睡眠可。小便如上述,大便正常,体重无明显增减。

1年前发现颈动脉粥样硬化斑块,长期口服阿司匹林肠溶片100mg/d及阿托伐他汀钙片20mg/晚治疗。

【既往史、个人史、家族史】

否认吸烟饮酒史。否认肝炎、结核或其他传染病史,否认手术史。适龄结婚,孕1产1,14岁初潮,月经周期、经量正常,49岁绝经。爱人及子女体健。父母已故,死因不详。

【体格检查】

T 36.7℃,P 88次/min,R 19次/min,BP 176/108mmHg,BMI 26.3kg/m²。神志清楚,慢性病容,皮肤巩膜无黄染,全身浅表淋巴结未扪及肿大。颈静脉正常。心界向左下扩大,心音有力,心律齐,各瓣膜区未闻及杂音。胸廓未见异常,双肺叩诊呈清音。双肺呼吸音清,未闻及干湿啰音。全腹软,未闻及血管杂音,全腹无压痛及反跳痛,腹部未触及包块。肝脏肋下未触及。肾区无叩痛,双肾未触及。下肢无水肿。

专科体检提示,四肢血压:左上肢血压178/98mmHg,右上肢血压169/102mmHg,左下肢血压198/115mmHg,右下肢血压189/112mmHg。

【辅助检查】

血常规、粪便常规未见异常。尿常规:尿蛋白定性(+),尿隐血阴性,尿糖阴性。血脂:甘油三酯1.16mmol/L,总胆固醇4.36mmol/L,低密度脂蛋白胆固醇2.73mmol/L,高密度脂蛋白胆固醇

1.63mmol/L。肾功能：肌酐 148.0μmol/l，eGFR 49.32ml/(min·1.73m²)，尿酸 296.0μmol/L。

【初步诊断】

1. 高血压病 3 级、很高危组。心脏长大，左室肥厚，窦性心律，心功能Ⅰ级。

2. 慢性肾脏病（CKD3 期）。

【诊治经过】

调整降压方案为厄贝沙坦片 150mg/d，硝苯地平控释片（30mg/ 次，2 次 /d），嘱监测血压，患者诉回家后服药 3 天血压仍控制于 150/100mmHg 左右，为求进一步治疗到上级医院就诊。

口服葡萄糖耐量试验（OGTT 试验）：空腹血糖 6.3mmol/l；餐后 2 小时血糖 7.73mmol/l。肾病指数：尿白蛋白 / 肌酐 334.8mg/g；尿蛋白 0.45g/24h；肝功能、糖化血红蛋白未见异常。

心电图（图 18-1）：窦性心律，左室高电压，T 波改变。超声心动图：LV 52mm，LA 38mm，RA 35mm，RV 21mm，IVS 13mm，LVPW 13mm，二尖瓣口舒张早期峰值速度 / 舒张晚期峰值速度（Em/Am）0.4/0.9，EF 59%；左室肥厚，左室舒张功能降低。颈动脉彩超：双侧颈总动脉、颈外及颈内动脉起始部走行正常，管腔未见局限性狭窄及扩张，内膜光滑，内中膜回声增厚增强，左侧颈总动脉远段后壁探及 7mm×3mm 等回声扁平斑块，右侧颈总动脉中段后壁探及 5mm×3mm 不均回声扁平斑块。双侧颈总动脉粥样硬化斑块形成。肾脏及肾动脉超声：双肾大小形态正常，双侧肾动脉未见狭窄。

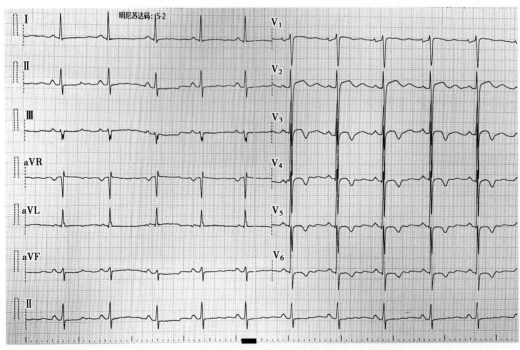

图 18-1　心电图示窦性心律，左室高电压，T 波改变

建议患者低盐、低脂、低糖饮食，加强运动；对患者进行健康教育，告知其遵医嘱长期规律服药的重要性，并嘱其每天家庭自测血压；降压药物方案为硝苯地平控释片 30mg/d，厄贝沙坦 150mg/d，厄贝沙坦氢氯噻嗪片（厄贝沙坦 150mg/ 氢氯噻嗪 12.5mg）1 片 /d 进行降压治疗。

1 周后患者社区门诊复诊。诊室血压 134/82mmHg，家庭自测血压波动于 130/80mmHg 左右，空腹血糖 5.9mmol/L,嘱患者定期每个月社区随诊,血压波动于 120~130/70~80mmHg。

【修正诊断】

1. 高血压病 3 级、很高危组。心脏长大,左室肥厚,窦性心律,心功能 I 级。
2. 慢性肾脏病(CKD3 期)。
3. 糖耐量异常。
4. 颈动脉粥样硬化。

【讨论】

1. 什么是高血压肾病,高血压肾病常见的临床表现

高血压肾病系原发性高血压引起的肾脏结构和功能损害,即高血压状态下肾素 - 血管紧张素 - 醛固酮系统激活,肾小球前动脉阻力增加及肾小球内高压,导致肾单位损害。若血压长久控制不佳,造成的肾脏损害难以逆转,肾功能逐渐恶化,进展为慢性肾衰竭,严重可致尿毒症。

肾脏损害系高血压患者常见的靶器官损害及合并症,应对所有的高血压患者常规筛查肾功能情况,包括尿蛋白定量(亦可用肾病指数即尿白蛋白 / 肌酐替代)、血肌酐、肾小球滤过率等,必要时应进一步通过影像学检查肾脏及肾血管情况。

高血压肾病患者的诊断包括原发性高血压的诊断和慢性肾脏病(chronic kidney disease,CKD)的诊断。临床上若发现长期高血压患者(原发性居多),在临床进展过程中逐渐出现肾脏损害情况,早期多为微量白蛋白尿、肌酐上升,继而发展到轻到中度的蛋白尿,最终进展为肾衰竭。应考虑高血压肾损害或高血压肾病的诊断。

2. 该患者是高血压肾病还是肾性高血压,两者之间如何鉴别

该患者为高血压肾病。从临床角度来看,高血压肾病最重要的是高血压先于蛋白尿或肾功能不全出现,并且不存在其他导致肾脏病的明显原因。从病史发展来看,往往高血压时间较长(5~10 年或以上),初期肾功能通常正常。随着病程的进展,逐渐出现肾脏损害,早期多为微量白蛋白尿、肌酐上升,继而发展到轻~中度的蛋白尿,最终进展为肾衰竭。

肾性高血压在临床中也不少见。通常患者先出现基础肾脏疾病,如肾小球肾炎、肾病综合征等,肾功能在发病开始即可能出现严重损害,实验室检查肾脏损害相关指标明显异常,如血尿、大量蛋白尿,或肾小球滤过率下降、血肌酐升高。随着肾脏损害加重,血压逐渐升高。因此临床上常表现为肾脏疾病诊断在先,高血压在后,且就诊时高血压时间通常较短。

不论是高血压肾病还是肾性高血压,在两者同时合并的情况下,可进入到恶性循环,二者互为因果,互相加重。

3. 该患者日常生活中应注意什么

(1)建议患者 BMI 维持在 20~25kg/m^2。

(2)建议钠每天摄入量 <2g(同等于氯化钠盐摄入小于 5g/d)。

(3)建议患者进行体育锻炼,在心血管能够耐受情况下,建议 5 次 / 周,30min/ 次。

(4)CKD 患者应戒烟,可少量饮酒,女性不超过 1 个标准饮酒单位,男性不超过 2 个标准饮酒单位(一个标准饮酒单位约 8~19.7g 酒精,各国标准存在差异)。

4. 该患者降压目标是什么

不论是否合并糖尿病,未透析 CKD 合并高血压患者 SBP ≥ 140mmHg 或 DBP ≥ 90mmHg

时开始启动生活方式改善及药物降压治疗。降压治疗的靶目标当尿白蛋白<30mg/d时靶目标<140/90mmHg,当尿白蛋白30~300mg/d或更高时靶目标<130/80mmHg,血液透析患者透析前收缩压应<160mmHg,老年腹膜透析患者血压控制目标可放宽至<150/90mmHg。对于该患者而言,降压目标应为130/80mmHg。

5. 该患者该如何选择降压药物

高血压合并CKD患者应优先选择肾素-血管紧张素-醛固酮系统抑制剂(RAASI)如ACEI或ARB。本病例中选用的厄贝沙坦属于ARB,该类药物在降低尿蛋白、保护肾功能方面具有重要作用。因此通常在高血压合并CKD时,RAASI应作为首选使用,同时应尽可能使用相对大剂量,但需注意,不推荐ACEI与ARB联用。另一方面,高血压合并CKD患者通常血压升高明显,且较难控制,往往需要联合用药,可选用可选用ACEI或ARB+钙离子拮抗剂(CCB)的联合治疗或ACEI或ARB+利尿剂的联合方式[注:当eGFR≥30ml/(min·1.73m²),噻嗪类利尿剂有效;当eGFR<30ml/(min·1.73m²)时,应慎用噻嗪类利尿剂,可换用袢利尿剂];若血压仍控制不佳,还可再联用β受体阻滞剂、α受体阻滞剂等,使血压严格达标,才能进一步避免靶器官损害。

需要注意的是,使用RAASI后血肌酐较基础值升高≥30%时可考虑减量或停药。当血肌酐超过3mg/dl时(即约265μmol/L)时,RAASI为相对禁忌证,因为该类药物可能进一步加重肾脏损害,需停药。尽管目前有研究表明,在谨慎、剂量滴定的情况下对此类患者使用RAASI并不会导致肾功能恶化,但临床上仍需相当谨慎,特别是对于基层医院,风险较大,对该类患者若血压难以控制达标,应建议转入上级医院接受专科治疗。

6. 若该患者发展成为终末期肾病透析患者,应如何降压

透析患者常用的降压药物包括β受体阻滞剂、ACEI、ARB、CCB等。在降压药物使用过程中需明确什么种类降压药物不宜使用:①合并高钾血症、特别是透析频次<2次/周的高钾血症患者,不宜选择ACEI或ARB;②合并心力衰竭或传导阻滞的患者,不宜选用α、β受体阻滞剂类降压药物;③合并血管神经性水肿的患者,或交感神经反应性过强的患者,不宜选择钙通道阻滞剂;④合并精神抑郁的患者,不宜选择中枢性降压药物。针对透析患者血压控制靶目标尚无定论,《中国高血压防治指南》建议透析后收缩压靶目标为120~140mmHg。

【小结】

此病例特点是高血压合并慢性肾脏病。从病史及检验结果,考虑高血压肾病的可能性大,临床实践中需要与肾实质性高血压鉴别。对于高血压合并慢性肾脏病患者的治疗,既要兼顾血压又要注重保护肾脏功能,高血压和肾脏病密切相关,互为病因和加重因素,对存在蛋白尿的患者需要采取更严格的降压目标(130/80mmHg)。无禁忌证情况下,应优先选择以RAASI(如ACEI或ARB)为基础的降压方案,RAASI在降低尿蛋白、保护肾功能方面具有重要作用。用药同时需要严密监测肾功能,掌握停药和调整剂量的适应证。对于需要透析治疗的患者,降压药物剂量需考虑到血流动力学变化及透析对药物的清除情况并进行调整,透析患者的血压变异不宜过大。通过此病例学习,我们应该掌握高血压肾病和肾性高血压的鉴别诊断。明确高血压合并慢性肾脏病的降压靶目标,正确制订降压方案,给予RAASI类药物后需掌握停药和调整药物剂量的适应证,避免RAASI类药物导致的肾功能恶化。

(郑 翼 苟棋玲 唐万欣)

参考文献

1. Becker GJ, Wheeler DC, Zeeuw DD, et al. Kidney disease: Improving global outcomes (KDIGO) blood pressure work group. KDIGO clinical practice guideline for the management of blood pressure in chronic kidney disease [J]. Kidney International Supplements, 2012, 2 (5): 337-414.

2. Williams B, Mancia G, Spiering W, et al. 2018 ESC/ESH Guidelines for the management of arterial hypertension [J]. Eur Heart J, 2018, 39 (33): 3021-3104.

3.《中国高血压防治指南》修订委员会 . 中国高血压防治指南 2018 年修订版 [J]. 心脑血管病防治 , 2019, 019 (1): 1-44.

病例 19
高血压合并左室肥厚

患者女性,55岁。因反复头晕、头痛3余年,加重10天就诊。3余年前患者无明显诱因出现阵发性发作头晕、头痛。发作时持续性胀痛,每次发作数小时,活动后明显加重,休息后缓解,伴耳鸣及全身乏力,无视物旋转、听力减退、颈部放射痛、晕厥、腹痛、恶心、呕吐,无心悸、胸闷、呼吸困难、双下肢水肿等症状。遂于社区医院就诊。测量血压发现血压增高,最高血压值160/90mmHg,连续测量3d后,诊断高血压病。给予患者氨氯地平5mg/d,服药后患者头晕、头痛症状基本缓解。每个月均于社区医生处测量血压及开药,未诉特殊不适。近半年患者因外出务工未规律复查及定期服药,血压控制情况不详。10d前患者再次感头晕、头痛症状明显加重,伴恶心,呕吐1次,呕吐为非喷射状,呕吐物为胃内容物,家庭自测血压175/110mmHg。为求进一步治疗就诊。

患者自患病以来,精神、食欲尚可,睡眠欠佳,表现为早醒,大小便正常,体重无明显变化。

2余年前诊断糖尿病,长期服用二甲双胍降糖治疗,自诉空腹血糖控制于7mmol/L左右,餐后血糖控制于9~10mmol/L。

【既往史、个人史、家族史】

23年前曾患肺结核,正规抗结核治疗1年后复查痊愈。无吸烟、饮酒史。父亲有高血压、糖尿病病史,健在;母亲体健。

【体格检查】

T 36.5℃,P 68次/min,R 20次/min,BP 172/98mmHg,体重55kg,身高158cm,BMI 22.03kg/m^2。神志清楚,对答切题,言语清楚,慢性病容,头颅五官无畸形。双肺呼吸音清,未闻及明显干、湿啰音。心界不大,听诊心律齐,心音搏动有力,各瓣膜区未闻及明显杂音。腹软,无压痛及反跳痛,肝、肾、脾脏未扪及,双下肢无水肿。颈阻阴性,四肢肌力5级,肌张力正常,病理征阴性。

【辅助检查】

血常规:血红蛋白115g/L,白细胞5.9×10^9/L,血小板150×10^9/L;尿常规、粪便常规均无特殊。血生化:空腹血糖8.5mmol/L,甘油三酯2.1mmol/L,胆固醇5.4mmol/L,低密度脂蛋白胆固醇2.8mmol/L,肌酐90μmol/L。心电图(图19-1):窦性心动过速,左室高电压,ST-T改变。24小时动态血压见表19-1。

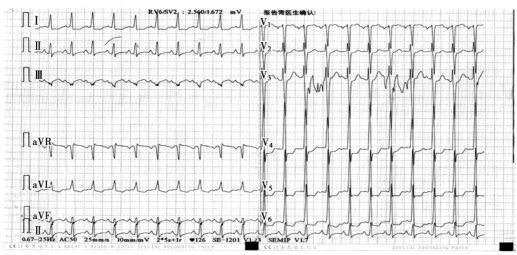

图 19-1　心电图示窦性心动过速,左室高电压,ST-T 改变

表 19-1　24 小时动态血压　　　　　　　　　　　　　单位:mmHg

血压	全天		白天		夜间	
	最大值	平均值	最大值	平均值	最大值	平均值
收缩压	172	136	172	142	153	128
舒张压	114	86	114	92	80	74

【初步诊断】

1. 高血压病 3 级、很高危。

2. 2 型糖尿病。

【诊治经过】

立即启用降压治疗,给予氨氯地平 5mg/d,监测血压,社区随诊。患者诉回家后服药 3 天血压仍控制于 150/100mmHg 左右,头晕、头痛较前稍缓解。为求进一步治疗到上级医院就诊。

蛋白尿检查:肾病指数(尿白蛋白 / 肌酐比)116mg/g,尿蛋白定量 0.13g/24h。腹部及肾动脉彩超:脂肪肝,右肾尿盐结晶,双侧肾动脉未见明显异常。肾动脉彩超:双侧肾动脉未见明显异常。超声心动图(图 19-2、图 19-3):LV 48mm,LA 39mm,RV 22mm,RA 40mm,IVS 14mm,LVPW 12mm,AAO 35mm,EF 65%;左房增大,左室肥厚,主动脉稍增宽,左室收缩功能测值正常,舒张功能下降。头颅 CT:未见明显异常。

建议患者低盐、低脂、低糖饮食,加强运动;对患者进行健康教育,告知其遵医嘱长期规律服药的重要性,并嘱其每天家庭自测血压;加用氨氯地平 5mg/d,缬沙坦 80mg/d 进行降压治疗。

1 周后患者社区门诊复诊。诊室血压 134/82mmHg,家庭自测血压波动于 130/80mmHg 左右。患者头晕、头痛症状明显缓解,后定期每个月社区随诊,血压波动于 120~130/70~80mmHg。

【修正诊断】

1. 高血压病 2 级、很高危。

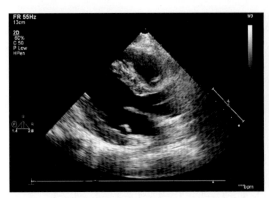
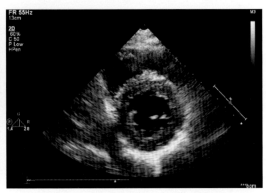

图 19-2　超声心动图(胸骨旁左室长轴切面)　　　图 19-3　超声心动图(左室短轴切面)

2. 2 型糖尿病。

3. 脂肪肝。

【讨论】

1. 高血压的诊断标准是什么

高血压的诊断标准为:在未使用降压药物的情况下,非同日 3 次测量诊室血压,SBP ≥ 140mmHg 和 / 或 DBP ≥ 90mmHg;若患者既往有高血压病史,目前正在使用降压药物,血压虽然低于 140/90mmHg,仍应诊断为高血压。动态血压的高血压诊断标准为:全天平均血压 ≥ 130/80mmHg, 白天平均血压 ≥ 135/85mmHg,夜间平均血压 ≥ 120/70mmHg。家庭自测血压的高血压诊断标准为 ≥ 135/85mmHg,与诊室血压 140/90mmHg 相对应。

2. 高血压应该进行哪些检查项目

对于高血压患者的实验室检查,《中国高血压防治指南(2018 年修订版)》进行了如下推荐,分为 基本项目及推荐项目。①基本项目:血生化(血钾、钠、空腹血糖、血脂、尿酸、肌酐)、血常规、尿液分析 (尿蛋白、尿糖和尿沉渣镜检)、心电图等。②推荐项目:超声心动图、颈动脉超声、口服葡萄糖耐量试 验、糖化血红蛋白、血高敏 C 反应蛋白、尿白蛋白 / 肌酐比值、尿蛋白定量、眼底、胸部 X 线检查、脉搏 波传导速度以及踝 - 臂指数等。

3. 怎么诊断高血压合并左心室肥厚

高血压患者血压控制不佳时,升高的血压可以加重心脏后负荷,使左心室舒张末期充盈压增高, 激活肾素 - 血管紧张素 - 醛固酮系统,刺激心肌细胞肥大及心肌间质增生,诱发或促进左心室肥厚的 发生发展。左心室肥厚的诊断标准:心电图的 Sokolow-Lyon 电压(SV$_1$+RV$_5$)>3.8mV 或 Cornell 电 压 - 时间乘积 >244mV × ms;超声心动图的 LVMI:男性 ≥ 115g/m², 女性 ≥ 95g/m²。临床上,心电图 诊断左室肥厚的总体敏感性为 6.9%,特异性为 98.8%;超声心动图可以多角度扫描心脏,较高的分辨 率可以将左心室结构变化清晰地显示出来,直观的测量心室壁厚度及血流动力学状态,较心电图可以 提供更加准确客观的信息,并可对左心室肥厚的不同病因进行鉴别诊断。

4. 左心室肥厚主要的鉴别诊断

左心室肥厚根据发病机制不同可分为获得性和遗传性两大类。获得性左心室心肌肥厚多继发于 血流动力学障碍和内分泌等疾病,如高血压、主动脉瓣狭窄、生长激素分泌过多等情况,本例患者存在 高血压病史,且血压控制不佳,超声心动图检查未发现心脏瓣膜的异常且左心室呈对称性轻度肥厚, 故该例患者左心室肥厚应由高血压引起。遗传性左心室肥厚,主要由于编码心肌细胞肌节蛋白的基因突变导致,即肥厚型心肌病,其左心室肥厚多呈非对称性肥厚,且肥厚程度更重,室间隔厚度多大于15mm;另一部分为其他基因突变引起的全身疾病,累及心脏导致左心室肥厚,如代谢性疾病及神经肌肉疾病等,对于该类疾病的诊断多需进行心脏磁共振检查,心肌活检及分子遗传学检测。

5. 如何对高血压患者进行生活方式干预

对于任何分级及危险分层的高血压患者,应进行生活方式的干预。生活方式干预的目的是为了降低血压,控制其他危险因素和临床并发症,其对于所有高血压患者都是合理有效的(表 19-2),主要内容包括提倡健康生活方式,消除不利于身体和心理健康的行为和习惯。具体内容如下:

(1)减少钠盐摄入,每天钠盐摄入量逐渐减量至 <6g/d,增加钾盐摄入。主要措施包括:减少烹调用盐及含钠调味品;避免或减少含钠盐高的加工食品;并建议在烹调时尽可能使用定量盐勺。

(2)合理膳食,均衡营养,建议饮食以水果、蔬菜、低脂奶制品、富含食用纤维的全谷物、食物来源的蛋白质为主,减少饱和脂肪酸和胆固醇的摄入。

(3)控制体重,使 BMI<24kg/m^2。腰围:男性 <90cm,女性 <85cm。

(4)不吸烟,彻底戒烟并且避免被动吸烟。

(5)限制饮酒,每天酒精摄入量男性不超过 25g,女性不超过 15g,每周酒精摄入量男性不超过140g,女性不超过 80g。

(6)增加运动,除日常生活的活动外,每周 4~7 天,每天累计 30~60 分钟中等强度运动(如步行、慢跑、骑自行车、游泳等),以有氧运动为主,无氧运动作为补充。

(7)减轻精神压力,保持心理平衡。

表 19-2　不同生活方式干预对血压的影响

生活方式干预	推荐	SBP 降低范围
减轻体重	保持正常体重(BMI:18.5~24.9kg/m^2)	5~20mmHg/10kg
DASH 饮食	富含蔬菜、水果的饮食,低饱和脂肪酸和总脂肪含量少的低脂奶产品	8~14mmHg
限制钠盐摄入	钠离子不超过 100mmol/d(相当于 2.4g 钠或 6g 氯化钠)	2~8mmHg
体力活动	规律有氧运动,如快走(每天 30 分钟)	4~9mmHg
限酒	男性每天饮酒不超过 2 次(30ml 酒精),女性和低体重不超过 1 次 /d	2~4mmHg

6. 高血压合并左室肥厚的药物选择

对于高血压合并左心室肥厚的患者,各类降压药物通过有效降压都有不同程度改善左心室肥厚的作用,但是不同药物逆转左心室肥厚的机制和效果不同。有研究表明,五类降压药物中 ARB 类药物逆转左心室肥厚效果最佳,其次为钙通道阻滞剂、ACEI、利尿剂及 β 受体阻滞剂。因此对于高血压合并左心室肥厚患者首先应有效控制血压达标,在此基础上,优先选择具有左心室肥厚循证医学证据的药物,而目前为 RAASI 证据最多。

7. 怎样做好高血压患者的社区防治

社区卫生服务中心对于高血压的规范化管理对于提高高血压患者的知晓率、治疗率及控制率具有非常重要的意义。根据《2019 年中国高血压防治指南(修订版)》所提出的要求,社区高血压防治要采取面对全人群、高血压高危人群和患者的综合防治策略,一级预防、二级预防与三级预防相结合的综合一体化的干预措施。社区高血压的规范管理主要包括以下几个方面。

(1)对于初诊患者的管理:对于社区初诊高血压患者,第一次就诊时应从以下几方面进行接诊与评估:①判断是否有靶器官损害;②判断是否有继发性高血压的可能;③对高血压患者进行心血管综合危险度评估;④评估影响生活方式改变和药物治疗依从性的障碍;⑤给予生活方式指导和药物治疗;⑥制订下一次随访日期;⑦建议家庭血压监测;⑧登记并加入高血压管理。

(2)社区高血压患者的长期随访及分级管理:对于已纳入社区管理的高血压患者,社区卫生服务机构建议对高血压患者进行长期的随访管理,并根据患者的血压是否达标分为一、二级管理。《2019年中国高血压防治指南(修订版)》给出了对不同高血压患者分级随访管理的具体内容(表19-3)。

表 19-3　高血压患者分级随访管理内容

项目	一级管理	二级管理
管理对象	血压已达标患者	血压未达标患者
非药物治疗	长期坚持	强化生活方式干预并长期坚持
随访频率	3个月1次	2~4周1次
药物治疗	维持药物治疗,保持血压达标	根据指南推荐,调整治疗方案

8. 怎样在社区对高血压患者进行健康教育

社区基层卫生中心高血压团队除负责辖区所管辖所有高血压患者的随访管理外,还应定期对高血压患者进行健康教育,我国高血压防治指南中亦对健康教育内容进行了具体的规定及建议。具体推荐健康教育内容如下:

(1)正常人群:什么是高血压、高血压的危害、健康生活方式、定期监测血压、高血压是可以预防的。

(2)高血压高危人群:什么是高血压、高血压的危害、健康的生活方式、定期监测血压;高血压的危险因素,有针对性地行为纠正和生活方式指导。

(3)高血压患者:什么是高血压、高血压的危害、健康的生活方式、定期监测血压;高血压的危险因素,有针对性的行为纠正和生活方式指导;高血压的危险因素及综合管理;非药物治疗与长期随访的重要性和坚持终身治疗的必要性;高血压是可以治疗的,正确认识高血压药物的疗效和不良反应;高血压自我管理的技能。

【小结】

本例高血压患者为中年女性,有高血压家族史。在其3年的高血压病史中,2余年在社区卫生服务中心的定期监测及规范化管理下,血压控制良好且症状明显改善。后由于个人原因转出社区管理后,治疗依从性较差,再次出现血压波动、血压控制欠佳,转诊至上级医院后进一步评估患者因血压控制欠佳出现左心室肥厚等靶器官损害。此病例充分体现基层社区卫生服务中心在高血压患者管理防治中的重要及关键作用。高血压与左心室肥厚均是心脑血管疾病的独立危险因素,且左心室肥厚可显著增加高血压患者冠心病、脑卒中等风险的发生,因此有效的管理血压和逆转左心室肥厚尤为重要。对于高血压合并左心室肥厚的患者,更应积极管理血压,高血压合并左心室肥厚患者的降压目标值为<140/90mmHg,若患者可耐受,应进一步降至<130/80mmHg。对于该类患者需坚持长期降压治疗,首选降压药物为RAAS抑制剂,并根据患者血压值及心血管危险分层及时调整治疗方案,从而进一步达到有效管理血压及逆转左心室肥厚的目的。

(陈晓婧)

参考文献

1. 高血压联盟 (中国), 中国医疗保健国际交流促进会高血压分会 , 中国高血压防治指南修订委员会 , 等 . 中国高血压防治指南 (2018 年修订版)[J]. 中国心血管杂志 , 2019, 24 (1): 25-56.

2. 中国成人血脂异常防治指南修订联合委员会 . 中国成人血脂异常防治指南 (2016 年修订版)[J]. 中国循环杂志 , 2016, 31 (10): 937-950.

3. Liu ZQ. Dietary sodium and the incidence of hypertension in the Chinese population: a review of nationwide surveys [J]. Am J Hypertens, 2009, 22 (9): 929-933.

4. Xin X, He J, Frontini MG, et al. Effects of alcohol reduction on blood pressure: a meta-analysis of randomized controlled trials [J]. Hypertension, 2001, 38 (5): 1112-1117.

5. Wang Z, Zhang L, Chen Z, et al. Survey on prevalence of hypertension in China: Background, aim, method and design [J]. International journal of cardiology, 2014, 174 (3): 721-723.

6. 曾新颖 , 王丽敏 , 王临虹 , 等 . 中国 35 岁以上高血压患者社区管理的现状研究 [J]. 中华预防医学杂志 , 2013, 47 (11): 1014-1019.

7. 王增武 , 隋辉 , 王馨 , 等 . 农村社区高血压管理效果对比研究 [J]. 医学研究杂志 , 2015, 44 (1): 25-28.

8. Wang Z, Wang X, Chen Z, et al. Hypertension control in community health centers across China: analysis of antihypertensive drug treatment patterns [J]. Am J Hypertens, 2014, 27 (2): 252-259.

9. 吴兆苏 , 霍勇 , 王文 , 等 . 中国高血压患者教育指南 [J]. 中华高血压杂志 , 2013, 12 (21): 1123-1149.

10. Levy D, Labib SB, Anderson KM, et al. Determinants of sensitivity and specificity of electrocardiographic criteria for left ventricular hypertrophy [J]. Circulation, 1990, 81 (3): 815-820.

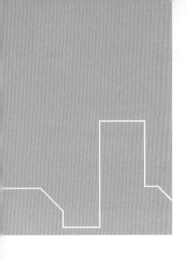

病例 20
高血压合并慢性心力衰竭

患者男性,42 岁。因活动后呼吸困难 1 年,加重 10 天就诊。患者于 1 年前开始无明显诱因出现活动(爬 2~3 楼)后呼吸困难,不伴咳嗽、咳痰及心悸、胸闷、胸痛等不适,未予重视未就医。10 天前受凉后出现咳嗽、咳白色黏液痰,并于夜间平卧时感呼吸困难伴出汗,坐起后好转,不伴发热、心悸、胸闷、胸痛等症状,自行予以抗感染治疗后(具体不详),呼吸困难症状有所缓解。为求进一步治疗就诊。

患者自患病以来,睡眠、饮食、精神尚可,大小便无异常,体重无明显改变。5 年前,患者于体检时发现血压升高,最高 160+/100+mmHg。不伴头晕、胸闷、胸痛、心悸、气短等不适,未予以药物治疗。

【既往史、个人史、家族史】

吸烟 20 余年,20 支 /d,偶尔饮酒。无药物滥用史。父母健在,无高血压及心脏病家族史。

【体格检查】

T 36.5℃,P 85 次 /min,R 16 次 /min,BP 122/73mmHg,BMI 26.6kg/m²。神志清楚,慢性病容,皮肤巩膜无黄染,全身浅表淋巴结未扪及肿大。颈静脉正常。心界向左下扩大,心律齐,各瓣膜区未闻及杂音。胸廓未见异常,双肺叩诊呈清音。双肺呼吸音清,未闻及干湿啰音。全腹软,未闻及血管杂音,全腹无压痛及反跳痛,腹部未触及包块。肝脏肋下未触及。肾区无叩痛,双肾未触及。下肢无水肿。

【辅助检查】

血常规、尿常规、粪便常规、肝功能未见异常。血生化检查:空腹血糖 7.56mmol/L;肌酐 112μmol/L;尿酸 424μmol/L;甘油三酯 2.62mmol/L;胆固醇 5.80mmol/L;高密度脂蛋白胆固醇 1.06mmol/L;低密度脂蛋白胆固醇 3.68mmol/L;血钾 3.86mmol/L。OGTT:空腹血糖 6.68mmol/L,餐后 2 小时血糖 9.23mmol/L,糖化血红蛋白 6.3%。

心电图(图 20-1):窦性心律,ST 段改变。

超声心动图(图 20-2):LV 75mm,LA 50mm,RA 39mm,RV 25mm,IVS 11mm,LVPW 10mm,AAO 36mm,EF 31%;左心增大,升主动脉增宽,室间隔厚度正常高限,左室收缩功能测值降低。

【初步诊断】

1. 高血压病 2 级、很高危。心脏长大,窦性心律,心功 Ⅱ 级。

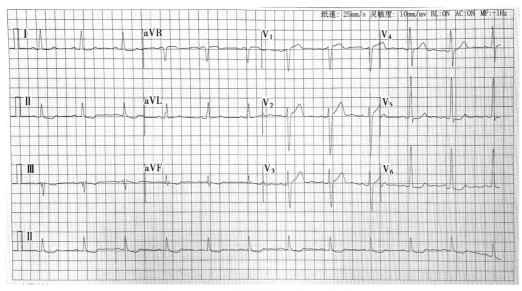

图 20-1 心电图示窦性心律,ST 段改变

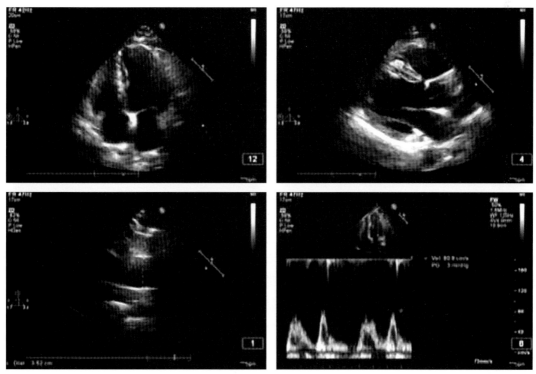

图 20-2 入院超声心动图

2. 混合性高脂血症。

3. 空腹血糖受损、糖耐量异常。

【诊治经过】

NT-pro BNP 1 258ng/L,心肌标志物未见升高,尿白蛋白 / 肌酐 13.3mg/g。颈动脉彩超:右侧颈总动脉可见粥样硬化斑块。冠脉 CT 未见异常。低盐低脂饮食、戒烟戒酒、减重;给予缬沙坦 80mg/d,比索洛尔 2.5mg/d,阿托伐他汀钙 20mg/ 晚。

1 个月后门诊复诊,BP 112/70mmHg,HR 68 次 /min,调整用药为缬沙坦(80mg/ 次,2 次 /d),比索洛尔 5mg/d,阿托伐他汀钙 20mg/ 晚。

并逐渐调整药物方案为:缬沙坦(160mg/ 次,2 次 /d),比索洛尔 5mg/d,阿托伐他汀钙 20mg/ 晚。

3 个月后门诊复诊,BP 98/68mmHg,HR 60 次 /min。复查血生化及超声心动图,结果见表 20-1 及表 20-2。

患者在上级医院治疗稳定后,转至社区医院继续随访。

出院后 2 年血生化检查及 NT-pro BNP 的变化见表 20-1,超声心动图各项测值的变化见表 20-2。

表 20-1　2 年以来生化及 BNP 的变化趋势

	肌酐 /（μmol/L）	血钾 /（mmol/L）	空腹血糖 /（mmol/L）	甘油三酯 /（mmol/L）	胆固醇 /（mmol/L）	LDL/（mmol/L）	HDL/（mmol/L）	NT-pro BNP/（ng/L）
基线	112	3.86	7.56	2.62	5.8	3.68	1.06	1 258
3 个月	110	4.6	6.68	1.32	3.68	1.87	1.19	–
6 个月	130	4.21	6.02	1.08	2.46	1.02	1.15	–
1 年	109	4.88	5.6	0.81	3.06	1.42	1.39	–
1.5 年	103	4.2	5.57	1.13	3.83	1.38	1.24	–
2 年	94	4.3	5.38	1.22	3.3	1.63	1.11	45

–: 未进行该项检查

表 20-2　2 年以来超声心动图各项测值的变化趋势

	LA/mm	LV/mm	IVS/mm	LVPW/mm	AAO/mm	EF
基线	50	75	11	10	36	31%
3 个月	43	61	14	9	33	61%
1 年	42	50	15	11	33	61%
1.5 年	40	56	12	9	32	58%
2 年	40	56	13	10	30	65%

患者在上级医院治疗稳定后,转至社区医院继续随访。

持续生活方式调整,监测血压、心率、体重,定期复查肝肾功能、血脂、电解质、心电图、超声心动图、颈动脉彩超。

【修正诊断】

1. 高血压病 2 级、很高危。心脏长大,窦性心律,心功能 Ⅱ 级。
2. 混合性高脂血症。
3. 空腹血糖受损、糖耐量异常。
4. 颈动脉粥样硬化。

【讨论】

1. 心力衰竭如何进行分类

根据左心室射血分数(left ventricular ejection fraction,LVEF),心力衰竭分为射血分数降低的心力衰竭（heart failure with reduced ejection fraction,HFrEF,LVEF<40%）、射血分数保留的心力衰竭（heart failure with preserved ejection fraction,HFpEF,LVEF>50%）及射血分数中间值的心力衰竭（heart failure with mid-range ejection fraction,LVEF 40%~49%）。根据心力衰竭发生的时间、速度分为慢性心力衰竭和急性心力衰竭。慢性心力衰竭是指在原有慢性心脏病基础上逐渐出现心力衰竭的症状和体征,是缓慢进展的过程,一般均有代偿性心脏扩大或肥厚及其他心脏代偿机制参与。经过治疗,症状和体征稳定 1 个月以上的称稳定性心力衰竭。急性心力衰竭是因急性的严重心肌损害或突然加重的心脏负荷使心功能正常或处于代偿期的心脏在短时间内发生衰竭或使慢性心力衰竭急剧恶化,威胁生命,通常需要紧急入院进行医疗干预,以急性左心衰竭最常见。

2. 什么是纽约心脏协会（New York Heart Association,NYHA）心功能分级

Ⅰ级：活动不受限。日常体力活动不引起明显的气促、疲乏或心悸。Ⅱ级：活动轻度受限。休息时无症状,日常活动可引起明显的气促、疲乏或心悸。Ⅲ级：活动明显受限。休息时可无症状,轻于日常活动即引起显著的气促、疲乏、心悸。Ⅳ级：休息时也有症状,任何体力活动均会引起不适。如无须静脉给药,可在室内或床边活动者为Ⅳa 级;不能下床并需静脉给药支持者为Ⅳb 级。

3. 心力衰竭患者如何进行诊断和评估

①确定是否存在心力衰竭;②确定心力衰竭的病因（基础心脏病）和诱因;③评估病情的严重程度及预后;④判断是否存在并发症（影响患者的临床表现、病程、对治疗的反应及预后）。

4. 心力衰竭的病因有哪些

原发性心肌损害和异常是引起心力衰竭最主要的病因。原发性心肌损害包括缺血性心脏病、心肌病和心肌炎、心肌毒性损害、代谢障碍和免疫损害（糖尿病心肌病、甲状腺功能亢进症、心脏淀粉样变性、结节病等）。异常的心脏负荷也是心力衰竭的重要病因。包括压力负荷（后负荷）过重,见于高血压和主 / 肺动脉瓣狭窄等引起心室射血阻力增加的疾病;容量负荷（前负荷）过重,见于瓣膜性心脏病或引起全身循环高动力状态的疾病（贫血、肾衰竭、脓毒症及妊娠等）。此外,缩窄性心包炎、心包积液甚至医源性液体输入过多也可引起心力衰竭。该患者考虑长期高血压未治疗导致的心脏长大及EF 降低,出现心力衰竭。

5. 慢性心力衰竭的一般治疗策略有哪些

（1）治疗病因和诱因：初诊者应尽可能寻找致心力衰竭的病因,积极处理原发疾病。各种感染、肺梗死、心律失常（尤其伴快速心室率的房颤）、电解质紊乱和酸碱失衡、贫血、肾功能损害、过量摄盐、过度静脉补液以及应用损害心肌或心功能的药物等均可引起心力衰竭恶化,应注意预防并及时纠正。对有睡眠呼吸暂停的患者,应根据病情于夜间给予连续气道正压通气治疗。

（2）限钠、限水、低脂饮食、戒烟限酒、休息和适度运动、监测体重、心理和精神治疗。严重心衰伴明显消瘦（心脏恶病质）者应给予营养支持。

6. 高血压合并射血分数降低的心力衰竭患者的药物治疗有哪些

心力衰竭患者的治疗目的是改善其临床状态、心脏功能和生活质量、预防住院并降低死亡率。有液体潴留证据的心力衰竭患者均应使用利尿剂。神经 - 激素拮抗剂（ACEI/ARB/ARNI 和 β 受体阻滞剂）已被证明可改善 HFrEF 的生存率,故推荐用于治疗每一个 HFrEF 患者,除非有禁忌证或不能耐受者。神经 - 激素拮抗剂应逐渐上调到最大可耐受的剂量。对于用了 ACEI（或 ARB）和 β 受体阻滞剂治疗仍有症状的 HFrEF 患者,可使用一种盐皮质激素受体拮抗剂（mineralocorticoid receptor antagonist,MRA）。经过目标剂量或最大耐受量的 β 受体阻滞剂、ACEI（或 ARB）和 MRA（或 ARB）治疗后,患者仍有症状,LVEF ≤ 35%、窦性心律、心率 ≥ 70 次 /min,应考虑使用伊伐布雷定降低心力

衰竭住院与心血管死亡风险。对于不能耐受 β 受体阻滞剂或存在该药禁忌证的症状性心力衰竭患者,LVEF ≤ 35%、窦性心律 ≥ 70 次 /min,应考虑接受伊伐布雷定治疗。对于用了 ACEI、β 受体阻滞剂和 MRA 治疗仍有症状的窦性心律患者,可以考虑用地高辛,以改善患者的症状和运动耐量、降低住院风险。

7. 神经 - 激素拮抗剂的使用方法及注意事项是什么

ACEI 应尽早使用,由小剂量开始,逐渐递增,直至达到目标剂量,一般每隔 2 周剂量倍增 1 次。住院患者在严密监测下可更快上调,滴定剂量及过程需个体化,调整至合适剂量应终生维持使用,避免突然停药。ACEI 突然停药会导致临床恶化。应监测血压,在开始治疗后 1~2 周检查血钾和肾功能,并每个月定期复查生化指标,尤其是低血压、低钠血症、糖尿病、氮质血症、补钾治疗的患者。

ARB 从小剂量开始,逐步将剂量增至推荐的目标剂量或可耐受的最大剂量。开始应用及调整剂量后 1~2 周内,应监测血压(包括不同体位血压)、肾功能及血钾。

患者由服用 ACEI/ARB 转为血管紧张素受体脑啡肽酶抑制剂(angiotensin receptor neprilysin inhibitor,ARNI)前血压需稳定,并于停用 ACEI 36 小时后才可开始应用 ARNI,因脑啡肽酶抑制剂和 ACEI 联用会增加血管性水肿的风险。由小剂量开始,每 2~4 周剂量加倍,逐渐滴定至目标剂量。起始治疗和剂量调整后应监测血压、肾功能、血钾。

HFrEF 患者确诊后应在病情相对稳定时尽早使用 β 受体阻滞剂。NYHA 心功能Ⅳ级患者应在血流动力学稳定后,在专科医生监护指导下使用。因 β 受体阻滞剂的负性肌力作用可能诱发和加重心力衰竭,治疗心力衰竭的生物学效应需持续用药 2~3 个月才逐渐产生,故起始剂量要小,每隔 2~4 周可使剂量加倍,逐渐达到指南推荐的目标剂量或最大可耐受剂量,并长期使用。静息心率降至 60 次 /min 的剂量为 β 受体阻滞剂应用的目标剂量或最大耐受剂量。有液体潴留或最近曾有液体潴留的患者,必须同时使用利尿剂。

8. 高血压合并心力衰竭的血压管理

中国心力衰竭患者合并高血压的比率为 54.6%。高血压患者心力衰竭的发生率为 28.9%,与脑卒中相当(30.0%)。长期和持续的高血压最终导致的心力衰竭包括射血分数保留的心力衰竭(HFpEF)和射血分数降低的心力衰竭(HFrEF)。

推荐的降压目标为 <130/80mmHg。高血压合并左心室肥厚但尚未出现心力衰竭的患者,可先将血压降至 <140/90mmHg,如患者能良好耐受,可进一步降低至 <130/80mmHg,有利于预防发生心力衰竭。

高血压合并慢性 HFrEF:首先推荐应用 ACEI(不能耐受者可使用 ARB)、β 受体阻滞剂和醛固酮受体拮抗剂。多数此类心力衰竭患者需联合应用袢利尿剂或噻嗪类利尿剂,也有良好的降压作用。如仍未能控制高血压,推荐应用氨氯地平、非洛地平。

9. 该患者是否需要接受器械治疗

在心力衰竭患者特别有轻度症状的患者中,意外死亡的比例很高。很多是由于心电紊乱,包括室性心律失常、心动过缓或心脏停搏所致。改善或延缓心血管病进展的药物治疗,可降低猝死的年发生率,但不能治疗发作时的心律失常事件。植入型心律转复除颤器(implantable cardioverter defibrillator,ICD)对预防心动过缓和纠正潜在的致命性室性心律失常是有效的。对于尽管优化了药物治疗 3 个月及以上,仍有症状、LVEF ≤ 35% 的心力衰竭患者(NYHA Ⅱ~ Ⅲ级),只要功能状态良好,预期生存明显长于 1 年,推荐使用 ICD 进行猝死的一级预防。对于优化了药物治疗,仍有症状的窦性心律患者,QRS 波间期 ≥ 150ms、QRS 波呈 LBBB 图形、LVEF ≤ 35%,推荐使用心脏再同步化治疗(cadiac resyn-chronization,CRT),以改善症状并降低病亡率。该患者经过 3 个月的规范化药物治疗,心脏结构及功能有明显的恢复,暂无 ICD 植入适应证,需继续规范化药物治疗。

【小结】

患者系 42 岁中年男性,亚急性起病,病程相对较长。患者于 1 年前开始无明显诱因出现活动后呼吸困难,10 天前受凉后出现夜间阵发性呼吸困难。高血压病史 5 年,未给予药物治疗。合并有肥胖、高脂血症、空腹血糖受损、糖耐量异常等多种危险因素及颈动脉粥样硬化等靶器官损害。超声心动图提示心脏增大,升主动脉增宽,EF 降低,冠脉 CT 未见异常,排除冠心病,考虑长期高血压未治疗导致的心脏损伤。在管理的过程中,除了心力衰竭的规范化药物治疗以外,还需要进行多种危险因素的综合管理,最大程度地减少靶器官的进一步损害并防止心血管事件的发生。该患者进行了生活方式调整、血脂的干预及心力衰竭规范化药物治疗后,血糖、血脂得到控制,心脏逐渐缩小,EF 恢复正常,需继续维持药物治疗。

（王　斯　徐　英）

参考文献

1. 中国高血压防治指南修订委员会 , 高血压联盟 (中国), 中华医学会心血管病学分会中国医师协会高血压专业委员会 , 等 . 中国高血压防治指南 (2018 年修订版)[J]. 中国心血管杂志 , 2019, 24 (1): 24-56.

2. 国家卫生计生委合理用药专家委员会 , 中国药师协会 . 心力衰竭合理用药指南 (第 2 版)[J]. 中国医学前沿杂志 (电子版), 2019, 11 (7): 1-78.

3. 中华医学会心血管病学分会心力衰竭学组 , 中国医师协会心力衰竭专业委员会 , 中华心血管病杂志编辑委员会 . 中国心力衰竭诊断和治疗指南 2018 [J]. 中华心血管病杂志 , 2018, 46 (10): 760-789.

4. Ponikowski P, Voors AA, Anker SD, et al. 2016 ESC Guidelines for the diagnosis and treatment of acute and chronic heart failure [J]. European Journal of Heart Failure, 2016, 18 (8): 891-975.

病例 21
高血压合并急性左心衰竭

患者男性,72 岁。因血压升高 20 余年,活动后气促 1 年,加重 2 小时就诊。患者 20 年前因"头晕"发现血压升高,最高 200/100mmHg,后间断服用降压药(硝苯地平片及复方利血平氨苯蝶啶片),未正规监测血压及诊治。1 年前开始出现活动后气促,并逐渐出现双下肢水肿,无胸闷胸痛,无心悸,至当地医院就诊,考虑诊断为心力衰竭,予以控制血压、心力衰竭的药物治疗后好转出院(具体不详)。出院后未继续服用住院期间药物,重新改为之前降压药物,仍有气促、头晕、间断下肢水肿等情况。3 天前受凉后出现咳嗽、咳白色泡沫痰,自行服用感冒药治疗,症状好转不明显,活动耐量较前减退。2 小时前患者因情绪激动而出现呼吸困难加重,不能平卧,无胸痛、心悸,急诊就诊。

患者自患病以来,饮食尚可,睡眠、精神欠佳,大小便无异常,体重无明显改变。

【既往史、个人史、家族史】

否认糖尿病病史,其余无特殊。无吸烟、饮酒史。母亲患有高血压病,父母均已过世。

【体格检查】

P 102 次 /min,BP 175/105mmHg,R 36 次 /min。端坐位,口唇略发绀,心律齐,心脏不大,A2 增强,各瓣膜区未闻及明显杂音。双肺底可闻及细湿啰音,下肢轻度水肿。

【辅助检查】

血常规示:WBC 10.11×10^9/L,中性粒细胞百分比 78%。尿常规、粪便常规及肝肾功能、血脂、电解质未见明显异常。

心电图(图 21-1):窦性心动过速,左室高电压。

心肌标志物及 BNP 测定:肌红蛋白及肌酸激酶同工酶 MB(CK-MB)未见升高,肌钙蛋白 T 21.2ng/L,NT-pro BNP 5 462ng/L。血气示:pH 7.323,氧分压 58mmHg,二氧化碳分压 28mmHg,氧饱和度 89%,乳酸(Lac)2.3mmol/L。

【初步诊断】

1. 急性左心衰竭。
2. Ⅰ型呼吸衰竭。

3. 肺部感染。

4. 高血压病 3 级、很高危。

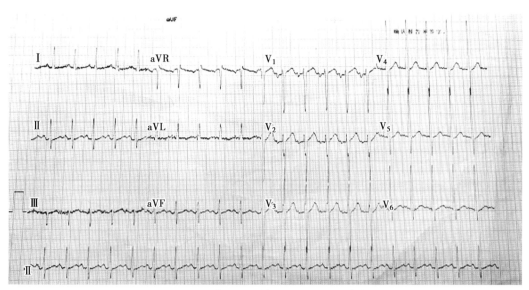

图 21-1 心电图示窦性心动过速,左室高电压

【诊治经过】

安置心电监护,给予吗啡 3mg 静推镇静,呋塞米 20mg 静推利尿,静脉泵入硝普钠控制血压,无创呼吸机辅助通气纠正低氧,给予哌拉西林舒巴坦(3g/ 次,1 次 /12h)抗感染治疗。多次复查心电图未见 ST-T 动态变化,心肌标志物未见明显升高。完善超声心动图(图 21-2):LA 40mm,LV 55mm,IVS 12mm,LVPV 12mm,AAO 32mm,EF 50%;左心稍增大,左室轻度肥厚,左室收缩功能测值稍减低。

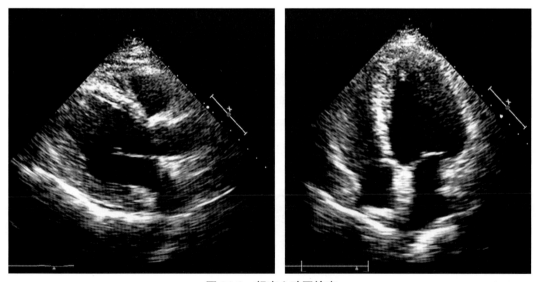

图 21-2 超声心动图检查

病情稳定后,加用培哚普利 8mg/d,琥珀酸美托洛尔缓释片 47.5mg/d,呋塞米 20mg/d,螺内酯 20mg/d,控制血压于 130/80mmHg 以下,停用抗感染药物,好转出院。

患者在上级医院治疗稳定后,转至社区医院继续随访。监测血压、心率、体重,定期复查肝肾功能、血脂、电解质、心电图、超声心动图。继续目前药物治疗,控制血压130/80mmHg以下。

【修正诊断】

1. 急性左心衰竭。
2. Ⅰ型呼吸衰竭。
3. 肺部感染。
4. 高血压病3级、很高危。窦性心律,左室肥厚。

【讨论】

1. 该患者呼吸困难的主要原因是什么

呼吸困难是指患者主观感到空气不足、呼吸费力,客观上表现为呼吸运动用力,严重时可出现张口呼吸、鼻翼扇动、端坐呼吸,甚至发绀、辅助呼吸肌参与呼吸运动,并且可有呼吸频率、深度、节律的改变。呼吸系统疾病和心血管系统疾病均可导致呼吸困难。该患者有20年高血压病史,长期血压控制欠佳,近1年出现活动耐量下降及间断双下肢水肿等心功能不全的表现,存在心脏基础疾病。近3天在感染及情绪激动等诱发因素的作用下,出现活动耐量下降及端坐呼吸,双肺底可闻及细湿啰音,BNP升高明显,考虑心源性呼吸困难。

2. 患者超声心动图提示射血分数正常,是否可以诊断心力衰竭

心力衰竭是多种原因导致心脏结构和/或功能的异常改变,使心室收缩和/或舒张功能发生障碍,从而引起的一组复杂临床综合征,主要表现为呼吸困难、疲乏和液体潴留(肺淤血、体循环淤血及外周水肿)等。根据左心室射血分数(left ventricular ejection fraction,LVEF),心力衰竭分为射血分数降低的心力衰竭(heart failure with reduced ejection fraction,HFrEF,LVEF<40%)、射血分数保留的心力衰竭(heart failure with preserved ejection fraction,HFpEF,LVEF ⩾ 50%)及射血分数中间值的心力衰竭(heart failure with mid-range ejection fraction,HFmrEF,LVEF 40%~49%)。该患者存在心力衰竭的症状和体征,超声心动图示左室肥厚,EF 50%,合并BNP升高,并排除了其他引起症状的病因,可诊断射血分数保留的心力衰竭(HFpEF)。

3. 该患者发作急性心力衰竭的诱发因素有哪些

有基础心脏病的患者,心力衰竭症状多由各种因素诱发。

(1)感染:呼吸道等部位感染是心衰最常见、最重要的诱因。

(2)心律失常:房颤是诱发心力衰竭最常见的心律失常,其他各型快速性心律失常和严重缓慢性心律失常也可诱发心力衰竭。

(3)血容量增加:钠盐摄入过多,静脉液体输入过多及过快和妊娠等。

(4)情绪激动或过度体力消耗:如暴怒和分娩等。

(5)治疗不当或原有心脏病加重:停用降压药、利尿剂或风湿性心脏瓣膜病出现风湿活动。

肺部感染和情绪激动是该患者心力衰竭加重的诱发因素。

4. 急性心力衰竭的治疗流程

(1)控制基础病因和矫治引起心力衰竭的诱因:应用静脉和/或口服降压药物控制高血压;选择有效抗菌药物控制感染;积极治疗各种影响血流动力学的快速性或缓慢性心律失常;应用硝酸酯类药物改善心肌缺血。糖尿病伴血糖升高者应有效控制血糖水平,又要防止低血糖。

（2）缓解各种严重症状

1）低氧血症和呼吸困难：给予吸氧。

2）胸痛和焦虑：应用吗啡。

3）呼吸道痉挛：应用支气管解痉药物。

4）瘀血症状：利尿剂有助于减轻肺瘀血和肺水肿，亦可缓解呼吸困难。

（3）稳定血流动力学状态，维持收缩压≥90mmHg：纠正和防止低血压可应用各种正性肌力药物和/或血管收缩药物。血压过高者的降压治疗可选择血管扩张药物。

（4）纠正水、电解质紊乱和维持酸碱平衡。

（5）保护重要脏器，如肺、肾、肝和大脑，防止功能损害。

（6）降低死亡风险，改善近期和远期预后。

5. 高血压合并急性心力衰竭的血压管理及药物选择

临床特点是血压升高，以左心衰竭为主，发展迅速。需在控制心力衰竭的同时积极降压，主要静脉给予袢利尿剂和血管扩张药，包括硝酸甘油、硝普钠或乌拉地尔。在初始1小时内平均动脉压的降低幅度不超过治疗前水平的25%，2~6小时内降至160/100~110mmHg，24~48小时内使血压逐渐降至正常。

6. 高血压合并 HFpEF 的血压管理

病因大多为高血压，在心力衰竭症状出现后仍可伴高血压。ACEI（不能耐受者可使用 ARB）、β受体阻滞剂和醛固酮受体拮抗剂并不能降低此类患者的死亡率和改善预后，但用于降压治疗仍值得推荐，也是安全的。如仍未能控制高血压，推荐应用氨氯地平、非洛地平。不推荐应用α受体阻滞剂、中枢性降压药。有负性肌力效应的 CCB 如地尔硫䓬和维拉帕米不能用于 HFrEF，但对于 HFpEF 患者，仍可能是安全的。

【小结】

患者系72岁老年男性，起病急，病程长。血压升高20年，最高200/100mmHg，未规律治疗。1年前开始出现活动后气促，间断下肢水肿，未规律用药。3天前受凉后出现活动耐量减退，2小时前患者情绪激动后出现呼吸困难加重，不能平卧来院就诊。查体可见明显肺循环、体循环瘀血。心电图示左室高电压，未见 ST-T 动态变化。超声心动图示左室肥厚，未见 EF 降低。考虑为高血压心脏损害、射血分数保留的心力衰竭。此次心力衰竭急性发作考虑与感染及情绪激动相关。给予急诊救治后，需予以长期规范化药物治疗并控制其他危险因素，避免心脏损伤进一步加重及再次急性心力衰竭发作。

（魏　欣　王　斯）

参考文献

1. 中国高血压防治指南修订委员会，高血压联盟（中国），中华医学会心血管病学分会中国医师协会高血压专业委员会，等 . 中国高血压防治指南（2018 年修订版）[J]. 中国心血管杂志，2019, 24 (1): 24-56.

2. 中华医学会心血管病学分会心力衰竭学组，中国医师协会心力衰竭专业委员会中华心血管病杂志编辑委员会 . 中国心力衰竭诊断和治疗指南 2018 [J]. 中华心血管病杂志，2018, 46 (10): 760-789.

3. 中国医师协会急诊医师分会，中国心胸血管麻醉学会急救与复苏分会 . 中国急性心力衰竭急诊临床实践指南（2017)[J]. 中华急诊医学杂志，2017, 26 (12): 1347-1357.

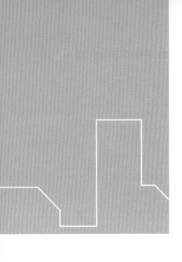

病例 22
高血压合并稳定型心绞痛

患者男性,67 岁。因活动后胸痛 1 年多就诊。1 年多前,患者开始出现活动后胸骨后压榨性疼痛,向双上臂放射,程度剧烈伴出汗,需停下休息,休息几分钟后能缓解,爬上 2 楼时常发作,每周发作 1~2 次。曾于当地医院行心电图、超声心动图及平板运动试验等检查,诊断冠心病。予以阿司匹林肠溶片 100mg/d、阿托伐他汀钙片 20mg/ 晚、单硝酸异山梨酯缓释片 40mg/d、琥珀酸美托洛尔缓释片 47.5mg/d 等药物治疗后症状有所缓解,但仍有间断发作。为求进一步治疗就诊。

患者自患病以来,睡眠精神可,饮食正常,大小便未见异常,体重无明显变化。

10 余年前发现血压升高,最高达 180/110mmHg,长期服用硝苯地平缓释片(10mg/ 次,2 次 /d)控制血压。平时血压控制欠佳,一般在 150/90mmHg 左右,自觉无头晕、头痛,未进一步诊治。

【既往史、个人史、家族史】

40 年前行阑尾炎手术史。吸烟 30 年,10 支 /d;否认饮酒嗜好。父亲已故,于 80 岁死于冠心病;母亲已故,于 82 岁时死于肺癌。

【体格检查】

T 36.6℃,P 78 次 /min,R 20 次 /min,BP 152/88mmHg。神志清楚,无病容,皮肤巩膜无黄染,全身浅表淋巴结未扪及肿大,颈静脉正常。心界向左下扩大,心律齐,各瓣膜区未闻及杂音。胸廓未见异常,双肺呼吸音清,未闻及干湿啰音。全腹软,未闻及血管杂音,全腹无压痛及反跳痛,腹部未触及包块,肝脏肋下未触及,肾区无叩痛,双肾未触及,下肢无水肿。神经系统查体无特殊异常。

【辅助检查】

血常规、尿常规、粪便常规、肝功能、空腹血糖、凝血常规、糖化血红蛋白、甲状腺功能未见异常。血脂:总胆固醇 5.4mmol/L,高密度脂蛋白胆固醇 0.9mmol/L,低密度脂蛋白胆固醇 1.9mmol/L。肾功能:肌酐 86.0μmol/L,eGFR 80ml/(min·1.73m²)。超声心动图:LV 50mm,LA 46mm,RV 21mm,RA 33mm,IVS 12mm,LVPW 10mm,EF 62%;左房增大,室间隔肥厚,左室收缩功能测值正常。心电图(图 22-1):窦性心律,左室高电压,ST-T 改变。

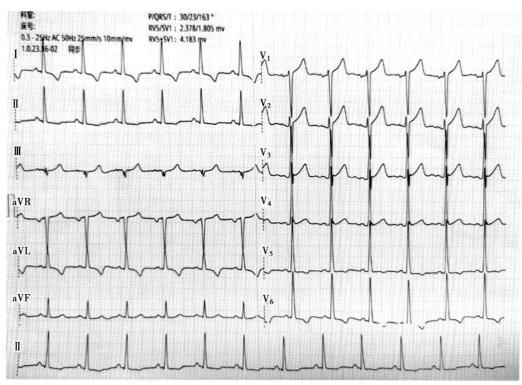

图 22-1　心电图示窦性心律，左室高电压，ST-T 改变

【初步诊断】

1. 冠状动脉粥样硬化性心脏病，稳定型心绞痛。
2. 高血压病 3 级、很高危。

【诊治经过】

考虑患者在药物治疗后，仍有胸痛发作，达到加拿大心血管病学会（Canadian Cardiovascular Society，CCS）心绞痛严重度分级 Ⅱ 级，与患方沟通建议行冠状动脉造影检查及必要时经皮冠状动脉介入治疗（percutaneous coronary intervention，PCI）或搭桥，但患者诉自药物治疗以来，胸痛有所缓解，要求调整药物方案，继续保守治疗。给予阿托伐他汀钙片 20mg/ 晚，阿司匹林 100mg/d，琥珀酸美托洛尔缓释片（47.5mg/ 次，2 次 /d），培哚普利 4mg/d，苯磺酸氨氯地平 5mg/d，单硝酸异山梨酯缓释片 40mg/d，曲美他嗪（20mg/ 次，3 次 /d）治疗。

患者诉回家后，遵医嘱用药，血压波动于 130/80mmHg 左右，心率 65 次 /min 左右。心绞痛症状、发作频率无明显加重，但爬楼和快走时仍有心绞痛发作，提重物或抱小孩时更容易发作，遂要求上级医院行冠脉介入治疗。

患者预约上级医院入院，行冠脉造影检查发现前降支近段及中段狭窄 90%，右冠近段狭窄 30%，同期行前降支介入治疗，置入 2 枚支架（图 22-2）。

此次住院后药物调整如下：阿司匹林肠溶片 100mg/d，氯吡格雷 75mg/d（使用 12 个月），阿托伐他汀钙片 40mg/ 晚，琥珀酸美托洛尔缓释片 47.5mg/d，培哚普利 8mg/d，苯磺酸氨氯地平 5mg/d。

患者诉出院后未再出现胸痛，爬楼、快速行走几乎不受影响。复测血压 128/70mmHg，P 72 次 /min。复查血低密度脂蛋白胆固醇 1.4mmol/L。建议维持目前治疗方案。

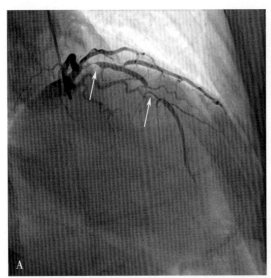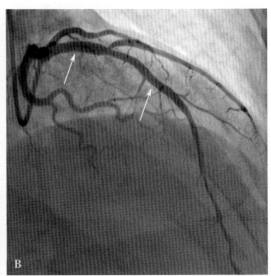

图 22-2　冠脉支架术前、术后对比

A. 冠脉支架术前,箭头示前降支近段及中段狭窄 90%;B. 冠脉支架术后,箭头示前降支狭窄处置入 2 枚支架

【修正诊断】

1. 冠状动脉粥样硬化性心脏病,稳定型心绞痛。
2. 高血压病 3 级、很高危,左室肥厚。

【讨论】

1. 什么是稳定型心绞痛,典型的症状描述及分级

心绞痛是一种因心肌缺血导致的胸部或邻近部位的不适感,可能出现在颈部、下颌或上腹等部位。典型的心绞痛表现为:疼痛部位常为胸骨后,范围较广,常为压迫感、濒死感、扼颈感等性质,也有表现为咽喉烧灼感、牙痛等。常因劳力性运动,如快走、负重、爬坡等诱发,有时也因情绪激动诱发。最常见的疼痛放射部位是左上肢,也有时表现为放射至右上肢或双上肢。症状一般在停止活动、休息后或者舌下含服硝酸甘油后缓解,前后持续数分钟。老年人或女性患者如果出现劳力性呼吸困难、乏力、频繁嗳气,即使没有疼痛,也需要警惕心肌缺血的可能性。加拿大心血管协会(Canadian Cardiovascular Society,CCS)依据纽约心脏协会(NYHA)心功能分级的方法,制订了心绞痛分级方法,共分为Ⅰ、Ⅱ、Ⅲ、Ⅳ四级。剧烈活动后诱发心绞痛为Ⅰ级;中等程度活动如爬一层楼以上诱发的为Ⅱ级;轻度活动如爬一层楼诱发的为Ⅲ级,静息状态下发作的为Ⅳ级。

2. 稳定型心绞痛的诊断依据

稳定型心绞痛诊断需要从病史、体征、辅助检查几个方面查找依据。病史包括:典型的心绞痛症状,高血压、糖尿病、高胆固醇血症病史、吸烟、家族史等传统冠心病危险因素。查体排除瓣膜病等其他可能导致心绞痛的病因。检查心肌标志物如肌钙蛋白,排除心肌梗死。生化筛查血脂、血糖等异常情况。心电图了解有无陈旧性心肌梗死、ST 段改变,鉴别急性冠脉综合征。运动平板试验价格便宜,是胸痛患者最常用的筛查项目。作为运动平板试验的补充检查,负荷超声心动图、负荷心肌灌注显像和负荷心脏磁共振可提高稳定型心绞痛诊断的准确性。相较于上述的无创项目,冠状动脉 CT 能更直接了解冠状动脉解剖,具有更高的敏感性,但缺乏功能学意义。有创冠状动脉造影是冠心病诊断的

"金标准",但价格更高,为有创检查,需要最终明确诊断或指导治疗时采用。

3. 冠心病的危险因素有哪些

动脉粥样硬化是导致冠心病主要病因,传统的动脉粥样硬化危险因素也是冠心病的危险因素。升高的低密度脂蛋白(LDL)水平是公认的冠心病危险因素,在不合并其他危险因素的情况下,LDL水平应小于2.59mmol/L,如果高于4.92mmol/L就算非常高了。高密度脂蛋白(HDL)降低(<1.04mmol/L)、高血压、吸烟、45岁以上男性或55岁以上女性、早发冠心病家族史是另几个传统的冠心病危险因素。另外,糖尿病患者的心血管事件风险较高,被认为是冠心病等危症。

4. 高血压合并冠心病患者的血压控制目标是多少

研究显示收缩压每下降10mmHg,发生冠心病的概率下降17%;同时,更强的降压治疗带来心血管事件的降低。但研究也发现未行冠脉介入治疗的高血压患者,血压低于120/70mmHg时,风险也会增加。因此,根据《中国高血压防治指南2018年修订版》,合并冠心病的高血压患者降压目标应<140/90mmHg,如能耐受,可降至<130/80mmHg,应注意舒张压不宜降至60mmHg以下。高龄、存在冠状动脉严重狭窄病变的患者,血压不宜过低。

5. 高血压合并稳定型心绞痛的患者,如何选择降压药物

当合并有心绞痛症状时,应选择具有抗心绞痛作用的降压药物,如β受体阻滞剂和非二氢吡啶类钙通道阻滞剂(CCB),但如合并射血分数低则不用非二氢吡啶类CCB;ACEI优先用于有心肌梗死病史者,也是稳定型心绞痛患者首选的降压药物,如ACEI不耐受、出现咳嗽,则可选择ARB;需要联用其他降压药物时,则可在ACEI或ARB基础上联用β受体阻滞剂、长效二氢吡啶类CCB和/或噻嗪类利尿剂用于血压控制。由于短效二氢吡啶类CCB会导致快速血管扩张及心率增快,可能诱发不稳定型心绞痛,应避免使用。

6. 控制心绞痛的药物有哪些选择

在讨论2中已经提到,既可以控制血压也可以控制心绞痛的药物,如β受体阻滞剂和非二氢吡啶类CCB(地尔硫䓬和维拉帕米),都是心绞痛首选的药物。使用其中一种时,如心绞痛症状仍无法控制,可考虑联合应用β受体阻滞剂和非二氢吡啶类CCB,但有增加严重心动过缓及心力衰竭的风险,需要密切关注;其他二氢吡啶类CCB(硝苯地平,氨氯地平等)也具有控制心绞痛作用,可与β受体阻滞剂联用,虽不及非二氢吡啶类CCB作用强,但心动过缓风险低,也可用于射血分数降低的心力衰竭患者。硝酸盐制剂(单硝酸异山梨酯,硝酸异山梨酯)作为抗心绞痛二线治疗药物,可在前述药物基础上使用,特别是不能耐受β受体阻滞剂和CCB的患者。硝酸盐制剂的主要问题是容易出现耐药性,长期持续给药会出现耐药,间断给药法可减少耐药,用药间期又有缺血风险。舌下含化的硝酸甘油可作为心绞痛急性发作时症状控制,如未缓解,可再次含化0.5mg,每次间隔5分钟,可连续使用3次,如未缓解应立即拨打急救电话。对于β受体阻滞剂已达到最大耐受剂量,而心率仍在70次/min以上时,可加用伊伐布雷定控制心率以达到控制心绞痛目的。除此之外,尼可地尔和曲美他嗪等药物可作为前述药物基础上的辅助治疗。

7. 高血压合并冠心病的患者如何进行血脂管理

已经确诊的冠心病患者,再发心血管事件风险极高,不管低密度脂蛋白胆固醇(LDL-C)水平是多少,必须给予他汀类药物治疗。LDL-C目标至少应在1.8mmol/L以下,或者如果基线水平在1.8~3.5mmol/L,至少应降低50%。如果已使用他汀类药物的最大耐受剂量,仍不能达到目标,可在他汀类药物的基础上联用依折麦布。如上述药物联用仍不能达标时可考虑联用前蛋白转化酶枯草溶菌素9(proprotein convertase subtilisin/kexin type 9,PCSK9)抑制剂,但费用较高。对于进行冠脉支架置

入患者,推荐高剂量的阿托伐他汀钙治疗。

8. 如何对高血压合并稳定型心绞痛的患者进行血栓预防

冠脉血栓事件主要由血小板激活和聚集导致,慢性稳定型心绞痛患者需要常规使用阿司匹林预防血栓事件。低剂量阿司匹林(75~100mg/d)平衡了增加的出血风险,减少了急性冠脉综合征的发生,因此,稳定型心绞痛患者只需要单用阿司匹林预防血栓,如不能耐受可考虑氯吡格雷作为替代。但如果患者进行了冠脉支架置入,则除要求给予阿司匹林外,还需要联合使用 P2Y12 受体拮抗剂(氯吡格雷和替格瑞洛等)进行双联抗血小板治疗预防血栓。另外,如果伴发急性冠脉综合征,也需要使用双联抗血小板药物。如患者高血压合并冠心病基础上,伴有心房颤动且根据评分需要抗凝预防栓塞事件时,可单用抗凝治疗,不联用阿司匹林等抗血小板药物。如在患者同时又进行了支架置入,则需要短期同时给予抗凝和抗血小板治疗后(具体时限目前仍缺乏普遍共识),再单用抗凝长期维持。

9. 高血压合并稳定型心绞痛的患者是否进行血管再通治疗

对于经过药物优化治疗,仍有心绞痛发作的慢性稳定型心绞痛患者,推荐进行血管再通治疗,包括外科冠状动脉旁路移植术手术和冠脉支架置入两种方式。虽然既往研究提示介入治疗并不能减少慢性稳定性冠心病死亡率,但心绞痛发作症状会导致患者活动耐量下降,精神抑郁状态,反复入院或者门诊就诊,严重影响患者生活质量。因此,对于药物治疗后仍存在心绞痛症状的患者,推荐进行血管再通治疗,至于选择搭桥还是支架置入需结合患者病情及冠脉造影结果综合评估后决定。

【小结】

患者系 67 岁老年男性,起病缓,病程长。血压升高 10 余年,最高达 180/110mmHg,长期服用降压药,血压控制不佳。1 年前出现活动后胸痛,休息后缓解,当地医院完善检查后诊断"冠心病",长期口服阿司匹林肠溶片、阿托伐他汀钙片、单硝酸异山梨酯缓释片、琥珀酸美托洛尔缓释片等药物治疗后胸痛仍有间断发作。查体:血压 152/88mmHg,心界向向左下扩大,其余无特殊。辅助检查提示低密度脂蛋白胆固醇 1.9mmol/L。考虑患者心绞痛发作与血压控制不佳,低密度脂蛋白胆固醇未达标有关,经优化药物治疗后血压达标,心绞痛症状、发作频率无明显加重,但爬楼和快走时仍有心绞痛发作,遂在上级医院行冠脉造影,结果示前降支近段及中段狭窄 90%,右冠近段狭窄 30%,同期行前降支介入治疗,置入 2 枚支架,调整药物为阿司匹林肠溶片 100mg/d,氯吡格雷 75mg/d(使用 12 个月),琥珀酸美托洛尔缓释片 47.5mg/d,培哚普利 8mg/d,苯磺酸氨氯地平 5mg/d,阿托伐他汀钙片加量至每晚 40mg。患者诉出院后未再出现胸痛,爬楼、快速行走几乎不受影响。对于合并高血压的稳定型心绞痛患者,应掌握血压、血脂的目标值及如何选择降压药物和抗心绞痛的药物。对于优化药物治疗后仍然有心绞痛发作的患者,需考虑行冠状动脉造影,明确冠状动脉狭窄程度,必要时血管再通治疗。

(魏家富)

参考文献

1. Rosendorff C, Lackland DT, Allison M, et al. Treatment of Hypertension in Patients with Coronary Artery Disease. A Case-Based Summary of the 2015 AHA/ACC/ASH Scientific Statement [J]. The American journal of medicine, 2016, 129 (4): 372-378.

2. Williams B, Mancia G, Spiering W, et al. 2018 ESC/ESH Guidelines for the management of arterial hypertension. Eur Heart J, 2018, 39 (33): 3021-3104.

3.《中国高血压防治指南》修订委员会 . 中国高血压防治指南 2018 年修订版 [J]. 心脑血管病防治 , 2019, 019 (001): 1-44.

4. Knuuti J, Wijns W, Saraste A, et al. 2019 ESC Guidelines for the diagnosis and management of chronic coronary syndromes [J]. Eur Heart J, 2020, 41 (3): 407-477.

病例 23
高血压合并不稳定型心绞痛

患者女性,64 岁。因反复胸闷 5 余年,加重 1 周就诊。5 余年前,患者无明显诱因出现胸闷,活动后加重,持续约 5 分钟,休息后可缓解,无胸痛、心悸,无头昏、头痛,无恶心、呕吐等不适,遂至当地医院就诊。给予药物治疗(具体不详),症状未见明显缓解,仍有反复发作。近 1 周以来,患者胸闷进行性加重,持续 15 分钟左右,需含服硝酸甘油方可缓解,伴有呼吸困难及出汗,于休息和夜间睡眠时也反复出现。患者为求进一步诊治至上级医院,门诊以冠状动脉粥样硬化性心脏病收住院。

患者自患病以来,精神可,睡眠欠佳,排尿困难,大便正常,近期体重未见明显减轻。高血压 10 余年,最高 180/90mmHg。服用氨氯地平 5mg/d 控制血压,自诉血压控制尚可。自诉有反流性食管炎病史 5 余年,曾服用中药调理(具体不详)。

【既往史、个人史、家族史】

否认糖尿病、肝炎、结核等病史。10 余年前行胆囊切除术。否认吸烟、饮酒史。父母已故,死因不详。

【体格检查】

T 36.3℃,P 81 次 /min,R 17 次 /min,BP 144/79mmHg。神志清楚,慢性病容,皮肤巩膜无黄染,全身浅表淋巴结未扪及肿大。颈静脉正常。心界正常,心律齐,各瓣膜区未闻及杂音。胸廓未见异常,双肺叩诊呈清音。双肺呼吸音清,未闻及干湿啰音。腹部外形正常,全腹软,无压痛及反跳痛,腹部未触及包块。肝脏肋下未触及。脾脏肋下未触及。双肾未触及。双下肢无水肿。

【辅助检查】

实验室检查:血常规、粪便常规、肝肾功能、电解质、凝血功能、N 末端前脑钠肽(NT-pro BNP)及心肌标志物未见明显异常。生化检查示:甘油三酯 2.21mmol/L,胆固醇 6.5mmol/L,低密度脂蛋白胆固醇 4.13mmol/L。心电图(图 23-1):窦性心律,侧壁导联 I 和 aVL 导联 ST 段压低 0.5mV 伴 T 波倒置。

【初步诊断】

1. 冠状动脉粥样硬化性心脏病,心绞痛。
2. 高血压病 3 级、很高危。

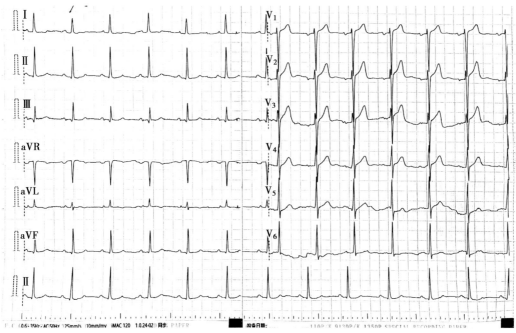

图 23-1 心电图示 Ⅰ 和 aVL 导联 ST 段压低伴 T 波倒置

【诊治经过】

予以抗血小板、调脂、控制血压等治疗。阿司匹林肠溶片 100mg/d、硫酸氢氯吡格雷片 75mg/d、阿托伐他汀钙片 20mg/晚、苯磺酸氨氯地平片 5mg/d。复查心电图及监测心肌标志物动态变化。转上级医院造影行冠状动脉评估。

入院后继续予以上述药物治疗,血压控制在 135~154/70~95mmHg。同时,增加抗心绞痛治疗,予以琥珀酸美托洛尔缓释片 23.75mg/d、单硝酸异山梨酯 40mg/d。局麻下行冠状动脉造影,结果显示,左冠状动脉:左主干未见明显狭窄;前降支全程未见明显狭窄;回旋支开口狭窄约 20%,近中段最重狭窄约 80%,远段未见明显狭窄(图 23-2A)。右冠状动脉:近段管壁不规则,最重狭窄约 20%;中远段未见明显狭窄(图 23-2B)。于左冠状动脉 - 回旋支置入支架 1 枚(2.5mm × 16mm)(图 23-2C)。

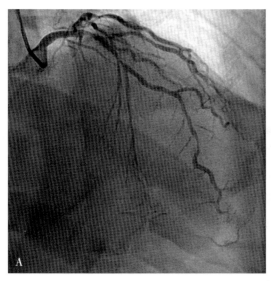
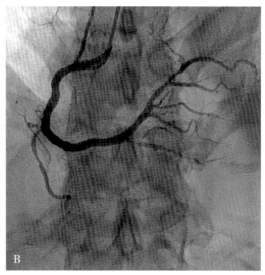

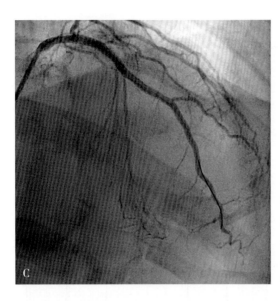

图 23-2 冠状动脉造影及支架置入

A. 左冠状动脉：左主干未见明显狭窄；前降支全程未见明显狭窄；回旋支开口狭窄约 20%，近中段最重狭窄约 80%，远段未见明显狭窄；B. 右冠状动脉：近段管壁不规则，最重狭窄约 20%；中远段未见明显狭窄；C. 左冠状动脉 - 回旋支置入支架 1 枚（2.5mm×16mm）

术后调整药物治疗：阿司匹林肠溶片 100mg/d、硫酸氢氯吡格雷片 75mg/d、阿托伐他汀钙片 20mg/ 晚、苯磺酸氨氯地平片 5mg/d、琥珀酸美托洛尔缓释片 23.75mg/d。患者症状缓解出院。

经支架置入和药物调整后，患者胸闷、气短等症状好转。长期于门诊随访，坚持服药，胸闷不适等症状未再发作，其活动耐量正常，日常快速行走、上三楼、爬坡等均无限制。在社区的随访中应该注意以下问题：①患者二级预防药物使用情况，如双联抗血小板治疗、他汀类药物、β 受体阻滞剂等。监测血脂、血糖、血压等是否达标。同时注意患者服药依从性和药物不良反应监测，如大便隐血、肝肾功能等。②生活方式的干预，如戒烟限酒、低盐低脂、适当运动康复、避免劳累、预防受凉感染等。③注意定期的体检和心脏评估。

【修正诊断】

1. 冠状动脉粥样硬化性心脏病，不稳定型心绞痛。
2. 高血压病 3 级、很高危。

【讨论】

1. 不稳定型心绞痛（UA）/ 非 ST 段抬高心肌梗死（NSTEMI）的区别

UA 和 NSTEMI 是急性冠脉综合征的两种类型。二者的区分在于缺血的严重程度所致心肌不同程度的损伤。后者较前者患病动脉不完全阻塞更为严重，时间更长久，造成心肌血流暂时减少而致心肌梗死。UA 患者发作时伴或不伴有一过性 ST 段（抬高或者降低）和 T 段（低平或倒置）改变。通常上述心电图的动态改变可随着心绞痛的缓解而完全或者部分消失。如合并心肌标志物肌钙蛋白的升高，则应警惕 NSTEMI；因肌钙蛋白监测存在时间窗，在早期 UA 和 NSTEMI 则难以区分。

2. UA/NSTEMI 患者死亡或心梗风险评估

由于冠脉病变的严重程度和病变累及范围不同，UA/NSTEMI 患者的临床表现不一，预后差异很大，因此为了个体化的治疗方案，必须尽早进行危险分层。目前主要有两个评分工具进行分层，即心肌梗塞溶栓治疗（thrombolysis in myocardial infarction，TIMI）评分以及全球急性冠状动脉事件注册（globalregistry of acute coronary events，GRACE）评分。

TIMI 评分是用来评估不稳定型心绞痛或 NSTEMI 患者缺血事件或死亡风险的临床工具。包括

7 个变量：年龄 ≥ 65 岁,冠心病危险因素 ≥ 3 个(包括高血压 ≥ 140/90mmHg 或服用降压药物、吸烟患者、高密度脂蛋白 <40mg/dl、糖尿病以及早发性冠心病家族史),冠状动脉狭窄 ≥ 50% 的病史,心电图 ST 段偏离,24 小时内 ≥ 2 次静息心绞痛发作病史,7 天内阿司匹林服用史以及心肌标志物的升高。7 个变量各赋值 1 分,各分值对应风险如表 23-1。

表 23-1 TIMI 评分所对应风险

TIMI 评分	14 天内死亡或者心肌梗死或者紧急血运重建概率 /%
0~1	4.7
2	8.3
3	13.2
4	19.9
5	26.2
6~7	40.9

GRACE 评分是针对 TIMI 总分为 0 以及发病 2 小时以内高敏肌钙蛋白还未升高情况下的早期风险评分模型。GRACE 评分主要评估住院或出院患者死亡和 / 或心肌梗死发生的风险。其变量包括年龄、心率、收缩压、肌酐、是否心脏骤停、心电图 ST 段的偏离、心肌标志物异常以及 Killip 心功能分级。具体评分细则详见 NSTEMI 相关指南。根据以上两个评分,高风险患者需要更加积极的干预,如行 PCI 治疗,对低风险的患者则应选择相对保守的治疗,如使用低分子肝素抗凝治疗。

3. UA/NSTEMI 患者的抗血小板、抗凝治疗方案

阿司匹林是 UA/NSTEMI 预防心肌梗死和死亡的一线用药。负荷剂量为 162~325mg,维持剂量为 81~162mg/d。P2Y12 受体抑制剂氯吡格雷联合阿司匹林较单独使用阿司匹林更能降低心肌梗死或心血管死亡风险。另外可供选择的 P2Y12 受体抑制剂包括普拉格雷,替格瑞洛。NSTEMI 患者的抗凝治疗推荐方案如下：皮下注射依诺肝素 1mg/kg,1 次 /12h(肌酐清除率 <30ml/min,频率降为 1 次 /d),持续到行 PCI 治疗或者至患者出院。其他抗凝选择包括比伐芦定,磺达肝癸钠以及普通肝素。具体用法用量详见 NSTEMI 相应指南。

4. 高血压患者 UA/NSTEMI 降压药物使用的种类选择

UA/NSTEMI 患者与 ST 段抬高心肌梗死(STEMI)患者的降压药物选择基本一致。但 β 受体阻滞剂对该类患者的使用更多基于经验性治疗。对于持续性胸痛患者,β 受体阻滞剂有明确的效果,在排除禁忌证后立即静脉使用,情况稳定后改口服。非二氢吡啶类 CCB 同样可以作为 β 受体阻滞剂的替代用药。长效二氢吡啶类 CCB 在冠脉痉挛的情况下优先选择。但短效二氢吡啶类 CCB 因容易引起血流动力学不稳定则不推荐使用或使用时应联合 β 受体阻滞剂。ACEI/ARB 在高血压持续存在,左室功能异常 LVEF<40%、心力衰竭、合并糖尿病的情况下也应作为首选。噻嗪类利尿剂作为降压药物的重要类别之一,在合并心力衰竭、肺水肿的情况下亦可酌情使用。

5. NSTEMI 的手术时机和适应证

NSTEMI 的治疗策略有"侵入性治疗策略"以及"初始缺血指导策略"两种。侵入性治疗又包括早期侵入性治疗(24 小时以内)和延迟侵入性治疗(25~72 小时)。绝大多数情况下推迟在 12~72 小时内完成冠脉造影,以给予抗栓治疗足够的时间窗,使斑块趋于稳定。初始缺血指导策略最大的益处是避免了药物治疗影响患者的侵入性治疗。但存在以下情况时仍需及时的侵入性治疗：①药物治疗无效,即严格药物治疗后患者仍反复胸痛或静息胸痛或轻微活动引起胸痛;②非侵入性的客观的缺血证

据,如动态心电图改变,心肌灌注缺损等;③预后不良的临床指标,如高 TIMI ≥ 2 和 GRACE ≥ 109;④血流动力学不稳定,频发心律失常等。详见 NSTEMI 相应指南。

【小结】

该患者为一老年女性,因"反复胸闷 5 余年,加重 1 个多月"入院。合并高血压病史。入院后心肌标志物检查未见明显异常。心电图示 I 和 aVL 导联 ST 段压低。行冠脉造影提示冠状动脉回旋支狭窄约 80%,诊断为冠状动脉粥样硬化性心脏病,不稳定型心绞痛。给予阿司匹林、氯吡格雷双联抗血小板治疗,继续氨氯地平控制血压,琥珀酸美托洛尔缓释片既有助于缓解心绞痛,也辅助降压。通过该病例的学习,应该掌握不稳定型心绞痛和非 ST 段抬高心肌梗死的临床表现、临床特点以及诊断及鉴别。熟悉 TIMI 及 GRACE 风险评分,根据风险高低选择积极或保守的治疗方案。同时对于合并高血压的患者,其降压靶目标值与 STEMI 相同,即 <130/80mmHg,不宜低于 120/70mmHg,以免不良事件的增加。降压药物的种类选择也与 STEMI 患者亦大同小异。

(彭 勇)

参考文献

1. Amsterdam EA, Wenger NK, Brindis RG, et al. 2014 AHA/ACC Guideline for the Management of Patients With Non-ST-Elevation Acute Coronary Syndromes [J]. Journal of the American College of Cardiology, 2014, 64 (24): e139-e228.

2. Rosendorff C, Black HR, Cannon CP, et al. Treatment of hypertension in the prevention and management of ischemic heart disease: a scientific statement from the American Heart Association Council for High Blood Pressure Research and the Councils on Clinical Cardiology and Epidemiology and Prevention [J]. Circulation, 2007, 115 (21): 2761-2788.

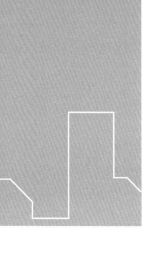

病例 24
高血压合并非 ST 段抬高心肌梗死

患者男性,56 岁。因反复活动后胸闷 3 余年,加重 5 天,再发 1 小时就诊。3 余年前,患者上 3 层楼梯后即可出现胸闷不适,位于胸骨后,发作时伴有左上臂酸软感,休息 3~5 分钟后可逐步缓解,患者未予重视,未到医院进一步诊疗。5 天前,患者自觉症状加重,平地行走 200m 或上一层楼梯后即可出现相关症状,为胸骨后闷胀痛,并同时伴有后肩背部胀痛,严重时伴有出汗等,需休息 10~20 分钟或服用速效救心丸后方可缓解;病程中无反酸呃逆、无咳嗽咳痰咯血、无头痛头昏晕厥等。1 小时前,患者再次活动后出现上述症状,服用速效救心丸后症状缓解效果欠佳,遂至医院急诊科胸痛中心就诊。

患者自患病以来,患者精神可,饮食可,大小便无明显改变,体力降低,体重无明显改变。

6 余年前,患者发现血压升高,最高 216/104mmHg,长期服用硝苯地平控释片 30mg/d 及厄贝沙坦 150mg/d 控制血压,家庭自测血压在 130~140/80~90mmHg 之间波动。

【既往史、个人史、家族史】

否认糖尿病及高脂血症等病史;否认乙肝、结核等传染病病史;否认药物、毒品接触史;否认胃溃疡及慢性糜烂性胃炎等病史。吸烟 16 年,10~15 支 /d,目前未戒烟;饮酒 8 年,250g/ 次,3~4 次 / 周。父母健在,父亲患有高血压,母亲无特殊病史。

【体格检查】

T 36.5℃,P 76 次 /min,R 19 次 /min,BP 165/82mmHg,BMI 26.8kg/m²。神志清楚,急性病容,皮肤巩膜无黄染,全身浅表淋巴结未扪及肿大,颈静脉无充盈。胸廓未见明显异常,双肺叩诊呈清音,双肺呼吸音清,双下肺少许湿啰音。心界向左下稍扩大,心音有力,心律齐,各瓣膜区未闻及确切病理性杂音。腹软、无压痛及反跳痛,肝、脾、肾脏肋下未触及。双下肢无水肿。神经系统查体无特殊异常。

【辅助检查】

血常规:血红蛋白 132g/L,血小板 214×10⁹/L,白细胞计数 8.6×10⁹/L。肾功能:肌酐 98.0μmol/l,eGFR 73.21ml/(min·1.73m²)。血脂:甘油三酯 1.16mmol/L,总胆固醇 5.36mmol/L,低密度脂蛋白胆固醇 2.73mmol/L,高密度脂蛋白胆固醇 2.63mmol/L。心肌标志物:肌红蛋白 453ng/ml,肌酸激酶同工酶 14ng/ml,肌钙蛋白 T 190ng/L。尿钠素 1 680pg/ml。肝功能、凝血常规、糖化血红蛋白、甲状腺功能、大便隐血及尿常规等未见明显异常。

心电图(图24-1):窦性心律,V₃~V₆导联及Ⅱ、Ⅲ、aVF导联ST段下斜型压低0.2mV。

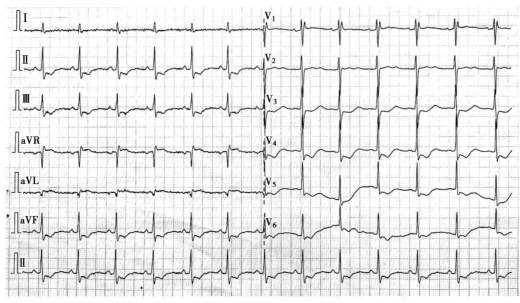

图24-1 急诊科心电图

【初步诊断】

1. 冠状动脉粥样硬化性心脏病,非ST段抬高心肌梗死,窦性心律,心脏长大,心功能Ⅲ级。
2. 高血压病3级、很高危。

【诊治经过】

结合患者临床背景、此次症状以及急诊所查心电图、心肌标志物等,考虑非ST段抬高心肌梗死,予以心电监护、吸氧、告病危等常规处理。急诊科胸痛中心给予嚼服阿司匹林肠溶片300mg、替格瑞洛180mg,后予以阿司匹林肠溶片100mg/d、替格瑞洛(90mg/次,2次/d),并予以阿托伐他汀钙片20mg/晚、低分子肝素(0.4ml/次,1次/12h)皮下注射,硝酸甘油注射液微量泵入,并予以控制心率及降压(包括比索洛尔、厄贝沙坦、非洛地平)等处理,患者自觉胸痛明显好转。入院后复查心电图(图24-2):窦性心律,未见确切ST段压低。

复查心肌标志物:肌红蛋白>500ng/ml,肌酸激酶同工酶134ng/ml,肌钙蛋白T 2093ng/L。

与患者家属沟通,考虑诊断为非ST段抬高心肌梗死,不排除转变为急性ST段抬高心肌梗死的可能性,建议患者行冠脉造影及必要时支架置入术。患方了解病情后要求暂时观察,需考虑后进行下一步治疗。

入院第15小时:患者安静休息时再次出现胸闷、胸痛,舌下含服硝酸甘油片后,胸痛持续不缓解,伴濒死感、出汗。心电监护:P 80次/min,R 26次/min,BP 97/56mmHg,经皮动脉血氧饱和度(SpO₂)95%。急查心电图(图24-3),提示窦性心律,V₃~V₆导联及Ⅱ、Ⅲ、aVF导联ST段下斜型压低0.2mV,与入院时心电图存在动态改变。床旁超声心动图:LV 56mm,LA 36mm,RA 35mm,RV 21mm,IVS 13mm,LVPW 13mm,EF 49%;左心增大,室间隔增厚,左室壁节段性运动不协调,左室收缩功能降低。

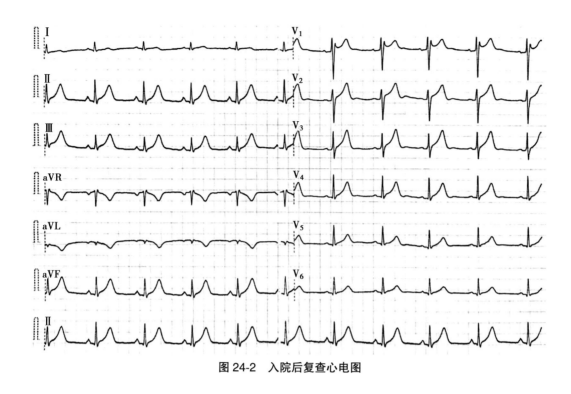

图 24-2　入院后复查心电图

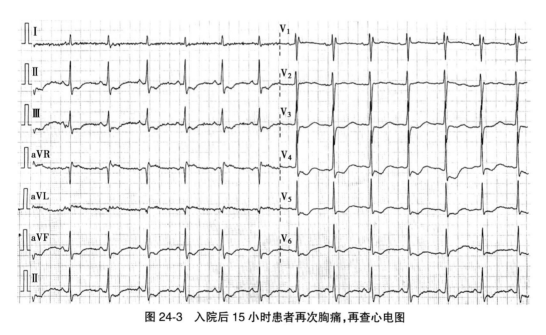

图 24-3　入院后 15 小时患者再次胸痛,再查心电图

　　结合患者临床表现及心电图动态改变,考虑患者系很高危人群,与患方沟通后立即行冠状动脉造影及必要时支架置入术。冠状动脉造影结果提示(图 24-4A、24-4B、24-4C):左主干未见明显狭窄;前降支近段严重狭窄约 90%,中远段未见明显狭窄;回旋支近段未见明显狭窄,远端狭窄 50%,右冠状动脉近段狭窄约 20%,中段狭窄 40%,远段狭窄约 60%。与患方再次沟通后行冠状动脉支架置入术,术中于前降支近段置入支架 1 枚,术后提示狭窄消失(图 24-4D)。

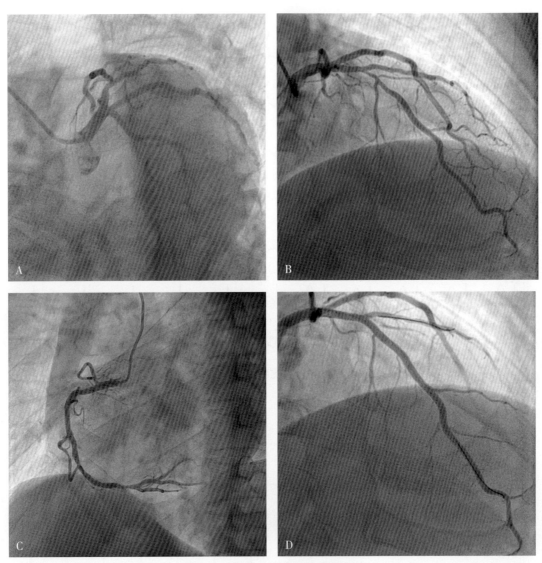

图 24-4 冠状动脉造影及支架置入

A、B. 左冠状动脉:左主干未见明显狭窄;前降支近段严重狭窄约 90%,中远段未见明显狭窄;回旋支
近段未见明显狭窄,远端狭窄 50%;C. 右冠状动脉:近段狭窄约 20%,中段狭窄 40%,远段狭窄约 60%;
D. 左冠状动脉 - 前降支近段置入支架 1 枚

患者术后无明显不适,血压 130/76mmHg,心率 70 次 /min。停用低分子肝素及硝酸甘油,继续予
以阿司匹林肠溶片、替格瑞洛、阿托伐他汀钙片、比索洛尔、厄贝沙坦、非洛地平等药物治疗。

复查超声心动图:LV 56mm,LA 36mm,RA 35mm,RV 21mm,IVS 13mm,LVPW 13mm,EF 55%;
左心增大,室间隔增厚,左室壁节段性运动不协调,左室收缩功能正常。

住院期间完善 24 小时动态血压:全天平均血压 132/76mmHg,白天平均血压 132/77mmHg,夜间
平均血压 115/69mmHg。

出院建议:

1. 生活方式改善 ①戒烟限酒,吸烟是诱发冠心病的重要因素,应绝对戒烟,可适当少量饮酒。
②合理膳食,三餐七八分饱,大便通畅;多食膳食纤维;限制食盐摄入;饮食要清淡,避免高脂肪;多食
蔬菜水果。③体育锻炼,每周 3~5 次,每次 30~60 分钟,但应避免剧烈运动。④规律生活,早睡早起,
避免熬夜。⑤保持身心愉快,工作生活劳逸结合。

2. **药物治疗** 阿司匹林肠溶片100mg/d、替格瑞洛片(90mg/次,2次/d)、阿托伐他汀钙片20mg/晚、比索洛尔2.5mg/d、厄贝沙坦150mg/d、非洛地平缓释片5mg/d。

3. 定期复查肝肾功能、血糖、血脂、超声心动图等(3~6个月)。

【修正诊断】

1. 冠状动脉粥样硬化性心脏病,非ST段抬高心肌梗死。

2. 高血压病3级、很高危。

【讨论】

1. 什么是非ST段抬高心肌梗死

非ST段抬高心肌梗死属急性冠脉综合征的一种类型,通常由动脉粥样硬化斑块破裂引起。临床表现为突发胸痛、长时间不缓解,心电图检查提示急性心肌缺血性损害,但不伴ST段抬高。

2. 非ST段抬高心肌梗死的诊断依据

非ST段抬高心肌梗死的诊断依据为:①典型心绞痛症状,但症状更严重,持续时间更长,通常持续时间20~30分钟或更长;②血清酶改变符合急性心肌梗死;③在心电图上不出现ST段抬高,仅表现为ST段压低和/或T波倒置。符合上述三条,即可诊断非ST段抬高心肌梗死。

3. 高血压与冠心病的关系

冠心病是多种原因共同作用的疾病。包括高血压、血脂异常、吸烟、糖代谢异常、超重和肥胖、缺少运动和心理压力等,不同年龄、性别者发生冠心病的危险不同;其中,高血压是其中极重要的因素。研究表明,收缩压每升高10mmHg,发生心肌梗死的风险可增加31%,60%~70%的冠状动脉粥样硬化者患有高血压。高血压可以加速及恶化冠状动脉发生粥样硬化病变,加剧冠心病发展,可发生心绞痛,重者可致急性心肌梗死、心源性猝死的发生。此外,由于清晨是一天中血压最高的时段,猝死和心肌梗死等发病高峰均在觉醒前后4~6小时,清晨血压与冠心病的关系更为密切。

4. 高血压合并冠心病的降压药物选择

对稳定型心绞痛患者的血压管理建议为:

(1)对于此类患者,应当使用包含下列各项的方案治疗:①β受体阻滞剂用于有心肌梗死病史者;② ACEI或ARB用于心肌梗死病史、左室收缩功能障碍、糖尿病或CKD患者;③噻嗪型利尿剂或噻嗪样利尿剂适用于老年高血压、合并心力衰竭患者,同时也是难治性高血压的基础药物。

(2)如有β受体阻滞剂禁忌证或不耐受,非二氢吡啶类CCB可为替代,除非存在左室功能障碍。

(3)如心绞痛或高血压未获控制,可在β受体阻滞剂、ACEI/ARB、噻嗪型利尿剂或噻嗪样利尿剂基础上加用长效二氢吡啶类CCB。联合应用β受体阻滞剂和非二氢吡啶类CCB需谨慎,可能增加显著心动过缓和心力衰竭的风险。

对急性冠脉综合征患者的血压管理建议为:①无禁忌证者,起始降压治疗应包括一种长效β_1选择性且无内在拟交感活性的β受体阻滞剂。通常口服给药,且在起病24小时内给予;若患者存在严重高血压或缺血表现,也可考虑静脉给予β受体阻滞剂;若患者存在血流动力学不稳定或失代偿性心力衰竭,应待患者情况稳定后给予β受体阻滞剂。②前壁心肌梗死、持续高血压、存在左室功能障碍或心力衰竭以及合并糖尿病者,加用ACEI或ARB;低危患者左心室射血分数保留且无糖尿病,ACEI可作为其血压控制的一线药物。③以上两药联用后仍不能控制心绞痛或血压,可加用长效二氢吡啶类CCB。④醛固酮拮抗剂可用于已接受β受体阻滞剂和ACEI/ARB治疗的合并左室功能障碍、心力衰竭或糖尿病的前壁心肌梗死患者,但血肌酐升高或血钾升高者禁用。⑤可考虑硝酸盐类药物,以降压、改善缺血或肺瘀血,初始治疗首选舌下或静脉制剂,有适应证者可转换为长效剂型。疑为右室梗死或血流动力学不稳定者避免使用。

5. 高血压合并冠心病的血压目标值

积极控制高血压合并冠心病患者的血压并达标,有助于降低心血管事件及死亡风险,进一步改善患者心血管预后。《2018年欧洲心脏病学会 / 欧洲高血压学会高血压管理指南》建议对于高血压合并冠心病的患者,推荐其收缩压降至130mmHg以下,但是不要低于120mmHg,对于年龄≥65岁老年患者,收缩压目标值控制在130~140mmHg之间;对于舒张压,建议在80mmHg以下,但是不要低于70mmHg,避免导致冠脉灌注下降或加重缺血。

6. 非ST段抬高心肌梗死患者抗血小板药物的使用原则

(1)建议无禁忌证的患者口服阿司匹林,负荷剂量为300mg,维持剂量75~100mg/d,长期给药。

(2)如患者无高出血风险相关的禁忌证,应在阿司匹林基础上联用P2Y12抑制剂(如替格瑞洛、氯吡格雷等),维持治疗12个月;对疑似有高出血风险且行药物洗脱支架置入的患者,可考虑在置入支架后接受3~6个月短期的P2Y12抑制剂治疗;目前指南建议双联抗血小板药物需要个体化治疗,临床随访过程中动态评估。

(3)有高胃肠道出血风险的患者,建议在阿司匹林和P2Y12抑制剂双联抗血小板治疗的基础上联用质子泵抑制剂。其中高风险患者定义为既往有消化道溃疡病史,并且发生溃疡相关并发症或包含≥3个危险因素。危险因素主要包括:①无并发症的消化道溃疡病史;②年龄>65岁;③服用大剂量的非甾体抗炎药;④目前服用糖皮质激素或使用抗凝药物。

7. 非ST段抬高心肌梗死患者血运重建的策略评估

(1)对于很高危缺血患者,建议立即行冠状动脉造影。很高危患者包括:血流动力学不稳定或心源性休克;严重的心力衰竭或左室功能障碍;规范药物治疗下,严格强效药物治疗下,持续出现的或再发心绞痛;机械并发症,如新出现或加重的二尖瓣反流或新发的室间隔穿孔;持续性的室性心律失常;ST-T动态改变,尤其间歇性出现ST段抬高。

(2)对于未达到上述立即行冠脉造影适应证,但具有一个或多个下述特点的非ST段抬高心肌梗死患者,其短期内缺血不良事件的发生率较高。特点包括:既往行冠状动脉旁路移植术手术或近6个月内进行过冠脉造影支架置入;新出现的ST段的压低;肌钙蛋白升高;规范强有效抗缺血药物治疗后,仍在休息状态出现的心绞痛症状;左室射血分数<40%,TIMI风险评估>2分或GRACE风险评估>108分。对于上述人群,推荐侵入性治疗策略优于保守治疗,建议入院24~48小时行冠脉造影;其中有部分高风险人群应在12小时内行冠脉造影。高风险人群是指TIMI评分≥5分或GRACE评分≥140分,但是未达到上述立即行冠脉造影的标准。

【小结】

非ST段抬高心肌梗死早期保守治疗策略为先行积极的抗心肌缺血、抗凝、抗血小板治疗,合理应用抗血小板药、抗凝药、他汀类药物、β受体阻滞剂、硝酸酯类药物、非二氢吡啶类钙通道阻滞剂等药物,择期根据病情决定冠状动脉造影及血运重建术。对药物治疗效果不好的非ST段抬高心肌梗死患者,如心绞痛症状反复发作、血流动力学不稳定或心电活动异常等,宜尽早实施冠脉介入治疗。如接受及时规范治疗,非ST段抬高心肌梗死整体预后较好。

该患者为一中年男性,因反复活动后胸闷3余年,加重5天,再发1小时入院。既往有高血压、吸烟史。入院后心肌标志物升高,心电图提示 ST 段压低,因此考虑诊断冠状动脉粥样硬化性心脏病、非 ST 段抬高心肌梗死。给予阿司匹林、替格瑞洛双联抗血小板治疗,低分子肝素抗凝,阿托伐他汀钙稳定斑块降脂,继续厄贝沙坦、非洛地平控制血压,比索洛尔既有助于缓解心绞痛、也辅助降压,单硝酸异山梨酯缓解症状。入院时建议患者择期行冠状动脉造影,但入院第 15 小时,患者病情出现变化,表现为静息时心绞痛发作,床旁超声心动图提示左室收缩功能下降,属于很高危缺血事件发生患者,因此立即行冠脉造影及必要时支架置入术。冠脉造影提示前降支近段严重狭窄,术中于前降支置入支架 1 枚;因处理及时,患者术后恢复良好。

通过该病例的学习,应该掌握非 ST 段抬高心肌梗死的临床特点、诊断及鉴别诊断。掌握非 ST 段抬高心肌梗死患者紧急冠脉造影适应证,熟悉 TIMI 及 GRACE 风险评分,根据风险高低选择积极或保守的治疗方案。同时对于高血压合并冠心病患者,应掌握其降压药物种类的选择及降压靶目标值,并对患者进行综合干预,以进一步改善患者预后。

(何　森　苟棋玲　贺　勇)

参考文献

1. Rosendorff C, Lackland DT, Allison M, et al. Treatment of hypertension in patients with coronary artery disease: a scientific statement from the American Heart Association, American College of Cardiology, and American Society of Hypertension [J]. Circulation, 2015, 131 (19): e435-e470.

2. Williams B, Mancia G, Spiering W, et al. 2018 ESC/ESH Guidelines for the management of arterial hypertension [J]. Eur Heart J, 2018, 39 (33): 3021-3104.

3. 《中国高血压防治指南》修订委员会. 中国高血压防治指南 2018 年修订版 [J]. 心脑血管病防治, 2019, 19 (01): 1-44.

4. Roffi M, Patrono C, Collet JP, et al. 2015 ESC Guidelines for the management of acute coronary syndromes in patients presenting without persistent ST-segment elevation: Task Force for the Management of Acute Coronary Syndromes in Patients Presenting without Persistent ST-Segment Elevation of the European Society of Cardiology (ESC)[J]. Eur Heart J, 2016, 37 (3): 267-315.

5. Lanza FL, Chan FK, Quigley EM. Guidelines for prevention of NSAID-related ulcer complications [J]. The American journal of gastroenterology, 2009, 104 (3): 728-738.

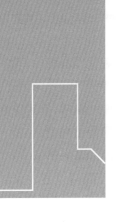

病例 25
高血压合并急性 ST 段抬高心肌梗死

患者女性,69 岁。因反复胸痛 1 天余,加重 4 个多小时就诊。入院前 1 天余,患者无明显诱因出现胸痛,为胸骨后压榨性疼痛,放射至肩背部,伴大汗淋漓、呼吸困难,不伴咳嗽、咳痰、咯血、头晕、恶心、呕吐、腹泻、胸部撕裂样疼痛不适,持续约 1 小时后自行缓解,未予重视未就医。入院前 4 小时,患者无明显诱因再次发作胸痛,性质同前,疼痛持续不缓解。入院后行心电图检查提示:急性广泛前壁 ST 段抬高心肌梗死,排除活动性出血等禁忌证后,立即予以阿司匹林 300mg、氯吡格雷 300mg 嚼服、肝素 4 000U 静脉注射并联系转运至上级医院胸痛中心评估急诊冠脉造影。

患者自患病以来,精神睡眠可,大小便正常,体重无明显变化。

发现血压升高 4 年,最高 180/90mmHg 左右,长期口服氨氯地平 5mg/d 控制血压,自诉血压控制于 140~150/80mmHg。

【既往史、个人史、家族史】

否认糖尿病、肝炎、结核、外伤、手术史等。无吸烟、饮酒史。父母已故,死因不详。

【体格检查】

T 36.5℃,P 85 次 /min,R 20 次 /min,BP 127/83mmHg。神志清楚,急性病容,皮肤巩膜无黄染,全身浅表淋巴结未扪及肿大。颈静脉正常。心界向左下扩大,心音有力,心律齐,各瓣膜区未闻及杂音。胸廓未见异常,双肺叩诊呈清音。双下肺少量湿性啰音。全腹软,未闻及血管杂音,全腹无压痛及反跳痛,腹部未触及包块。肝脏肋下未触及。双侧肾区无叩痛,双肾未触及。下肢无水肿。

【辅助检查】

实验室检查:床旁肌钙蛋白 7.52ng/ml。心电图(图 25-1):窦性心律,V_1~V_6 导联 ST 段弓背抬高 0.3~0.4mV。

【初步诊断】

1. 冠状动脉粥样硬化性心脏病,急性广泛前壁 ST 段抬高心肌梗死,Killip Ⅱ级。
2. 高血压病 3 级、很高危。

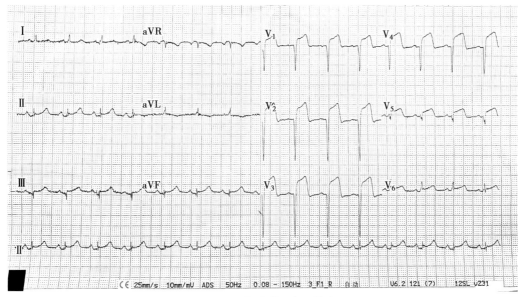

图 25-1　急诊科心电图检查

【诊治经过】

血常规：白细胞计数 9.20×10^9/L，中性分叶核粒细胞百分率 86.9%，淋巴细胞百分率 10.1%。心肌标志物和尿钠素：肌红蛋白 407.00ng/ml，肌酸激酶同工酶 MB 54.66ng/ml，肌钙蛋白 T 1 642.0ng/L，尿钠素 3 240pg/ml。尿常规：隐血(++)，尿蛋白定性(+/-)，尿葡萄糖(+/-)，酮体定性(+)，红细胞 14/HP。生化：谷草转氨酶 127IU/L，空腹血糖 9.19mmol/L，肌酸激酶 836IU/，乳酸脱氢酶 440IU/L，血钾 3.82mmol/L。床旁血气：氧分压 92.2mmHg，二氧化碳分压 34.8mmHg，葡萄糖 10.00mmol/L，全血乳酸 2.40mmol/L。

入院后予以急诊冠脉造影，结果显示，左冠状动脉：左主干未见明显狭窄；前降支近段以远完全闭塞；回旋支近段狭窄 20%，中段最重狭窄约 70%，远段未见明显狭窄（图 25-2A）。右冠状动脉：近段狭窄约 30%，中段狭窄约 10%，远段狭窄约 40%（图 25-2B）。于前降支近段置入 PE 3.5mm×38mm 支架 1 枚（图 25-2C）。

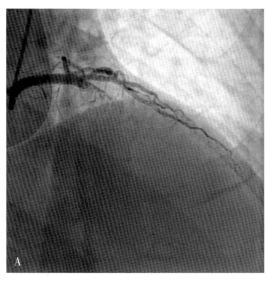
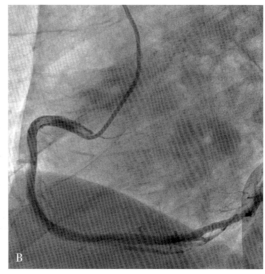

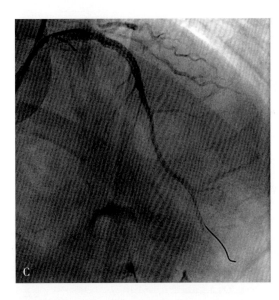

图 25-2 急诊冠状造影

A. 左冠状动脉：左主干未见明显狭窄；前降支近段以远完全闭塞；回旋支近段狭窄 20%，中段最重狭窄约 70%，远段未见明显狭窄；B. 右冠状动脉：近段狭窄约 30%，中段狭窄约 10%，远段狭窄约 40%；C. 前降支近段置入 3.5mm×38mm 支架 1 枚

术后予以阿司匹林肠溶片、硫酸氢氯吡格雷、阿托伐他汀钙等药物治疗。患者术后血压 92/65mmHg，心率 98 次 /min，暂停使用氨氯地平。

入院后胸闷症状缓解，夜间平卧休息，无胸痛、头痛、恶心、呕吐、腹痛，精神、饮食、睡眠一般。

入院第 2 天复查尿钠肽和心肌标志物，显示：肌红蛋白 62.62ng/ml，肌酸激酶同工酶 MB 58.25ng/ml，尿钠素 7 098pg/ml，肌钙蛋白 T 2 637.0ng/L。血常规、粪便常规未见特殊异常。生化：谷草转氨酶 93IU/，肌酸激酶 416IU/L，乳酸脱氢酶 527IU/L，血钠 136.5mmol/L，血钾 4.46mmol/L。

术后第 3 天患者血压恢复至 110/78mmHg，心率 90 次 /min。复查尿钠肽和心肌标志物：肌红蛋白 46.30ng/ml，肌酸激酶同工酶 MB 11.26ng/ml，尿钠素 4 156pg/ml，肌钙蛋白 T 2 518.0ng/L。超声心动图：LV 48mm，LA 38mm，RV 18mm，RA 40mm，LVEF 39%，二尖瓣轻度反流。治疗调整：加用培哚普利 2mg/d、琥珀酸美托洛尔缓释片 23.75mg/d。

术后第 5 天患者血压恢复至 135/74mmHg，心率 65 次 /min。调整药物为：阿司匹林 100mg/d，硫酸氢氯吡格雷 75mg/d，阿托伐他汀钙 20mg/ 晚，培哚普利 4mg/d，琥珀酸美托洛尔缓释片 23.75mg/d，氢氯噻嗪 25mg/d，螺内酯 20mg/d。

安排出院，继续门诊随访。社区随访中需注意以下问题：

1. 患者心脏恢复和康复的情况，患者心肌损伤和心脏功能的恢复情况，心电活动有无异常，需监测患者心肌标志物、BNP、心电图、超声心动图等。同时注意有无急性心肌梗死后和 PCI 术后晚期并发症。

2. 患者二级预防药物使用情况，如双联抗血小板治疗、他汀类药物、β 受体阻滞剂、RAASI，根据需要使用利尿剂或强心药物。监测血脂、血糖、血压等是否达标。同时注意患者服药依从性和药物不良反应监测，如大便隐血、肝肾功能等。

3. 生活方式的干预，如戒烟限酒、低盐低脂、适当运动康复、避免劳累、预防受凉感染等。

【修正诊断】

1. 冠状动脉粥样硬化性心脏病，急性广泛前壁 ST 段抬高心肌梗死，窦性心律，心脏不大，Killip Ⅱ级。

2. 高血压病 3 级、很高危。

【讨论】

1. 什么是急性心肌梗死,急性心肌梗死的分类

急性心肌梗死是由冠状动脉急性、持续性缺血缺氧所引起的心肌坏死。伴有心肌肌钙蛋白的升高以及下列任一证据:心肌缺血的症状,如压榨性胸痛;心电图缺血性改变;病理性 Q 波;影像学发现失活心肌或者与缺血病因相符的节段性室壁运动异常;血管造影发现冠状动脉血栓。急性心肌梗死的分类除了根据心电图 ST 段的变化分为 ST 段抬高心肌梗死(STEMI)和非 ST 段抬高心肌梗死(NSTEMI)外,还可以根据其病理、临床表现,治疗手段及预后的不同分为以下三型:1 型是由于动脉粥样硬化斑块破裂或侵蚀所导致。2 型是由于氧供与氧耗的不平衡所致心肌损伤。如动脉粥样硬化斑所致管腔狭窄血供减少,冠状动脉痉挛,消化道大出血所致血红蛋白急剧下降等。3 型是指患者具有典型的心肌梗死症状,伴有心电图缺血的改变或室颤,随后发生死亡,但死亡前未获得心肌标志物的证据或者尸检证实心肌梗死。

2. 诊治 STEMI 患者时有哪些关键时间节点

首诊医生在接诊胸痛患者 10min 内应明确急性心肌梗死的诊断,诊断后 2 小时内应送至上级医院行经皮冠状动脉介入治疗(PCI),90 分钟以内恢复心肌血流灌注。患者未能在 2 分钟内接受 PCI 治疗的,排除纤溶禁忌证后行纤溶疗法,10 分钟以内恢复心肌血流灌注。纤溶绝对禁忌证包括:颅内出血病史、6 个月以内的缺血性脑卒中、中枢神经系统的损伤或肿瘤或动静脉畸形、近期受过重大创伤 / 手术 / 头部受伤、近 1 个月有胃肠道出血病史、明确的出血性疾病、主动脉夹层、24 小时以内有过不能进行按压止血的穿刺操作(如肝脏活检、腰穿等)。相对禁忌证包括:6 个月以内的短暂性脑缺血发作(TIA)病史、口服抗凝药物、妊娠、难治性高血压(SBP>180mmHg 和 / 或 DBP>110mmHg)、感染性心内膜炎、活动性胃溃疡等。随后转运至经皮冠状动脉介入治疗(PCI)中心,60~90 分钟后评估再灌注效果,效果不佳可行补救 PCI,效果不佳的表现包括 ST 段回降小于 50%,或血流动力学不稳定,或缺血症状加重。再灌注效果满意则 24 小时内行常规 PCI 治疗。若首诊医院可行 PCI,则诊断明确后立即送入导管室行 PCI 治疗,60 分钟内恢复心肌血流灌注。因此,社区医生应该熟练掌握急性心肌梗死的临床表现及诊断标准,明确治疗时机,为患者的最大临床获益做出正确的判断。

3. 怎样制定 STEMI 患者 PCI 治疗后抗血小板及抗凝治疗方案

行 PCI 的急性心梗患者应接受阿司匹林加 P2Y12 抑制剂双联抗血小板治疗。P2Y12 抑制剂包括普拉格雷、替格瑞洛以及氯吡格雷,其应在 PCI 前使用,无出血风险禁忌的情况下维持 12 个月。首选普拉格雷和替格瑞洛。普拉格雷负荷剂量为 60mg,维持剂量为 10mg/d,若体重 ≤ 60kg,则维持剂量下调为 5mg/d,有卒中病史的患者不宜使用普拉格雷。替格瑞洛负荷剂量为 180mg,维持剂量为 90mg/ 次,2 次 /d。氯吡格雷的负荷剂量为 600mg,维持剂量为 75mg/d。阿司匹林无禁忌证应尽早应用于所有患者。阿司匹林负荷剂量为 150~300mg,维持剂量为 75mg/d。心肌梗死患者行 PCI 治疗时的抗凝治疗包括普通肝素,依诺肝素以及比伐芦定。具体用法用量详见相关指南。PCI 术后不再推荐常规抗凝治疗,除非有相应抗凝指征,如房颤。

4. 高血压合并 STEMI 患者的血压控制目标是多少

《2018ESC/ESH 动脉高血压管理指南》推荐高血压患者合并冠心病,收缩压在能耐受的情况下应控制 ≤ 130mmHg,不应低于 120mmHg。对年龄大于 65 岁的,可放宽标准,130~140mmHg 即可接受。舒张压应控制 ≤ 80mmHg,不应低于 70mmHg。对急性心肌梗死患者而言,在一项纳入 11 745 例患者的研究中,以 1 年主要不良心血管事件(major adverse cardiac events,MACE)为主要终点事件,包括:

死亡、再次心肌梗死、目标血管重建、冠状动脉旁路移植术（coronary artery bypass grafting，CABG），以及因心力衰竭住院等，发现血压<130/80mmHg时最大程度降低不良事件的发生，取得最大临床获益。另外研究表明血压水平与MACE发生率之间存在U形或J形曲线，因此血压不宜过低。

5. 高血压合并STEMI患者的降压药物选择

急性心肌梗死患者可以使用的降压药物包括：①β受体阻滞剂：心脏选择性（β_1）β受体阻滞剂更好。β受体阻滞剂可减慢心率，缓解心肌收缩力，从而降低氧耗。TIMI Ⅱ-B研究、ISIS（international study of infarct survival）-1研究以及国内的COMMIT（clopidogrel and metoprolol in myocardial infarctional trial）研究均支持早期使用β受体阻滞剂可带来临床获益，包括减少再次心肌梗死和室颤的风险。但其有增加心源性休克的风险，因此对于有心力衰竭或休克证据的患者，应推迟β受体阻滞剂的使用。在住院后期可口服β受体阻滞剂。②ACEI/ARB：此类药物能有效预防梗死心肌的重塑、心脏扩大、室性心律失常的发生。对一些高危患者，包括前壁或大范围的梗死，有心肌梗死过往史、心力衰竭、左室收缩功能异常以及心动过速的患者，早期使用临床获益更大。ACEI及ARB的联合使用会增加不良事件，因此不推荐。③醛固酮受体拮抗剂：螺内酯及依普利酮在心肌梗死合并心力衰竭时使用能有效降低死亡率。肌酐水平升高（男性2.5mg/dl，女性2.0mg/dl）或钾离子浓度升高（>5.0mmol/L）时避免使用。④CCB：CCB类药物对急性ST段抬高心肌梗死患者的临床研究中无明显获益。但在仍有缺血所致不适症状或快速性室性心律失常的患者中，β受体阻滞剂效果不佳，或有使用β受体阻滞剂的禁忌证（包括低血压、严重的支气管痉挛性肺病、失代偿性心力衰竭、窦房结或房室结功能异常、严重的外周血管性疾病以及糖尿病患者有发作性低血糖病史），长效二氢吡啶类CCB可以使用。非二氢吡啶类CCB，包括地尔硫䓬、维拉帕米在严重心力衰竭患者或心率缓慢的患者中应避免使用。⑤利尿剂：可联合β受体阻滞剂使用，以控制血压和心力衰竭。噻嗪类利尿剂的优点在于半衰期长，使用时需监测钠、钾离子水平，尿酸以及钙离子水平。有急性痛风病史的患者需谨慎使用。袢利尿剂在合并症状性心力衰竭、以及中度到重度慢性肾脏病（GFR<30ml/min）的患者中优先选择。醛固酮受体拮抗剂适用于原发性醛固酮增多症的患者以及难治性高血压患者。使用时需注意其不良反应，包括乳房发育、性功能障碍等。避免与钾离子补充剂，或者保钾利尿剂共用。

【小结】

该患者为一老年女性，急性起病。其临床表现为胸闷、胸痛不适，伴大汗淋漓。心电图有相应导联ST段的升高，心肌标志物肌钙蛋白升高。综上诊断为急性ST段抬高心肌梗死（STEMI）。冠脉造影证实前降支近端的闭塞。行PCI后症状好转出院。术后给予阿司匹林、硫酸氢氯吡格雷双联抗血小板治疗，美托洛尔、培哚普利既有益于心肌梗死，又有益于高血压。患者LVEF 39%，给予氢氯噻嗪、螺内酯缓解心力衰竭症状，也有助于血压的控制，降低后负荷以免加重心力衰竭。通过此病例的学习，我们应该掌握急性心肌梗死的定义及分类，把握心肌梗死患者行PCI治疗和纤溶的重要时点，以及PCI术后常规抗血小板治疗。明确高血压患者心肌梗死后的降压靶目标以及降压药物的合理选择。

（彭 勇）

参考文献

1. Ibanez B, James S, Agewall S, et al. 2017 ESC Guidelines for the management of acute myocardial infarction in patients

presenting with ST-segment elevation: The Task Force for the management of acute myocardial infarction in patients presenting with ST-segment elevation of the European Society of Cardiology (ESC)[J]. Eur Heart J, 2018, 39 (2): 119-177.

2. Lee KH, Park HW, Yoon NS, et al. Abstract 16415: Optimal Blood Pressure Target in Patients With Acute Myocardial Infarction [J]. Circulation, 2016, 134 (Suppl 1): A16415.

3. Lloyd-Jones DM, Morris PB, Ballantyne CM, et al. 2017 Focused Update of the 2016 ACC Expert Consensus Decision Pathway on the Role of Non-Statin Therapies for LDL-Cholesterol Lowering in the Management of Atherosclerotic Cardiovascular Disease Risk: A Report of the American College of Cardiology Task Force on Expert Consensus Decision Pathways [J]. Journal of the American College of Cardiology, 2017, 70 (14): 1785-1822.

4. Olafiranye O, Zizi F, Brimah P, et al. Management of Hypertension among Patients with Coronary Heart Disease [J]. International journal of hypertension, 2011, 2011: 1-6.

5. Park H, Hong YJ, Cho JY, et al. Blood Pressure Targets and Clinical Outcomes in Patients with Acute Myocardial Infarction [J]. Korean circulation journal, 2017, 47 (4): 446-454.

6. Rosendorff C, Black HR, Cannon CP, et al. Treatment of hypertension in the prevention and management of ischemic heart disease: a scientific statement from the American Heart Association Council for High Blood Pressure Research and the Councils on Clinical Cardiology and Epidemiology and Prevention [J]. Circulation, 2007, 115 (21): 2761-2788.

7. Thygesen K, Alpert JS, Jaffe AS, et al. Fourth Universal Definition of Myocardial Infarction (2018)[J]. J Am Coll Cardiol, 2018, 72 (18): 2231-2264.

8. Williams B, Mancia G, Spiering W, et al. 2018 ESC/ESH Guidelines for the management of arterial hypertension [J]. Journal of Hypertension, 2018, 36 (12): 2284-2309.

病例 26
高血压合并缺血性心肌病

患者男性,54 岁。因反复胸痛 13 余年,劳累后气短 2 个月就诊。13 余年前患者反复于吸烟饮酒后出现胸闷、胸痛,伴心悸,持续时间约 2~3 分钟,不伴恶心、呕吐、烧灼感,活动后无心累、气促,夜间可平卧安静休息,双下肢无水肿,未引起重视及特殊处理。9 余年前患者在大量吸烟饮酒后再次出现胸闷、胸痛,疼痛难以忍受,伴心悸、气紧、大汗、乏力、濒死感,持续半小时不缓解,无黑矇、晕厥,无咳嗽、咯血。立即就诊于当地医院,考虑冠心病,急性非 ST 段抬高心肌梗死。行冠脉造影并于前降支及回旋支安置 3 枚支架,术后规律服用阿司匹林 100mg/d、氯吡格雷 75mg/d、阿托伐他汀钙 20mg/晚治疗 1 年多后,改为阿司匹林 100mg/d、阿托伐他汀钙 20mg/晚长期维持。此后胸闷、胸痛等症状仍反复发作,未重视及特殊处理。1 年多前在夜间安静休息时再次出现胸闷、胸痛、心前区压榨感,伴气紧、大汗,不能平卧入睡,持续不缓解,无黑矇、晕厥,遂急呼 120 送至医院。考虑冠心病,支架术后,急性下壁 ST 段抬高心肌梗死,再次行冠脉造影,于右冠状动脉置入 1 枚支架,出院后规律服用阿司匹林 100mg/d、氯吡格雷 75mg/d、阿托伐他汀钙 20mg/晚、培哚普利 4mg/d、琥珀酸美托洛尔缓释片 47.5mg/d 治疗。2 个多月前患者感觉活动耐量下降,劳累后(爬 1 楼)感胸闷、气短,休息后缓解,无夜间阵发性呼吸困难及咳嗽、咳痰等。调整方案为阿司匹林肠溶片 100mg/d、硫酸氢氯吡格雷片 75mg/d、阿托伐他汀钙 20mg/晚、琥珀酸美托洛尔缓释片(71.25mg/次,2 次/d)、氯沙坦钾氢氯噻嗪片(氯沙坦钾 50mg/氢氯噻嗪 12.5mg)1 片/d、螺内酯 20mg/d、单硝酸异山梨酯缓释片 40mg/d,患者自觉症状有所缓解,为求进一步治疗收入院。

患者自患病以来,精神、饮食、睡眠欠佳,大小便正常,近半年体重增加 4kg。16 余年前因头晕在当地医院测得血压升高,最高为 180/100mmHg,诊断高血压病。目前规律服上述降压药物,血压控制尚可。4 个多月前医院诊断 2 型糖尿病目前规律服用二甲双胍(500mg/次,2 次/d),血糖控制尚可。

【既往史、个人史、家族史】

既往史无特殊。吸烟史 35 余年,平均 60 支/d,已戒烟半年。父母健在,父亲有高血压、糖尿病。

【体格检查】

T 36.3℃,P 85 次/min,R 20 次/min,BP 101/79mmHg,BMI 29kg/m²。体型肥胖,神志清楚,焦虑面容,全身浅表淋巴结未扪及肿大。颈静脉正常。心界向左下扩大,心律齐,各瓣膜区未闻及杂音。胸廓未见异常,双肺叩诊呈清音。双肺呼吸音清,未闻及干湿啰音。腹部外形正常,全腹软,无压痛及反跳痛,腹部未触及包块。肝脏肋下未触及。脾脏肋下未触及。双肾未触及。双下肢无水肿。

【辅助检查】

血常规、尿常规、粪便常规未见明显异常。生化示:肝功未见异常,空腹血糖 7.8mmol/L,肌酐 69μmol/L,尿酸 363μmol/L,甘油三酯 1.73mmol/L,胆固醇 5.52mmol/L,低密度脂蛋白胆固醇 4.13mmol/L,血钾 4.1mmol/L。心肌标志物未见升高,尿钠素 454pg/ml。糖化血红蛋白 7.3%。

心电图(图 26-1): 窦性心律,$V_1 \sim V_2$ 导联 QS 型,ST-T 改变。

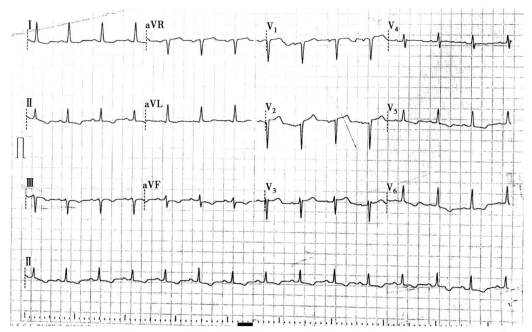

图 26-1 心电图示窦性心律,$V_1 \sim V_2$ 导联 QS 型,ST-T 改变

超声心动图示(图 26-2):LV 61mm,LA 42mm,RV 21mm,RA 33mm,EF 34%;冠心病陈旧性心肌梗死,伴发心尖部室壁瘤,左室收缩功能测值降低。

胸部 CT 检查(图 26-3): 双肺散在少许慢性炎症。心脏稍大,以左心室为主;主动脉、主动脉瓣区及左右冠状动脉钙化,左右冠状动脉管样高密度影,可疑支架术后,心尖区条状低密度影,请结合临床。

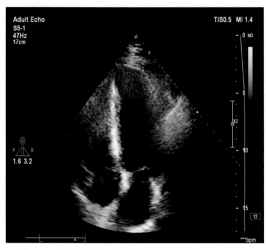

图 26-2 超声心动图表现

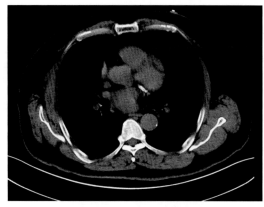

图 26-3 胸部 CT 检查

颈动脉彩超示:双侧颈内动脉起始部粥样硬化斑,左侧颈总动脉内中膜增厚。

动态心电图示:窦性心律(平均心率 79 次 /min,最慢心率 56 次 /min,最快心率 120 次 /min),房性期前收缩 179 次 /24h,成对房性期前收缩 1 次 /24h,房性期前收缩二联律 3 次 /24h。V₂、V₃ 见异常 Q 波,V₁~V₃ 导联 ST 段上抬,CM Ⅱ、Ⅲ、avF、V₅、V₆ 导联 ST 段下移,心率变异指标正常。

【初步诊断】

1. 冠状动脉粥样硬化性心脏病,陈旧性下壁心肌梗死,左心增大,心尖部室壁瘤,窦性心律,心功能Ⅲ级。
2. 高血压病 3 级、很高危。
3. 2 型糖尿病。
4. 颈动脉粥样硬化。
5. 高胆固醇血症。

【诊治经过】

继续予以门诊药物治疗,阿托伐他汀钙加量至 40mg/ 晚,考虑患者近来活动耐量下降,不排除与冠脉病变加重相关。复查冠脉造影示(图 26-4),左冠状动脉:左主干未见明显狭窄,前降支近段局限性狭窄约 70%,中段原支架通畅,支架内中度内膜增生,最重狭窄约 40%,远段弥漫性病变伴钙化,最重狭窄约 50%,回旋支近段局限性狭窄约 40%,中段原支架通畅,支架内中度内膜增生,最重狭窄约 40%,支架以远局限性狭窄约 90%;右冠状动脉:近段局限性狭窄约 90%,中段原支架通畅,支架内轻度内膜增生,远段弥漫性病变伴瘤样扩张,最重狭窄约 40%。

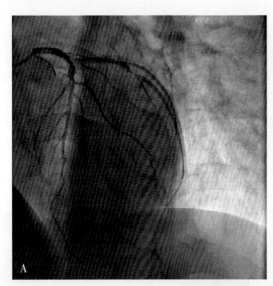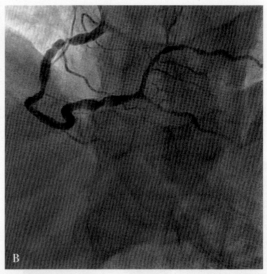

图 26-4 复查冠脉造影
A. 左冠状动脉造影;B. 右冠状动脉造影

在全麻体外循环下行冠状动脉旁路移植术(CABG)。术中心包内未见粘连,左心室增大,余房室大小未见明显异常。冠状动脉前降支中段可见明显硬化,狭窄远段血管充盈不足,回旋支近中段可扪及明显硬化,狭窄远端血管充盈不足,右冠状动脉近中段可扪及明显硬化,远端血管充盈不足。左心室收缩功能明显降低。肺动脉可见增粗。手术游离左下肢大隐静脉 50cm 备用,左乳内动脉游离后观察血流量尚可。手术在体外循环下停搏心脏,顺行灌注行心肌保护。7-0 Prolene 线连续缝合大隐静脉近心端于回旋支和右冠状动脉狭窄远端血管,检查吻合口通畅,未见明显漏血。7-0 Prolene 线连续缝合吻合左乳内动脉于前降支狭窄远端,用 6-0 Prolene 线连续缝合分别吻合两支静脉桥于升主动脉侧壁,开放主动脉,心电自动恢复为窦性心律,辅助循环,停机顺利,食管超声示左心室收缩功能较术前明显改善,心脏各瓣膜未见明显反流和前向血流加速。

术后规律服用阿司匹林肠溶片 100mg/d、硫酸氢氯吡格雷片 75mg/d、阿托伐他汀钙片 40mg/晚、琥珀酸美托洛尔缓释片(71.25mg/ 次,2 次 /d)、氯沙坦钾氢氯噻嗪片(氯沙坦钾 50mg/ 氢氯噻嗪 12.5mg)1 片 /d、螺内酯 20mg/d、二甲双胍(850mg/ 次,2 次 /d),活动耐量逐渐恢复,血压维持在 100/70mmHg 左右,心率 60 次 /min。

3 个月后复查生化示:空腹血糖 5.8mmol/L,肌酐 70μmol/L,尿酸 359μmol/L,甘油三酯 1.37mmol/L,胆固醇 3.34mmol/L,低密度脂蛋白胆固醇 1.7mmol/L,血钾 4.2mmol/L,尿钠素 157pg/ml。糖化血红蛋白 6.1%。复查超声心动图(图 26-5):LV 55mm,LA 43mm,RV 20mm,RA 35mm,EF 45%;CABG 术后3 个月,左心增大,左室壁节段性运动异常,左室心尖部室壁瘤形成,三尖瓣反流(轻度),左室收缩功能测值减低。

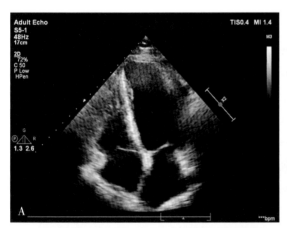
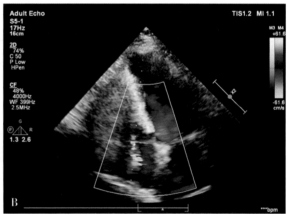
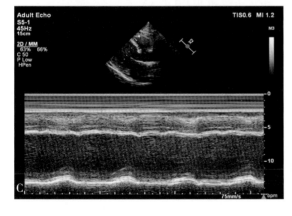

图 26-5 CABG 术后 3 个月复查超声心动图
A. 心尖四腔心切面;B. 彩色多普勒示三尖瓣轻度反流;
C. M 型超声

【修正诊断】

1. 冠状动脉粥样硬化性心脏病,缺血性心肌病,左心增大,心尖部室壁瘤形成,窦性心律,心功Ⅲ级。
2. 高血压病 3 级、很高危。
3. 2 型糖尿病。

4. 颈动脉粥样硬化。

5. 高胆固醇血症。

【讨论】

1. 什么是缺血性心肌病

缺血性心肌病是指由于冠状动脉疾病引起的心肌变性、坏死和纤维化,并导致严重左室功能障碍(LVEF ≤ 40%)的一种疾病。是导致心力衰竭(心衰)常见的原因。缺血性心肌病的定义为符合以下条件之一的心力衰竭:①既往有心肌梗死或血运重建病史;②左主干或前降支近段狭窄 ≥ 75%;③双支或三支血管狭窄 ≥ 75%。缺血性心肌病患者的预后明显差于非缺血性心肌病的心力衰竭患者。

该患者有 2 次心肌梗死及冠脉支架置入病史,此次因心力衰竭加重入院。冠脉造影示多支病变,符合缺血性心肌病诊断。

2. 缺血性心肌病的药物治疗

缺血性心肌病患者需要针对冠心病及心力衰竭进行同步药物治疗,同时需要干预合并存在的心血管危险因素,包括血压、血脂、血糖等。具体的药物选择可参看相应章节。

3. 缺血性心肌病的手术治疗

冠状动脉血运重建是治疗缺血性心肌病的有效方法,包括经皮冠状动脉介入治疗(PCI)、冠状动脉旁路移植术(CABG)和杂交冠状动脉血运重建(hybrid coronary. revaseularization,HCR)。对于不同的患者来说,如何选择适合他们的策略取决于这些治疗策略的风险和获益比。多种评分模式用于风险评估,主要用以评价冠状动脉解剖的复杂性和临床风险,并在制订策略中具有重要价值。SYNTAX(the Synergy between Percutaneous Coronary Intervention with Taxus and Cardiac Surgery)评分是从冠脉解剖学角度评价冠状动脉粥样硬化性心脏病复杂性和经皮冠状动脉介入治疗后远期心脑血管病事件和死亡的风险,目前多推荐左主干或多支血管病变血运重建前应计算 SYNTAX 评分。对冠心病合并心力衰竭、左心室射血分数(LVEF)≤ 35% 的患者行心肌血运重建,优先考虑 CABG,PCI 可为替代选择,当考虑选择 CABG 还是 PCI 时,完全血运重建为首要考虑因素,合并糖尿病是决定血运重建方式的主要因素,即使 SYNTAX 评分 <22 分的糖尿病患者,PCI 也降级为(Ⅱb,A)。

4. 高血压合并缺血性心肌病的血压管理

对于缺血性心肌病的患者来说,高血压的优化管理,是一个正在讨论的话题。美国心脏协会 / 美国心脏病学会 / 美国高血压学会(AHA/ACC/ASH)2015 年发布了一份专门针对缺血性心肌病患者高血压治疗的科学声明,其中建议缺血性心肌病患者的目标血压值应 <140/90mmHg,在一些患有心肌梗死、中风或外周血管疾病的患者中,可能会引用更严格的血压值 <130/80mmHg。然而高血压合并缺血性心肌病患者最佳血压水平是有争议的,特别是考虑到假设动脉血压显著下降会导致存活率降低,即所谓的 J 曲线现象,这在老年人中似乎更为重要。有研究表明,在患有稳定型冠状动脉疾病和高血压的患者中,使收缩压值 <120mmHg 和舒张压值 <70mmHg 的非常强化的治疗与不利的心血管结果相关,并且与死亡率的增加相关。根据一系列经验,美国心脏协会 / 美国心脏病学会 / 美国高血压学会最近的一份联合文件一致认为:①较低的收缩压与较低的中风风险相关;②实现 70~79mmHg 之间的舒张压值似乎是安全的;③目标血压 <130/80mmHg 可能适用于既往急性心肌梗死、中风、短暂性脑缺血发作或类似缺血的受试者,如颈动脉粥样硬化、外周动脉疾病或腹主动脉瘤。因此,高血压合并缺血性心肌病患者的血压管理不应一味地追求越低越好,应根据患者个体情况与耐受程度调整合理的血压值。

5. 该患者是否有植入型心律转复除颤器(ICD)的适应证

心衰患者植入 ICD 的适应证如下所述。

(1)二级预防：慢性心力衰竭伴低 LVEF，曾有心脏停搏、心室颤动(室颤)或伴血流动力学不稳定的室性心动过速(室速)。

(2)一级预防：①缺血性心肌病患者，优化药物治疗至少 3 个月，心肌梗死后至少 40 天及血运重建至少 90 天，预期生存期 >1 年。LVEF ≤ 35%，NYHA 心功能 Ⅱ 或 Ⅲ 级，推荐 ICD 植入，减少心源性猝死和总死亡率；LVEF ≤ 30%，NYHA 心功能 Ⅰ 级，推荐植入 ICD，减少心源性猝死和总死亡率。②非缺血性心力衰竭患者，优化药物治疗至少 3 个月，预期生存期 >1 年。LVEF ≤ 35%，NYHA 心功能 Ⅱ 或 Ⅲ 级，推荐植入 ICD，减少心源性猝死和总死亡率；LVEF ≤ 35%，NYHA 心功能 Ⅰ 级，可考虑植入 ICD。该患者经过长期心力衰竭优化药物治疗，心脏彩超提示 EF 34%，但考虑患者心功能不全与心肌缺血相关，行血运重建治疗后，患者心功能有所恢复，复查心脏彩超提示 EF 45%，暂无 ICD 安置适应证，需长期规范化药物治疗。

6. 冠状动脉旁路移植术后的抗栓治疗

冠状动脉旁路移植术(CABG)术后的患者，由于原发冠脉病变进展和静脉移植血管的粥样硬化，在术后的年月里仍然处于缺血性事件发生的风险中。因此在维持自身和移植血管通畅以及预防心血管不良预后事件方面，二级预防治疗具有重要作用。术后抗血小板药物仍然是二级预防的关键。美国心脏协会(AHA)科学申明中推荐 CABG 术后双联抗血小板治疗 1 年以及阿司匹林长期治疗：① CABG 术前和术后 6 小时内应给予阿司匹林，剂量为每天 81~325mg。其后应长期使用，以降低移植血管闭塞和不良心脏事件的发生。②非体外循环下冠状动脉旁路移植术(off-pump coronary artery bypass grafting，off-pump CABG)后，阿司匹林(81~162mg/d)和氯吡格雷(75mg/d)双联抗血小板治疗应持续 1 年，以降低移植血管的闭塞。③对阿司匹林不能耐受或过敏的 CABG 术后患者，氯吡格雷 75mg/d 是合理的替代治疗。长期持续服用是合理的。④急性冠脉综合征的患者，CABG 术后联合使用抗血小板治疗是合理的，阿司匹林联合普拉格雷或替格瑞洛，优于联合氯吡格雷，尽管 CABG 术后人群的前瞻性临床试验数据尚未获得。⑤作为 CABG 术后的单一抗血小板治疗，高剂量(325mg/d)阿司匹林较非低剂量阿司匹林(81mg/d)，更可能预防阿司匹林抵抗，但是益处尚未完全确立。⑥最近未发生急性冠脉综合征的患者，体外循环下冠状动脉旁路移植术(on-pump CABG)后，可以考虑阿司匹林和氯吡格雷联合治疗持续 1 年，但是益处尚未完全确立。多项报道证实 off-pump CABG 术后存在相对高凝状态，导致更高水平的术后血小板活化和术后阿司匹林对血小板的敏感性降低，出现 off-pump CABG 术后静脉移植血管的闭塞率明显增高，其后进一步确立了双联抗血小板治疗为 off-pump CABG 术后患者的标准治疗。最近前瞻性随机试验和荟萃分析显示，阿司匹林联合氯吡格雷治疗 1 年明显降低 off-pump CABG 患者静脉移植血管的 1 年闭塞率。

【小结】

患者系 54 岁中年男性。既往有 2 次心肌梗死及支架置入病史，此次因劳累后气短 2 个月就诊。有高血压、糖尿病病史。长期吸烟。此次入院复查胆固醇及糖化血红蛋白升高。心电图可见 V_1~V_2 导联 QS 型，超声心动图提示冠心病陈旧性心肌梗死，伴发心尖部室壁瘤，左室收缩功能测值降低。尿钠素轻度升高。考虑活动耐量下降与心功能不全及冠脉病变加重相关。复查冠脉造影示冠脉多支病变，符合冠状动脉旁路移植术适应证。给予冠状动脉旁路移植术以及高血压、糖尿病、冠心病及心力衰竭的规范化药物治疗后，随访患者心功能有所恢复。患者有多年高血压、糖尿病及冠心病病史，虽然给予了规范化药物治疗,但吸烟、高胆固醇、高血糖等危险因素未得到有效控制,导致了冠脉病变的发展。提示我们在冠心病患者的随访过程中,需要严密监测心血管相关危险因素的控制情况,给予全面干预,才能最大限度地防止冠脉病变的进一步发展,促进心功能的恢复。

(王 斯 徐孟卓)

参考文献

1. Felker GM, Shaw LK, O'Connor CM. A standardized definition of ischemic cardiomyopathy for use in clinical research [J]. J Am Coll Cardiol, 2002, 39 (2): 210-218.

2. Agbor-Etang BB, Setaro JF. Management of Hypertension in Patients with Ischemic Heart Disease [J]. Current Cardiology Reports, 2015, 17 (12): 1-7.

3. Riccio C, Gulizia MM, Colivicchi F, et al. ANMCO/GICR-IACPR/SICI-GISE Consensus Document: the clinical management of chronic ischaemic cardiomyopathy [J]. Eur Heart J Suppl, 2017, 19 (Suppl D): D163-D189.

4. 中国冠状动脉杂交血运重建专家共识 (2017 版) 编写组 . 中国冠状动脉杂交血运重建专家共识 (2017 版)[J]. 中华胸心血管外科杂志 , 2017, 33 (8): 449-455.

5. 中国心脏内外科冠心病血运重建专家共识组 . 中国心脏内、外科冠心病血运重建专家共识 [J]. 中华胸心血管外科杂志 , 2016, 32 (12): 707-716.

6. Kulik A, Ruel M, Jneid H, et al. Secondary Prevention After Coronary Artery Bypass Graft Surgery: A Scientific Statement From the American Heart Association [J]. Circulation, 2015, 131 (10): 927-964.

7. Neumann FJ, Sousa-Uva M, Ahlsson A, et al. 2018 ESC/EACTS guidelines on myocardial revascularization [J]. EuroIntervention, 2019, 14 (14): 1435-1534.

8. 中华医学会心血管病学分会心力衰竭学组 , 中国医师协会心力衰竭专业委员会 , 中华心血管病杂志编辑委员会 . 中国心力衰竭诊断和治疗指南 2018 [J]. 中华心力衰竭和心肌病杂志 , 2018, 2 (4): 196-225.

病例 27
高血压合并主动脉瓣狭窄

患者女性,76岁。因活动后胸痛1年余,呼吸困难1周就诊。1年多前,患者无明显诱因出现活动后胸痛,呈压榨性,位于心前区,疼痛不向肩背部放射,每次持续几分钟,休息后好转,无心悸、喘息、气促,无黑矇、晕厥,无双下肢水肿,未予重视及诊治,自服丹参、三七等中药治疗,症状有所好转。1周前患者受凉后出现咳嗽、咳痰,痰液为黄色黏液痰,伴活动后呼吸困难、胸闷,夜间不能平卧及双下肢水肿,无咳粉红色泡沫痰,无黑矇、晕厥,前往当地医院就诊。超声心动图检查示:主动脉瓣中度狭窄伴少量反流,二尖瓣轻度狭窄,考虑退行性变;左房大;左室心肌肥厚;肺动脉高压(轻度);左室舒张功能降低。诊断为心脏瓣膜病、主动脉瓣中度狭窄、心力衰竭、肺部感染。予头孢西丁抗感染、呋塞米利尿等治疗后,患者症状好转,后予口服呋塞米20mg/d、琥珀酸美托洛尔缓释片23.75mg/d治疗,建议前往上级医院进一步诊治。

患者自患病以来,精神、睡眠、食欲可,大小便如常,体重无明显变化。

10余年前患者发现血压升高,最高达160/98mmHg,诊断为高血压病。规律服用非洛地平5mg/d控制血压,血压波动在135/75mmHg左右。

【既往史、个人史、家族史】

否认肝炎、结核或其他传染病史。否认外伤、手术、输血史。否认食物、药物过敏史。否认吸烟史、饮酒史。父母已故,父亲死于心肌梗死,母亲死因不详。

【体格检查】

T 36℃,P 101次/min,R 19次/min,BP 142/73mmHg。神志清楚,慢性病容,皮肤巩膜无黄染,全身浅表淋巴结未扪及肿大。颈静脉充盈,肝颈静脉反流征阳性。心界向左侧扩大,心律齐,主动脉瓣区可闻及3/6级收缩期喷射性杂音。胸廓未见异常,双肺叩诊呈清音。双肺呼吸音清,双肺底可闻及细湿啰音,未闻及干啰音。腹部外形正常,全腹软,无压痛及反跳痛,腹部未触及包块。肝脏肋下2cm可触及。脾脏肋下未触及。双肾未触及。双下肢轻度水肿。

【辅助检查】

血常规、凝血功能及粪便常规正常。血生化检查:空腹血糖5.87mmol/L,甘油三酯1.61mmol/L,总胆固醇5.19mmol/L,低密度脂蛋白胆固醇2.99mmol/L,高密度脂蛋白胆固醇1.52mmol/L;肌酐

131mmol/L,半胱氨酸蛋白酶抑制剂 C(简称胱抑素 C)1.9mg/L,eGFR 33.62ml/(min·1.73m^2),尿酸 521μmol/ml,血钾 4.97mmol/L,肌钙蛋白 T 28.1ng/L;pro-BNP 4516ng/L。

心电图(图 27-1):窦性心律,左室高电压,ST-T 改变。

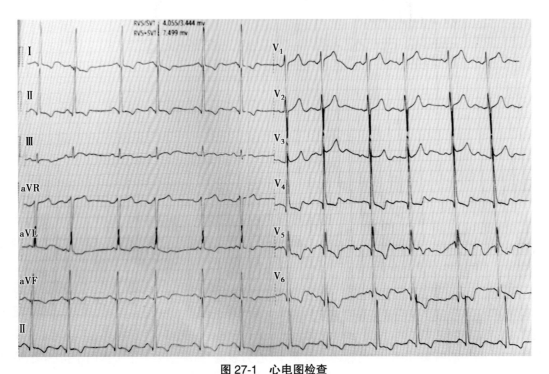

图 27-1　心电图检查

窦性心律,左室高电压,ST-T 改变

【初步诊断】

1. **心脏瓣膜病**　主动脉瓣中度狭窄伴轻度关闭不全,二尖瓣轻度狭窄,心脏增大,窦性心律,心功能Ⅲ级。

2. 高血压病 2 级、很高危。

【诊治经过】

入院后监测血压,记录 24 小时出入量,完善相关辅助检查。

颈动脉彩超:右侧颈总动脉粥样硬化斑。

超声心动图(图 27-2):LV 58mm,LA 41mm,IVS 16mm,LVPW 12mm,AO 46mm,AAO 41mm,EF 65%;心脏瓣膜病,主动脉瓣狭窄(重度)反流(中 - 重度),二尖瓣反流(轻度),三尖瓣反流(中度),左室收缩功能测值正常。

胸部 CT 检查:主动脉瓣、二尖瓣、左右冠状动脉壁钙化,主动脉瓣开放受限。左心房增大;左心室壁增厚。主动脉粥样硬化改变。双肺下叶慢性炎症。纵隔淋巴结增多、部分增大。

动态血压:全天平均血压 138/78mmHg,白天平均血压 142/82mmHg,夜间平均血压 130/72mmHg。

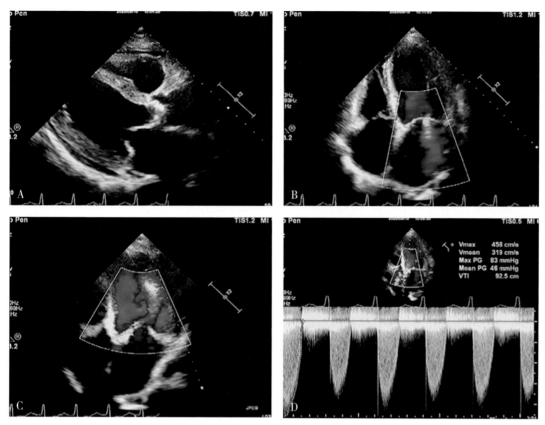

图 27-2 超声心动图检查

心脏瓣膜病,主动脉瓣狭窄(重度)反流(中 - 重度),二尖瓣反流(轻度),三尖瓣反流(中度),左室收缩功能测值正常

A. 左心增大,主动脉瓣严重钙化,心包积液;B. 二尖瓣关闭不全;C. 二尖瓣前向血流;D. 主动脉瓣狭窄频谱

动态心电图:窦性心律(平均心率 93 次 /min,最慢心率 71 次 /min,最快心率 125 次 /min);最长 R-R 间期 0.97 秒;房性期前收缩 7 次 /24h;多源性室性期前收缩(又称室性早搏)18 次 /24h,成对室性期前收缩 2 次 /24h;ST-T 改变,症状记录与心电图改变(AECG)无相关性;心率变异指标明显降低。

冠脉造影:左、右冠状动脉轻度狭窄。

予呋塞米 20mg/d、螺内酯 20mg/d、琥珀酸美托洛尔缓释片 47.5mg/d、贝那普利 10mg/d、阿司匹林 100mg/d,阿托伐他汀钙 20mg/ 晚治疗。

【修正诊断】

1. **心脏瓣膜病** 主动脉瓣重度狭窄伴中 - 重度关闭不全,二尖瓣轻度关闭不全、三尖瓣中度关闭不全,心脏增大,窦性心律,心功能Ⅲ级。

2. 高血压病 2 级、很高危。

3. 右侧颈总动脉粥样硬化。

4. 慢性肾脏病(CKD 3 期)。

5. 高尿酸血症。

【讨论】

1. 主动脉瓣狭窄的常见病因有哪些

主动脉狭窄常见的病因可分为先天性和获得性两大类。

(1) 先天性主动脉瓣膜异常分为单叶式、二叶式和四叶式畸形。其中以二叶式畸形最多见。单叶式主动脉瓣狭窄,出生时即已存在狭窄,以后瓣口纤维化和钙化进行性加重,引起严重的左心室流出道梗阻,患儿多在1年内死亡。而二叶瓣、三叶瓣或四叶瓣畸形,可能出生时就有狭窄,或无狭窄。即使出生时无狭窄,由于瓣叶结构的异常,长期受到血流的冲击易引起瓣膜增厚、钙化、僵硬、纤维化,最终导致瓣膜狭窄。最常见的是二叶瓣畸形,群体中约1%的个体出生时呈二叶瓣畸形,男性多见。其本身不引起狭窄,随着年龄的增长,结构异常的瓣膜导致紊流的发生,损伤瓣叶,进而纤维化、钙化,瓣膜活动度逐渐减低,最后造成瓣膜口狭窄。约1/3瓣膜发生狭窄,另1/3发生关闭不全,其余可能只会造成轻微的血流动力学异常。这一过程需数十年,故通常在40岁后发病。先天性二叶瓣畸形为成人孤立性主动脉瓣狭窄的常见原因,易并发感染性心内膜炎。

(2) 获得性主动脉瓣狭窄包括风湿性和非特异性主动脉瓣退行性钙化。①风湿性:多为风湿热的后遗症,单纯性风湿性主动脉瓣狭窄在风湿性心脏病(又称风湿性心瓣膜病)中较少见,常与风湿性二尖瓣病变和主动脉瓣关闭不全并存。主动脉瓣风湿性病变常使瓣叶交界处粘连、纤维化、融合,继而钙化。当瓣叶严重狭窄钙化时,常很难与先天性主动脉瓣狭窄鉴别。风湿性主动脉瓣狭窄发病较早,多见于年轻人,且较早出现临床症状,若有风湿热病史的证据更支持风湿性的病变。②非特异性主动脉瓣退行性钙化:与年龄相关的退行性主动脉瓣狭窄已成为成人最常见的主动脉瓣狭窄的原因。退行性病变过程包括增生性炎症、脂类聚集、血管紧张素转换酶激活、巨噬细胞和T淋巴细胞浸润,最后钙化。由于钙质沉积于瓣膜基底而使瓣叶活动受限,引起主动脉瓣口狭窄。多为轻度狭窄,也有重度狭窄伴血流动力学改变者。无瓣膜游离缘受累和瓣叶间粘连、融合和固定,以此可与风湿性和其他炎症所致的瓣膜钙化相区别。

2. 如何判断主动脉瓣狭窄的严重程度

主动脉瓣的狭窄的严重程度主要通过超声心动图检查进行判定。通过测定主动脉峰值流速(Vmax),可以计算最大跨瓣压力阶差及瓣口面积,从而评估其狭窄程度。轻度:Vmax 2.0~2.9m/s或平均跨瓣压差<20mmHg;中度:Vmax 3.0~3.9m/s或平均跨瓣压差20~39mmHg;严重:Vmax>4.0m/s或平均跨瓣压差>40mmHg,通常主动脉瓣口面积≤1.0cm^2;极严重:Vmax>5m/s或平均跨瓣压差≥60mmHg。

3. 主动脉瓣狭窄的病理生理学改变

主动脉瓣狭窄的病理生理改变主要是由于左心室流出道梗阻导致左心室和主动脉之间收缩期的压力阶差升高。主动脉瓣狭窄后使收缩期左室阻力增大及收缩功能增强,以提高跨瓣压力阶差,维持正常的心排血量,随着病情的发展逐渐引起左室向心性肥厚。轻度主动脉瓣狭窄左室肥厚使心肌收缩力增强,维持正常心排血量,又使室壁应力维持正常,是主动脉瓣狭窄的代偿期,但可伴左室舒张功能异常。严重主动脉瓣狭窄,左室扩大,室壁应力增加使心肌耗氧量增加,导致左室收缩功能受损,心排血量减少,左房压、左室舒张末压、肺毛细血管楔压和肺动脉压均可升高,心排血量减少。可引起低血压、心律失常等。低心排血量可影响冠状动脉血流灌注,如合并冠状动脉狭窄,更容易发生心肌缺血。当心排血量进一步下降,可发生脑供血不足,而出现头晕及晕厥等脑缺氧表现。

4. 主动脉瓣狭窄常见的症状及体征

(1)常见症状：由于左室代偿能力较大，即使存在较明显的主动脉瓣狭窄，相当长时间内患者可无明显的临床症状，直至瓣口面积小于 $1.0cm^2$ 才出现临床症状。劳力性呼吸困难、心绞痛和晕厥是典型的主动脉瓣狭窄的常见三联症。①劳力性呼吸困难：在左室收缩功能正常时可先出现左室舒张功能不全的症状。随病情发展，左室收缩功能也随之减低。病程晚期出现明显的疲乏、无力等低心排症状，左心衰竭的症状也在疾病的进展期出现，包括劳力性呼吸困难、端坐呼吸和夜间阵发性呼吸困难。劳累、情绪激动、呼吸道感染等均可诱发急性肺水肿。②心绞痛：对重度主动脉瓣狭窄患者来说，心绞痛是最早出现也是最常见症状，常由运动诱发，休息及含服硝酸甘油可缓解，反映了心肌需氧和供氧之间的不平衡。③晕厥：晕厥可为首发症状。多发生在体力活动中，或其后立即发作，也可发生在休息时。部分患者仅表现为黑矇。

(2)心尖区可触及收缩期抬举样搏动，可向左下移位，心浊音界可正常，随病情发展当出现心力衰竭时可向左下扩大。主动脉瓣区可触及收缩期震颤，无震颤者，主动脉瓣狭窄程度较轻。在儿童、青少年先天性主动脉瓣狭窄可闻及收缩早期喷射音(主动脉瓣开瓣音)，主动脉瓣钙化时，此音消失。典型主动脉瓣狭窄的杂音为胸骨右缘第 2 肋间粗糙的、响亮的 3/6 级以上收缩期喷射性杂音，呈递增后递减的菱形。第一心音后出现，收缩中期最响，然后逐渐减弱，向颈动脉、锁骨下动脉传导，有时向胸骨下端或心尖部传导，杂音越长、越响，收缩高峰出现越迟，提示主动脉瓣狭窄越严重。

5. 主动脉瓣区收缩期杂音需要与哪些疾病相鉴别

(1)梗阻性肥厚型心肌病：亦称为特发性肥厚性主动脉瓣下狭窄，胸骨左缘第 4 肋间可闻及收缩期杂音，主动脉区第二心音正常。超声心动图显示左心室壁不对称性肥厚，室间隔明显增厚，与左心室后壁之比 ≥ 1.3，左心室流出道变窄，可伴有二尖瓣前瓣叶向前移位(SAM 现象)而引起二尖瓣反流。

(2)肺动脉瓣狭窄：可于胸骨左缘第 2 肋间闻及粗糙响亮的收缩期杂音，常伴收缩期喀喇音，肺动脉瓣区第二心音减弱并分裂，主动脉瓣区第二心音正常，右心室肥厚增大，肺动脉主干呈狭窄后扩张。

(3)三尖瓣关闭不全：各种原因所致三尖瓣关闭不全时，胸骨左缘下端闻及高调的全收缩期杂音，吸气时回心血量增加可使杂音增强，呼气时减弱。颈静脉搏动，肝脏肿大。右心房和右心室明显扩大。超声心动图可明确诊断。

(4)二尖瓣关闭不全：心尖区全收缩期吹风样杂音，向左腋下传导；吸入亚硝酸异戊酯后杂音减弱，第一心音减弱，主动脉瓣第二心音正常。

6. 主动脉瓣狭窄的分期

主动脉瓣狭窄(aortic stenosis，AS)的分期依据瓣膜的严重程度、症状、心室容积反应或疾病引起的压力超负荷、对肺循环和体循环的影响以及心脏节律改变等因素，如表 27-1 所示。

7. 高血压对主动脉瓣狭窄的影响

高血压是主动脉瓣狭窄的危险因素，高血压在主动脉瓣狭窄患者中非常普遍，在不同的研究中患病率在 30%~68%。相反，高血压患者中主动脉瓣狭窄并不常见，患病率在 1%~2%。高血压合并主动脉瓣狭窄代表了左心室收缩超负荷的两种不同形式——外周血管阻力(peripheral vascular resistance，PVR)增加和机械性梗阻。高血压合并主动脉瓣狭窄可能与左心室向心性重塑、加速主动脉瓣狭窄进展和增加主动脉瓣钙化有关。高血压还会增加无症状性轻度或中度主动脉狭窄患者的死亡率。

表 27-1 主动脉瓣狭窄的分期

分期	定义	瓣膜解剖结构	瓣膜血流动力学	血流动力学后果	症状
A	AS 风险期	二叶式主动脉瓣(或其他先天性瓣膜异常)、主动脉瓣硬化	主动脉峰值流速(Vmax)<2m/s	无	无
B	AS 进展期	二叶或三叶式主动脉瓣轻 - 中度瓣膜钙化,出现收缩期运动部分受限或风湿性心脏病瓣膜病合并瓣叶交界处融合	轻度 AS:Vmax 2.0~2.9m/s 或平均跨瓣压差(ΔP)<20mmHg;中度 AS:Vmax 3.0~3.9m/s 或平均 ΔP 20~39mmHg	可能出现早期舒张功能减退、左室射血分数(LVEF)正常	无
C	无症状严重 AS 期				
C1	无症状严重 AS 期	严重瓣膜钙化或先天性狭窄瓣膜开放严重受限	严重 AS:Vmax ≥ 4m/s 平均 ΔP ≥ 40mmHg 通常主动脉瓣口面积(AVA)≤ 1.0cm² (或主动脉瓣口面积指数 AVAi ≤ 0.6cm²/m²); 极严重 AS: Vmax ≥ 5m/s 或平均 ΔP ≥ 60mmHg	左室舒张功能减退、轻度左室肥厚、LVEF 正常	无:对验证症状情况进行运动试验是合理的
C2	无症状严重 AS 期合并左室功能障碍	严重瓣膜钙化或先天性狭窄瓣膜开放严重受限	Vmax ≥ 4m/s 或平均 ΔP ≥ 40mmHg 通常 AVA ≤ 1.0cm² (或 AVAi ≤ 0.6cm²/m²)	LVEF<50%	无
D	有症状严重 AS 期				
D1	有症状严重 AS 合并高跨瓣压差	严重瓣叶钙化或先天性狭窄瓣膜开放严重受限	Vmax ≥ 4m/s 或平均 ΔP ≥ 40mmHg 通常 AVA ≤ 1.0cm² (或 AVAi ≤ 0.6cm²/m²)但 AS 合并主动脉瓣关闭不全可能性大	左室舒张功能减退、左室肥厚、可能出现肺动脉高压	劳力性呼吸困难或运动耐量下降、劳力性心绞痛、劳力性晕厥或先兆晕厥
D2	有症状严重 AS 合并低跨瓣血流量 / 低跨瓣压差以及 LVEF 降低	严重瓣膜钙化合并瓣膜运动严重受限	AVA ≤ 1.0cm² 同时静息 Vmax <4m/s 或平均 ΔP <40mmHg; 多巴酚丁胺负荷试验显示任何血流量时 AVA ≤ 1.0cm² 同时 Vmax ≥ 4m/s	左室舒张功能减退、左室肥厚、LVEF<50%	心力衰竭、心绞痛、晕厥或先兆晕厥
D3	有症状严重 AS 合并低跨瓣血流量和 LVEF 正常或严重 AS 合并跨瓣血流量反常低	严重瓣膜钙化合并瓣膜运动严重受限	AVA ≤ 1.0cm² 同时 Vmax < 4m/s 或平均 ΔP<40mmHg,VAi ≤ 0.6cm²/m² 和每搏输出量指数 <35ml/m²、血压正常(收缩压 <140mmHg)时测量	相对室壁厚度而言,左室增大、左室腔小和每搏输出量低、舒张充盈受限 LVEF > 50%	心力衰竭、心绞痛、晕厥或先兆晕厥

主动脉瓣狭窄患者出现高血压是因为血压水平由心输出量及系统性血管阻力(systemic vascular resistance,SVR)共同决定,虽然主动脉瓣狭窄可以引起心输出量减低,但反映 SVR 的动脉血管内在属性如系统性动脉顺应性(systemic arterial compliance,SAC)并不受主动脉瓣狭窄影响。提示在主动脉瓣狭窄合并高血压的患者中,血管因素扮演重要角色,尤其是 SAC,由于钙化性主动脉瓣狭窄患者

发病平均年龄较大,加上患有其他并发症如动脉粥样硬化、糖尿病、高脂血症、代谢综合征等更容易导致 SAC 减低而出现高血压。高血压反过来作用于血管壁,加速血管硬化,形成恶性循环。因此,血管条件(SVR 增加和 / 或 SAC 减低)是主动脉瓣狭窄合并高血压的病理生理学基础,对于钙化性主动脉瓣狭窄合并高血压患者需要更积极的抗高血压药物治疗。在主动脉瓣狭窄合并高血压的患者中,高血压可以从两个方面对主动脉瓣狭窄的诊疗产生影响,一方面是高血压干扰主动脉瓣狭窄血流动力学评估结果,对主动脉瓣狭窄的狭窄程度分级造成影响;另一方面,高血压表现出来的血管负荷过重会额外增加主动脉瓣狭窄患者的左心室后负荷,使主动脉瓣狭窄患者左心室肥厚加重,左心室功能受损,增加心血管事件发生及死亡率。

8. 高血压合并主动脉瓣狭窄的降压药物如何选择

主动脉瓣狭窄合并高血压时抗高血压药物治疗需要考虑降压效果与重要脏器灌注之间的平衡,既达到有效控制血压又不加重临床症状。高血压合并主动脉瓣狭窄的血压控制目标值与患者合并的其他基础疾病有关,如糖尿病、慢性肾脏病等。

大样本临床资料究显示,血管紧张素转换酶抑制剂(ACEI)或血管紧张素受体阻滞药(ARB)能够提高主动脉瓣狭窄患者生存率、降低心血管事件发生的风险。但并没有研究明确提出这些药物能够延缓主动脉瓣狭窄的进展,尽管已经证实钙化狭窄的主动脉瓣膜内有活化的肾素 - 血管紧张素系统。ACEI 或 ARB 类药物由于其在降低血压、减轻左心室后负荷的同时还具有抑制心室重构、减轻心肌纤维化作用,似乎在主动脉瓣狭窄合并高血压的患者中有更强的适应证,有研究显示 ARB 类药物治疗能够降低高血压合并主动脉瓣狭窄患者的死亡风险。而其他一线抗高血压药物在主动脉瓣狭窄合并高血压时安全性研究较少,主要原因是利尿剂降低前负荷,引起心排出量下降,主要用于容量超负荷的主动脉瓣狭窄合并高血压的患者,而且避免应用在小左心室的主动脉瓣狭窄合并高血压患者。β 受体阻滞剂建议用在有冠心病的主动脉瓣狭窄合并高血压患者,有研究表明其能够减慢心率、减低主动脉瓣口喷流速度,可以减低血流张力,潜在延缓主动脉瓣狭窄进展。钙通道阻滞剂(CCB)的负性肌力作用限制在上述患者中的应用,但有研究显示第二代二氢吡啶类 CCB 非洛地平,由于其血管选择性强,对血管与心肌的作用强度为 100∶1,在扩张外周血管的同时几乎不影响心肌收缩与传导;第三代二氢吡啶类 CCB 氨氯地平可通过减少白细胞介素水平达到保护心肌的目的,均已推荐作为心力衰竭患者控制高血压的候选用药,且 CCB 类药物被推荐为老年收缩性高血压的基础用药,其除降压作用外,还有舒张心肌、增加心室舒张期顺应性以及抗动脉粥样硬化的作用。上述证据显示出 CCB 药物在主动脉瓣狭窄合并高血压患者中的应用前景,尽管目前缺乏关于主动脉瓣狭窄合并高血压时 CCB 类药物抗高血压治疗安全性研究。

9. 主动脉瓣狭窄的手术适应证

Ⅰ类推荐:

有症状严重 AS 患者合并下列情况,推荐进行主动脉瓣置换术(aortic valve replacement,AVR)。钙化或先天性主动脉瓣狭窄收缩期瓣膜开放受限以及主动脉峰值流速(Vmax)≥ 4.0m/s 或平均压力阶差≥ 40mmHg,既往或运动试验出现心力衰竭症状、晕厥、劳力性呼吸困难、心绞痛或先兆晕厥。无症状严重 AS 患者且 LVEF<50%,出现钙化主动脉瓣收缩期瓣膜开放受限合并 Vmax ≥ 4.0m/s 或平均压力阶差≥ 40mmHg,推荐进行 AVR。严重 AS 患者,钙化主动脉瓣收缩期瓣膜开放受限以及 Vmax ≥ 4.0m/s 或平均压力阶差≥ 40mmHg,当由于其他适应证进行心脏手术时适宜 AVR。

Ⅱa 类推荐:

无症状极严重 AS 合并下列情况,AVR 是合理的:钙化主动脉瓣收缩期瓣膜开放受限,主动脉血

流速度 ≥ 5.0m/s 或平均压力阶差 ≥ 60mmHg 和手术风险低。

表面无症状的严重 AS 患者合并下列情况，AVR 是合理的：主动脉瓣钙化，Vmax 4.0~4.9m/s 或平均压力阶差 40~59mmHg，运动试验显示运动耐量减低或收缩压下降。

有症状的低血流 / 低压力阶差严重 AS，同时 LVEF 减低，合并下列一项，AVR 是合理的：钙化主动脉瓣收缩期瓣膜开放受限，静息瓣口面积 ≤ 1.0cm^2，Vmax<4.0m/s 或平均压力阶差 <40mmHg，LVEF<50% 以及低剂量多巴酚丁胺负荷试验显示，任何剂量多巴酚丁胺情况下，Vmax ≥ 4.0m/ 或平均压力阶差 ≥ 40mmHg 合并主动脉瓣口面积 ≤ 1.0cm^2。

有症状的低血流 / 低压力阶差严重 AS，LVEF ≥ 50%，主动脉瓣钙化同时瓣膜活动明显受限，以及瓣口面积 ≤ 1.0cm^2，只有当临床、血流动力学和解剖结果支持瓣膜阻塞为症状的最可能原因，以及当患者血压正常（收缩压 <140mmHg）状态记录显示下列情况时，AVR 是合理的：Vmax<4.0m/s 或平均压力阶差 <40mmHg，每搏输出量指数 <35ml/m^2，主动脉瓣口面积指数（AVAi）≤ 0.6cm^2/m^2。中度 AS 患者，同时 Vmax 3.0~3.9m/s 或平均压力阶差 20~39mmHg，当由于其他适应证进行心脏手术时，AVR 是合理的。

Ⅱb 类推荐：

无症状严重 AS（C1 期），同时 Vmax ≥ 4.0m/s 或平均压力阶差 ≥ 40mmHg，如果患者手术风险低，同时系列检查显示瓣膜进展以 Vmax ≥ 0.3m/s/ 年的速度变化，此时可以考虑 AVR。

10. 如何选择主动脉瓣狭窄的手术方式

目前主动脉狭窄的手术方式包括外科主动脉瓣置换术（surgical aortic valve replacement，SAVR）和经导管主动脉瓣置换术（transcatheter aortic valve implantation，TAVI）。

Ⅰ 类推荐：

符合 AVR 适应证的患者，同时低或中危手术风险，推荐 SAVR。符合 AVR 适应证的患者，合并一项外科手术 AVR 的禁忌风险因素，以及预测 TAVI 后寿命 12 个月以上，推荐 TAVR。

Ⅱa 类推荐：

符合 AVR 适应证的患者，但 AVR 手术风险高危，TAVR 为 AVR 手术的合理替代选择。

Ⅱb 类推荐：

有症状严重的 AS 患者，经皮主动脉瓣球囊扩张可以考虑为 AVR 手术或 TAVR 的过渡治疗。

【小结】

患者为老年女性。以活动后胸痛为主要表现，此次受凉感冒后出现活动后呼吸困难，夜间不能平卧及双下肢水肿。无咳粉红色泡沫痰。查体可见颈静脉怒张，肝颈静脉反流征阳性。心界向左侧扩大，主动脉瓣区可闻及 3/6 级收缩期喷射性杂音。超声心动图示：心脏瓣膜病，主动脉瓣狭窄（重度），二尖瓣狭窄（轻度），左室收缩功能测值正常。冠脉造影示：左、右冠状动脉轻度狭窄。患者心脏瓣膜病，主动脉瓣狭窄诊断明确，此次病情加重考虑与感染相关。通过此病例的学习，我们应该掌握主动脉瓣狭窄的常见病因、狭窄分期、常见心脏体征及其鉴别诊断，掌握高血压合并主动脉瓣狭窄的治疗原则及注意事项。

（冯佳越　彭勇　陈茂）

参考文献

1. Baumgartner H, Hung J, Bermejo J, et al. Recommendations on the Echocardiographic Assessment of Aortic Valve Stenosis: A Focused Update from the European Association of Cardiovascular Imaging and the American Society of Echocardiography [J]. J Am Soc Echocardiogr, 2017, 30 (4): 372-392.

2. Baumgartner H, Falk V, Bax JJ, et al. The 2017 ESC/EACTS guidelines on the management of valvular heart disease [J]. Eur Heart J, 2017, 38 (36): 2739-2791.

3. Nishimura RA, Otto CM, Bonow RO, et al. 2017 AHA/ACC Focused Update of the 2014 AHA/ACC Guideline for the Management of Patients With Valvular Heart Disease: A Report of the American College of Cardiology/American Heart Association Task Force on Clinical Practice Guidelines [J]. J Am Coll Cardiol, 2017, 70 (2): 252-289.

4. 曹先招, 马捷. 高血压对主动脉瓣狭窄诊疗的影响及应对策略 [J]. 心血管外科杂志 (电子版), 2016, 5 (2): 24-28.

5. Liakos CI, Grassos CA, Papadopoulos DP, et al. Arterial Hypertension and Aortic Valve Stenosis: Shedding Light on a Common "Liaison" [J]. Hellenic J Cardiol, 2017, 58 (4): 261-266.

病例 28
高血压合并主动脉瓣反流

患者女性,44 岁。因反复活动后胸痛、心悸 10 余年,加重 15 天就诊。10 余年前患者于重体力活动后出现心前区隐痛,持续 20 余分钟,伴心悸,无下颌及双上臂放射痛,无气促、大汗,无头晕、头痛及黑朦,无恶心、呕吐,休息后自行缓解,患者未予重视。3 年前,患者于体力活动后再次出现心前区隐痛,伴心悸、气促,持续 20 余分钟,无下颌及双上臂放射痛,无头晕、头痛,无恶心、呕吐,就诊于当地诊所,诊断为冠心病。给予输液及口服药物治疗(具体不详)后症状缓解出院。病程中患者于体力活动后反复出现心前区隐痛,伴心悸、气促,休息后可稍缓解,且受凉后易感冒,以上症状逐渐加重。15 天前,患者淋雨后出现发热,最高达 39℃,伴咳嗽、咳白色黏液痰,伴心悸、劳力性气促、头晕,无胸痛、胸闷,无头痛,无粉红色泡沫痰,无夜间阵发性呼吸困难。为求进一步诊治就诊。

患者自患病以来,睡眠精神可,饮食正常,体重无明显变化,大小便未见异常。

3 余年前发现血压升高,最高达 150/70mmHg。长期服用氨氯地平片 5mg/d 控制血压,平素血压控制于 120/60mmHg 左右。

【既往史、个人史、家族史】

否认糖尿病史。否认肝炎、结核及其他传染病史。长期居住于原籍,未到过牧区、疫区。无冶游史。无吸毒史。无高血压病家族史及遗传病史。父母健在。兄弟姐妹体健。

【体格检查】

T 36.4℃,P 89 次 /min,R 19 次 /min,BP 119/58mmHg。神志清楚,无病容。双肺叩诊清音,双肺呼吸音稍粗,双下肺可闻及散在细小湿啰音。心界向左下稍扩大,心律齐,心尖区可闻及舒张期隆隆样杂音,胸骨左缘第 3~4 肋间可闻及舒张早期叹气样杂音,余瓣膜区未闻及杂音。腹软,无压痛及反跳痛。肝脾肋下未触及。双下肢无水肿。水冲脉(+)。神经系统查体无特殊异常。

【辅助检查】

血常规:WBC 12.4×10⁹/L,中性粒细胞百分比 83.5%;尿常规、粪便常规、肝肾功能、血脂、凝血功能、C 反应蛋白(CRP)、甲状腺功能均未见异常。心电图:窦性心律,心率 89 次 /min,大致正常心电图。胸部 CT 示:双下肺斑片状影,感染可能性大,左肺下叶少量胸腔积液,下叶背段钙化点,局限性肺气肿。超声心动图示(图 28-1):LV 64mm,LA 34mm,RV 19mm,RA 37mm,AO 35mm,AAO 37mm,

EF 43%；主动脉瓣钙化伴中 - 重度反流，左心增大，主动脉增宽，二尖瓣轻 - 中度关闭不全。

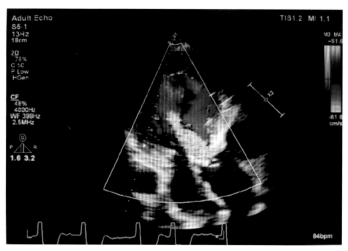

图 28-1　超声心动图

【初步诊断】

1. 风湿性心脏病，主动脉瓣反流（中 - 重度），心脏扩大，窦性心律，心功能Ⅲ级。
2. 肺部感染。
3. 高血压病 1 级、很高危。
4. 局限性肺气肿。

【诊治经过】

入院监测 24h 出入量，完善心肌标志物：肌钙蛋白 19ng/L，NT-pro BNP 4519ng/L，颈动脉彩超未见明显异常，冠脉造影：前降支远端狭窄 20%，回旋支及右冠未见明显狭窄。给予哌拉西林钠舒巴坦（3g/ 次，1 次 /12h）、呋塞米 20mg/d 静脉注射、培哚普利 4mg/d 及对症治疗。病情稳定后转入心脏外科行主动脉瓣置换治疗。

【修正诊断】

1. 风湿性心脏病，主动脉瓣反流（中 - 重度），心脏扩大，窦性心律，心功能Ⅲ级。
2. 肺部感染。
3. 高血压病 1 级，很高危。
4. 局限性肺气肿。

【讨论】

1. 主动脉瓣反流常见的原因有哪些

急性主动脉瓣反流的常见原因有感染性心内膜炎、创伤、主动脉夹层、人工瓣撕裂。慢性主动脉瓣反流常见原因包括：①主动脉瓣疾病，风心病、感染性心内膜炎、先天性畸形、瓣膜黏液样变性、强直性脊柱炎；②主动脉根部扩张，梅毒性主动脉炎、马方综合征、强直性脊柱炎、特发性升主动脉扩张、严重高血压或动脉粥样硬化导致的升主动脉瘤。

2. 主动脉瓣反流常见的临床表现

慢性无症状严重主动脉瓣反流患者,若左室功能正常,不良事件发生率较低。若左室收缩末内径大于50mm,每年死亡率约19%。有症状的慢性严重主动脉瓣反流患者,预后较差,一旦症状明显,未行手术治疗者,每年死亡率可达10%~20%。

急性主动脉瓣反流轻者可无症状,重者出现急性左心衰竭和低血压;慢性主动脉瓣反流患者可多年无症状,最先的主诉为与心搏量增多有关的心悸、心前区不适、头部强烈搏动感等症状。晚期开始出现左心衰竭表现,心绞痛较主动脉瓣狭窄少见,常有体位性头昏,晕厥罕见。

水冲脉:检查者握紧被检查者手腕掌面,示指、中指、环指指腹触于桡动脉上,遂将其前臂高举超过头部,有水冲脉者可使检查者明显感知犹如水冲的脉搏。毛细血管搏动征:用手指轻压患者指甲末端或以玻片轻压患者口唇黏膜,可使局部发白,当心脏收缩时则局部又发红,随心动周期局部发生有规律的红白交替即为毛细血管搏动征。点头征:点头征(Musset 征),也可叫点头运动。典型的点头征见于严重的主动脉瓣反流,主要是主动脉瓣反流造成脉压增大和颈动脉高动力性搏动,连带头部出现与心跳一致的规律性点头样运动。

3. 主动脉反流为什么会引起胸痛

可能是左室射血引起升主动脉过分牵张,或心脏明显增大,返流量较大,冠脉供血不足。心绞痛持续时间长,硝酸甘油效果不佳。夜间心绞痛发作可能于夜间心率偏慢,舒张压进一步下降,冠脉血流减少所致。

4. 主动脉瓣反流的 Austin-Flint 杂音及其形成机制

中重度主动脉瓣反流的患者,由于舒张期血流由主动脉反流入左心室,使左心室充盈过度,二尖瓣瓣叶处于高位,造成相对性二尖瓣狭窄的舒张期隆隆样杂音。杂音特点为柔和,递减型舒张中/晚期杂音,无震颤。

5. 主动脉瓣反流与继发性高血压,及主动脉瓣反流的内科治疗

主动脉瓣反流时,舒张期主动脉内的血液反流和来自左心房的回心血液使左心室容量负荷过重,左心室收缩力代偿性增强,可引起血压升高,表现为收缩压升高,脉压增大。治疗上需避免过度体力活动,限制钠盐摄入,预防上呼吸道及全身感染,以防止发生心内膜炎,同时积极治疗合并存在的心律失常及心功能不全。利尿剂及 ACEI/ARB 有助于预防心功能不全。梅毒性主动脉炎可给予全程青霉素治疗。对于风湿性瓣膜病变,需预防感染性心内膜炎,防治瓣膜损害进一步加重。降压药可选用 ACEI 或 ARB。若外科术后仍存在高血压,可使用 ACEI、ARB 或 β 受体阻滞剂。主动脉瓣关闭不全脉压增大,需注意与其他引起脉压增大的疾病鉴别,如主动脉硬化、甲亢、贫血等。

6. 主动脉反流什么时候需要考虑外科治疗

所有有手术适应证的患者应尽早手术。最佳手术时机是左心室功能不全刚刚开始,即严重心力衰竭发生之前手术,有症状的严重主动脉瓣反流应尽早手术。或虽无症状,但左室射血分数低于50%和左室舒张末内径大于70mm或者左室收缩末内径大于50mm,应进行手术治疗。若升主动脉扩张大于55mm(二叶主动脉瓣及马方综合征50mm),可考虑外科手术。若患者有主动脉瓣置换适应证且升主动脉扩张大于45mm,可考虑同时手术处理升主动脉。对于左室功能正常,而无症状的患者,应每6个月复查超声心动图以及时确立手术时机。

【小结】

患者中年女性，因"反复活动后胸痛、心悸 10 余年，加重 15 天"入院。该患者症状与冠心病心绞痛症状相似，但无高脂血症、吸烟史、肥胖等危险因素，需注意鉴别诊断，合并收缩压增高，注意与原发性高血压鉴别。患者入院后给予抗感染、纠正心力衰竭等治疗，病情稳定后转入心脏外科行主动脉瓣置换治疗，术后应每天规律服用华法林，维持国际标准化比值（INR）于 2.0~3.0 范围内即可，术后可给予改善心功能及预后的药物。

（张志鹏　彭　勇）

参考文献

1. 陆再英，钟南山. 内科学. 7 版. 北京：人民卫生出版社，2009.

2. Baumgartner H, Falk V, Bax JJ, et al. 2017 ESC/EACTS Guidelines for the management of valvular heart disease [J]. Eur Heart J, 2017, 38 (36): 2739-2791.

病例 29
高血压合并主动脉夹层动脉瘤

患者男性,62 岁。因胸痛 12 小时入院。12 小时前无明显诱因下出现胸痛,疼痛位于心前区,呈撕裂样,程度剧烈,向后背放射,休息后未见明显好转。就诊于当地医院。测血压 202/125mmHg,予以硝普钠静脉泵入降压处理后,转至上级医院就诊。

患者自患病以来,神志清,精神差,食欲差,睡眠欠佳,大便未解,小便正常,体重无明显变化。

血压升高 20 年,血压最高 224/157mmHg。未服用降压药物,未规律监测血压。

【既往史、个人史、家族史】

否认糖尿病、肝炎、结核等病史。吸烟 20 余年,10 支 /d;饮酒 40 余年,150g/d。性格急躁易怒。其余无特殊。父母已故,死因不详,均患有高血压,母亲患有糖尿病。

【体格检查】

T 36.7℃,P 101 次 /min,R 25 次 /min,BP 185/121mmHg,BMI 30.2kg/m²。表情痛苦,神志清楚,急性病容,精神差,回答切题。皮肤巩膜无黄染及瘀点、瘀斑。双眼正常,瞳孔等大等圆,对光反射正常,口唇稍发绀。全身浅表淋巴结未扪及肿大。颈静脉正常。心前区无隆起,心尖搏动正常,心界正常,心音强,心率 101 次 /min,心律齐,主动脉瓣第二听诊区可闻及舒张期叹气样杂音,向胸骨下部放射。其余瓣膜区未闻及明显杂音。双侧肺部呼吸音正常,未闻及干湿啰音。腹平坦,柔软,未触及包块,肝脏肋下未触及、脾肋下未触及,双肾未触及。腹部无压痛及反跳痛,可闻及 2 次 /min 肠鸣音,未闻及血管杂音。双下肢无水肿。神经系统无异常,病理征(–)。

【辅助检查】

血常规:WBC 12.97 × 10⁹/L,中性粒细胞百分比(NEUT%)90.60%。尿常规:酮体(+),尿蛋白(+)。肾功能、血脂、血糖正常。电解质:血钾 2.82mmol/L。C 反应蛋白 4.7mg/L。心肌酶谱:肌钙蛋白 T<0.01ng/ml,CK-MB 27.6U/L,乳酸脱氢酶 293U/L。NT-pro BNP 191ng/L。凝血常规:凝血酶原时间 14.9s,纤维蛋白降解产物(FDP)10.60mg/L。血浆 D- 二聚体:2.21mg/L。

心电图:窦性心律,正常心电图。

超声心动图:心脏各房室大小测值基本正常,房室间隔连续,室壁厚度正常,运动欠协调;主动脉瓣膜结构不清,可见舒张期中 - 重度反流。二尖瓣、三尖瓣、肺动脉瓣膜成分清晰,开闭自如。升主动脉内径增宽。肺动脉内径、位置正常。心包腔暂未见明显游离液暗区声像。

【初步诊断】

1. 高血压急症。
2. 胸痛待诊。

【诊治经过】

急诊测量四肢血压：左上肢血压183/118mmHg，右上肢血压185/121mmHg，左下肢血压200/120mmHg，右下肢血压195/118mmHg。予艾司洛尔联合硝普钠静脉泵入降压，积极完善各项检查协助诊治。血常规：WBC 12.98×10⁹/L，中性粒细胞百分比(NEUT%)90.70%。尿常规：酮体(+)，尿蛋白(+)。血生化：肝肾功能、血脂、血糖正常。电解质：血钾2.76mmol/L。C反应蛋白5.8mg/L。心肌酶谱：肌钙蛋白T<0.01ng/ml，CK-MB 25.7U/L，LDH 286U/L。NT-pro BNP 224ng/L。凝血常规：凝血酶原时间14.7s，FDP 10.65mg/L。血浆D-二聚体2.52mg/L。超声心动图：主动脉瓣中-重度关闭不全。升主动脉内径增宽。左室收缩功能测值正常。胸部增强CT检查(图29-1)：升主动脉瘤合并主动脉夹层，Stanford A型，DeBakey Ⅱ型，破口位于主动脉起始处，延伸至主动脉弓水平；左侧颈总动脉及右侧颈内动脉内充盈缺损，考虑附壁血栓；右肾囊肿。

经过心脏外科会诊，积极完成各项术前准备，予以镇痛、纠正水电解质紊乱等对症支持治疗，急诊行复合主动脉瓣和升主动脉置换术(Bentall术)。术后患者安全返回病房，安置心电监护密切监测患者生命体征及病情变化。术后密切关注患者四肢运动情况。术后24小时患者诉胸痛症状较前缓解，继续予降压、甘露醇脱水(125~250ml/次，1次/6h)、脑神经营养药等对症支持治疗，患者病情平稳，术后2周顺利出院。

患者出院后遵医嘱口服琥珀酸美托洛尔缓释片(47.5mg/次，2次/d)、厄贝沙坦150mg/d、非洛地平缓释片5mg/d控制血压。出院后1个月诊室血压118/72mmHg。复查心电图提示窦性心律，心率58次/min。患者无胸痛、腹痛、背痛及下肢疼痛，无黑便、血便，无血尿等不适。测量四肢血压示，左上肢血压118/72mmHg，右上肢血压116/76mmHg，左下肢血压140/88mmHg，右下肢血压142/94mmHg。双侧桡动脉、足背动脉搏动有力、对称。建议患者继续目前降压治疗，术后3、6、12个月复查超声心动图及胸部大血管增强CT，心脏外科专科门诊评估。

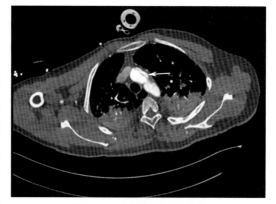

图 29-1 胸部增强CT检查
箭头示主动脉夹层

【修正诊断】

1. 主动脉夹层(Stanford A型)。
2. 高血压病3级、很高危。
3. 右肾囊肿。

【讨论】

1. 主动脉夹层的定义及危险因素

主动脉夹层（aortic dissection，AD）是由于各种原因导致的主动脉内膜、中膜撕裂、分离，从而血液流入，致使主动脉腔被分隔为真腔和假腔。典型的 AD 可以见到位于真、假腔之间的分隔或内膜片。真、假腔可以相通或不通。血液可以在真、假腔之间流动或形成血栓。

主动脉夹层发病主要和以下危险因素有关：①增加主动脉壁张力的各种因素，如高血压、主动脉缩窄、外伤等；②导致主动脉壁结构异常的因素，如动脉粥样硬化、遗传性结缔组织疾病、家族性遗传性 AD 或主动脉瘤、大动脉炎等；③其他因素如妊娠、医源性 AD 等。国内多中心研究表明，高血压、马方综合征、吸烟、饮酒、主动脉瓣二叶瓣畸形、动脉粥样硬化等是国人 AD 发病的主要独立危险因素。文献报道国人 AD 患者高血压发生率为 50.1%~75.9%。

2. 主动脉夹层的分期和分型

AD 发病时间 ≤ 14d 为急性期，发病时间 15~90d 为亚急性期，发病时间 >90d 为慢性期。主动脉夹层分型的目的是指导临床治疗和评估预后。1965 年 DeBakey 首次根据 AD 原发破口的位置及夹层累及范围提出 DeBakey 分型，将 AD 分为 Ⅰ、Ⅱ、Ⅲ型。Ⅰ型：原发破口位于升主动脉或主动脉弓，夹层累及大部或全部胸升主动脉、主动脉弓、胸降主动脉、腹主动脉。Ⅱ型：原发破口位于升主动脉，夹层累及升主动脉，少数可累及主动脉弓。Ⅲ型：原发破口位于左锁骨下动脉以远，夹层范围局限于胸降主动脉为Ⅲa型，向下同时累及腹主动脉为Ⅲb型。1970 年 Daily 根据夹层的累及的范围提出了 Stanford 分型，将 AD 分为 A、B 两型。凡是夹层累及升主动脉者为 Stanford A 型，相当于 DeBakey Ⅰ型和Ⅱ型；夹层仅累及胸降主动脉及其远端为 Stanford B 型，相当于 DeBakey Ⅲ型。目前，国际上 DeBakey 分型和 Stanford 分型应用最为广泛。

3. 主动脉夹层的临床表现

主动脉夹层患者的临床症状如下所述。

（1）疼痛：疼痛是 AD 患者最为普遍的主诉。AD 导致的疼痛常被描述为"撕裂样"或"刀割样"持续性难以忍受的锐痛。疼痛的部位和性质可提示 AD 破口的部位及进展情况。Stanford A 型夹层常表现为前胸痛或背痛，Stanford B 型夹层常表现为背痛或腹痛，对于剧烈胸背痛且伴高危病史及体征者应怀疑 AD 的可能；出现迁移性疼痛可能提示夹层进展，如患者出现下肢疼痛，则提示夹层可能累及髂动脉或股动脉。部分患者亦可无疼痛症状。

（2）心脏并发症表现

1）夹层导致主动脉根部扩张、主动脉瓣对合不良等可引起主动脉瓣反流，轻者无明显临床表现，重者可出现心力衰竭甚至心源性休克。

2）夹层累及冠状动脉开口可导致急性心肌梗死、心功能衰竭或恶性心律失常，患者可表现为典型的冠脉综合征，如胸痛、胸闷和呼吸困难，心电图 ST 段抬高和 T 波改变；急性心肌缺血或梗死也常表现为心力衰竭。

3）夹层假腔渗漏或夹层破入心包可引起心包积液或心脏压塞，可表现为心力衰竭。

（3）其他脏器灌注不良表现

1）夹层累及无名动脉或左颈总动脉可导致中枢神经系统症状，3%~6% 的患者发生脑血管意外，患者表现为晕厥或意识障碍；夹层影响脊髓动脉灌注时，脊髓局部缺血或坏死可导致下肢轻瘫或截瘫。

2）夹层累及一侧或双侧肾动脉可有血尿、无尿、严重高血压甚至肾衰竭。

3）夹层累及腹腔干、肠系膜上及肠系膜下动脉时可引起胃肠道缺血表现,如急腹症和肠坏死,部分患者表现为黑便或血便;有时腹腔动脉受累引起肝脏或脾脏梗死。

4）夹层累及下肢动脉时可出现急性下肢缺血症状,如疼痛、无脉甚至下肢缺血坏死等。

主动脉夹层患者的体征表现如下所述。

（1）血压异常:血压异常对于急性 AD 患者非常常见。71% 的 Stanford B 型患者和 36% 的 Stanford A 型患者的收缩压会超过 150mmHg。反之,也有大概 20% 左右的患者会表现为低血压、休克,其原因可能是心脏压塞、主动脉出血、严重主动脉反流、心肌缺血、假腔压迫真腔等。发生低血压的 AD 患者更容易出现神经系统并发症、肠系膜缺血、肢体缺血等,其死亡率也更高。主动脉分支被夹层累及后,相应肢体的血压会低于对侧肢体,因而 AD 患者容易出现四肢血压异常。

（2）主动脉瓣区舒张期杂音且患者既往无心脏病史,则提示夹层所致急性主动脉瓣反流可能。

（3）胸部体征:AD 大量渗出或者破裂出血时,可出现气管向右侧偏移,左胸叩诊呈浊音,左侧呼吸音减弱;双肺湿啰音提示急性左心衰竭。

（4）腹部体征:AD 导致腹腔脏器供血障碍时,可造成肠麻痹甚至坏死,表现为腹部膨隆,叩诊呈鼓音,广泛压痛、反跳痛及肌紧张。

（5）神经系统体征:脑供血障碍时出现淡漠嗜睡、昏迷或偏瘫;脊髓供血障碍时,可有下肢肌力减弱甚至截瘫。

4. 主动脉夹层的诊断流程

疑似 AD 的急性胸痛患者诊断流程参考图 29-2。

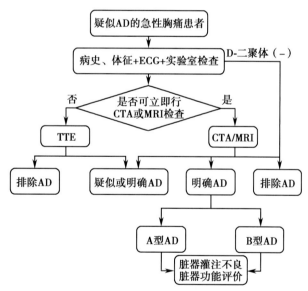

图 29-2　主动脉夹层诊断流程

TTE:经胸超声心动图

5. 主动脉夹层主要需与其鉴别的疾病

有高血压史,不明原因的突发性胸部、背部或腹部剧烈疼痛,应考虑本病。其胸痛的特点常常是急性发作的伴有持续性、进行性加重的撕裂样、针刺样或刀割样疼痛,服用硝酸甘油不能缓解。结合心电图、心肌酶谱检查有助于与急性心肌梗死鉴别。若夹层累及腹主动脉及其分支时患者可出现类似急腹症的表现,如恶心呕吐、腹痛便血等,可结合腹部影像学检查排除急性胰腺炎、急性胆囊炎和消化道溃疡性穿孔等。主动脉夹层还应与急性心包炎、急性胸膜炎、气胸、感染性心内膜炎所致的主动脉瓣关闭不全等鉴别。因此,社区医生在遇到急性胸痛患者时,应注意仔细询问胸痛的发作特点,及时行心电图、心肌酶学、胸腹 X 线检查以仔细甄别病情、初步判断病因,避免延误治疗时机。

6. 主动脉夹层急性期的治疗策略

AD 初步治疗的原则是有效镇痛、控制心率和血压,减轻主动脉剪应力,降低主动脉破裂的风险。进一步治疗方案应根据 AD 的类型、合并症、疾病进展等因素综合考虑。Stanford A 型 AD 一经发现均应积极手术治疗。国内外对于急性 Stanford A 型 AD 应进行紧急外科手术治疗已经达成共识。年龄不是急性 Stanford A 型 AD 外科手术禁忌证。但对于高龄患者,治疗策略应充分评估全身其他器官的状况。急性 Stanford B 型 AD 病情的凶险程度大多低于 Stanford A 型 AD,其急性期药物保守治疗的病死率较低,部分患者可获得长期良好的预后,因此,药物治疗是 Stanford B 型 AD 的基本治疗方式。Stanford B 型 AD 手术治疗的方法主要有胸主动脉腔内修复术(TEVAR)、开放性手术和 Hybrid 手术治疗等,具体治疗方案需根据患者的具体病情和医疗机构的技术水平,选择最安全和最适合的治疗策略。

7. 主动脉夹层患者急性期心率和血压控制

主动脉壁的剪应力受心室内压力变化率和血压的影响。因而收缩压和心率控制目标应该分别低至 100~120mmHg 和 60~80 次 /min。静脉应用 β 受体阻滞剂(如美托洛尔、艾司洛尔等)是最基础的药物治疗方法。对于降压效果不佳者,可在 β 受体阻滞剂的基础上联用一种或多种降压药物。需注意的是,若患者心率未得到良好控制,不要首选硝普钠降压。因硝普钠可引起反射性儿茶酚胺释放,使左心室收缩力和主动脉壁剪应力增加,加重夹层病情。

8. 主动脉夹层围手术期高血压管理

(1)术前积极控制血压及降低心室收缩力,防止夹层假腔扩张、撕裂的前提下,尽可能保证组织器官灌注。

(2)充分镇痛的同时,尽快将收缩压控制到 100~110mmHg,心率尽量控制在 50~60 次 /min。

(3)药物治疗的基本原则:快速、平稳降压,首选 β 受体阻滞剂。要给予足量 β 受体阻滞剂,一般需要联合使用降压药(联合应用乌拉地尔、硝普钠等血管扩张剂)。应选用那些起效迅速,作用时间短的药物,如拉贝洛尔、艾司洛尔、尼卡地平、硝酸甘油、硝普钠和非诺多泮。

(4)在遵循基本原则的同时,对于不同类型的主动脉夹层应注意差异化和个体化治疗:Stanford A 型应更积极地将心率、血压控制在上述达标水平,以防止夹层破裂,确保患者生命安全,并在此基础上尽快进行外科手术治疗。Stanford B 型目前多主张 1 周后再行大血管覆膜支架术,围手术期的血压控制则应根据个体的年龄、既往血压水平、有无脑卒中病史、肝肾功能状况及夹层累及脏器分支血管的程度等具体情况,将血压控制在保证重要脏器血流灌注的最低水平。有创动脉测压应建立在肢体动脉未受累及的那侧,以保证血压监测的真实准确。如需置换主动脉弓,应双侧桡动脉测压,以判断脑或体循环灌注压。

(5)术后为保证组织器官的灌注应维持较高水平的血压。

9. 主动脉夹层患者的长期降压治疗

无论是采取药物保守治疗,还是采用腔内修复术亦或外科手术等治疗方法,Stanford A 型患者均需要长期乃至终身进行规律的随访。即使手术康复出院的患者也有能发生新发夹层、脏器缺血、动脉瘤形成或破裂等并发症。新版欧洲心脏病协会主动脉疾病诊断和治疗指南建议 AD 患者出院后血压控制目标应小于 130/80mmHg。有研究显示,收缩压 <120mmHg 能显著降低 Stanford A 型 AD 远期再手术率。鉴于我国患者较为年轻,中国医师协会心血管外科分会大血管外科专业委员会推荐 AD 患者出院后药物控制为目标 120/80mmHg、心率 60~80 次 /min。β 受体阻滞剂是 AD 患者术后最常用的基础降压药物,CCB 也可以改善部分患者的预后;ACEI、ARB 并没有改善预后的作用,降压疗效不佳时可在专科医师的指导下联用 ACEI、ARB 类等药物达到目标血压。

【小结】

患者发病年龄 62 岁。血压升高 20 余年(重度高血压),血压控制不良。有大量烟酒史,BMI > 28kg/m^2。症状为撕裂样胸痛,向后背放射。四肢血压不对称,且主动脉瓣第二听诊区可闻及舒张期叹气样杂音,向胸骨下部放射。胸部增强 CT 示升主动脉瘤合并主动脉夹层。诊断为主动脉夹层(Stanford A 型)。患者为 Stanford A 型主动脉夹层急性期,破口在主动脉起始处,延伸至主动脉弓水平,病情危重预后不良,具有急诊手术适应证。予积极术前准备后,行急诊复合主动脉瓣和升主动脉置换术(Bentall 手术)。社区医生在遇到急性胸痛患者时,需考虑到主动脉夹层的可能性,应注意仔细询问有无高血压病史、胸痛的发作特点(如主动脉夹层的胸痛常是急性发作的伴有持续性、进行性加重的撕裂样、针刺样或刀割样疼痛,疼痛随血压升高明显,服用硝酸甘油不能缓解),查体四肢血压是否对称、有无心脏杂音,及时行心电图、心肌酶学、胸腹 X 线检查等可与急性心肌梗死等疾病鉴别。若考虑诊断为主动脉夹层,应及时联系上级医院行进一步手术治疗,避免延误治疗时机。

(孟庆滔　张　鑫)

参考文献

1. 中国医师协会心血管外科分会大血管外科专业委员会 . 主动脉夹层诊断与治疗规范中国专家共识 [J]. 中华胸心血管外科杂志 , 2017, 33 (011): 641-654.
2. 中国高血压防治指南修订委员会 . 中国高血压防治指南 2010 [J]. 中国医学前言杂志 (电子版), 2011, 3 (5): 42-93.
3. Hiratzka LF, Bakris GL, Beckman JA, et al. 2010 ACCF/AHA/AATS/ACR/ASA/SCA/SCAI/SIR/STS/SVM Guidelines for the diagnosis and management of patients with thoracic aortic disease. A Report of the American College of Cardiology Foundation/American Heart Association Task Force on Practice Guidelines, American Association for Thoracic Surgery, American College of Radiology, American Stroke Association, Society of Cardiovascular Anesthesiologists, Society for Cardiovascular Angiography and Interventions, Society of Interventional Radiology, Society of Thoracic Surgeons, and Society for Vascular Medicine [J]. Journal of the American College of Cardiology, 2010, 55 (14): e27-e129.
4. Erbel R, Aboyans V, Boileau C, et al. 2014 ESC Guidelines on the diagnosis and treatment of aortic diseases: Document covering acute and chronic aortic diseases of the thoracic and abdominal aorta of the adult. The Task Force for the Diagnosis and Treatment of Aortic Diseases of the European Society of Cardiology (ESC)[J]. Eur Heart J. 2014, 35 (41): 2873-2926.
5. 中国心胸血管麻醉学会 . 围术期高血压管理专家共识 [J]. 临床麻醉学杂志 , 2016, 32 (03): 295-297.

病例 30
高血压合并下肢动脉疾病

患者男性,68 岁。因双下肢间歇性跛行 1 年余,右下肢加重 3 个月余就诊。患者于 1 年多前无明显诱因出现双下肢酸胀不适,伴有发凉、麻木感,平地步行距离至 100m 左右时,上述症状明显加重,伴局部疼痛、紧束感,活动停止后症状可缓解。3 个多月前患者无明显诱因下感右下肢酸胀不适加重,平地步行距离缩短至 30m 即症状加重,平卧时亦加重,站立后数十秒可减轻。不伴胸闷、胸痛,无咳嗽、咳痰、呼吸困难,无晕厥、视物模糊等症状。

患者自患病以来,神志清楚,精神可,大小便正常,体重无明显变化。

血压升高 10 余年,血压最高 182/100mmHg。平时服用氨氯地平 5mg/d,自诉血压控制尚可。

血糖升高 10 余年,胰岛素注射治疗,自诉血糖控制尚可。

【既往史、个人史、家族史】

5 余年前于某三级医院行冠脉造影,诊断为冠心病。于左前降支安置支架 1 枚,长期口服阿司匹林、琥珀酸美托洛尔缓释片、阿托伐他汀钙等药物治疗。否认肝炎、结核等其他疾病。吸烟史 30 余年,每天 20 多支。否认饮酒史。父母已故,死因不详,生前病史不详。兄弟姐妹无特殊疾病史。

【体格检查】

T 36.5℃,R 20 次 /min,P 78 次 /min,BP 168/78mmHg。神志清楚,精神正常,回答切题。皮肤巩膜无黄染及瘀点、瘀斑。双眼外观正常,瞳孔等大等圆,对光反射正常。口唇稍发绀。全身浅表淋巴结未扪及肿大。颈静脉正常。两肺呼吸音清,未闻及干湿音。心前区无隆起,心界无扩大,各瓣膜区未闻及病理性杂音。腹平坦,柔软,未触及包块,肝脏肋下未触及、脾脏肋下未触及、双肾未触及。腹部无压痛及反跳痛,可闻及 2 次 /min 肠鸣音,未闻及血管杂音。双下肢皮肤完整无外伤、肿胀,未见明显肢端溃疡和发绀,右下肢远端浅静脉充盈较左侧差。右下肢小腿下段皮温较左侧低,双下肢皮肤颜色正常,双侧股动脉搏动减弱,右侧减弱明显;右侧腘动脉、足背动脉、胫后动脉未扪及搏动。左侧腘动脉搏动减弱,左侧足背动脉、胫后动脉搏动扪及不清。双下肢腓肠肌无压痛,神经病理征(–)。

【辅助检查】

血常规、尿常规、粪便常规均正常。血生化:总胆固醇 3.51mmol/L,甘油三酯 2.46mmol/L,高密度脂蛋白胆固醇 1.33mmol/L,低密度脂蛋白胆固醇 1.66mmol/L。空腹血糖 7.14mmol/L,糖化血红蛋白

7.2%，肌酐 92μmol/L。凝血功能正常。

心电图：窦性心律，心率 80 次 /min，胸导联 ST 段压低，T 波低平。

踝 - 肱指数（ABI）：右侧 0.3，左侧 0.7。左上肢血压 165/72mmHg，右上肢血压 171/73mmHg，左下肢血压 116/51mmHg，右下肢血压 51/22mmHg。

双下肢动静脉彩超示：双下肢深静脉瓣膜功能不全，左下肢静脉回流轻度受阻，双下肢见重度动脉粥样硬化，左髂外动脉狭窄 70%，右侧髂外动脉狭窄大于 90%，右侧股动脉及腘动脉狭窄达 80%~90%，右股浅动脉闭塞。

颈动脉彩超示：双侧颈总动脉及右侧颈内动脉粥样硬化斑块。超声心动图示：LV 47mm，LA 34mm，IVS 12mm，LVPW 11mm，EF 60%；左房增大，室间隔增厚。

【初步诊断】

1. 双下肢动脉疾病。
2. 高血压病 3 级、很高危。
3. 冠状动脉粥样硬化性心脏病，冠脉支架置入术后。
4. 2 型糖尿病。
5. 高脂血症。
6. 颈动脉粥样硬化斑块。

【诊治经过】

给予厄贝沙坦氢氯噻嗪片（厄贝沙坦 150mg/ 氢氯噻嗪 12.5mg）1 片 /d 降压、阿司匹林 100mg/d 抗血小板、阿托伐他汀钙 20mg/ 晚降血脂治疗。但患者双下肢酸胀无明显改善，遂转诊上级医院。

入院后首先给予药物治疗，氨氯地平 5mg/d，替米沙坦 80mg/d，二甲双胍（0.5g/ 次，3 次 /d），阿托伐他汀钙 20mg/ 晚，阿司匹林 100mg/d。完善下肢动脉 CTA 提示：双侧髂总动脉，髂内动脉及下肢动脉粥样硬化，左侧髂总动脉，双侧股动脉下段及腘动脉非钙化斑块形成，以右侧股动脉下段及腘动脉为著，伴节段性管腔重度狭窄。

经动脉造影证实下肢动脉疾病（lower-extremity arterial disease，LEAD）诊断并采取介入治疗。动脉造影显示：左侧髂内及髂外动脉狭窄 60%~70%，左侧股动脉远端供血良好；右侧髂外动脉局限性狭窄 95%，髂外动脉至股动脉弥漫性狭窄 80%~95%，长度约 10cm，右侧股浅动脉消失，右腘动脉及股深动脉显影较差。透视下将指引钢丝远端通过右髂外动脉及股动脉的狭窄处，逐渐由小到大球囊扩张后出现局部限流性夹层，随即在髂外动脉放入一个支架（8mm×100mm），股动脉放入 2 个支架（7mm×60mm，6mm×80mm）。术后复查造影示，原狭窄处病变已消除，血流通畅，远端血流充盈良好，右股浅动脉及腘动脉均显影良好。

患者治疗后症状缓解，术后积极给予对症支持治疗，患者病情平稳。术后 5 天出院。

患者病情平稳，一般状况好，无间歇性跛行。3~6 个月定期于社区就诊随访，长期口服替米沙坦 80mg/d，氨氯地平 5mg/d，二甲双胍（0.5g/ 次，3 次 /d），阿托伐他汀钙 20mg/ 晚，阿司匹林 100mg/d。血压、血糖控制达标。

【修正诊断】

1. 双下肢动脉硬化闭塞症。

2. 高血压病 3 级、很高危。

3. 冠状动脉粥样硬化性心脏病,冠脉支架置入术后。

4. 2 型糖尿病。

5. 高脂血症。

6. 颈动脉粥样硬化斑块。

【讨论】

1. 什么是外周动脉疾病

外周动脉疾病(peripheral artery disease,PAD)是冠状动脉、脑动脉以外的主动脉及其分支血管狭窄、闭塞或瘤样扩张疾病,主要病因是动脉粥样硬化,风险因素包括年龄(≥ 65 岁)、糖尿病、吸烟、高胆固醇血症、高血压和家族史、已知的动脉粥样硬化如冠状动脉粥样硬化、颈动脉粥样硬化斑块、肾动脉或肠系膜动脉粥样硬化等。肾动脉粥样硬化狭窄可表现为高血压、急性肺水肿、肾功能不全等,肾区听诊可闻及血管杂音。颈动脉粥样硬化狭窄可表现为头晕、短暂性脑缺血发作及供血区域局限性神经功能受损表现。下肢动脉粥样硬化狭窄可表现为下肢活动后胀痛、活动耐量下降、间歇性跛行等,皮肤温度可降低,可有色素沉着,下肢动脉如足背动脉搏动减弱。本病例主要针对下肢动脉疾病(LEAD)。

2. 下肢动脉疾病的诊断策略

踝肱指数(ABI)是指胫后动脉或足背动脉的收缩压与肱动脉收缩压的比值,是筛查和诊断下肢动脉疾病首选的无创检查。当怀疑存在 PAD 时,患者可以进行静息 ABI 确诊,ABI 在 1.0~1.4 为正常,>1.4 为动脉不可压缩,<0.9 为异常值,0.91~0.99 是边界值。在 ABI>1.4 的情况下,趾肱指数、多普勒超声分析及脉搏强度记录可作为替代检查。ABI<0.90 为异常。ABI 值在 0.41~0.90 时表明血流轻到中度减少,ABI 值 ≤ 0.40 时,血流严重减少。ABI 值明显减低表明患者发生静息痛、缺血性溃疡或坏疽的风险显著增加。检测 ABI 较为准确、方便的方法是四肢袖带法。患者仰卧休息 1 分钟后,用袖带四肢同步测量双上肢动脉和双侧胫后动脉和 / 或足背动脉的收缩压,以测定的下肢收缩压除以上肢收缩压,所得结果即为双侧 ABI。该方法具有检测速度快、无创伤、准确灵敏、操作便捷、不受操作者影响、检测费用低廉等特点。对于有劳累性非关节相关腿部症状,静息 ABI 为正常或边界值时,应该检查运动后 ABI。多普勒超声(DUS)是诊断下肢动脉疾病的首选影像学检查。DUS 和 / 或 CT 血管造影(CTA)和 / 或磁共振血管成像(MRA)可用于分析下肢动脉疾病病变解剖学特征,并指导血运重建。

3. 下肢动脉硬化闭塞症主要应与哪些疾病鉴别诊断

下肢动脉硬化闭塞症是由于下肢动脉粥样硬化斑块形成。引起下肢动脉狭窄、闭塞,进而导致肢体的慢性缺血。常见于中老年人,有高血压、糖尿病、吸烟等高危因素,常表现为间歇性跛行、静息痛等。临床上需要与血栓闭塞性脉管炎、动脉栓塞等相鉴别。血栓闭塞性脉管炎与小动脉痉挛及血栓形成致局部缺血有关,以吸烟者多见,患肢可有发作性疼痛、苍白发绀、间歇性跛行、雷诺现象等表现;动脉栓塞常继发于心脏疾病,如瓣膜病、心房颤动、心肌梗死等,表现为栓塞动脉供血区相应的缺血表现。

4. 下肢动脉硬化闭塞症的治疗策略

下肢动脉硬化闭塞症是系统性动脉粥样硬化的常见表现,治疗目标不仅是维持患肢功能,减少或消除症状,防止疾病进展,更重要的是综合管理危险因素,降低心、脑血管事件的风险。治疗措施包括改善生活方式、药物治疗,以及经皮介入及外科手术进行血运重建。应该联合解剖影像学检查、症状及血流动力学的基础上做出治疗决策。改善生活方式方面,建议患者戒烟、注意健康饮食,适度运动,并采取有监督的锻炼来改善肢体功能状态和生活质量,并减轻腿部症状。对于跛行患者,基于社区或家庭的结构化锻炼项目可替代监管锻炼。药物治疗方面,要尽力纠正可能导致血管阻塞的危险因素,严格控制血压、血脂、血糖,以减缓疾病的进展。轻中度症状的患者进行正规的运动训练可明显增加无间歇性跛行距离。对于有影响生活的跛行、血流动力学症状显著而药物治疗无效的主髂动脉闭塞性疾病或股腘动脉疾病,经皮血管内介入或外科手术进行血运重建是立即缓解下肢动脉疾病症状的最有效方法。

下肢动脉硬化闭塞症合并高血压的患者降压达标有利于降低心、脑血管事件和死亡风险。对于有症状的 PAD 患者,推荐启动抗血小板治疗。如果患者发生急性肢体缺血,应该紧急由具有丰富评估和血管重建经验的临床医务人员进行评估,具体视情况而定。对 PAD 患者应该定期随访,评估其心血管风险、肢体症状和功能,并行 ABI 检测。

5. 下肢动脉疾病的降压策略

由于外周动脉疾病患者是发生心肌梗死、卒中、心力衰竭、心血管死亡的高危人群,血压控制在 140/90mmHg 的目标值以下非常重要。但应该注意不要将收缩压降到 110~120mmHg 以下,因为下肢动脉疾病患者的收缩压和心血管事件之间存在 J 形曲线关系。在降压过程中患肢血流可能有所下降,多数患者均可耐受,但少数严重缺血患者会出现血流进一步下降,导致症状加重,故对重症患者在降压时需考虑这种可能性,尤其要避免过度降压。对于老年、虚弱患者,降压目标的实现应该建立在对血压的可耐受基础之上,应避免造成体位性低血压。

应建议下肢动脉疾病患者改善生活方式,将摄盐量控制在每天 5~6g 以下。降压药物可选择 ACEI、CCB、ARB、利尿剂等,比起降压药物种类的选择,血压达标更加重要。目前的证据表明高选择性 β 受体阻滞剂不会增加轻、中度外周动脉疾病患者的缺血症状,所以该药物可以用于高血压合并外周动脉疾病患者,但需加强随访。对重症闭塞性下肢动脉疾病慎用非选择性 β 受体阻滞剂如普萘洛尔等,以免可能诱发缺血加重。

【小结】

本患者为高龄男性。病情特点:①多年高血压、糖尿病、冠心病等危险因素;②有间歇跛行和静息痛的典型症状;③患肢有血管搏动减弱的体征;④双侧 ABI<0.9,右下肢 ABI 仅为 0.3;⑤下肢动脉造影显示,左侧髂内及髂外动脉狭窄 60%~70%,右侧髂外动脉局限性狭窄 95%,髂外动脉至股动脉弥漫性狭窄 80%~95%。根据上述特点,诊断下肢动脉粥样硬化闭塞症。予患者综合治疗措施,控制高血压、糖尿病等危险因素,予以降血脂和抗血小板治疗,并于狭窄处置入 3 枚支架。术后患者症状缓解,应继续对其进行随访,评估其患肢的功能。对于伴有高龄、吸烟、高血压、冠心病、糖尿病等危险因素的患者,应定期常规进行外周动脉评估,如肾动脉、颈动脉、下肢动脉彩超、ABI 检测等,警惕外周动脉疾病的发生。对于已经存在的外周动脉疾病患者,应积极调整生活方式、控制危险因素,将低密度脂蛋白胆固醇控制于 1.4mmol/L 以下,血压控制于 140/90mmHg 以下,糖化血红蛋白控制于 7% 以下,缩短随访周期,避免病情进一步恶化。

(孟庆滔　张志鹏　黄　斌)

参考文献

1. Liu LS. 2010 Chinese Guidelines for the Management of Hypertension [J]. Chinese Journal of Hypertension, 2011, 39 (2): 579-615.

2. Mancia G, Fagard R, Narkiewicz K, et al. 2013 ESH/ESC guidelines for the management of arterial hypertension: the Task Force for the Management of Arterial Hypertension of the European Society of Hypertension (ESH) and of the European Society of Cardiology (ESC)[J]. Eur Heart J, 2013, 34 (28): 2159-2219.

3. Chobanian AV, Bakris GL, Black HR, et al. The Seventh Report of the Joint National Committee on Prevention, Detection, Evaluation, and Treatment of High Blood Pressure: the JNC 7 report [J]. JAMA, 2003, 289 (19): 2560-2572.

4. Chern-En Chiang, Tzung-Dau Wang, Kwo-Chang Ueng, et al. 2015 Guidelines of the Taiwan Society of Cardiology and the Taiwan Hypertension Society for the Management of Hypertension [J]. Journal of the Chinese Medical Association, 2015, 78 (1): 1-47.

5. Leung AA, Nerenberg K, Daskalopoulou SS, et al. Hypertension Canada's 2016 Canadian Hypertension Education Program Guidelines for Blood Pressure Measurement, Diagnosis, Assessment of Risk, Prevention, and Treatment of Hypertension [J]. The Canadian journal of cardiology, 2016, 32 (5): 569-588.

6. Aboyans V, Ricco JB, Bartelink MEL, et al. 2017 ESC Guidelines on the Diagnosis and Treatment of Peripheral Arterial Diseases, in collaboration with the European Society for Vascular Surgery (ESVS): Document covering atherosclerotic disease of extracranial carotid and vertebral, mesenteric, renal, upper and lower extremity arteries Endorsed by: the European Stroke Organization (ESO) The Task Force for the Diagnosis and Treatment of Peripheral Arterial Diseases of the European Society of Cardiology (ESC) and of the European Society for Vascular Surgery (ESVS)[J]. Eur Heart J, 2018, 39 (9): 763-816.

7. Gerhard-Herman MD, Gornik HL, Barrett C, et al. 2016 AHA/ACC Guideline on the Management of Patients With Lower Extremity Peripheral Artery Disease: Executive Summary: A Report of the American College of Cardiology/American Heart Association Task Force on Clinical Practice Guidelines [J]. Journal of the American College of Cardiology, 2017, 69 (11): 1465-1508.

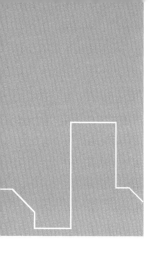

病例 31
围手术期高血压

患者男性,65 岁。因右上腹痛、发热 5 天入院。患者于入院前 5 天进食过多油腻食物后突感右上腹部绞痛,呈持续性,向右侧肩背部放射,伴发热、恶心、呕吐,约 3~4 次 /d,呕吐胃内容物。无畏寒、寒战、黄疸及腹泻。于社区医院予抗炎、补液治疗,未见好转,转入上级医院。

患者自发病以来,精神差,进流质饮食、睡眠欠佳,尿量减少,大便呈稀便状,体重减轻 2kg。

血压升高 8 年,血压最高达 200/105mmHg。曾服福辛普利 10mg/d 降压,后因干咳,改为服硝苯地平缓释片(10mg/ 次,2 次 /d),血压控制在 160/90mmHg 左右,近 5 天自行停药。

【既往史、个人史、家族史】

否认糖尿病、否认肝炎、结核、伤寒等传染病病史。无血吸虫疫水接触史。吸烟史 30 余年,20 支 /d,无饮酒史。父亲患有冠心病,母亲患有高血压病。

【体格检查】

T 38.5℃,R 20 次 /min,P 70 次 /min,BP 160/88mmHg。神志清楚,平卧位,急性病容,全身浅表淋巴结未触及肿大,未见肝掌、蜘蛛痣,皮肤、巩膜无黄染。双肺呼吸音粗,未闻干湿性啰音,心界正常,心律齐,各瓣膜听诊区未闻杂音,未闻及心包摩擦音。腹平软,无腹壁静脉曲张,右上腹压痛明显,无反跳痛、肌紧张,未扪及包块。肝、脾肋下未触及,墨菲征(+),肝区叩击痛(+),移动性浊音(−),肠鸣音正常。双下肢水肿(+)。生理反射存在,病理反射未引出。

【辅助检查】

血常规:WBC 16.1 × 10⁹/L,中性粒细胞百分比(NEUT%)91.3%,Hb 122g/L,RBC 4.0×10^{12}/L,PLT 200×10^9/L。尿常规、粪便常规未见异常。血生化:血尿素氮(BUN)9.87mmol/L,肌酐(Cr)105μmol/L,ALT 33.0IU/L,总胆红素(TBIL)11.2μmol/L,直接胆红素(DBIL)5.1μmol/L。血脂:TC 6.14mmol/L,TG 2.79mmol/L,LDL-C 3.54mmol/L,随机血糖 7.5mmol/L。

心肌酶:未见异常。脑钠肽 120pg/ml。凝血功能、血尿淀粉酶未见异常。

心电图:窦性心律,正常心电图。

腹部超声:胆囊结石,胆囊增大,胆囊内胆汁淤积,周围少量积液。胆囊大小 11.5cm × 5.4cm,囊壁厚径 0.4cm,胆总管直径 0.7cm。

【初步诊断】

1. 胆囊结石伴急性胆囊炎。
2. 高血压病 3 级、很高危。
3. 高脂血症。

【诊治经过】

社区医院抗感染、补液,转上级医院外科继续治疗。

完善术前检查提示,胸片:心、肺、膈未见明显异常。心电图:正常心电图。心脏超声:左房 42mm、左室 53mm、左室后壁 12mm、室间隔 13mm,左房扩大,左室肥厚,舒张功能下降,EF 64%。患者完善各项检查及术前准备,并给予止痛、镇静、抗感染等治疗,于当日全麻下行胆囊切除术,术中血压升高,最高达 225/125mmHg,追加镇静镇痛药及静脉滴注硝酸甘油后,血压下降不明显,改用硝普钠后,血压方降至 143/80mmHg 后完成手术。术中生命征平稳,血压波动于 135~145/75~85mmHg 之间,手术顺利,术毕安全返回病房。术后禁食水,补液,补钾。患者术后血压波动于 150~160/90~100mmHg,予以厄贝沙坦氢氯噻嗪(厄贝沙坦 150mg/ 氢氯噻嗪 12.5mg)1 片 /d 控制血压,血压监测在 150/90mmHg 左右。患者于术后 8 天出院,血压 140/90mmHg,心率控制在 70 次 /min 左右。出院用药医嘱为:厄贝沙坦氢氯噻嗪 1 片 /d、美托洛尔 6.25mg/d、阿托伐他汀钙 20mg/ 晚。出院 4 周后调整为美托洛尔 6.25mg/d 逐渐加量至(25mg/ 次,2 次 /d),血压控制在 130/80 左右,心率控制在 60~70 次 /min。

【修正诊断】

1. 胆囊结石伴急性胆囊炎。
2. 高血压病 3 级、很高危。
3. 围手术期高血压危象。
4. 高脂血症。

【讨论】

1. 什么是围手术期高血压

围手术期高血压是指从确定手术治疗到与本手术有关的治疗基本结束期间内。包括手术前、手术中和手术后,一般 3~4 天,患者的血压急性升高,增高幅度大于基础血压的 30%,或收缩压 ≥ 140mmHg 和 / 或舒张压 ≥ 90mmHg。如果不及时治疗,易诱发急性脑出血、脑卒中、急性心肌梗死,增加手术出血量等。在围手术期的过程中出现短时间血压增高,并超过 180/110mmHg 时称为围手术期高血压危象。

2. 围手术期高血压发生的病因

最常见的原因为:①原发性高血压术前控制不理想(特别是舒张压 >110mmHg)或不合理停用降压药物;②继发性高血压,如嗜铬细胞瘤、肾动脉狭窄、原发性醛固酮增多症等;③患者对麻醉、手术强烈的恐惧、紧张、焦虑、失眠等心理应激因素,这类患者往往在进入手术室后测量血压才出现血压增高,回到病房或者使用镇静药物后,血压可恢复正常;④麻醉期间由于麻醉过浅、镇痛不全、浅麻醉下气管内插管或拔管、缺氧或者二氧化碳蓄积;⑤手术操作刺激,如颅脑手术牵拉、嗜铬细胞瘤手术肾上腺血流阻断前,可引起短时的血压增高;⑥液体输入过量或体外循环流量较大;⑦颅内高压;⑧升压药物使用不当;⑨肠胀气;⑩尿潴留;⑪寒冷与低温;⑫术后伤口疼痛、咳嗽、恶心及呕吐等;⑬术后因麻醉对血管的舒张作用消失,血容量过多。易发生高血压的手术类型有:颈动脉、腹部主动脉、外周血管、腹腔和胸腔手术。严重高血压易发生在以下手术过程中:心脏、大血管(颈动脉内膜剥脱术、主动脉手术)、神经系统和头颈部的手术、此外还有肾脏移植以及大的创伤等(烧伤或头部创伤)。

3. 围手术期高血压的危害

围手术期高血压会增加手术患者急性心肌梗死、急性心力衰竭、急性脑血管病、急性肾损伤、手术出血增加等事件的发生,增加手术并发症,危及患者生命,应当引起重视,严重的围手术期高血压为高血压急症之一。

4. 围手术期血压波动的病理生理机制

围手术期患者可能存在紧张、焦虑等因素导致交感神经系统激活,麻醉药物的使用均可影响血压。对于血压正常者,麻醉诱导期间交感神经激活,可使血压增加 20~30mmHg,心率增加 15~20 次 /min,随着麻醉深度的增加,平均动脉血压趋于下降,已有高血压的患者更可能出现术中血压波动。术后随着患者从麻醉状态恢复,血压和心率可缓慢增加,但术后可能由于疼痛、麻醉苏醒时兴奋,高碳酸血症等出现血压升高。

5. 围手术期高血压如何预防

对于高血压患者,术前需要实施手术与麻醉耐受性评价,了解患者高血压病程、进展情况、血压分级、靶器官受累情况以及计划施行的手术危险程度等。高血压患者在手术前应继续降压治疗,术前数日宜换用长效降压药物并在手术当天早晨继续服药,可继续服用 β 受体阻滞剂或钙通道阻滞剂。有证据表明,术前 β 受体阻滞剂的应用可以有效减少血压波动、心肌缺血以及术后房颤发生,还可降低非心脏手术的死亡率。反之,骤然停用长期服用的 β 受体阻滞剂和可乐定可以引起血压和心率的反跳。不能口服的患者可以使用静脉或舌下含服的 β 受体阻滞剂,也可以使用可乐定皮肤贴剂。如果不合并心力衰竭或者术前无法改善的高血压通常建议在术前 24 小时停用血管紧张素转换酶抑制剂及血管紧张素受体阻滞药,因其可能会减弱术中肾素 - 血管紧张素系统的代偿性激活,导致低血压。利尿剂由于可降低血管平滑肌对缩血管物质的反应性,增加术中血压控制难度,还可以加重手术相关的体液缺失,因此主张在术前 2~3 天停用利尿剂。

6. 围手术期高血压的治疗原则

围手术期高血压的治疗原则。①保证重要脏器灌注,降低心脏后负荷,维护心功能;②血压控制目标:一般认为,患者年龄 ≥ 60 岁,血压控制目标 <150/90mmHg;患者年龄 <60 岁,血压控制目标 <140/90mmHg;糖尿病和慢性肾病患者,血压控制目标 <140/90mmHg;术中血压波动幅度不超过基础血压的 30%;③目前尚无延期手术的高血压阈值,原则上轻、中度高血压(<180/110mmHg)不影响手术进行;3 级高血压(≥ 180/110mmHg)应权衡延期手术的利弊再做决定,但为抢救生命的急诊手术,不论血压多高,都应急诊手术;对进入手术室后血压仍高于 180/110mmHg 的择期手术患者,建议推迟手术,如果确有手术需要(如肿瘤患者伴有少量出血),在征得家属同意的情况下手术。对严重高血压合并威胁生命的靶器官损害,应在短时间内采取措施改善生命脏器功能,如高血压合并左心衰竭,高血压合并不稳定型心绞痛或变异型心绞痛,合并少尿型肾衰竭,合并严重低钾血症(<2.9mmol/L),应在短期内采取有效措施改善相关脏器功能。

如在围手术期出现高血压急症,需明确诱因并去除。术中血压骤升可能的原因包括疼痛、血容量过多、低氧血症、高碳酸血症和体温过低等。手术后的血压升高常常和焦虑、疼痛等有关,去掉诱因后会得到恢复。除了去除诱因,患者通常需要静脉给予起效迅速的降压药物,常用的静脉药物包括艾司洛尔、拉贝洛尔、乌拉地尔、尼卡地平、硝普钠及硝酸甘油等，即刻目标是 30~60 分钟内使舒张压（DBP）降至 110mmHg 左右，或降低 l0%~15%，但不超过 25%。如果患者可以耐受，应在随后的 2~6 小时将血压降低至 160/100mmHg。

7. 术后血压管理策略

高血压患者应注意纠正术后导致血压增高的因素，如疼痛、激越、高碳酸血症、低氧、血容量过多和膀胱充盈等，尽早过渡为常规口服药物治疗。对于先前没有高血压但术后出现高血压的患者，一旦患者的外科情况稳定且目标血压已维持至少 24 小时，可停止降压治疗，并观察 48~72 小时。如果血压始终高于参考范围上限，应启动降压治疗。

【小结】

患者为急性胆囊炎患者，既往合并高血压病史，近期自行停用高血压药物。手术术中出现围手术期高血压危象，考虑与其高血压病史、停用降压药物、可能的舒张性心功能不全、手术刺激、疼痛刺激等原因有关。予以起效迅速的静脉降压药物控制血压，并予以镇静镇痛等去除诱因的治疗，控制了其围手术期高血压。术后继续控制血压，保护心功能。高血压患者在围手术期仍需规律服用降压药物，避免围手术期高血压危象的发生，影响患者手术时机。

（孟庆滔　贺　莉）

参考文献

1. 中国心胸血管麻醉学会. 围术期高血压管理专家共识 [J]. 临床麻醉学杂志, 2016, 32 (03): 295-297.

2. 中国高血压防治指南修订委员会. 中国高血压防治指南 2010 [J]. 中国医学前言杂志 (电子版), 2011, 3 (5): 42-93.

3. Mancia G, Fagard R, Narkiewicz K, et al. 2013 ESH/ESC guidelines for the management of arterial hypertension: the Task Force for the Management of Arterial Hypertension of the European Society of Hypertension (ESH) and of the European Society of Cardiology (ESC)[J]. Eur Heart J, 2013, 34 (28): 2159-2219.

4. Chiang CE, Wang TD, Ueng KC, et al. 2015 Guidelines of the Taiwan Society of Cardiology and the Taiwan Hypertension Society for the Management of Hypertension [J]. J Chin Med Assoc, 2015, 78 (1): 1-47.

5. Fleisher LA, Fleischmann KE, Auerbach AD, et al. 2014 ACC/AHA guideline on perioperative cardiovascular evaluation and management of patients undergoing noncardiac surgery: a report of the American College of Cardiology/American Heart Association Task Force on practice guidelines [J]. Journal of the American College of Cardiology, 2014, 64 (22): e77-e137.

6. Kristensen SD, Knuuti J, Saraste A, et al. 2014 ESC/ESA Guidelines on non-cardiac surgery: cardiovascular assessment and management: The Joint Task Force on non-cardiac surgery: cardiovascular assessment and management of the European Society of Cardiology (ESC) and the European Society of Anaesthesiology (ESA)[J]. European heart journal, 2014, 35 (35): 2383-2431.

7. 中国高血压防治指南修订委员会. 中国高血压防治指南 (2018 年修订版)[J]. 中国心血管杂志, 2019, 24 (1): 24-56.

8. Lien SF, Bisognano JD. Perioperative Hypertension: Defining At-Risk Patients and Their Management [J]. Current Hypertension Reports, 2012, 14 (5): 432-441.

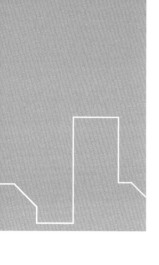

病例 32
肾实质性高血压

患者女性,26岁。因发现血压升高2个月余就诊。2个多月前患者偶然自测血压升高,最高180/115mmHg,无头昏、头痛,无胸闷、胸痛,无心悸、气促,伴疲倦、乏力,伴面部及双下肢水肿,小便中可见泡沫,无夜尿增多,无夜间阵发性呼吸困难,无黑矇、晕厥,无恶心、呕吐等,遂于当地医院就诊。肾功能示:肌酐160.0μmol/L;尿常规示:尿蛋白定性(+++),红细胞12/HP。动态血压示:24小时平均血压146/105mmHg,白天平均血压158/112mmHg,夜间平均血压137/99mmHg;肝功能、血常规、肾上腺CT平扫未见明显异常。诊断为高血压病。予以马来酸依那普利、苯磺酸左氨氯地平等药物(具体不详)治疗后好转。患者规律服用马来酸依那普利(10mg/次,2次/d),苯磺酸左氨氯地平2.5mg/d,监测血压波动在105~121/85~92mmHg。

自发病以来,患者精神饮食睡眠可,大小便正常,体重无明显变化。

【既往史、个人史、家族史】

否认肝炎、结核等传染病史。否认外伤、手术、输血史。否认食物药物过敏史。无吸烟、饮酒史。父母健在,均无高血压。

初潮年龄:14岁。每次3~4天,末次月经2019年7月6日。

【体格检查】

T 36.3℃,P 63次/min,R 19次/min,BP 160/109mmHg。身高162cm,体重50kg,腰围73cm,臀围85cm,BMI 19.1kg/m²。神志清楚,慢性病容,发育正常,营养良好,皮肤巩膜无黄染,全身浅表淋巴结未扪及肿大。颈静脉正常。心界正常,律齐,各瓣膜区未闻及杂音。胸廓未见异常,双肺叩诊呈清音。双肺呼吸音清,未闻及干湿啰音。腹部外形正常,全腹软,无压痛及反跳痛,腹部未触及包块。肝脾肋下未触及。双肾未触及。双下肢无水肿。双侧乳房对称,乳晕存在,未见异常。大阴唇肥厚,阴毛、腋毛正常。

四肢血压:左上肢血压154/101mmHg,右上肢血压160/109mmHg,左下肢血压178/112mmHg,右下肢血压194/115mmHg。

【辅助检查】

肾功能示,肌酐160.0μmol/L;尿常规示,尿蛋白定性(+++),红细胞12/HP;动态血压示:24小时平均血压 146/105mmHg, 白天平均血压 158/112mmHg, 夜间平均血压 137/99mmHg, 最高血压 173/117mmHg, 最低血压 119/92mmHg。肝功能、电解质、血常规、肾上腺 CT 平扫未见明显异常。

【初步诊断】

高血压 3 级。

【诊治经过】

1 个月前患者为进一步查明高血压病因, 前往医院就诊。遵医嘱停用马来酸依那普利、左氨氯地平。停药期间无特殊不适, 监测血压波动在 140/100mmHg 左右。收入心脏内科后, 监测血压, 血压波动在 132~156/92~110mmHg, 为避免药物对检测结果的影响, 暂予以特拉唑嗪(1mg/ 次, 2 次 /d)控制血压。完善相关辅助检查, 明确有无内分泌性高血压、肾性高血压等继发性高血压。

空腹血糖 5.22mmol/L。甘油三酯 0.63mmol/L, 总胆固醇 3.54mmol/L, 低密度脂蛋白胆固醇 1.68mmol/L, 高密度脂蛋白胆固醇 1.65mmol/L。肾功能: 尿素 7.40mmol/L、肌酐 168.0μmol/L、估算肾小球滤过率 47.27ml/(min·1.73m²)、尿酸 420.0μmol/L。电解质: 血钾 3.92mmol/L。尿常规: 尿蛋白定性(+++), 红细胞 10/HP。尿蛋白定量 1.60g/24h。细胞免疫示: CD8 细胞亚群 16.80%。抗中性粒细胞胞质抗体(-)。体液免疫(-)。血常规、凝血功能及粪便常规正常。

卧立位试验: 血浆肾素活性(卧位)4.66ng/(ml·h); 血浆肾素活性(立位)>12ng/(ml·h); 血管紧张素 Ⅱ(卧位)64.26ng/L; 血管紧张素 Ⅱ(立位)305.14ng/L; 醛固酮(卧位)33.53ng/dl; 醛固酮(立位)18.75ng/dl; 血浆醛固酮 / 肾素浓度比值(aldosterone to renin ratio, ARR)(卧位)7.20[(ng·dl⁻¹): (ng·ml⁻¹·h⁻¹)]。

其他激素水平: 去甲肾上腺素 285ng/L, 肾上腺素 68ng/L, 多巴胺(尿)158.27μg/24h 尿, 去甲肾上腺素(尿)30.26μg/24h 尿, 肾上腺素(尿)9.8μg/24h 尿; 促肾上腺皮质激素(ACTH)34.49ng/L; 皮质醇(PTC, 8 :00)332.1nmol/L; 皮质醇(PTC, 16 :00)119.3nmol/L; 皮质醇(PTC, 24 :00)29.47nmol/L。甲状腺功能未见异常。

心电图: 窦性心律, 正常心电图。

超声心动图: LV 45mm, LA 27mm, IVS 8mm, LVPW 8mm, AAO 25mm, EF 74%; 心脏各房室结构及各瓣膜未见异常。

动态血压示: 全天平均血压 133/92mmHg, 白天平均血压 136/95mmHg, 夜间平均血压 124/84mmHg。

双肾动脉彩超示(双肾、肾动脉): 双肾实质回声稍增强。双侧肾动脉未见明显异常。单光子发射计算机断层成像(SPECT)肾动态显像示: 右肾肾小球滤过率 26.1ml/min, 左肾肾小球滤过率 24.3ml/min, 双肾功能中度受损。

肾穿刺活检, 光镜观察肾组织病理切片:

(1)肾小球: 总数 7 个, 球性硬化 1 个。系膜: 球性细胞、基质轻 - 中度增生。基膜节段空泡变性。毛细血管腔病变不明显。

(2)肾小管: 约 2% 肾小管萎缩; 小管上皮细胞轻 - 中度变性; 个别腔内见蛋白管型。

(3)肾间质: 约 2% 间质纤维化伴淋巴细胞、单核细胞、浆细胞浸润。

(4)血管病变不明显; 免疫荧光染色: IgA、λ, 1 个小球系膜区(+++); C3、γ, 1 个小球系膜区(++); C4、C1q, 1 个小球(-); IgG, 仅见少许血管袢(-); 病理诊断符合 IgA 肾病(Lee 分级: 3 级)。

明确诊断后, 调整降压药物为奥美沙坦 20mg/d 控制血压, 监测血压在 121~130/71~80mmHg。嘱患者低盐低脂优质蛋白饮食,适当运动,监测血压。定期复查肝肾功、血尿常规、电解质,门诊随访。

【修正诊断】

肾实质性高血压(IgA 肾病)。

【讨论】

1. 肾实质性高血压的特点是什么

肾性高血压包括肾实质性病变和肾动脉病变引起的血压升高。肾实质性高血压包括急慢性肾小球肾炎、糖尿病肾病、慢性肾盂肾炎、多囊肾和肾移植后等多种肾脏病变引起的高血压,是最常见的继发性高血压,终末期肾病患者 80%~90% 合并高血压。肾实质性高血压的发生主要是由于肾单位大量丢失,导致水钠潴留和细胞外容量增加,以及肾脏 RAAS 激活和排钠减少。高血压又进一步升高肾小球囊内压力,形成恶性循环,加重肾脏病变。临床上有时难以将肾实质性高血压和高血压肾病完全区别开来。一般而言,除恶性高血压,原发性高血压很少出现大量蛋白尿,一般为轻微到中度蛋白尿,血尿不明显,肾功能减退首先从肾小管浓缩功能开始,肾小球滤过功能仍可长期保持正常或增强,后期可有肾小球滤过率降低,血肌酐升高;肾实质性高血压往往在发现血压升高时已有蛋白尿、血尿和贫血、肾小球滤过功能减退、肌酐清除率下降,肾穿刺病理活检有助于确立诊断。

综上所述,患者为青年女性,存在高血压、血尿、蛋白尿和水肿,动态血压提示高血压诊断明确,肾实质性高血压可能性大,应建议肾穿刺病理活检以进一步明确。

2. 肾实质性高血压和高血压肾病的病理特点

肾实质性高血压以慢性肾小球肾炎所致高血压为例:肉眼观,双肾体积缩小,表面呈弥漫性细颗粒状(图 32-1),切面皮质变薄,皮髓质分界不清。肾盂周围脂肪组织增多。慢性肾炎的大体病变称为继发性颗粒性固缩肾。组织学改变,早期肾小球分别具有相应类型肾炎的改变。随病变进展,肾小球内过碘酸希夫(PAS)染色阳性的嗜酸性玻璃样物质增多,细胞减少,严重处毛细血管闭塞,肾小球发生玻璃样变和硬化(图 32-2)。由于肾炎引起的高血压,肾内细小动脉发生玻璃样变和内膜增厚,管腔狭窄。由于部分肾小球玻璃样变和硬化,毛细血管球血流量减少,病变肾单位的其他部位也发生缺血性损伤。肾小管萎缩或消失,间质纤维化,伴有淋巴细胞及浆细胞浸润。间质纤维化使肾小球相互靠拢。不同肾单位的病变常有差异,病变轻的肾单位出现代偿性改变,肾小球体积增大,肾小管扩张,腔内可出现各种管型。

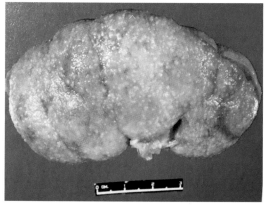

图 32-1　继发性颗粒性固缩肾

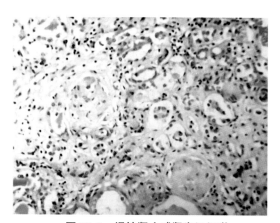

图 32-2　慢性肾小球肾炎组织学

高血压肾病:肉眼观,双侧肾脏对称性缩小,质地变硬,肾表面凹凸不平,呈细颗粒状,单侧肾可<100g(正常成人约为150g),切面肾皮质变薄(≤0.2cm,正常厚0.3~0.6cm)。皮髓质界限模糊,肾盂和肾周围组织增多,称为原发性颗粒性固缩肾(又称为细动脉性肾硬化,图32-3)。组织学改变,高血压时,由于入球动脉的玻璃样变性和肌性小动脉的硬化,管壁增厚,管腔狭窄,致病变区的肾小球缺血发生纤维化、硬化或玻璃样变性(图32-4),相应的肾小管因缺血而萎缩、消失,出现间质纤维组织增生和淋巴细胞浸润。病变相对较轻的肾小球代偿性肥大,相应的肾小管代偿性扩张。

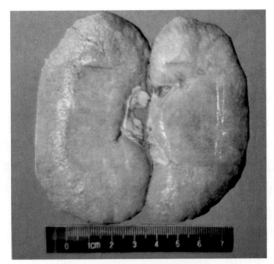

图32-3 原发性颗粒性固缩肾

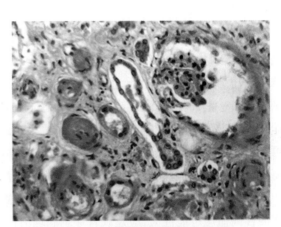

图32-4 原发性颗粒性固缩肾组织学

3. 慢性肾脏病的定义和分期

慢性肾脏病(chronic kidney disease,CKD)是指各种原因引起的肾脏结构和功能障碍≥3个月,包括肾小球滤过率(glomerular filtration rate,GFR)正常和不正常的病理损伤、血液或者尿液成分异常,及影像学检查异常;或不明原因的GFR下降(<60ml/min)超过3个月。目前国际公认的CKD分期依据GFR,GFR≥90ml/(min·1.73m^2)为CKD1期,60≤GFR<89ml/(min·1.73m^2)为CKD2期,45≤GFR<59ml/(min·1.73m^2)为CKD3a期,30≤GFR<44ml/(min·1.73m^2)为CKD3b期,15≤GFR<29ml/(min·1.73m^2)为CKD4期,GFR<15ml/(min·1.73m^2)或透析为CKD5期。

4. 慢性肾脏病引起高血压的机制

慢性肾脏病引起高血压的机制主要包括:①水、钠潴留:血容量增加引起容量依赖性高血压;②肾素分泌增多:肾实质缺血刺激肾素、血管紧张素分泌增加,小动脉收缩,外周阻力增加,引起肾素依赖性高血压;③肾实质损害后肾内降压物质分泌减少:肾内激肽释放酶-激肽系统生成减少,前列腺素等生成减少,也是肾性高血压的原因之一;④肾脏局部交感神经过度兴奋也可引起难治性高血压。

5. 肾实质性高血压的降压治疗时机

《中国肾性高血压管理指南2016(简版)》指出,一旦高血压诊断确立(即血压>140/90mmHg),推荐CKD患者无论其是否合并糖尿病,应在改善生活方式的同时启动降压药物治疗。60~79岁老年人血压>150/90mmHg,应启动降压药物治疗;≥80岁高龄老人血压>150/90mmHg,应启动降压药物治疗。

6. 肾实质性高血压的血压控制目标

CKD患者血压控制目标为<140/90mmHg,合并显性蛋白尿(即尿白蛋白排泄率>300mg/24h)时

血压可控制在 ≤ 130/80mmHg。改善全球肾脏病预后组织（KDIGO）建议尿白蛋白排泄率 >30mg/24h 的慢性肾脏病患者血压控制在 ≤ 130/80mmHg。目前对于合并蛋白尿的慢性肾脏病患者严格控制血压的证据仍很有限。因此，临床上应在治疗过程中评估患者血压达标的获益和风险，并相应调整治疗目标。

在患者能耐受的情况下，推荐尽早血压达标，并坚持长期达标。评估血压是否达标的治疗时间为 2~4 周，达标则维持治疗；未达标需评估患者治疗依从性和可能影响血压控制的合并用药，并及时调整降压药方案。当使用降压药物治疗慢性肾脏病患者时，应定期评估和检测以预防体位性头晕和体位性低血压。

7. 终末期肾病透析患者（CKD 5 期）的血压测量和降压治疗目标

血液透析动静脉内瘘术后 2 周内，手术侧禁止测量血压。2 周以后也尽量避免在内瘘侧测量血压。当血液透析患者双上肢均不能进行血压测定时，可以测定双下肢血压。对透析患者诊室血压进行评估时，每位患者必须分别记录至少 6 次透析前及透析后的血压（超过 2 周），取平均值作为诊室血压。目前缺少高质量的循证医学证据制定血液透析患者血压目标值。尽管《2005 年美国肾脏病患者生存质量指导组织（KDOQI）指南》提出透析患者血压控制靶目标为透析前血压 <140/90mmHg，透析后血压 <130/80mmHg，但也指出部分数据来自非血液透析患者，参照总体人群血压设定目标值，并且证据多来自观察性研究，随机对照试验较少。近年临床研究结果显示，45 岁以上透析患者，严格的血压控制（透析前 <140/90mmHg，透析后 <130/80mmHg）反而增加了患者的死亡风险。更多的观察性研究提示血液透析患者透析前收缩压 130~160mmHg，患者死亡风险最低。

《中国高血压防治指南（2018 年修订版）》指出，终末期肾病透析部分患者表现为难治性高血压，需要多种降压药联用。血液透析患者使用 RAASI 应监测血钾和肌酐水平。要避免在透析血容量骤减阶段使用降压药，以免发生严重的低血压。降压药物剂量需考虑到血流动力学变化以及透析对药物的清除情况而调整。透析前或诊室测量的血压并不能很好反映透析患者的平均血压，推荐患者家庭血压测量，透析患者血压变异不宜过大，透析后收缩压理想靶目标 120~140mmHg。

8. 慢性肾脏病患者的降压药物选择

我国非透析 CKD 患者高血压患病率为 67.3%~71.2%，而透析患者中高血压患病率高达 91.7%。针对 CKD 患者，ACEI/ARB、CCB、α 受体阻滞剂、β 受体阻滞剂、利尿剂都可以作为初始选择药物。

（1）ACEI/ARB 不但具有降压作用，还能降低蛋白尿、延缓肾功能的减退、改善 CKD 患者肾脏的预后。初始降压治疗应包括一种 ACEI 或 ARB，单独或联合其他降压药，《2017ACC/AHA 高血压指南》则扩大了 RAASI 的适用人群，其中就包括 CKD3 期或以上的患者。《2018ESC/ESH 动脉高血压管理指南（中文翻译版）》也强化了 RAAS 抑制剂的降压地位，强调使用时应密切监测血钾、血肌酐和 GFR，但不建议两药联合应用。

（2）二氢吡啶类和非二氢吡啶类 CCB 都可以应用，其肾脏保护能力主要依赖其降压作用，二氢吡啶类 CCB 降压疗效强，主要由肝脏排泄，不为血液透析所清除，治疗肾性高血压没有绝对禁忌证，尤其适用于有明显肾功能异常、单纯收缩期高血压、低肾素活性或低交感活性的高血压以及合并动脉粥样硬化的高血压患者。GFR>30ml/（min·1.73m²）（CKD1~3 期）患者，噻嗪类利尿剂有效；GFR< 30ml/（min·1.73m²）（CKD4~5 期）患者可用袢利尿剂。利尿剂应低剂量，利尿过快可导致血容量不足，出现低血压或 GFR 下降。醛固酮拮抗剂与 ACEI 或 ARB 联用可能加速肾功能恶化和发生高钾血症的风险。

（3）β 受体阻滞剂可以对抗交感神经系统的过度激活而发挥降压作用，α、β 受体阻滞剂具有较好的优势,发挥心肾保护作用,可应用于不同时期 CKD 患者的降压治疗,在临床上适用于伴冠心病、心功能不全、快速性心律失常、交感神经活性增高等。

(4)其他降压药,如 α_1 受体阻滞剂、中枢 α 受体激动剂,均可酌情与其他降压药物联用。

【小结】

患者为 26 岁青年女性。发现血压升高 2 个多月,伴血尿、蛋白尿、水肿,无夜尿增多,肾功能轻度减退。其父母亲均无高血压。查体未见明显异常。不同医院动态血压监测结果均达到高血压诊断标准。肾脏彩超提示双肾实质回声稍增强。SPECT 肾动态显像示:双肾功能(GFR)中度受损,卧立位肾素及醛固酮水平升高,血皮质醇水平、尿儿茶酚胺、肾脏及肾上腺增强 CT、肾血管增强 CT 均无明显异常,考虑肾实质性高血压,肾脏穿刺活检提示 IgA 肾病。通过此病例,我们需要明确肾性高血压常伴血尿、蛋白尿和水肿等主要临床表现,应该掌握肾性高血压的定义、分类以及与原发性高血压肾病的区别,明确慢性肾脏病的分期、降压靶目标和降压药物选择,根据病情进行个体化用药。

(冯佳越　郑　翼　唐万欣)

参考文献

1. 中国医师协会肾脏内科医师分会,中国中西医结合学会肾脏疾病专业委员会.中国肾性高血压管理指南 2016 (简版)[J]. 中华医学杂志, 2017, 97 (20): 1547-1555.

2. Kidney Disease Outcomes Quality Initiative (KDOQI). KDOQI clinical practice guidelines on hypertension and antihypertensive agents in chronic kidney disease [J]. Am J Kidney Dis, 2004, 43 (5Suppl 1): S1-S290.

3. 中国医师协会肾脏内科医师分会血液透析充分性协作组.中国血液透析充分性临床实践指南 [J]. 中华医学杂志, 2015, 95 (34): 2748-2753.

4.《中国高血压防治指南》修订委员会.中国高血压防治指南 2018 年修订版 [J]. 心脑血管病防治, 2019, 19 (1): 1-44.

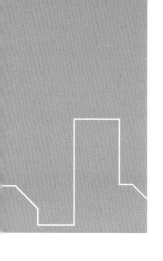

病例 33
高血压合并肾动脉狭窄

患者男性,14 岁。因头痛、发现血压升高 2 个月就诊。2 个月前患者无明显诱因出现头痛,伴头晕、心慌,无晕厥、胸痛、呼吸困难等不适,测得血压水平升高,最高达到 223/123mmHg。诊断为高血压病。予以盐酸乐卡地平片 10mg/d,厄贝沙坦 150mg/d,吲达帕胺 2.5mg/d 治疗后,血压波动在170~180/110~120mmHg 左右。

患者自患病以来,精神、食欲、睡眠可,大小便均正常,体重无明显改变。

【既往史、个人史、家族史】

否认手术史,否认糖尿病、肝炎,结核等病史。无吸烟饮酒史。父母健在,无高血压家族史。

【体格检查】

T 36.1℃,P 73 次/min,R 18 次/min,BP 182/118mmHg,BMI 21.5kg/m²。神志清楚,皮肤巩膜无黄染,全身浅表淋巴结未扪及肿大。颈静脉正常,颈动脉及锁骨下动脉未闻及血管杂音。心界无明显扩大,心音正常,心律齐,各瓣膜区未闻及杂音。胸廓未见异常,双肺叩诊呈清音。双肺呼吸音清,未闻及干湿啰音。全腹软,未闻及血管杂音,全腹无压痛及反跳痛,腹部未触及包块。肝脏肋下未触及。肾区无叩痛,双肾未触及。下肢无水肿。病理征阴性。

四肢血压(卧位):左上肢血压 182/114mmHg;左下肢血压 202/120mmHg;右上肢血压 186/116mmHg;右下肢血压 198/118mmHg。

【辅助检查】

血常规、凝血功能及粪便常规正常。尿常规:尿蛋白定性(+),其余未见异常。尿蛋白定量:尿蛋白定量 0.16g/24h,尿白蛋白 38.1mg/L,尿转铁蛋白 2.58mg/L,尿 α₁微球蛋白 74.5mg/L,尿白蛋白/肌酐 14.0mg/g。生化:空腹血糖 5.22mmol/L,甘油三酯 2.34mmol/L,总胆固醇 5.33mmol/L,低密度脂蛋白胆固醇 2.14mmol/L,高密度脂蛋白胆固醇 1.34mmol/L;肌酐 101μmol/L,胱抑素 C 1.18mg/L,eGFR 76.65ml/(min·1.73m²),尿酸 291.5μmol/L,血钾 4.14mmol/L。

心电图:窦性心律,左室高电压。

超声心动图:LV 55mm,LA 44mm,IVS 12mm,LVPW 12mm,AO 32mm,AAO 33mm,EF 64%。左心增大,左室肥厚,主动脉瓣反流(轻度)肺动脉高压(轻 - 中度)。

【初步诊断】

高血压原因待查,可疑肾性高血压。

【诊治经过】

患者青少年,血压明显升高,考虑继发性高血压。门诊停用乐卡地平片,厄贝沙坦以及吲达帕胺4周,予以维拉帕米缓释片240mg/d,哌唑嗪(1mg/次,3次/d)控制血压,停药期间并无特殊不适。入院进一步完善相关检查。

卧立位试验:血浆肾素活性(卧位)>12ng/(ml·h),血浆肾素活性(立位)>12ng/(ml·h);血浆紧张素Ⅱ(卧位)95.34ng/L,血浆紧张素Ⅱ(立位)305.14ng/L;醛固酮(卧位)10.21ng/dl,醛固酮(立位)18.75ng/dl。

其他激素水平:去甲肾上腺素263ng/L,肾上腺素72ng/L,多巴胺(尿)198.25μg/24h,去甲肾上腺素(尿)31.15μg/24h,肾上腺素(尿)7.8μg/24h;促肾上腺皮质激素(ACTH)48.56ng/L;皮质醇(PTC,8:00)304nmol/L;甲状腺功能未见异常。

肾脏以及肾动脉超声示:双肾动脉起始部重度狭窄,左肾偏小(右肾大小9.6cm×4.3cm、左肾大小8.3cm×4.1cm),双肾实质回声增强声像图。

大动脉彩超:双侧颈总动脉、腹主动脉及上下肢动脉均未见异常。

SPECT肾动态显像示:左肾功能重度受损,右肾功能正常,上尿路引流正常。eGFR:左肾15.4ml/(min·1.73m²),右肾50.7ml/(min·1.73m²)。

肾动脉CT血管造影(CT angiography,CTA):右肾一支肾动脉供血,起自腹主动脉,起始部见狭窄;左肾上动脉供血,起自腹主动脉,左肾动脉起始部显狭窄;双肾各见一支肾静脉回流入下腔静脉(图33-1)。

肾上腺的薄层CT平扫:双侧肾上腺位置、形态和大小未见明显异常。

考虑患者有双侧肾动脉狭窄,进一步完善炎性指标:红细胞沉降率38mm/h;C反应蛋白21mg/L;免疫相关指标(包括类风湿因子,循环免疫复合物,抗核抗体,抗双链DNA抗体,抗RNP抗体、抗SM抗体、抗SSA及SSB抗体,IgG、IgA、IgM、IgE以及补体C3、C4)正常,抗中性粒细胞胞质抗体(ANCA),心磷脂检查正常。

患者激素呈现RAAS系统明显激活,继发醛固酮增多,肾动脉彩超及肾血管CTA提示:双肾动脉狭窄。进一步分析肾动脉狭窄原因,青少年男性,血压升高明确,红细胞沉降率以及C反应蛋白明显升高,生化肾功能及彩超、SPECT肾动态显像都提示肾脏实质有损害,

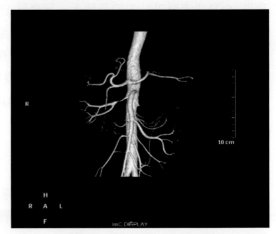

图33-1　肾动脉CT血管造影

考虑为大动脉炎累及肾动脉,造成肾动脉狭窄可能性大。考虑目前患者炎症活跃期,不宜进行肾动脉造影介入治疗,暂时给予药物加激素治疗。药物方案:硝苯地平控释片(30mg/次,2次/d),美托洛尔47.5mg/d,吲达帕胺2.5mg/d,哌唑嗪(1mg/次,3次/d),泼尼松50mg/d,并给予补钾和胃黏膜保护剂治疗,嘱咐1个月后门诊随访。

1个月后,患者门诊检查,血压仍然波动在160~170/100~110mmHg。复查红细胞沉降率22mm/h,C反应蛋白11.4mg/L,较前明显下降。肾功能方面:肌酐88μmol/L,胱抑素C 1.09mg/L,eGFR 113.9ml/(min·1.73m²)恢复正常。

考虑患者目前是顽固性高血压,三种药物血压控制不达标,炎症相对控制,有肾动脉介入治疗适应证。与家属充分沟通后,拟行肾动脉造影。肾动脉造影(图33-2):术中见双肾动脉主干狭窄,左肾动脉几乎完全闭塞。予以左肾动脉开口处球囊扩张后,血流恢复明显。

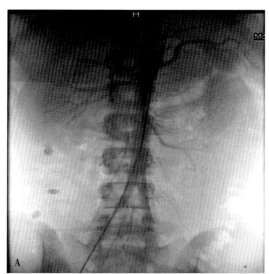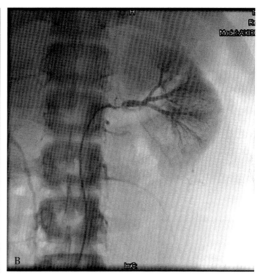

图33-2 肾动脉造影
A. 右肾动脉造影;B. 左肾动脉造影

术后继续给予RAASI为基础的药物治疗方案:缬沙坦(80mg/次,2次/d),琥珀酸美托洛尔缓释片23.75mg/d,严密监测肾功能以及电解质变化,并继续予以动脉炎治疗,泼尼松50mg/d,根据血压水平以及红细胞沉降率、C反应蛋白水平等每2~4周规律减量。定期监测血压,复查红细胞沉降率、C反应蛋白等,1个月、3个月、6个月心内科门诊随访。出院时血压135/85mmHg,心率65次/min。

出院后1个月,患者门诊随访。血压较前明显降低,24小时平均血压125/75mmHg,白天平均血压132/82mmHg,夜间平均血压118/72mmHg,红细胞沉降率15mm/h,C反应蛋白11mg/L,嘱患者继续使用当前降压药物,将泼尼松减量为45mg/d。嘱咐患者在医生指导下进行激素减量,直到最小剂量维持。3个月后再来门诊复诊。

【修正诊断】

1. 双肾动脉重度狭窄,大动脉炎。
2. 肾血管性高血压。

【讨论】

1. 如何诊断肾动脉狭窄

肾动脉狭窄(renal artery stenosis,RAS)一般定义为肾动脉主干及/或其分支直径狭窄≥50%,狭窄两端收缩压差≥20mmHg(1mmHg=0.133kPa)或平均压差≥10mmHg。是引起高血压和/或肾功能不全的重要原因之一。如未适当治疗,病情呈进行性加重,肾功能逐渐恶化,可进展至终末期肾病,临床上主要表现为肾血管性高血压和缺血性肾病。RAS 诊断的"金标准"是肾动脉的数字减影血管造影(digital subtraction angiography,DSA),造影可评估肾动脉狭窄的解剖部位以及狭窄的程度,通常血管直径狭窄 >50% 以上,可考虑 RAS。但是完整的诊断还应该包括病因诊断、解剖诊断以及病理生理诊断。

2. 肾动脉狭窄常见的病因

据估计,RAS 的患病率在原发性高血压人群占 1%~3%,而在继发性高血压人群可达 20% 左右。肾动脉狭窄后可引起肾脏缺血,血流减少,进而激活肾素 - 血管紧张素系统,导致肾实质破坏和肾功能降低以及血压升高。根据病因的不同,RAS 可分为两类:动脉粥样硬化性和非动脉粥样硬化性。大多数 RAS 由动脉粥样硬化所致,年龄通常大于 50 岁。有动脉粥样硬化的危险因素,如吸烟、血脂高、肥胖、糖尿病或者其他血管粥样硬化等,病变多位于起始部;非动脉粥样硬化性 RAS 包括大动脉炎、纤维肌发育不良(fibromuscular dysplasia,FMD)、血栓、栓塞、主动脉夹层累及、外伤、先天性肾动脉发育异常、结节性多动脉炎等,其中以大动脉炎和 FMD 最为常见。

FMD 常见于青、中年。发病率女性大于男性,北美以及西欧多见。系原发性、节段性、非动脉粥样硬化性、非炎性的动脉壁肌性病变所导致的中小动脉狭窄。主要累及中远段血管,一般累及单侧肾动脉,右侧多见。DSA 可见中远段血管典型的多灶性及"串珠样"改变。

大动脉炎一般发病年龄在 40 岁以下,女性多见。诊断方面需要满足以下条件。

(1)必要标准:血管造影异常,血管瘤 / 血管扩张、狭窄、闭塞或者动脉壁的增厚不是由于肌纤维发育不良所导致的,MRI 血管造影或者 CT 血管造影显示主动脉或其主要分支及肺动脉异常。

(2)除必要标准外,满足下列五项标准中至少一项:①动脉搏动减弱,肢体间歇性运动障碍,活动时 1 个或多个肢体出现逐渐加重的乏力和肌肉不适;②血压差 >10mmHg,双侧肢体收缩压差 >10mmHg;③可闻及血管杂音或可触及血管震颤;④高血压;⑤急性阶段反应物的上升(红细胞沉降率或者 C 反应蛋白高于当地测量值)。

3. 哪些情况应当进行肾动脉狭窄筛查

根据指南和专家共识推荐,在以下人群中可考虑 RAS 筛查:①持续高血压达 2 级或以上,伴有明确的冠心病、四肢动脉狭窄、颈动脉狭窄等。②高血压合并持续的轻度低血钾。③脐周血管杂音伴有高血压。④既往高血压可控制,降压药未变情况下突然血压难以控制。⑤顽固性或恶性高血压。⑥重度高血压患者左心室射血分数正常,但反复出现一过性肺水肿。⑦难以用其他原因解释的肾功能不全或非对称性肾萎缩。⑧服用血管紧张素转换酶抑制剂(ACEI)或血管紧张素受体阻滞药(ARB)后出现血肌酐明显升高或伴有血压显著下降。当高血压患者具备以上一项或多项临床特点时需要高度警惕 RAS,进行专业检查,以明确诊断。

4. 肾血管性高血压的降压药物选择

药物治疗是肾血管性高血压的基础治疗,根据《中国高血压指南》,目标血压 <140/90mmHg。可选择的药物主要包括:ACEI/ARB、钙通道阻滞剂、β 受体阻滞剂等。以往的研究表明,ACEI/ARB 是最有针对性的降压药物,可作一线推荐,能有效阻断 RAS 导致的 RAAS 激活,对大部分患者推荐使用,但可能会加重单功能肾或者双侧 RAS 狭窄患者肾功能恶化,因此 ACEI/ARB 可用于单侧 RAS,慎用于双侧 RAS 或者单功能肾,且使用后需要监测肌酐水平以及 eGFR 的变化,如果 eGFR 下降超过基线的 30% 或者血清肌酐上升超过 0.5mg/dl(1mg/dl=88.4μmol/L),建议停用 RAASI。钙通道阻滞剂是 RAS 的安全有效药物,一般不影响肾功能,但可进一步激活 RAAS 系统;β 受体阻滞剂能抑制肾素释放,有一定的降压作用,单用降压较差,可联合 ACEI/ARB 或者钙通道阻滞剂使用;利尿剂激活肾

素释放,一般不主张用于肾血管性高血压,除非同时合并原发性高血压、肺水肿或者心力衰竭等。

5. 肾动脉狭窄的血运重建适应证

RAS血运重建的主要目标:改善高血压,预防高血压所致并发症,改善肾功能及治疗RAS严重的病理生理效应,包括慢性心力衰竭、反复发作的急性肺水肿和心绞痛,甚至有可能免于透析等。目前对于何种时候和程度进行血运重建尚无一致的意见。如果包含以下情况:严重的高血压合并急性冠脉综合征或者一过性肺水肿,难治性高血压,单功能肾或者双侧RAS合并肾功能不全等,可考虑血运重建。目前一般推荐经皮介入治疗作为肾动脉血运重建的首选方法,介入治疗方法包括经皮球囊血管成形术(percutaneous transluminal angioplastry,PTA)和支架置入术。指南建议粥样硬化性RAS要获得满意的血管重建和降低再狭窄率应常规使用支架置入,但对于小部分不适合支架置入的病变仍可采用球囊扩张术治疗。药物涂层支架可能有助于降低再狭窄的发生率。非粥样硬化性RAS患者(主要指FMD及大动脉炎),一般首选PTA,不提倡使用血管内支架。如病因系大动脉炎所致,在炎症活动期不宜实施介入手术,一般要用糖皮质激素治疗使红细胞沉降率降至正常范围后2个月方可考虑行PTA。非活动病变或炎症已控制后,推荐首选PTA治疗。而血管外科直视手术仅适用于某些特殊情况,比如肾动脉解剖复杂的患者血管腔内手术失败后,或同时行主动脉手术,应考虑外科血运重建。总之,肾动脉血管重建策略的制订应基于患者的个体特征,系统评估病因、解剖和病理生理,包括预期寿命、合并症、血压控制难易及患肾功能是否可逆等,预估风险/获益,从而选择相应的治疗策略。

6. 动脉炎导致的肾动脉狭窄,激素及免疫抑制剂使用的适应证及方法

大动脉炎的初始病因至今尚不清楚,治疗主要针对血管壁非特异性炎症。本病在就诊时炎症可处于活动期或非活动期。如果临床上处于非活动期,是否需要予以抗炎治疗有较大争议,但对于处于活动期,尤其是在急性期,一般主张积极抗炎治疗。多数指南推荐初始治疗为糖皮质激素。长期泼尼松治疗可能稳定甚至逆转RAS,阻止炎症对肾血管的进一步损伤,有助于改善肾功能,减轻肾血管性高血压。泼尼松初始治疗推荐剂量为0.5mg/(kg·d),或30mg/d,若1周内C反应蛋白和红细胞沉降率降至正常,炎症症状缓解,则继续维持;如果不达标,剂量可增至1mg/(kg·d)。维持治疗2个月以上,随后每个月复查C反应蛋白和红细胞沉降率。如果在正常范围,可以每个月减量5mg,至10~15mg/d时,维持观察3~6个月。如果C反应蛋白和红细胞沉降率仍在正常范围,可以考虑每个月减量2.5mg至5~10mg/d低剂量维持,小部分患者甚至可以停药,但仍有复发可能。对于部分激素无效或者减量困难的患者,可以联合免疫抑制剂来诱导和维持炎症缓解,常用的免疫抑制剂有甲氨蝶呤、硫唑嘌呤、环磷酰胺等。另外也可以考虑给予新一代免疫抑制剂吗替麦考酚酯等以缓解病情。

【小结】

本例患者为14岁左右青少年男性。血压重度升高,院外予以多种降压药物血压控制不佳。无吸烟、肥胖、血糖、血脂升高等危险因素,BMI正常,应怀疑继发性高血压的可能。入院后进行高血压靶器官损害筛查以及继发性因素筛查,发现患者主要表现为:肾功能轻度受损,肾素-血管紧张素的明显升高,呈现继发性醛固酮增多症的表现,考虑肾血管性高血压的可能性大。虽然查体未发现血管杂音,进一步行肾动脉彩超以及肾血管CTA,发现双肾动脉起始部重度狭窄,从而发现了引起血压升高的病因。但是肾动脉狭窄,除了解剖诊断,还应进行病因诊断,这对进一步治疗至关重要。考虑到该患者年轻,无动脉粥样硬化的其他危险因素,DSA未见"串珠样"改变等,而红细胞沉降率、C反应蛋白多次升高,考虑动脉炎导致RAS的可能性大,最终修正了诊断,并结合SPECT肾动态显像证实左

肾动脉狭窄造成明确的肾功能不全和血压难以控制。与家属充分沟通后给予介入下左肾动脉起始部球囊扩张，并辅以激素治疗，术后血压控制良好，患者长期随访疗效满意。因此，该病例告诉我们，对于年轻血压增高的患者，要积极进行继发性血压升高因素的寻找，对于肾血管性高血压，应该重视血管杂音的听诊。有条件的医院可以进行肾动脉彩超，肾血管 CTA 以及 DSA 来明确诊断。同时，更应该注重对肾动脉狭窄病因的寻找和鉴别，从而制订出最适合患者的治疗方案，减少高血压并发症和致死、致残率。

（石汝峰 廖 行）

参考文献

1. 中国医疗保健国际交流促进会，血管疾病高血压分会专家共识起草组 . 肾动脉狭窄的诊断和处理中国专家共识 [J]. 中国循环杂志 , 2017 (9): 835-844.

2. Seza O, Angela P, Silvia MI, et al. EULAR/PRINTO/PRES criteria for Henoch-Schönlein purpura, childhood polyarteritis nodosa, childhood Wegener granulomatosis and childhood Takayasu arteritis: Ankara 2008. Part Ⅱ : Finalclassification criteria [J]. Ann Rheum Dis, 2010, 69 (5): 798-806.

3. Soumya C, Scott DF, Carmela DT, et al. Clinical diagnosis and management of large vessel vasculitis: Takayasu arteritis [J]. Curr Cardiol Rep, 2014, 16 (7): 499.

4. Victor A, Jean-Baptiste R, Marie-Louise ELB, et al. 2017ESC Guidelines on the Diagnosis and Treatment of Peripheral Arterial Diseases, in collaboration with the European Society for Vascular Surgery (ESVS)[J]. Eur Heart J, 2018, 39 (9): 763-816.

5. Weber BR, Dieter RS. Renal artery stenosis: epidemiology and treatment [J]. Int J Nephrol Renovasc Dis, 2014, 7: 169-181.

6. Aboyans V, Ricco JB, Bartelink MEL, et al. 2017 ESC Guidelines on the Diagnosis and Treatment of Peripheral Arterial Diseases, in collaboration with the European Society for Vascular Surgery (ESVS)[J]. Eur Heart J, 2018, 39 (9): 763-816.

7. Soumya C, Scott DF, Carmela DT, et al. Clinical diagnosis and management of large vessel vasculitis: Takayasu arteritis [J]. Curr Cardiol Rep, 2014, 16 (7): 499.

病例 34
高血压合并嗜铬细胞瘤

患者女性,50岁。因反复头昏3年就诊。3年前患者无明显诱因出现头昏,伴心慌、乏力、出汗及面色苍白,无头痛、恶心、呕吐,无晕厥及黑矇,无视物模糊,无胸闷、胸痛,无气紧,就诊于当地诊所。测血压180/130mmHg,给予药物静滴治疗(具体不详),头昏症状缓解,血压降至120~130/80~90mmHg。随后到当地医院就诊,完善相关检查后,发现腹膜后肿瘤(约2cm),诊断为高血压、腹膜后肿瘤。曾先后服用利血平、硝苯地平等药物治疗(具体不详)。血压波动在120~200/70~130mmHg,血压升高时头昏、心慌、乏力。1天前患者无明显诱因再发头昏、心慌、乏力,蹲下站起时发作晕厥1次,意识恢复后仍感头昏、乏力、四肢麻木,再次就诊于当地医院,急诊测血压176/106mmHg,诊断为继发性高血压、可疑嗜铬细胞瘤/副神经节瘤。给予苯磺酸左氨氯地平2.5mg/d、琥珀酸美托洛尔缓释片47.5mg/d、特拉唑嗪片2mg/d治疗后患者头昏症状有所缓解,血压波动于150~170/90~106mmHg。为进一步治疗转入上级医院。

患者自患病以来,神志清,精神可,饮食可,睡眠差,大小便正常。

【既往史、个人史、家族史】

无特殊。

【月经生育史】

孕1产1,顺产。14岁初潮,每28~30天来一次月经,每次持续5天,经量正常,49岁绝经。

【体格检查】

T 36.5℃,P 112次/min,R 20次/min,BP 198/108mmHg,BMI 22kg/m²。神志清楚,急性病容,多汗,皮肤巩膜无黄染,全身浅表淋巴结未扪及肿大,甲状腺未扪及肿大。颈静脉正常。心界正常,心律齐,二尖瓣区可闻及柔和2/6级吹风样杂音。胸廓未见异常,双肺叩诊呈清音,双肺呼吸音清,未闻及干湿啰音。腹部外形正常,全腹软,无压痛及反跳痛,未触及包块。腹部(颈部、胸部)未闻及血管杂音。肝、脾肋下未触及。脾肋下未触及。双肾未触及。双下肢无水肿。

【辅助检查】

血常规、尿常规、粪便常规未见明显异常。尿白蛋白/肌酐 1.5mg/g。

心电图（图 34-1）：窦性心动过速，左室高电压，ST-T 改变。

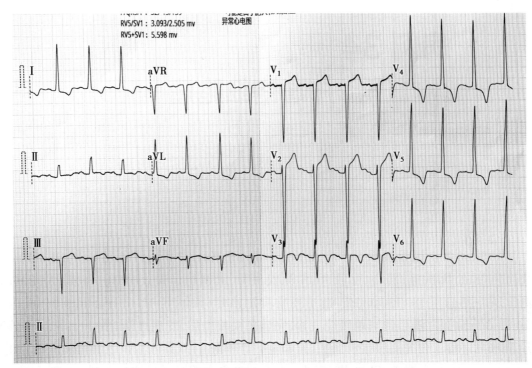

图 34-1 心电图示窦性心动过速，左室高电压，ST-T 改变

血儿茶酚胺（血压 186/100mmHg）：血浆肾上腺素 187.13pg/ml、血浆去甲肾上腺素 2 200.27pg/ml、血多巴胺 114.83pg/ml。甲状腺功能大致正常。皮质醇（8∶00）41.962nmol/L、皮质醇（16∶00）6.955nmol/L、皮质醇（24∶00）5.435noml/L。ACTH（8∶00）23.588pg/dl、ACTH（16∶00）14.330pg/dl、ACTH（24∶00）10.545pg/dl。

【初步诊断】

1. 高血压原因待查，可疑嗜铬细胞瘤 / 副神经节瘤。

2. 高血压 3 级、很高危。

3. 可疑高血压心脏病？

【诊治经过】

入院后进一步完善相关检查：

1. 儿茶酚胺激素水平

尿儿茶酚胺：去甲肾上腺素 853.92μg/24h，肾上腺素 36.87μg/24h，多巴胺 226.52μg/24h。

血儿茶酚胺：去甲肾上腺素 7 370ng/L，肾上腺素 106ng/L。

血浆甲氧基肾上腺素类物质（三项）：3- 甲氧基酪胺 <0.08nmol/L，甲氧基肾上腺素 0.36nmol/L，甲氧基去甲肾上腺素 16.91nmol/L。

2. 肾素 - 血管紧张素 - 醛固酮激素水平

醛固酮 - 肾素活性 - 血管紧张素 Ⅱ 测定：血浆肾素活性（卧位）0.95ng/（ml·h）；血管紧张素 Ⅱ（卧位）54.79ng/L，醛固酮（卧位）17.95ng/dl，血浆醛固酮 / 肾素浓度比值（ARR）（卧位）18.89［（ng·dl^{-1}）∶（ng·ml^{-1}·h^{-1}）］。

3. 促肾上腺皮质激素(adrenocorticotropic hormone,ACTH)、皮质醇节律和水平

皮质醇:皮质醇(8~10点)127.1nmol/L,皮质醇(16~18点)121.1nmol/L,皮质醇(24点)173.40nmol/L。复查(2019-4-1):皮质醇(8~10点)479.30nmol/L,皮质醇(16~18点)480.30nmol/L,皮质醇(24点)473.00nmol/L;ACTH正常。1mg过夜地塞米松抑制试验:次晨皮质醇41.962nmol/L。

4. 影像、超声检查

双肾及肾动脉彩超:腹主动脉左侧实性占位(建议行超声造影或其他检查明确性质)。

全腹增强CT(图34-2):腹主动脉前方肿块,肿块截面大小约7.7cm×4.1cm,部分包绕腹主动脉、双侧肾动脉近段、左肾静脉,左肾上腺外支局部分界欠清,考虑副神经节瘤的可能性大。

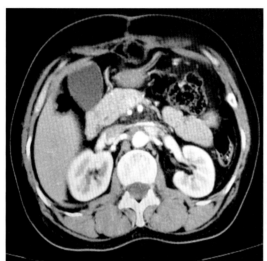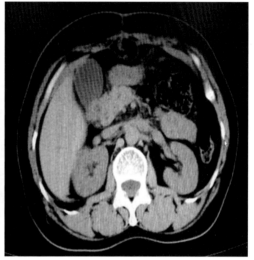

图 34-2　全腹部增强 CT 检查

超声心动图:LV 44mm,LA 37mm×45mm×59mm,RV 20mm,RA 40mm,IVS 13mm,LVPW 11mm,EF 62%;左房稍大,主动脉稍增宽,室间隔增厚,三尖瓣反流(轻度),左室收缩功能测值正常。

5. 血压测量

四肢血压:左上肢204/127mmHg,左下肢206/125mmHg,右上肢205/129mmHg,右下肢209/127mmHg;

卧立位血压:212/133mmHg(立位1min),218/133mmHg(立位2min),220/137mmHg(立位3min)。

结合血、尿儿茶酚胺及血浆甲氧基肾上腺素类物质水平、影像学检查,符合嗜铬细胞瘤/副神经节瘤定性定位诊断标准。入院后给予1mg/ml酚妥拉明注射液静脉注射2~5ml(酚妥拉明(1ml:10mg)50mg加入0.9%氯化钠注射液45ml配制为1mg/ml的酚妥拉明注射液50ml),再予以1.5ml/h微泵泵入控制血压,根据血压调整泵入剂量。后续口服酚苄明片,起始小剂量10mg/次,2次/d,依据血压情况逐渐增加剂量至10mg/次,4次/d,由于患者心率增快明显,联合使用美托洛尔缓释片(71.25mg/次,2次/d)。调整血压并请血管外科会诊后手术治疗。术前予0.9%氯化钠注射液2 000ml/d,持续2周补液扩容。

经多科讨论,该患者转入血管外科手术治疗,术中见后腹膜一7cm×4cm不规则包块位于左肾静脉下方,腹主动脉和下腔静脉正前方,往上推及左肾静脉,肿瘤血供丰富,腹主动脉前可见数根直径2~3mm肿瘤滋养血管。剖解包块标本可见花岗岩样纹理,合并有囊内出血。病理示(图34-3):均匀分布的多边形嗜铬/主细胞巢,周围有支持细胞和良好的血管网。术后患者住院期间血压波动于

110~120/70~80mmHg。

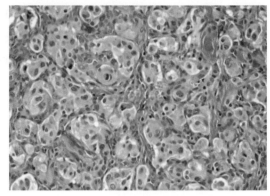

2~4周后门诊复查血儿茶酚胺（catecholamine，CA）、血浆甲氧基肾上腺素类物质水平正常。患者出院后长期电话随访，间断到当地社区监测血压及家庭自测血压，血压水平在130/70mmHg左右。患者术后随访血压正常，故未再给予降压药物治疗。

【修正诊断】

继发性高血压：嗜铬细胞瘤/副神经节瘤。

图34-3　手术切除组织标本病理

【讨论】

1. 什么是嗜铬细胞瘤，什么是副神经节瘤

嗜铬细胞瘤和副神经节瘤是分别起源于肾上腺髓质或肾上腺外交感神经链的肿瘤。主要合成和分泌大量儿茶酚胺，包括去甲肾上腺素、肾上腺素及多巴胺，引起患者血压升高等一系列临床症候群，并造成心、脑、肾等严重并发症。

2. 嗜铬细胞瘤/副神经节瘤有哪些临床表现

主要表现为高儿茶酚胺（catecholamine，CA）分泌所致的高血压及其并发症。由于肿瘤持续或阵发分泌不同比例的肾上腺素和去甲肾上腺素，可表现为阵发或持续性血压升高，或在持续性血压升高基础上阵发加重，头痛、心悸、多汗是嗜铬细胞瘤/副神经节瘤高血压发作时最常见的三联症。此患者表现为持续血压升高，阵发加重，同时有头昏、心慌，符合嗜铬细胞瘤/副神经节瘤的临床表现。高CA血症通过升高血压造成心室肌肥厚，还可以直接损伤心肌，导致心肌纤维化、心肌缺血，急性冠脉综合征和心律失常。这种由高CA血症引起的心脏损害称为儿茶酚胺性心肌病（CA-CM），儿茶酚胺性心肌病导致的心律失常、心力衰竭及心肌梗死是嗜铬细胞瘤/副神经节瘤患者手术前的最常见死因。该患者心电图及常规心脏超声提示左室肥厚，心电图有ST-T改变，需警惕。患者予口服α受体阻滞剂后心率增快，给予β受体阻滞剂控制心率，需注意用药后可能出现心脏失代偿及心力衰竭加重等情况。手术切除肿瘤后，大部分儿茶酚胺性心肌病患者的心律失常及心肌缺血消失，心电图及心功能恢复正常，心室肥厚也能逆转，但心肌梗死病灶会长期存在。

3. 嗜铬细胞瘤/副神经节瘤的诊断依据

嗜铬细胞瘤/副神经节瘤诊断主要依据临床症状、定性诊断、影像解剖和功能定位诊断。嗜铬细胞瘤/副神经节瘤的临床表现已在问题2中进行讨论。本部分主要介绍定性诊断、影像解剖和功能定位诊断。激素及代谢产物的测定是定性诊断的主要方法，包括测定血和尿去甲肾上腺素（norepinephrine，NE）、肾上腺素（epinephrine，E）、多巴胺（dopamine，DA）及其中间代谢产物甲氧基肾上腺素（metanephrine，MN）、甲氧基去甲肾上腺素（normetanephrine，NMN）和终末代谢产物香草扁桃酸（vanillylmandelic acid，VMA）的浓度。甲氧基肾上腺素类物质（MNs）能明显提高嗜铬细胞瘤/副神经节瘤的诊断敏感性及降低假阴性率，推荐有条件的医疗单位作为首选。定性诊断后再进行肿瘤的影像学检查定位，常用方法包括计算机断层扫描（computed tomography，CT），磁共振成像（magnetic resonance imaging，MRI），CT对胸、腹和盆腔组织有很好的空间分辨率，并可发现肺部转移病灶。MRI对颅底和颈部副神经节瘤定位诊断具有更高的敏感性。嗜铬细胞瘤/副神经节瘤的功能影像学检查包括间碘苄胍显像（metaiodobenzylguanidine scintigraphy，MIBG scintigraphy），生长抑素受体显像

及 ^{18}F- 氟代脱氧葡萄糖正电子发射断层成像。对于有转移或转移风险的患者,间碘苄胍显像结果可以评估患者是否适合 ^{131}I-MIBG 治疗。生长抑素受体显像可用于筛查恶性副神经节瘤的转移病灶。^{18}F- 氟代脱氧葡萄糖正电子发射断层成像是肾上腺外的交感性副神经节瘤、多发性、恶性嗜铬细胞瘤 / 副神经节瘤的首选定位诊断方法。

4. 如何对嗜铬细胞瘤 / 副神经节瘤患者进行术前准备

除头颈部和分泌多巴胺的嗜铬细胞瘤 / 副神经节瘤外,均应给予 α 受体阻滞剂［酚苄明:起始剂量 5~10mg/ 次,2 次 /d,维持剂量 1mg/(kg·d);多沙唑嗪:2mg/d,维持剂量 32mg/d］做术前准备。如血压仍未控制满意,可加用钙通道阻滞剂;用 α 受体阻滞剂后出现心动过速,则加用 β 受体阻滞剂。但是绝对不能在未服用 α 受体阻滞剂之前使用 β 受体阻滞剂,因为先服用 β 受体阻滞剂可导致急性肺水肿和左心衰竭。服药至少 2~4 周。此外,术前患者应摄入高钠饮食和增加液体摄入量,以增加血容量,防止肿瘤切除后发生严重低血压,可输注 0.9% 氯化钠注射液进行补液,每天计划补液 2 000ml,连续补液 2 周,补液同时密切监测心率、血压。术前药物准备充分的标准:①患者血压控制正常或基本正常,无明显体位性低血压;②血容量恢复:红细胞比容降低,体重增加,肢端皮肤温暖,微循环改善;③高代谢症候群及糖代谢异常得到改善;④术前药物准备时间存在个体差异,一般至少为 2~4 周,对较难控制的高血压并伴有严重并发症的患者,应根据患者病情相应延长术前准备时间。

5. 嗜铬细胞瘤导致的高血压能否根治

良性嗜铬细胞瘤 / 副神经节瘤导致的高血压切除肿瘤后血压恢复正常的患者约 70%,血压未能恢复正常的患者,可能合并原发性高血压或肾性高血压。恶性嗜铬细胞瘤 / 副神经节瘤无法手术或术后复发的患者,高血压将持续存在,需要给予降压药物控制血压。

6. 什么是嗜铬细胞瘤危象,应该怎么处理

因术前或术中挤压、触碰肿瘤或使用某些药物(如糖皮质激素、β 受体阻滞剂、甲氧氯普胺、麻醉药)以及创伤、其他手术应激等使嗜铬细胞瘤 / 副神经节瘤突然释放大量 CA,导致患者出现血压急剧升高或高、低血压反复交替发作合并严重的心、脑、肾器官功能障碍的现象。嗜铬细胞瘤危象的发生率约为 10%,可导致患者发生休克,最终因呼吸、循环衰竭死亡。嗜铬细胞瘤危象是需要紧急处理的急、危重症。立即静脉泵入 α 受体阻滞剂,从小剂量开始并严密监测血压、心率变化,根据患者对药物的降压反应,逐渐增加和调整剂量;如高、低血压反复交替发作,除静脉泵入 α 受体阻滞剂外,还需另建一条静脉通道进行容量补液、监测血流动力学指标并纠正低容量休克。嗜铬细胞瘤危象死亡率较高,需多学科合作,密切监测并对患者进行个体化治疗。

7. 哪些患者应该考虑进行嗜铬细胞瘤 / 副神经节瘤的筛查

临床应对以下患者进行嗜铬细胞瘤 / 副神经节瘤筛查:①有嗜铬细胞瘤 / 副神经节瘤症状,尤其是阵发性血压升高患者;②使用多巴胺 D2 受体拮抗剂,拟交感神经类、阿片类、去甲肾上腺素或 5- 羟色胺再摄取抑制剂、单胺氧化酶抑制剂等药物可诱发嗜铬细胞瘤 / 副神经节瘤症状发作的患者;③肾上腺偶发瘤伴或不伴高血压的患者;④有嗜铬细胞瘤 / 副神经节瘤家族史或嗜铬细胞瘤 / 副神经节瘤相关的遗传综合征家族史患者;⑤有既往史的嗜铬细胞瘤 / 副神经节瘤患者。

8. 哪些基因变异可以导致遗传性嗜铬细胞瘤 / 副神经节瘤

详见表 34-1。

表 34-1 遗传性嗜铬细胞瘤 / 副神经节瘤的致病基因

致病基因	综合征	遗传性	相关疾病	PCC	生化	恶性
VHL	vonHippel-Lindau 综合征	AD	HM/RCC/PL	10%~20%	NE	5%
RET	多内分泌腺瘤病 2 型	AD	100%MTC/HP	50%	E	<5%
NF1	神经纤维瘤病 1 型	AD	100%NF	5%	E	9%
SDHB	副神经节瘤 4 型	AD	GIST/RCC	+	NE	40%
SDHD	副神经节瘤 1 型	AD/PT	GIST/PA	+	NE	5%
SDHC	副神经节瘤 3 型	AD	GIST	–	NE	不明确
SDHA	副神经节瘤 5 型	AD	GIST	±	NE	不明确
SDHAF2	副神经节瘤 2 型	AD/PT	无	–	–	不明确
TMEM127	不明确	AD	无	100%	E	±
MAX	不明确	AD/PT	无	100%	E/NE	10%
FH	不明确	AD	+UM	+	NE	43%

PCC：嗜铬细胞瘤；AD：常染色体显性遗传；PT：父系遗传；HM：血管母细胞瘤；RCC：肾透明细胞癌；PL：胰腺病变；MTC：甲状腺髓样癌；HP：甲状旁腺功能亢进症；NF：神经纤维瘤病；GIST：胃肠道间质瘤；PA：垂体瘤；UM：子宫肌瘤；NE：去甲肾上腺素；E：肾上腺素；SDHAF2：琥珀酸脱氢酶复合物组装因子 2；–：未见；±：极少见；+：较少见

9. 临床诊治嗜铬细胞瘤 / 副神经节瘤的流程

流程详见图 34-4。

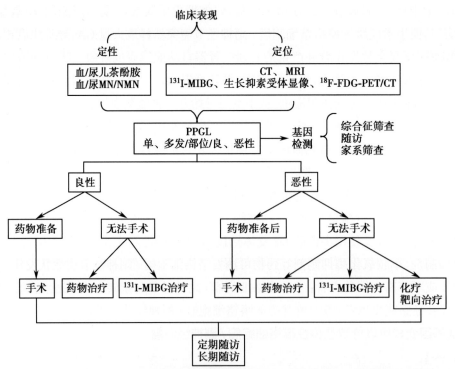

图 34-4 2016 年《嗜铬细胞瘤和副神经节瘤诊断治疗的专家共识》推荐的诊治流程

MN：甲氧基肾上腺素；NMN：甲氧基去甲肾上腺素；^{18}F-FDG-PET/CT：^{18}F- 氟代脱氧葡萄糖正电子发射断层成像

10. 怎样对嗜铬细胞瘤 / 副神经节瘤术后患者进行随访

术后患者应终身随访，有基因（如 *SDHB* 基因）突变的患者，恶性嗜铬细胞瘤 / 副神经节瘤的可能性大，复发和转移可能性高，需要每 3~6 个月随访 1 次，无基因突变的嗜铬细胞瘤 / 副神经节瘤患者可以 1 年随访 1 次。随访时需注意：①患者的症状、体征、血 / 尿儿茶酚胺水平；②注意双侧肾上腺部分切除或孤立性肾上腺行单侧肾上腺部分切除的患者可能存在继发性肾上腺皮质功能减退的风险；③术后 2~4 周应复查 CA 或血浆甲氧基肾上腺素类物质水平以明确是否成功切除肿瘤。

【小结】

该患者诊断继发性高血压、嗜铬细胞瘤 / 副神经节瘤。诊断依据：中年女性，病程长，血压阵发性升高伴头昏、心慌。实验室检查发现血、尿儿茶酚胺、儿茶酚胺中间代谢产物水平升高，皮质醇分泌节律、水平及 RAAS 系统激素水平正常（该患者予口服 α 受体阻滞剂后心率增快，加用 β 受体阻滞剂控制心率，可能对 RAAS 激素水平造成影响），影像学检查发现腹主动脉前方肿块，部分包绕腹主动脉、双侧肾动脉近段、左肾静脉，左肾上腺外支局部分界欠清，查体四肢血压差值在正常范围，腹部无血管杂音。入院后的相关检查排除了皮质醇增多症、原发性醛固酮增多症、甲状腺功能亢进及肾实质 / 血管性高血压。再结合临床表现、影像学和生化检查，明确诊断为嗜铬细胞瘤 / 副神经节瘤。嗜铬细胞瘤 / 副神经节瘤临床表现多样，对典型的阵发性血压升高，头痛、心悸、多汗的患者应进行激素水平测定，按专家共识推荐流程进行定位及定性筛查。同时对不具有典型临床表现的嗜铬细胞瘤 / 副神经节瘤患者也应该提高警惕。嗜铬细胞瘤 / 副神经节瘤不同基因类型可导致不同的遗传综合征，临床在针对嗜铬细胞瘤 / 副神经节瘤诊断和治疗的同时应该考虑遗传综合征的其他系统表现。另外，应注意嗜铬细胞瘤 / 副神经节瘤与其他继发性高血压病因的鉴别诊断，在处理嗜铬细胞瘤 / 副神经节瘤患者时通常需要多学科协作。

通过此病例学习，我们应该掌握嗜铬细胞瘤 / 副神经节瘤的规范化诊治流程、典型临床表现和鉴别诊断。熟悉嗜铬细胞瘤 / 副神经节瘤的不典型临床表现，同时了解具有嗜铬细胞瘤 / 副神经节瘤特征的常见遗传综合征。

（荣溪　何霁云　李舍予）

参考文献

1. Lenders JWM, Quan-Yang D, Graeme E, et al. Pheochromocytoma and Paraganglioma: An Endocrine Society Clinical Practice Guideline [J]. Journal of Clinical Endocrinology&Metabolism, 2014, 99 (6): 1915-1942.

2. 中华医学会内分泌学分会肾上腺学组. 嗜铬细胞瘤和副神经节瘤诊断治疗的专家共识 [J]. 中华内分泌代谢杂志, 2016 (32): 181-187.

3. Shah MH, Goldner WS, Halfdanarson TR, et al. NCCN Guidelines Insights: Neuroendocrine and Adrenal Tumors, Version 2. 2018 [J]. J Natl Compr Canc. Netw, 2018, 16 (6): 693-702.

4. Plouin PF, Amar L, Dekkers OM, et al. European Society of Endocrinology Clinical Practice Guideline for long-term follow-up of patients operated on for a phaeochromocytoma or a paraganglioma [J]. European Journal of Endocrinology, 2016, 174 (5): G1-G10.

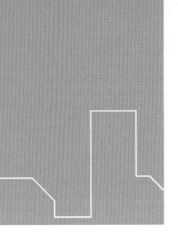

病例 35
高血压合并库欣综合征

患者女性,35 岁。因血压升高半年,背部痤疮及月经不规律 2 个月就诊。患者于半年前体检发现血压升高,自诉最高血压为 180/110mmHg。偶有头昏、头痛,无阵发性心悸出汗、无面色苍白,无四肢乏力,无黑矇、晕厥,无胸闷、胸痛,无恶心、呕吐,无腰痛、夜尿增多、小便泡沫等不适。后于当地社区医院就诊。动态血压示全天平均血压 134/82mmHg,白天平均血压 138/94mmHg,夜间平均血压 125/73mmHg。给予限盐、减重等生活方式干预及硝苯地平控释片 30mg/d 降压治疗。患者规律服药,但未监测血压。2 个月前无明显诱因出现背部痤疮,月经不规律,月经延迟,经期较短,经量明显减少,偶有双下肢水肿,晨轻暮重,活动后水肿稍减轻,伴四肢乏力。门诊就诊,调整降压药物为特拉唑嗪 2mg/d,口服两周后再次就诊。

患者自发病以来,神清,精神可,饮食及夜间睡眠可,大小便正常,体重近 2 年增加 10kg。

【既往史、个人史、家族史】

否认妊娠高血压、妊娠糖尿病。否认肝炎、结核或其他传染病史。无吸烟、饮酒史。否认高血压、冠心病家族史。月经史:初潮年龄 14 岁,经期周期 28 天,经期 6 天,经量正常。

【体格检查】

T 36.6℃,P 68 次/min,R 20 次/min,BP 165/102mmHg,身高 162cm,体重 72kg,腰围 98cm,BMI 27.4kg/m²。神志清楚,面部汗毛增多,向心性肥胖,满月脸,背部可见痤疮,腹部紫纹,巩膜无黄染,全身浅表淋巴结未扪及肿大。甲状腺查体。颈静脉正常。心界不大,心音有力,心律齐,各瓣膜区未闻及杂音。胸廓未见异常,双肺叩诊呈清音。双肺呼吸音清,未闻及干湿啰音。全腹软,未闻及血管杂音,全腹无压痛及反跳痛,腹部未触及包块。肝脏肋下未触及。肾区无叩痛,双肾未触及。双下肢轻度水肿。

四肢血压:左上肢血压 169/100mmHg,右上肢血压 166/98mmHg,左下肢血压 180/110mmHg,右下肢血压 184/112mmHg。

【辅助检查】

血常规、尿常规、粪便常规、肝肾功能、糖化血红蛋白未见异常。空腹血糖 4.9mmol/L。甘油三酯 2.16mmol/L,总胆固醇 4.36mmol/L,低密度脂蛋白胆固醇 2.73mmol/L,高密度脂蛋白胆固醇

1.76mmol/L。肾病指数：24小时尿量1.25L、尿白蛋白/肌酐150mg/g；尿蛋白定量0.2g/24h。

24小时动态血压：全天平均血压155/88mmHg，白天平均血压153/93mmHg，夜间平均血压148/83mmHg

超声心动图：LV 45mm，LA 29mm，RA 35mm，IVS 7mm，LVPW 10mm，AAO 30mm，EF 66%。心脏各腔室大小正常，左室收缩功能正常。

双肾、肾上腺彩超（图35-1）：右侧肾上腺区可见一大小2.9cm×2.8cm的低回声类圆形肿块，边界清楚，其内未见血流信号。

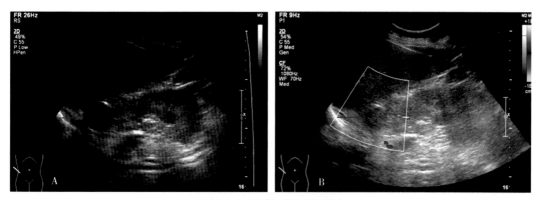

图35-1 双肾、肾上腺彩超
箭头处提示低回声肿块（A），其内无血流（B）

【初步诊断】

1. 高血压原因待查，可疑库欣综合征。

2. 右肾上腺结节。

【诊治经过】

入院后完善相关检查。检查结果如下：

儿茶酚胺激素：血去甲肾上腺素293μg/L，血肾上腺素63μg/L，尿去甲肾上腺素23.5μg/24h，尿肾上腺素23μg/24h，尿多巴胺61.34μg/24h。

肾素-血管紧张素卧立位试验：

血浆肾素活性（卧位）0.47ng/（ml·h），血浆肾素活性（立位）1.56ng/（ml·h）；

血管紧张素Ⅱ（卧位）39.04ng/L，血管紧张素Ⅱ（立位）70.34ng/L；

醛固酮（卧位）12.3ng/dl，醛固酮（立位）26.27ng/dl；

卧位血浆醛固酮/肾素浓度比值（ARR）26.17［（ng·dl^{-1}）:（ng·ml^{-1}·h^{-1}）］；

立位血浆醛固酮/肾素浓度比值（ARR）16.84［（ng·dl^{-1}）:（ng·ml^{-1}·h^{-1}）］。

性激素：

催乳素7.94ng/ml；性激素结合球蛋白61nmol/L；睾酮0.58ng/ml；游离睾酮7.36ng/ml；黄体生成素7.6IU/L；雌二醇38.2pg/ml；卵泡雌激素4.9IU/L；孕酮0.13ng/ml。

皮质醇检查：08:00皮质醇874.00nmol/L，16:00皮质醇957.40nmol/L，24:00皮质醇884.60nmol/L，提示皮质醇节律消失；尿游离皮质醇656.6μg/24h，促肾上腺皮质激素（ACTH）<1ng/L。

午夜小剂量（1mg）地塞米松抑制试验：皮质醇（24点）781.30nmol/L，皮质醇（8~10点）872.40nmol/L。

大剂量地塞米松抑制试验：皮质醇（24点）735.2nmol/L，皮质醇（8~10点）812.40nmol/L。

进一步完善肾上腺MRI（图35-2）：右侧肾上腺区可见一圆形结节影（箭头），大小3.2cm×2.7cm。

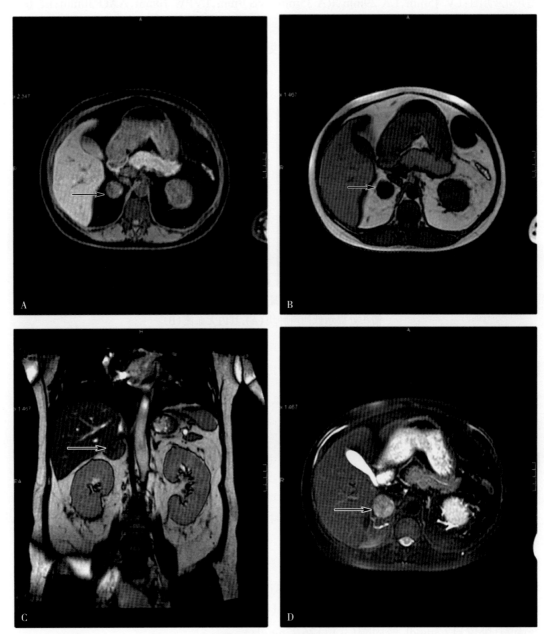

图35-2 肾上腺MRI

A. T_1加权相；B. T_1加权对置相位；C. T_2加权相；D. T_2脂肪抑制成像。T_1W（A）和T_2W（C、D）均提示
右侧肾上腺一混合信号类圆形肿物，B图肿块信号强于A图，提示肿块富含较多脂质

该患者诊断考虑右侧肾上腺肿瘤所致库欣综合征，请外科会诊，行腹腔镜下右侧肾上腺肿瘤切除术，手术标本见右侧肾上腺区域一2.8cm×3.0cm占位性病变，呈棕黄色，包膜完整，剖面明显沙砾感，质地硬。术后病理诊断（图35-3）：组织学HE染色可见透明细胞及嗜酸性细胞，细胞形态规则，核异质性不明显，病理有丝分裂少见。免疫组化结果支持肾上腺皮质腺瘤。

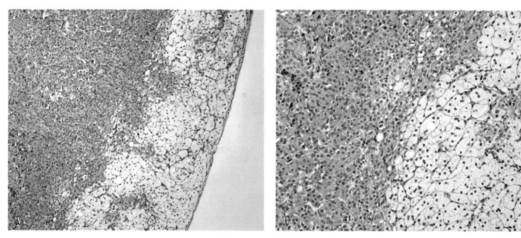

图 35-3 病例诊断

该患者术后给予糖皮质激素替代治疗。方案为：术后第 1~4 天氢化可的松 200mg/d 静脉滴注，术后第 5~7 天氢化可的松 100mg/d 静脉滴注，术后第 8 天改为口服泼尼松片 25mg/d。术后血压血糖管理：厄贝沙坦 150mg/d，监测血压 130/78mmHg，同时监测血糖水平。

出院后的药物治疗：泼尼松片 25mg/d，早晨口服。每个月规律内分泌科门诊随访，依据血、尿皮质醇水平调整激素用量及确定停药时机。碳酸钙 D_3 咀嚼片 2 片/d，泮托拉唑片 40mg/d，厄贝沙坦 150mg/d 口服治疗。监测血压水平，必要时可停用降压药物。

患者出院后每个月社区医院随访，每 3 个月减泼尼松片 5mg/d，减至 5mg/d，长期口服维持，半年后停用激素。口服糖皮质激素药物期间监测血压、血脂及血糖情况，并每隔 3 个月于上级医院定期复查皮质醇及促肾上腺皮质激素。

【修正诊断】

ACTH 非依赖的库欣综合征，右侧肾上腺皮质腺瘤。

【讨论】

1. 什么是库欣综合征

库欣综合征（Cushing syndrome，CS）又被称为皮质醇增多症。是由于多种病因引起的肾上腺皮质长期分泌过量皮质醇所引起的一组症候群。从病因上分类，库欣综合征可以分为促肾上腺皮质激素（ACTH）依赖性和 ACTH 非依赖性，前者包括垂体分泌 ACTH 的腺瘤和异位分泌 ACTH 的肿瘤，占病因的 70%~80%，血 ACTH 含量高。后者是肾上腺肿瘤（腺瘤和腺癌）或增生，自主地分泌过量皮质醇所致，占病因的 20%~30%，血 ACTH 分泌被抑制。

本例患者，血 ACTH 低，肾上腺影像学提示右侧肾上腺占位。术后病理提示肾上腺腺瘤，即属于 ACTH 非依赖性库欣综合征。

2. 库欣综合征有哪些临床表现

库欣综合征患者的临床表现，与长期血皮质醇浓度升高导致的脂肪、蛋白质和糖类代谢紊乱有关。其临床表现谱广，典型的临床表现包括：向心性肥胖、水牛背、锁骨上脂肪垫、满月脸，皮肤菲薄、多血质、皮肤瘀斑、紫纹，糖耐量受损，乏力及近端肌病，高血压，骨质疏松或有病理性骨折，低钾血症，性功能减退、男性阳痿，女性月经紊乱、多毛、不育等。库欣综合征的儿童常出现生长发育迟缓。

3. 库欣综合征为什么会引起高血压

库欣综合征患者血压升高的机制复杂,主要与长期的血皮质醇分泌增加有关。包括皮质醇的内在盐皮质激素活性使得体内水钠潴留;皮质醇增强肾素 - 血管紧张素 - 醛固酮系统的活性;皮质醇增加心血管系统对血管活性物质的正性肌力及加压反应;皮质醇抑制血管的舒张系统。此外,盐皮质激素分泌增加、胰岛素抵抗、睡眠呼吸暂停综合征等也参与了库欣综合征患者血压的调节。

4. 哪些人群应进行库欣综合征的筛查

推荐对以下人群进行库欣综合征筛查:①年轻患者出现高血压、骨质疏松等与年龄不相称的临床表现。②具有库欣综合征的临床表现,逐渐增多且进行性加重,特别是有典型症状,如肌病、多血质、皮肤紫纹、瘀斑、皮肤变薄的患者。③体重指数增加而身高百分位下降,生长停滞的肥胖儿童。④肾上腺偶发瘤患者。⑤出现无法解释的临床特征如顽固性高血压和骨质疏松,不论年龄大小均应行库欣综合征筛查。⑥近期有使用肾上腺皮质激素病史,包括口服、皮下、黏膜、直肠、吸入或注射剂,一些包含糖皮质激素的外用软膏,中药甘草和关节腔或神经髓鞘内注射剂等容易被忽略,需引起临床医生注意。

该病例为年轻女性患者,出现血压升高、肥胖、月经不规律,体检提示满月脸,皮肤紫纹,家族无高血压病史。应进行库欣综合征相关筛查。

5. 如何进行库欣综合征的内分泌筛查试验

(1)24 小时尿游离皮质醇(UFC):24 小时尿游离皮质醇测定诊断 CS 的敏感性可达到 91%~96%,但至少测定 2 次。饮水过多(≥ 5L/d)、任何增加皮质醇分泌的生理或病理应激状态都会使 UFC 升高而出现假阳性结果;中、重度肾功能不全患者,GFR<60ml/min 时可出现 UFC 明显降低的假阴性结果。

(2)午夜血清 / 唾液皮质醇测定:人体皮质醇分泌呈现明显的昼夜节律,血皮质醇水平在午夜达最低值。CS 患者血清午夜血皮质醇低谷会消失。如进行午夜血清皮质醇测定,应尽量保证采血时处于睡眠状态。

(3)1mg 过夜地塞米松抑制试验(ODST):午夜 11~12 点口服地塞米松 1mg,次日早晨 8 点采集服药后血皮质醇标本。服药后血清皮质醇值≥ 50nmol/L 为不抑制。

(4)经典小剂量地塞米松抑制试验(LDDST,2mg/d × 2d):检查前测定 24 小时尿游离皮质醇或者清晨血皮质醇作为对照,口服地塞米松 0.5mg,每 6 小时 1 次,连续 2 天,服药第 2 天开始留 24 小时尿,服药 2 天后测定 UFC 及清晨血皮质醇。若 UFC ≥ 10μg/24h 未能下降到正常值下限以下或服药后血皮质醇≥ 50nmol/L,为经典小剂量地塞米松抑制试验不被抑制。两者的敏感性和特异性相差不大,均可达到敏感性 >95%。

如 2 项以上检查异常,则高度怀疑 CS。

该病例中,此患者进行 24 小时尿游离皮质醇及 1mg 过夜地塞米松抑制试验进行筛查。2 项试验显示阳性结果,可诊断库欣综合征。

6. 库欣综合征相关高血压患者如何选择降压药物

库欣综合征相关高血压起始治疗首选 ACEI 或 ARB 类降压药物,如果血压仍高于 130/80mmHg,则根据疾病的严重程度和有无合并低钾血症,可选择与盐皮质激素受体拮抗剂或 CCB 联合。如果血压仍高于 130/80mmHg,可在此基础上加用 α 受体阻滞剂或硝酸酯类制剂,滴定剂量后血压仍不能达标,可再谨慎选用 β 受体阻滞剂和利尿剂。

该病例中,患者入院时血压较高,为 3 级高血压,起始治疗即给以 ARB 和 CCB 的方案。肾上腺腺瘤手术治疗后,患者血压可自行下降,恢复正常,但需要一定时间。该患者术后血压较前下降,但仍稍高,给予 ARB 继续降压治疗。同时嘱患者监测血压,必要时可停用降压药物。

7. 本例患者手术治疗后是否需要糖皮质激素替代治疗

库欣综合征其本质是长期的糖皮质激素水平升高,能够影响糖类、脂肪和蛋白质代谢。大部分库欣综合征可经手术治疗后完全缓解。但是由于术后患者血皮质醇水平较术前明显降低,患者需要经过较长时间的糖皮质激素替代治疗,分为术后急性期,糖皮质激素减量期和远期随访期。目前国际和国内对库欣综合征的术后糖皮质激素替代治疗剂量、减量方案和疗程存在一定的争议。

术后急性期:指手术当日至术后 1~2 周。我国中华医学会内分泌学分会 2011 年《库欣综合征专家共识》指出,肾上腺性库欣综合征患者应在术中和术后 5~7 天静脉滴注氢化可的松 100~200mg/d,后过渡至口服氢化可的松或泼尼松。而国外专家推荐术后 24 小时内予氢化可的松 200mg 静脉输注,术后第 2 天予氢化可的松 100mg、第 3 天 75mg、第 4 天 50mg,第 5 天及之后予 10~25mg/d 口服。

糖皮质激素减量期:术后 1~2 年。这一阶段临床医师应以患者恢复正常的下丘脑 - 垂体 - 肾上腺轴功能为治疗目标。多种激素方案被推荐,但是医生需要根据患者的临床情况进行个体化评估和调整。目前国际上推荐每 3~6 周氢化可的松减量 5mg/d,直到达到生理替代剂量 10~20mg/d。

远期随访期:库欣综合征患者术后下丘脑 - 垂体 - 肾上腺轴逐渐恢复,停用激素替代治疗后仍需要定期随访。肾上腺肿瘤导致库欣综合征复发率较低,但也建议长期随访,定期复查血皮质醇及 ACTH 水平。

该患者术后采用激素替代治疗方案,出院时嘱患者长期内分泌科门诊随访,缓慢将氢化可的松剂量降至生理替代量,定期复查并依据血 ACTH 及血皮质醇结果观察下丘脑 - 垂体 - 肾上腺轴恢复情况,减停激素。

【小结】

患者为 35 岁青年女性患者。因发现血压升高半年,背部痤疮及月经不规律 2 个月入院。查体提示满月脸,背部痤疮,腹部紫纹等库欣综合征的典型体征。实验室检查提示皮质醇节律消失,ACTH 减少,小剂量地塞米松抑制试验阳性。肾上腺 MRI 提示右侧占位,行手术治疗。术后病理证实肾上腺腺瘤。对于该类患者需术后定期复查血皮质醇和 ACTH,必要时行尿皮质醇及地塞米松抑制试验以确认长期缓解。考虑术后需长期口服激素替代治疗,需警惕激素长期使用的不良反应,包括骨质疏松、感染、血压血糖异常等。对于社区医生,面对年轻高血压患者需警惕是否为继发性高血压,仔细甄别。必要时建议患者到上级医院进一步诊治。

（苟棋玲　何霁云）

参考文献

1. Nieman LK, Biller BM, Findling JW, et al. Treatment of Cushing's Syndrome: An Endocrine Society Clinical Practice Guideline [J]. J Clin Endocrinol Metab, 2015, 100 (8): 2807-2831.
2. 冯铭, 卢琳, 陆召麟, 等. 美国库欣综合征治疗指南 (2015 版) 解读 [J]. 中华医学杂志, 2016, 96 (31): 2452-2453.
3. 中国垂体腺瘤协作组. 中国库欣病诊治专家共识 (2015)[J]. 中华医学杂志, 2016 (96): 835-840.
4. 中华医学会内分泌学分会. 库欣综合征专家共识 (2011 年)[J]. 中华内分泌代谢杂志, 2012, 28 (2): 96-102.

病例 36
高血压合并原发性醛固酮增多症

患者女性,34 岁。因血压升高 1 年余,双下肢乏力 1 个月就诊。患者 1 年多前体检,测量血压为 150/100mmHg。无头晕、头痛、视物模糊、恶心、呕吐、胸闷、胸痛等不适,后自行在家中反复测量血压,最高血压为 170/110mmHg,未予特殊重视。1 个月前患者无明显诱因出现双下肢乏力,无气促、胸闷、胸痛、黑矇、晕厥等不适,于当地医院就诊。自述测得血钾低(具体不详),给予补钾治疗后双下肢乏力症状好转,同时给予硝苯地平控释片 30mg/d 降压治疗。血压控制不佳,期间仍反复出现双下肢乏力。为进一步诊治至上级医院就诊。

患者自发病以来,睡眠精神可,饮食正常,大小便未见异常,体重无明显变化。

【既往史、个人史、家族史】

一般情况良好。否认肝炎、结核或其他传染病史,否认过敏史,否认手术史。无吸烟、饮酒史。

【体格检查】

T 36.3℃,P 54 次 /min,R 20 次 /min,BP 140/100mmHg,BMI 21.5kg/m²。神志清楚,慢性病容,皮肤巩膜无黄染,全身浅表淋巴结未扪及肿大。颈静脉正常。心界正常,心律齐,各瓣膜区未闻及杂音。胸廓未见异常,双肺叩诊呈清音。双肺呼吸音清,未闻及干湿啰音。腹部外形正常,全腹软,无压痛及反跳痛,腹部未触及包块。肝脏肋下未触及。脾脏肋下未触及。双肾未触及。双下肢无水肿。

【辅助检查】

血常规、尿常规、粪便常规、肝功能、肾功能、凝血功能、甲状腺功能、血脂等未见异常。尿白蛋白 / 肌酐 50mg/g,血钾 2.92mmol/L。颈动脉彩超:左侧颈总动脉内中膜稍增厚(左侧颈总动脉 IMT 1.1mm,右侧颈总动脉 IMT 0.6mm,双侧颈动脉未见动脉粥样硬化斑块)。超声心动图:LV 45mm,LA 31mm,IVS 12mm,LVPW 10mm,AO 33mm,AAO 32mm,EF 65%,左房增大,室间隔基底段增厚,左室收缩功能测值正常。心电图示(图 36-1):窦性心律,T 波低平,可见 U 波。

【初步诊断】

1. 高血压,原因待查。
2. 低钾血症。

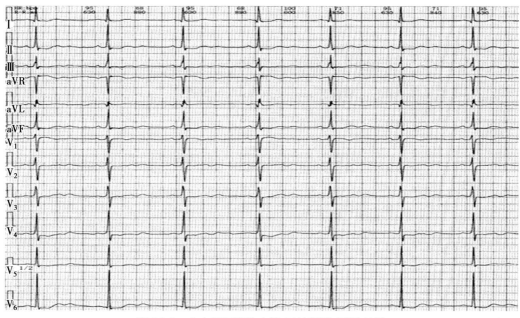

图 36-1 心电图示窦性心律,T 波低平,可见 U 波

【诊治经过】

完善 24 小时尿电解质:尿钾 40mmol/24h。双侧肾上腺薄层增强 CT 提示(图 36-2)左侧肾上腺外支近体部呈结节状增粗,性质:可疑增生结节或其他可能。

给予口服补钾,使血钾水平达到 4.0mmol/L 以上,同时停用硝苯地平控释片,改用特拉唑嗪 2mg/d 降压治疗。2 周后完善肾素 - 血管紧张素 - 醛固酮系统卧立位检查:

血浆肾素活性(卧位)0.04ng/(ml·h),血浆肾素活性(立位)0.04ng/(ml·h);血管紧张素 II(卧位)54.94ng/L,血管紧张素 II(立位)94.94ng/L;醛固酮(卧位)35.52ng/dl,醛固酮(立位)33.47ng/dl;卧位血浆醛固酮 / 肾素浓度

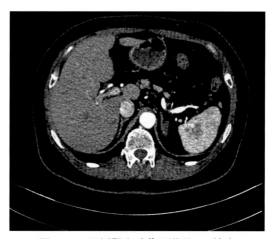

图 36-2 双侧肾上腺薄层增强 CT 检查

比值(ARR)888.0 [(ng·dl⁻¹):(ng·ml⁻¹·h⁻¹)],立位 ARR 836.75 [(ng·dl⁻¹):(ng·ml⁻¹·h⁻¹)]。

患者 ARR>30 [(ng·dl⁻¹):(ng·ml⁻¹·h⁻¹)],提示醛固酮为肾上腺自主性分泌过多,结合醛固酮浓度大于 20ng/dl 考虑筛查阳性,根据影像学检查及血浆醛固酮测定结果考虑为原发性醛固酮增多症。完善原发性醛固酮增多症确诊试验和分侧肾上腺静脉采血试验。

(1)静脉生理盐水滴注试验:(试验前)血浆肾素活性(卧位)<0.10ng/(ml·h),血管紧张素 II(卧位)45.63ng/L,醛固酮(卧位)25.07ng/dl;(试验后)血浆肾素活性(卧位)<0.10ng/(ml·h),血管紧张素 II(卧位)51.67ng/L,醛固酮(卧位)23.23ng/dl。

(2)卡托普利试验:(试验前)血浆肾素活性(卧位)<0.10ng/(ml·h),血管紧张素 II(卧位)53.45ng/L,醛固酮(卧位)34.57ng/dl;(试验后)血浆肾素活性(卧位)<0.10ng/(ml·h),血管紧张素 II(卧位)53.27ng/L,醛固酮(卧位)23.18ng/dl。

(3)分侧肾上腺静脉采血试验:详见表 36-1。

表 36-1 分侧肾上腺静脉采血结果

部位	皮质醇/(nmol·L⁻¹)	醛固酮/(ng·dl⁻¹)	醛固酮/皮质醇比值/[(ng·dl⁻¹):(nmol·h⁻¹)]
下腔静脉	742	5 390	7.26
肾上腺右侧静脉	18 890	41 500	2.20
肾上腺左侧静脉	9 855	178 300	18.09

偏侧化指数（lateralization index，LI）：LI 为双侧肾上腺静脉的醛固酮/皮质醇比值之比。LI=（左侧醛固酮/皮质醇）:（右侧醛固酮/皮质醇）=8.2。根据肾上腺静脉取血（adrenal venous sampling，AVS）检测结果，在使用促肾上腺皮质激素时，LI ≥ 4 作为判断优势侧的标准，确定该患者（LI>4）左侧肾上腺为分泌优势侧。予以肿瘤切除，病理学证实为肾上腺腺瘤。术后给予硝苯地平控释片 30mg/d 降压治疗，患者出院后未再诉双下肢乏力，血压波动在 110~120/70~80mmHg，血钾恢复至正常水平。

【修正诊断】

1. 原发性醛固酮增多症：左肾上腺腺瘤。
2. 继发性高血压。
3. 低钾血症。

【讨论】

1. 什么是原发性醛固酮增多症

原发性醛固酮增多症（primary aldosteronism，PA，简称原醛症）是指肾上腺皮质分泌过量醛固酮，导致体内潴钠排钾，血容量增多，肾素-血管紧张素系统活性受到抑制。临床主要表现为高血压伴低血钾。研究发现，醛固酮过多是导致心肌肥厚、心力衰竭和肾功能受损的重要危险因素，与原发性高血压患者相比，原醛症患者的心脏、肾脏等高血压靶器官损害更为严重。因此，早期诊断、早期治疗显得至关重要。

2. 需要对哪些患者进行原发性醛固酮增多症的筛查

高血压伴低血钾曾被认为是原醛症最典型的临床表现。但一些研究表明，只有 9%~37% 的原醛症患者存在低血钾，由于其敏感性和特异性较低，低血钾已不能作为原醛症筛查的良好指标。《2016 原发性醛固酮增多症诊疗指南》推荐具备以下之一的高危人群需进行原醛症筛查：

（1）持续性高血压 >160/100mmHg、难治性高血压（联合 3 种降压药物，其中包括利尿剂，血压 >140/90mmHg；联合 4 种及以上降压药物，血压 <140/90mmHg）。

（2）高血压合并自发性或利尿剂所致的低血钾。

（3）高血压合并肾上腺偶发瘤。

（4）高血压合并睡眠呼吸暂停综合征。

（5）有早发高血压家族史或有早发脑血管意外家族史（<40 岁）的高血压患者。

（6）原发性醛固酮增多症中存在高血压的一级亲属。

3. 如何诊断和治疗原发性醛固酮增多症

详见图 36-3。

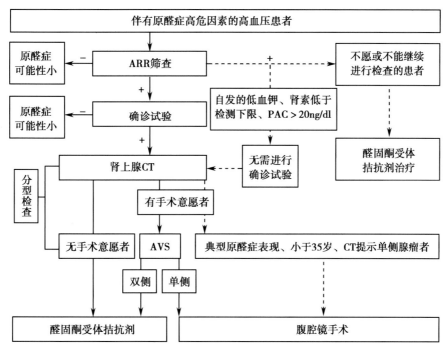

图 36-3 原发性醛固酮增多症的筛查、确诊、分型流程图

ARR:血浆醛固酮/肾素浓度比值;AVS:肾上腺静脉取血;PAC:血浆醛固酮浓度;

实线表示推荐,虚线表示建议

4. 测定 ARR 前需要做哪些准备

(1)纠正低钾血症,补钾的目标为 4mmol/L。

(2)检测前受试者不应限制钠盐摄入。

(3)以下对 ARR 有显著影响的药物需停用至少 4 周:①螺内酯、依那普利、阿米洛利、氨苯蝶啶;②排钾利尿剂;③甘草制剂。

(4)如果停用上述药物后所测得的 ARR 仍不高,应考虑停用下述药物至少 2 周:①β 受体拮抗剂、中枢 α_2 受体激动剂、非甾体抗炎药;②ARB、ACEI、肾素抑制剂以及二氢吡啶钙通道阻滞剂。

(5)血压水平较高的患者可改用对 ARR 影响较小的降压药,如非二氢吡啶类钙通道阻滞剂或 α 受体阻滞剂。

(6)含雌激素的药物(如避孕药)可能会导致血浆肾素浓度偏低(但对血浆肾素活性影响小),造成 ARR 异常增高(假阳性)。除非有更好更安全的避孕措施,一般不停服避孕药物。

5. 哪些因素可能导致 ARR 假阳性或假阴性

详见表 36-2。

表 36-2 影响 ARR 的因素

影响因素	对醛固酮的影响	对肾素的影响	对 ARR 的影响
药物因素			
β 受体阻滞剂	↓	↓↓	↑(假阳性)
中枢 α_2 受体阻滞剂	↓	↓↓	↑(假阳性)
非甾体抗炎药	↓	↓↓	↑(假阳性)
排钾利尿剂	→↑	↑↑	↓(假阴性)

续表

影响因素	对醛固酮的影响	对肾素的影响	对ARR的影响
保钾利尿剂	↑	↑↑	↓（假阴性）
ACEI	↓	↑↑	↓（假阴性）
ARBs	↓	↑↑	↓（假阴性）
二氢吡啶类CCB	→↓	↑	↓（假阴性）
血钾状态			
低血钾	↓	→↑	↓（假阴性）
高血钾	↑	→↓	↑（假阳性）
钠盐摄入			
低钠饮食	↑	↑↑	↓（假阴性）
高钠饮食	↓	↓↓	↑（假阳性）
年龄增长		↓↓	↑（假阳性）
其他因素			
肾功能不全	→	↓	↑（假阳性）
假性醛固酮减少症	→	↓	↑（假阳性）
妊娠	↑	↑↑	↓（假阴性）
肾血管性高血压	↑	↑↑	↓（假阴性）
恶性高血压	↑	↑↑	↓（假阴性）

→↑：不变或升高；↓：降低；↓↓：明显降低；↑↑：明显升高；↑：升高；→：不变

6. 原发性醛固酮增多症确诊试验如何判读

详见表36-3。

表36-3　原发性醛固酮增多症确诊试验流程及结果判读

确诊试验	试验流程	结果判读
口服钠负荷试验	每天摄入>200mmol（6g）钠盐连续3天，24小时尿钠维持在正常范围。服用氯化钾缓释片保证血钾正常。第3天早晨至第4天早晨留24小时尿，查尿醛固酮含量	梅奥标准：尿醛固酮>12μg/24h（33.3nmol/d）可确诊 克利夫兰标准：尿醛固酮>14μg/24h（38.8nmol/d）可确诊
静脉生理盐水滴注试验	平躺1小时以上，8~9点半之间开始在4小时内输注生理盐水2L。过程中监测血压、心率。在0小时和4小时后测量血浆肾素、醛固酮、皮质醇和血钾	血浆醛固酮>10ng/dl，确诊原醛症；<5ng/dl则可能性小；介于中间的为可疑
氟氢可的松抑制试验	连续4天每隔6小时服用氟氢可的松0.1mg，口服氯化钾缓释片，1天测4次血钾保证尽量接近4mmol/L。30mmol氯化钠与三餐同食，保证尿钠>3mmol/kg。第4天7点测皮质醇，上午10点坐位测血浆醛固酮、血浆肾素活性和皮质醇	醛固酮>6ng/dl可确诊（前提：肾素<1ng/dl，并且10点皮质醇小于7点皮质醇浓度）
卡托普利试验	坐位或站立1小时以上，口服25~50mg卡托普利，保持坐位2小时。在0小时、1小时、2小时测定肾素、血浆醛固酮和皮质醇浓度	血浆醛固酮抑制<30%可确诊

7. 分侧肾上腺静脉采血的意义和判定标准

肾上腺静脉取血（adrenal venous sampling, AVS）是运用导管穿刺静脉选择性插入肾上腺静脉后采集血样，检测某些指标判断生理、病理学改变的一种介入检查方法。主要用于鉴别原发性醛固酮增多症的病因。对于原醛症的患者在缺乏功能分型诊断证据的情况下,大多数外科医生依据影像学图像选择患者行肾上腺切除手术,难以避免错误切除非优势侧肾上腺,部分患者亦因无法判断功能优势侧,失去手术治愈高血压的机会。因此,我国《原发性醛固酮增多症诊断治疗的专家共识》和国外《原发性醛固酮增多症管理指南》均推荐 AVS 作为原醛症功能分型诊断的"金标准"。目前推荐根据偏侧化指数(lateralization index,LI)来判断醛固酮高分泌的优势侧,即计算双侧肾上腺静脉的醛固酮 / 皮质醇比值之比。推荐在未使用促肾上腺皮质激素时,LI ≥ 2 作为判断优势侧的标准;在使用促肾上腺皮质激素时,LI ≥ 4 作为判断优势侧的标准。

【小结】

患者为年轻女性,存在显著乏力症状。检查提示存在明显低钾血症,考虑患者乏力的原因是低血钾。患者饮食及大小便正常,排除进食不足和胃肠道丢失引起的低血钾。患者有高血压病史,院外未服用利尿剂,排除服用排钾利尿剂引起的低血钾。低血钾也可见于肾小管酸中毒,肾小管酸中毒有尿比重降低、代谢性酸中毒,但本例尿比重正常,排除肾小管酸中毒的可能。患者存在高血压,考虑高血压和低血钾是由同一种原因引起,其中最常见的原因是原醛症。研究显示,新确诊高血压患者的原醛症患病率为 11.2%。除高血压外,原醛症还具有血和尿醛固酮增高,血浆肾素活性低,血浆皮质醇正常的特点。既往将低血钾作为原醛症的诊断条件之一,但近年研究发现仅有 9%~37% 的原醛患者合并低血钾。因此,低血钾可能只存在于较严重的病例中,不作为诊断原醛症的必要条件。患者血浆醛固酮浓度正常,但其肾素活性受抑制,醛固酮 / 肾素活性比值 >30,提示醛固酮分泌过多,结合醛固酮浓度大于 20ng/dl 考虑原醛症可能。原醛症伴严重低血钾时醛固酮分泌受抑制,或许可解释患者血浆醛固酮浓度正常。患者经补钾治疗后血钾恢复,乏力症状改善,根据影像学检查及血浆醛固酮测定考虑原醛症可能性大,但确诊还需要进行醛固酮抑制试验,如静脉生理盐水滴注试验、口服钠负荷试验、氟氢可的松抑制试验或卡托普利试验。对于该患者,还需与假性醛固酮增多症(又称 Liddle 综合征)进行鉴别。Liddle 综合征是一种常染色体显性遗传病,表现为高血压、低血钾、肾素受抑制、醛固酮低以及螺内酯治疗无效。本例经螺内酯治疗后血钾恢复,可排除。确诊试验和影像学结果均提示原醛症。

从本病例中我们得到一些经验,对于高血压患者合并低血钾时,先排除引起低血钾的其他原因,如肾小管酸中毒,再考虑高血压和低血钾是同一原因导致,如原醛症、Liddle 综合征等。在有原醛症高危因素的高血压患者中行筛查试验,如有 ARR 增大时高度怀疑原醛症,进一步开展原醛症的相关检查及诊断性治疗。

(张　昕　阳长强　吕政兵)

参考文献

1. Funder JW, Carey RM, Mantero F, et al. The Management of Primary Aldosteronism: Case Detection, Diagnosis, and Treatment: An Endocrine Society Clinical Practice Guideline [J]. J Clin Endocrinol Metab, 2016, 101 (5): 1889-1916.

2. 中华医学会内分泌学分会肾上腺学组 . 原发性醛固酮增多症诊断治疗的专家共识 [J]. 中华内分泌代谢杂志 , 2016, 32 (003): 188-195.

3. 魏强 , 朱育春 . 原发性醛固酮增多症的功能分型诊断 : 肾上腺静脉采血专家共识 [J]. 现代泌尿外科杂志 , 2020, 25 (3): 205-208.

4. Funder JW, Carey RM, Mantero F, et al. The Management of Primary Aldosteronism: Case Detection, Diagnosis, and Treatment: An Endocrine Society Clinical Practice Guideline [J]. J Clin Endocrinol Metab, 2016, 101 (5): 1889-1916.

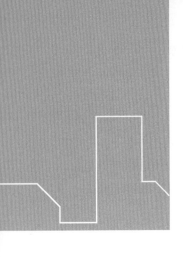

病例 37
高血压合并主动脉缩窄

患者男性,33 岁。因发现血压升高 5 个月余就诊。5 个多月前,患者体检时发现血压增高,最高 180/110mmHg。偶伴乏力,无阵发性头痛、头晕、心悸、多汗、面色苍白,无活动后气紧、双下肢水肿,无肢体活动障碍等不适,遂至医院就诊。予以口服苯磺酸氨氯地平片 5mg/d 治疗后,测血压波动在 140~150/80~90mmHg。患者为进一步诊治就诊。

患者自患病以来精神可,睡眠差,饮食可,小便可,大便干结,体重无明显变化。

【既往史、个人史、家族史】

否认肝炎、结核或其他传染病史。否认过敏史。5 年前曾行阑尾炎手术。否认吸烟、饮酒史。无高血压家族史。

【体格检查】

T 37℃,P 110 次 /min,R 19 次 /min,BP 175/110mmHg。身高 170cm,体重 67kg,BMI 23.18kg/m²。神志清楚,无病容,皮肤巩膜无黄染,全身浅表淋巴结未扪及肿大。颈静脉正常。心界正常,心律齐,胸骨旁 3/4 肋间可闻及收缩期喷射性杂音。胸廓未见异常,双肺叩诊呈清音。双肺呼吸音清,未闻及干湿啰音。腹部外形正常,全腹软,无压痛及反跳痛,腹部未触及包块。肝、脾肋下未触及。双肾未触及。双下肢无水肿。

【辅助检查】

血常规、尿常规、粪便常规、血脂、血糖、肝肾功未见明显异常。心电图:窦性心律,正常心电图。

24 小时动态血压提示:24 小时平均血压 163/89mmHg,白天平均血压 165/92mmHg,夜间平均血压 160/82mmHg。

【初步诊断】

高血压原因待查。

【诊治经过】

门诊停用氨氯地平,调整降压药物为哌唑嗪 0.5mg/ 次,3 次 /d 控制血压,服药 2 周后收入院。患者血压波动于 135~150/95~105mmHg。

查血尿儿茶酚胺、血类固醇、卧立位醛固酮未见明显异常。血儿茶酚胺：去甲肾上腺素 299ng/L，肾上腺素 82ng/L。

尿儿茶酚胺：多巴胺（尿）238.22μg/24h，去甲肾上腺素（尿）81.4μg/24h，肾上腺素（尿）11.64g/24h，24 小时尿量 2.00L。

血类固醇：皮质醇 77.70nmol/L；促肾上腺皮质激素 36.19ng/L。

卧立位醛固酮：血浆肾素活性（卧位）0.46ng/（ml·h），血浆肾素活性（立位）7.07ng/（ml·h）；血管紧张素Ⅱ（卧位）60.46ng/L，血管紧张素Ⅱ（立位）77.80ng/L；醛固酮（卧位）14.73ng/dl，醛固酮（立位）19.83ng/dl；血浆醛固酮/肾素浓度比值（ARR）（卧位）32.02 [（ng·dl⁻¹）:（ng·ml⁻¹·h⁻¹）]，ARR（立位）2.8 [（ng·dl⁻¹）:（ng·ml⁻¹·h⁻¹）]。

查体发现患者双侧足背动脉搏动减弱，结合患者胸骨旁 3/4 肋间可闻及收缩期喷射性杂音的特点，测四肢血压（卧位）：左上肢血压 162/94mmHg；右上肢血压 170/96mmHg；左下肢血压 135/70mmHg；右下肢血压 133/72mmHg。

超声心动图：LV 40mm，LA 25mm，RV 19mm，RA 30mm，IVS 13mm，LVPW 13mm，AO 36mm，AAO 38mm；主动脉窦部及升主动脉增宽；左锁骨下动脉近端内径增宽约 20mm，其开口水平位置降主动脉局部内径变窄约 9mm；降主动脉远端增宽，内径 37mm。降主动脉狭窄处血流变窄、加速Vmax=3.6m/s，压力阶差 53mmHg。诊断：先天性心脏病；主动脉缩窄；主动脉增宽；冠状静脉窦增宽（残存左上腔静脉汇入）；左室收缩功能测值正常（EF 74%）。

先心病血管成像 CT 增强扫描：主动脉弓峡部（左锁骨下动脉起始段远端）缩窄（图 37-1），最窄处管腔宽度约 0.4cm，升主动脉、远侧降主动脉近端稍扩大，管径最粗约 3.4cm。主动脉弓上三大分支增粗，脊柱周围、胸壁小动脉迂曲、增粗。双上腔静脉。左、右冠脉均起自左侧冠状动脉窦。

肾动脉及椎动脉彩超示：双肾动脉血流速度减慢，加速时间延长，动脉阻力指数减低。双侧椎动脉不对称发育，左侧较细。左侧椎动脉阻力指数增高。

患者行先心病介入治疗。积极完成各项术前准备，行经皮主动脉缩窄球囊扩张及支架置入术，术前测缩窄远端压力为 88mmHg/77mmHg/72mmHg（依次为收缩压/平均动脉压/舒张压），缩窄近端压力为 110mmHg/84mmHg/72mmHg，术后测缩窄远端压力为 109mmHg/84mmHg/72mmHg，缩窄近端压力为 102mmHg/82mmHg/72mmHg。

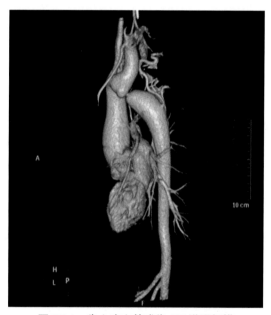

图 37-1 先心病血管成像 CT 增强扫描

术后未服降压药物，次日测四肢血压：右上肢 127/71mmHg，左上肢 117/77mmHg，右下肢 127/74mmHg，左下肢 126/78mmHg。复查肝肾功能、血常规、尿常规未见明显异常。

术后复查超声心动图：主动脉弓降部可见支架影。先天性心脏病主动脉缩窄球囊扩张支架置入术后 2 天降主动脉血流通畅，压力阶差 10mmHg。左室收缩功能测值正常（EF 63.3%）。

X 线胸部检查：心肺未见确切异常。主动脉弓区见金属支架影。先心病血管成像 CT 增强扫描（图 37-2）：主动脉峡部缩窄支架置入术后。双上腔静脉。左、右冠脉均起自左侧冠状动脉窦。未见明显异常。

嘱患者注意休息,避免剧烈运动,避免磕碰、避免受凉;术后1、3、6个月,1年、2年于心内科门诊随访。随访前完善心电图、超声心动图、血常规、肝肾功能、血脂、尿常规等检查。监测血压,如发现血压升高及时就诊。

患者出院后未服用降压药物,血压控制于120~130/70~80mmHg。

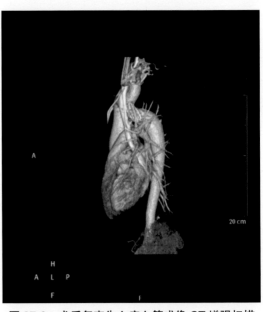

图 37-2　术后复查先心病血管成像 CT 增强扫描

【修正诊断】

1. 先天性心脏病:主动脉缩窄(主动脉弓)。

2. 继发性高血压。

【讨论】

1. 什么是主动脉缩窄

主动脉缩窄(coarctation of aorta,CoA)是指主动脉的局限性狭窄。狭窄最常发生在左锁骨下动脉远端和动脉导管邻近处的主动脉峡部,1760年由Morgagni首次在尸检中发现,CoA是常见的先天性心脏病。占先心病的5%~8%,发病率为活产婴儿的1/2 500。普通人群中约为0.02%~0.06%。在男性中更常见,男女比例约为(1.27~1.74):1。未经治疗的CoA预后不良,平均生存年龄为35岁,75%的患者46岁前死亡,死亡原因主要与并发症有关,如脑出血(颅内动脉瘤)、充血性心力衰竭、主动脉瘤破裂、感染性心内膜/血管内膜炎等。

2. 主动脉缩窄有哪些类型

临床上通常根据狭窄发生部位分为导管前型(婴儿型)及导管后型(成人型)。

(1)导管前型(婴儿型)(10%):缩窄范围较广泛,可累及主动脉弓部,造成主动脉弓发育不良,侧支血管不丰富,常合并室间隔缺损、动脉导管未闭及其他复杂心血管畸形,此型多见于新生儿和婴幼儿,多在出生后数周内出现心力衰竭、心源性休克、酸中毒、肾衰竭,需积极药物治疗、机械通气及手术。

(2)导管后型(成人型)(90%):缩窄发生在左锁骨下动脉开口远端、动脉导管或韧带所在区域(峡部),缩窄段近、远端主动脉之间常形成丰富的侧支循环,很少合并心血管畸形,多见年龄较大儿童或成人。早期多无症状,青少年/成人体检发现上肢高血压及下肢供血不足表现。后期可出现心力衰竭、脑出血及动脉瘤等。

3. 主动脉缩窄有哪些临床表现

主要临床表现为难治性高血压和上、下肢血压压差(上下肢血压压差>20mmHg)。其余临床表现不典型,可有反复呼吸道感染、心功能不全、发绀等。单纯型CoA早期无特殊症状,少数有头晕、头痛;复杂型CoA的临床表现主要取决于合并畸形的情况,可发生心功能不全、充血性心力衰竭。婴儿型CoA的动脉导管发生生理性闭合后,肺循环增加,患儿可出现多汗、呼吸急促、喂食困难、心率增快、心界扩大等症状和体征;合并室间隔缺损的患儿,若存在右向左分流时,左手、足趾可呈现不同程度发绀。当缩窄部位在左锁骨下动脉近心端时,可出现左上、下肢脉搏和血压均减弱的情况,右侧肢体脉搏血压明显高于左侧。

4. 主动脉缩窄常用的诊断方式

(1)四肢血压测量:对所有的高血压初诊患者均应该完成四肢血压测定,一旦发现血压不对称情况,应进一步检查,寻找原因。实际工作中四肢血压测量常常被忽视,这是导致很多 CoA 或其他大血管狭窄(如大动脉炎)被误诊或延期诊断的重要原因。

(2)超声心动图:具有易于操作、价廉、无创的优点。但经验不足的超声医师也常易漏诊 CoA,需要临床医师高度重视,特别是临床情况差的患儿,用简单畸形不能解释的,需反复超声检查。新生儿、急重症患者超声作为筛查 CoA 的首选影像学方法。

(3)磁共振成像(MRI):无需造影剂即可多方位、多序列显示主动脉的全貌及其与周围血管的关系,对 CoA 的敏感性可达 95%,特异性 82%。但由于检查时间长,检查费用昂贵,成像质量受心率、运动伪影、扫描时间、图像信噪比等的影响,MRI 在儿童及部分检查欠配合的患者中推广应用尚未普及。

(4)计算机体层血管成像(CTA):对心外大血管发育异常的敏感性高,能够显示主动脉缩窄的部位、程度和范围,能较准确测量缩窄部的管腔内径、病变长度,能清楚显示缩窄远、近端主动脉状况。

(5)心血管造影(ACG):可以直接显示主动脉缩窄段及侧支循环的情况,观察主动脉的发育情况及其是否伴有动脉瘤等,是诊断 CoA 的"金标准"。目前主要在其他检查难以明确或者造影后同期介入治疗的患者中使用。

5. 主动脉缩窄常用的治疗方法

CoA 治疗方式的选择取决于患者年龄、缩窄类型、缩窄范围、合并畸形的情况。导管介入治疗(球囊扩张和 / 或支架置入)主要用于青少年及成人 CoA 患者,以及外科术后再狭窄或危重小儿姑息治疗,对于解剖以及临床情况合适的青少年及成人患者,CoA 介入治疗已经作为首选替代外科手术的治疗方式。外科手术仍然是治疗小儿 CoA 的标准方法。切除病变的狭窄段,重建主动脉正常血流通道,使血压和循环功能恢复正常。为了最大限度地减少 CoA 的长期并发症,一旦诊断出血流动力学上有意义的 CoA,应尽早进行干预。婴儿期是 CoA 治疗的最佳手术时期。缩窄段压差 >20mmHg,或压差 ≤ 20mmHg,但存在上肢血压高、左心功能不全、进行性左室肥厚也是 CoA 患者行干预的适应证。2018 AHA/ACC 指南对主动脉缩窄诊断和治疗的建议见表 37-1。

表 37-1　2018 AHA/ACC 指南对主动脉缩窄诊断和治疗的建议

分类	等级	建议
诊断		
I	B-NR	建议主动脉缩窄的成人使用心脏磁共振(CMR)或 CTA 进行初始和随访主动脉成像,包括进行过手术或导管介入治疗的患者
I	C-EO	应在主动脉缩窄的所有成人中测量上肢和下肢静息血压
IIa	C-LD	动态血压监测可用于成人主动脉缩窄的高血压的诊断和治疗
IIb	B-NR	通过磁共振血管成像或 CTA 筛查颅内动脉瘤对于成人主动脉缩窄可能是合理的
IIb	C-LD	对于运动的主动脉缩窄的成年人,运动试验评估运动诱发的高血压可能是合理的
治疗		
I	B-NR	对于患有高血压和显著的原发性或复发性主动脉缩窄的成人,建议进行手术修复或基于导管的支架置入术
I	C-EO	建议采用指导性管理和治疗方式治疗伴主动脉缩窄的高血压患者

续表

分类	等级	建议
Ⅱb	B-NR	如果支架置入不可行且手术干预不是一种选择,可考虑对原发性和复发性主动脉缩窄的成人进行球囊血管成形术

推荐类别:

Ⅰ.证据和/或总体一致认为,该治疗或方法有益、有用或有效:推荐;

Ⅱa.证据/观点倾向于有用/有效:应该考虑;

Ⅱb.证据/观点不足以确立有用/有效:可以考虑;

Ⅲ.证据和/或专家一致认为,该治疗或方法无用/无效,在某些情况下可能有害:不推荐。

证据等级:

Level A:证据来自高质量的多项随机对照临床试验或由随机对照临床试验组成的荟萃分析;

Level B-R:证据来自中等质量的单项或多项随机临床试验或由随机对照临床试验组成的荟萃分析;

Level B-NR:证据来自中等质量的单项或多项大型非随机对照研究,观察性研究或登记注册研究,或这些研究组成的荟萃分析;

Level C-LD:证据来自具有设计或执行限制的随机或非随机观察性或注册研究,或这些研究组成的荟萃分析;

Level C-EO:证据来自专家共识

6. 主动脉缩窄所致继发性高血压的药物选择

目前针对主动脉缩窄所致的继发性高血压,没有最佳的药物治疗建议。《2008年美国心脏病学会/美国心脏协会(ACC/AHA)成人先天性心脏病治疗指南》建议将β受体阻滞剂、血管紧张素转换酶抑制剂(ACEI)或血管紧张素受体阻滞药(ARB)作为CoA修复术后患者高血压治疗的治疗药物。然而,在CoA患者中,没有针对不同的降压药进行比较的研究。因此,应针对患者个体情况制订治疗建议。

7. 该患者就诊时仅表现为血压升高,如何在社区医院考虑主动脉缩窄可能

对于怀疑继发性高血压的患者,除常规诊室血压测量外,还需要进行四肢血压测量,对上、下肢血压压差 >20mmHg 甚至下肢血压不高于上肢血压的患者,应怀疑主动脉缩窄可能。

8. 患者主动脉缩窄术后,是否可以不再服用降压药物

对于主动脉缩窄行外科手术或介入术后的患者,术后血压控制尚可,可暂停降压药治疗,但应长期监测血压,并定期于医院随访。在接受手术或经导管介入治疗的患者中,可能有高达 1/3 患者仍为高血压。并且,在婴儿期修复的患者,<5% 的人发展为高血压,而在童年或成年期间修复的患者中,>25% 的患者会再进展为高血压。因此需要终身监控,若发现血压再次升高应及时就诊。

9. 主动脉缩窄的患者是否可以通过手术根治

CoA 不是单纯的主动脉局灶性狭窄,而是一组系列病变。在 CoA 患者中,存在主动脉弹性特性和内皮功能的异常,这种异常不能通过手术完全纠正,且 CoA 常合并二叶式主动脉瓣、降落伞二尖瓣等。故目前没有外科或介入技术可以治愈 CoA 相关的全部病变。未能修复缩窄的患者常在 50 岁前死亡。患者外科手术后再缩窄的风险约为 11%。当再缩窄发生时,建议进行球囊血管成形术及支架置入,或再次外科手术。但即使进行了干预,仍然存在主动脉瘤、高血压的风险。在主动脉缩窄(治疗或未治疗)的患者中,发生脑动脉瘤的风险也会增加。因此,诊断为主动脉缩窄的患者应寻求先心病专家的终生随访。

【小结】

该患者为 33 岁青年男性。起病隐匿,病程长,主要表现为血压升高。查体胸骨旁 3/4 肋间可闻及收缩期喷射性杂音,双侧足背动脉搏动减弱。测得四肢血压(卧位):左上肢血压 162/94mmHg;右

上肢血压 170/96mmHg；左下肢血压 135/70mmHg；右下肢血压 133/72mmHg。考虑继发性高血压、主动脉缩窄可能。查超声心动图和先心病血管成像 CT 增强扫描提示主动脉弓峡部缩窄，压力阶差 53mmHg。诊断明确，药物治疗基础上行经皮主动脉缩窄球囊扩张及支架置入术。术后停用降压药，血压控制尚可。通过此病例的学习，我们应该掌握主动脉缩窄的分类和诊断，对于怀疑继发性高血压的患者，需要进行四肢血压测量，避免漏诊主动脉缩窄，早期发现，尽早有效地干预、治疗。

（叶润宇　冯 沅）

参考文献

1. Stout KK, Daniels CJ, Aboulhosn JA, et al. 2018 AHA/ACC Guideline for the Management of Adults With Congenital Heart Disease: A Report of the American College of Cardiology/American Heart Association Task Force on Clinical Practice Guidelines [J]. Circulation, 2019, 139 (14): e698-e800.

2. Kenny D, Hijazi ZM. Coarctation of the aorta: from fetal life to adulthood [J]. Cardiology Journal, 2011, 18 (5): 487-495.

3. Silversides CK, Kiess M, Beauchesne L, et al. Canadian Cardiovascular Society 2009 Consensus Conference on the management of adults with congenital heart disease: outflow tract obstruction, coarctation of the aorta, tetralogy of Fallot, Ebstein anomaly and Marfan's syndrome [J]. Can J Cardiol, 2010, 26 (3): e80-e97.

4. Warnes CA, Williams RG, Bashore TM, et al. ACC/AHA 2008 guidelines for the management of adults with congenital heart disease: a report of the American College of Cardiology/American Heart Association Task Force on Practice Guidelines (writing committee to develop guidelines on the management of adults with congenital heart disease)[J]. Circulation, 2008, 118: e714-e833.

5. 张菲晏, 计晓娟. 先天性主动脉缩窄的临床诊疗进展 [J]. 局解手术学杂志, 2018, 27 (2): 148-152.

6. 王苗, 张蕾. 主动脉缩窄的治疗研究进展 [J]. 国际儿科学杂志, 2017, 44 (4): 245-248.

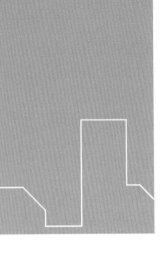

病例 38
高血压合并阻塞性睡眠呼吸暂停低通气综合征

患者女性,41 岁。因发现血压升高 1 年余就诊。1 年前患者于体检时发现血压升高,最高血压190/110mmHg。无头晕、头痛,恶心、呕吐,无视物旋转、黑矇,无心悸、胸闷、胸痛,无肢体乏力等不适,未予重视及特殊处理。3 个多月前患者于体检时再次测血压高达207/124mmHg,仍无头晕、头痛、恶心、呕吐、乏力等不适。行常规超声心动图:LV 49mm LA 31mm IVS 13mm LVPW 12mm AAO 35mm EF 65%;提示室间隔增厚,左室舒张功能降低。空腹血糖 6.52mmol/L。甘油三酯2.96mmol/L,总胆固醇 6.01mmol/L。尿常规:蛋白质(++)。予以苯磺酸氨氯地平片 5mg/d,缬沙坦 80mg/d,氢氯噻嗪12.5mg/d,阿托伐他汀钙 20mg/d 治疗,血压仍然波动在 160~170/95~110mmHg。为求进一步诊治,于医院心脏内科高血压专科门诊就诊。为避免药物对继发性高血压筛查的影响,门诊停用缬沙坦,苯磺酸氨氯地平和氢氯噻嗪 4 周,调整降压方案为:盐酸维拉帕米缓释片 240mg/d,特拉唑嗪(2mg/ 次,3 次 /d)降压,嘱患者监测血压水平,院外等候入院。

患者自患病以来,精神食欲可,大小便正常,睡眠正常。

【既往史、个人史、家族史】

13 年前因"月经不调"入院就诊,考虑多囊卵巢综合征。治疗后自诉目前月经规律(具体治疗不详),体重增长 25kg 左右。否认肝炎、结核等传染病史。无吸烟、饮酒史。父母健在,均无高血压。

【体格检查】

T 36.7℃,P 87 次 /min,R 20 次 /min,BP 162/93mmHg,BMI 31kg/m²。神志清楚,慢性病容,皮肤巩膜无黄染,全身浅表淋巴结未扪及肿大。颈静脉正常。心界正常,心律齐,各瓣膜区未闻及杂音。胸廓未见异常,双肺叩诊呈清音。双肺呼吸音清,未闻及干湿啰音。腹型肥胖,腰围 92cm,全腹软,无压痛及反跳痛,腹部未触及包块。肝、脾肋下未触及。脾肋下未触及。双肾未触及,肾区无叩痛。双下肢无水肿。

四肢血压:左上肢血压 163/93mmHg;左下肢血压 188/115mmHg;右上肢血压 158/86mmHg;右下肢血压 180/108mmHg。

【辅助检查】

血常规、粪便常规、凝血功能未见明显异常。尿常规：尿酮体定性（+），尿葡萄糖正常，尿蛋白（++）。空腹葡萄糖 6.52mmol/L。甘油三酯 2.96mmol/L，总胆固醇 6.01mmol/L，低密度脂蛋白胆固醇 3.5mmol/L。电解质：血钾 4.2mmol/L。

心电图：窦性心律，左室高电压，ST-T 改变。

常规超声心动图：LV 49mm，LA 31mm，IVS 13mm，LVPW 12mm，AAO 35mm，EF 65%；室间隔增厚，左室舒张功能降低。

【初步诊断】

1. 高血压病 3 级、高危。
2. 高脂血症。
3. 蛋白尿。
4. 空腹血糖受损。

【诊治经过】

入院后，进一步完善继发性高血压及高血压靶器官相关损害筛查。检查结果如下：

肾功能：24 小时尿量 1.25L、尿白蛋白 / 肌酐 67.4mg/g；蛋白尿 0.24g/24h；肌酐 85μmol/L，尿酸 310μmol/L。

C 反应蛋白 4.39mg/L；ANCA、心磷脂及免疫相关指标（包括类风湿因子，循环免疫复合物，抗核抗体，抗双链 DNA 抗体，抗 RNP 抗体、抗 SM 抗体、抗 SSA 抗体、抗 SSB 抗体、IgG、IgA、IgM、IgE，以及补体 C3、C4）检查正常。

OGTT：空腹血糖 6.5mmol/L；餐后 2 小时血糖 13.3mmol/L。糖化血红蛋白 6.7%。

卧立位试验：血浆肾素活性（卧位）0.17ng/（ml·h），血浆肾素活性（立位）1.56ng/（ml·h）；血浆紧张素Ⅱ（卧位）53.64ng/L，血浆紧张素Ⅱ（立位）70.34ng/L；醛固酮（卧位）22.99ng/dl，醛固酮（立位）26.27ng/dl。

其他激素水平：促肾上腺皮质激素（ACTH）27.09ng/L。血皮质醇生理波动：皮质醇（08：00）242.2nmol/L，皮质醇（16：00）154nmol/L，皮质醇（24：00）44.61nmol/L，正常。

血尿儿茶酚胺：去甲肾上腺素 444ng/L，肾上腺素 63ng/L；尿去甲肾上腺素 56.4μg/24h，尿肾上腺素 23.0μg/24h，尿多巴胺 62.14μg/24h；甲状腺功能以及性激素水平正常。

心电图：窦性心律，左室高电压，ST-T 改变。

常规超声心动图：LV 48mm，LA 29mm，RA 35mm，IVS 13mm，LVPW 12mm，AAO 32mm，EF 61%；室间隔增厚，心脏收缩功能测量值正常。

双肾、肾上腺彩超以及双肾动脉彩超：未见明显异常。

颈动脉彩超：左侧颈总动脉分叉处见粥样硬化斑块。

腹部以及女性妇科彩超：脂肪肝，双侧附件未见异常。

肾脏及肾上腺增强 CT：左肾上腺小结节样改变，可疑增生，右肾囊肿。

SPECT 肾动态显像：双肾功能未见异常，双肾上尿路引流通畅。

24 小时动态血压：全天平均血压 155/92mmHg，白天平均血压 153/87mmHg，夜间平均血压

158/95mmHg。

整夜睡眠呼吸监测:阻塞性睡眠呼吸暂停低通气综合征,重度,呼吸暂停低通气指数(AHI)43.6 次/h。

患者系中年女性,多次测量血压水平升高。院外使用多种降压药物,血压水平控制不佳,故应注意继发性因素的筛查。虽然肾上腺有增生,但是醛固酮水平未见明显升高,肾素水平无明显抑制,ARR 比值正常,且多次复查血钾都在正常范围,因此排除了原发性醛固酮增多症的可能。再者,患者明显肥胖,BMI 31kg/m²,追问病史,有夜间打鼾的现象,整夜睡眠呼吸监测,AHI 43.6 次/h,呈现重度睡眠呼吸暂停低通气综合征。

明确诊断后,调整治疗方案为:厄贝沙坦氢氯噻嗪 162.5mg/d(厄贝沙坦 150mg/ 氢氯噻嗪 12.5mg),厄贝沙坦 150mg/d,硝苯地平控释片(30mg/ 次,2 次/d),阿卡波糖(50mg/ 次,3 次/d),二甲双胍 850mg/d,阿托伐他汀钙 20mg/ 晚,阿司匹林 100mg/d,并进行连续气道正压通气(continuous positive airway pressure,CPAP)呼吸机治疗,每夜持续使用 6 小时以上。3 个月后嘱门诊随访,复查 AHI。同时建议患者进行高血压生活方式的改善,低盐低脂饮食,每天钠盐摄入 <6g,多摄入蔬菜水果,少摄入饱和脂肪酸等肉类;每周定期中等以上强度运动(骑车、跑步、游泳等),每周 3~5 次,每次持续 30 分钟以上,降低体重,争取 3 个月减轻 10~15kg,尽快控制 BMI 在 24kg/m² 以下的正常水平。

出院后,嘱咐患者每 3 个月进行门诊随访,测量体重,计算 BMI,复查血脂、血糖以及 AHI,监测血压水平。3 个月后门诊随访,患者 24 小时动态血压:全天平均血压 132/82mmHg,白天平均血压 135/85mmHg,夜间平均血压 130/80mmHg,AHI 降低至 16 次/h,患者体重减轻 15kg,目前患者血压较之前明显下降,特别是夜间血压。嘱患者将硝苯地平控释片减为 30mg/d,其他方案不变,继续生活方式控制以及 CPAP 治疗,半年后门诊随访。

【修正诊断】

1. 高血压 3 级、很高危。
2. 重度阻塞性睡眠呼吸暂停低通气综合征。
3. 2 型糖尿病。
4. 左侧颈动脉粥样硬化斑块。
5. 高脂血症。
6. 左侧肾上腺结节。

【讨论】

1. 什么是阻塞性睡眠呼吸暂停低通气综合征

睡眠呼吸暂停低通气综合征(sleep apnea-hypopnea syndrome,SAHS)是一种以睡眠期间反复出现呼吸暂停及低通气为特点的临床综合征。通常伴有打鼾,频繁发生的血氧饱和度下降,睡眠结构紊乱,夜间有窒息感或憋醒,白天嗜睡,记忆力下降等病症。本病分为中枢性、阻塞性以及混合性三种类型。临床上最常见的是阻塞性睡眠呼吸暂停低通气综合征(obstructive sleep apnea-hypopnea syndrome,OSAHS),常与高血压合并发生,是继发性高血压的重要病因之一,可造成多系统器官功能损害。在美国,OSAHS 在成人中的发生率大概是 20% 左右,男性 > 女性,且随着年龄增加,发病率增加。国内的发病率,大概在 3%~10% 不等。

2. OSAHS 引起血压升高的机制

在正常睡眠时,心血管系统会表现为交感活性下降,心率降低,血压下降,致心律失常作用减弱,副交感活性增加,心脏不应期延长。而 OSAHS 时,反复发作的呼吸暂停导致的低氧、高碳酸血症、胸廓内压力改变,使交感活性过度激活,大脑皮层兴奋;同时,炎性反应、氧化应激、内皮功能紊乱,脂联素等激活导致的神经-体液调节障碍,进而引起血压升高、心率增快等。在一项对 125 名难治性高血压患者的研究中发现,OSAHS 是难治性高血压最常见的伴发因素(约 64%),同时,另一项对 200 多例黑人高血压进行 OSAHS 发病风险的 Logistic 回归分析中,也发现难治性高血压患者发生 OSAHS 的风险是其他高血压患者的 2.5 倍。因此,OSAHS 可能是导致血压难以控制的一大重要病因。

3. 如何诊断 OSAHS,在诊断分型上有什么误区

整夜多导睡眠图(polysomnography,PSG)监测是诊断 OSAHS 的"金标准"。临床医生应根据病史、体征以及 PSG 的监测结果进行判断。诊断标准:临床有典型的夜间睡眠打鼾伴呼吸暂停、日间嗜睡等症状,其中对于嗜睡程度的主观评价,主要使用 Epworth 嗜睡量表(Epworth sleepiness scale,ESS)(表 38-1),对于 ESS 评分 ≥ 9 分,查体可见上气道任何部位的狭窄及阻塞,AHI ≥ 5 次 /h 者可进行诊断。其中 AHI 是平均每小时呼吸暂停与低通气次数之和,是呼吸暂停严重程度的测量指标。临床上将 OSAHS 分为轻度、中度以及重度,主要判断指标是 AHI,夜间最低动脉血氧饱和度(SaO_2)作为参考(表 38-2)。若患者同时符合高血压以及 OSAHS 的诊断标准,可定义为 OSAHS 相关性高血压,但要注意排除其他类型的继发性高血压,有打鼾以及白天嗜睡的疾病,如单纯鼾症、上气道阻力综合征、不宁腿综合征等。

表 38-1　Epworth 嗜睡量表

在以下情况有无嗜睡可能性	从不(0)	很好(1)	有时(2)	经常(3)
坐着阅读时				
看电视时				
在公共场所坐着不动时(如在剧场或开会)				
长时间坐车时中间不休息(超过 1 小时)				
饭后休息时(未饮酒时)				
开车等红绿灯时				
下午静卧休息时				

表 38-2　成人 OSAHS 严重程度依据 AHI 和 / 或夜间最低血氧饱和度来判断的依据

严重程度	AHI/(次·h^{-1})	夜间最低血氧饱和度 /%
轻度	5~15	85~90
中度	15~30	80~85
重度	>30	<80

4. OSAHS 的危害及常见的危险因素

目前普遍认为 OSAHS 是一种全身性疾病。是高血压的独立危险因素,与冠状动脉粥样硬化性心脏病、心力衰竭、心律失常、糖尿病等密切相关,同时又是引起猝死、道路交通事故的重要原因。其中,肥胖(BMI>28kg/m^2)、年龄(随着年龄增加,患病率增加)、性别(男性 > 女性)、吸烟、上气道解剖异常、大量饮酒以及服用镇静催眠或肌肉松弛类药物、有家族史等,都是 OSAHS 的主要危险因素,应注意识别。同时,合并难治性高血压,充血性心力衰竭,心房颤动,夜间心律失常,脑卒中,肺动脉高压,

职业司机,减重人群等,也是 OSAHS 的高危人群,应注意病史询问,查体以及筛查。

5. OSAHS 的治疗策略是什么

OSAHS 是一种慢性疾病,应进行长期、多学科的治疗管理。治疗上包括内科治疗、行为治疗和外科治疗。其治疗目的:解除睡眠呼吸暂停,纠正睡眠期低氧,改善睡眠结构,提高睡眠质量和生活质量,降低 OSAHS 的相关合并症发生率和病死率。治疗策略主要包括:①危险因素的控制,戒酒、戒烟、慎用镇静催眠药物及其他可引起或加重 OSAHS 的药物,同时进行减重,饮食控制,加强锻炼。②病因治疗,纠正引起 OSAHS 或使之加重的基础疾病,如应用甲状腺素治疗甲状腺功能减低等。③体位治疗,尽量侧卧。④无创气道正压通气治疗,一般适合于中、重度 OSAHS(AHI>15 次/h),CPAP 为首选,设置合适的 CPAP 压力水平是保证疗效的关键。⑤口腔矫治器,适用于单纯鼾症及轻、中度的 OSAHS 患者,特别是有下颌后缩者。⑥外科治疗,仅适合于手术确实可解除上气道阻塞的患者,通常手术不宜作为本病的初始治疗手段。

6. OSAHS 引起高血压的特点,如何选择降压药物

OSAHS 可表现为持续血压升高,清晨高血压或者夜间高血压,或血压伴随睡眠呼吸暂停呈周期性改变。OSAHS 易导致血压节律的紊乱,出现"非杓型"及"反杓型"等不良血压模型的概率增加,加重靶器官损害以及心力衰竭、心肌梗死等事件的发生。对于 OSAHS 的治疗,目前研究显示:单纯药物降压很难控制血压达标,且药物研究样本量小,随访周期短,争议较大。其中,多数认为 ACEI/ARB 能有效抑制 RAAS,是首选的治疗药物。有文献报道,CCB 可能加重夜间睡眠过程中局部低垂部位组织间隙水肿,进而加重气道梗阻,故不作为首选。但目前仍缺乏药物之间对比强有力的证据。连续气道正压通气(CPAP)是治疗 OSAHS 最为有效的治疗方法,主要用于中、重度 OSAHS(AHI ≥ 15 次/h),但患者对 CPAP 的依从性,嗜睡状态,基础血压水平,AHI 严重程度等都是影响其降压效果的因素。因此,血压的控制还有赖于对 OSAHS 的综合治疗。

7. OSAHS 和高血压关系,两者能否合并存在

高血压和 OSAHS 是一种双向关系,据报道,大约 30%~80% 的原发性高血压患者可能合并 OSAHS,而在普通人群中,OSAHS 发病率大概为 10% 左右,因此在高血压患者中 OSAHS 的发生比在普通人群更为常见。另一方面,OSAHS 患者发生高血压的概率明显增加,一项对 1 889 名由于睡眠问题就诊的无高血压患者的研究中发现,与非 OSAHS 患者相比,未经治疗的 OSAHS 会显著增加高血压发生的风险,且随着 AHI 的加重,高血压发病风险增加。同时,OSAHS 也是难治性高血压最常见的伴发因素。

【小结】

本例患者发病年龄 40 岁左右。血压水平重度升高,同时有以下特点:肥胖(BMI>30kg/m², 腰围 92cm)、运动少、高脂血症、颈动脉粥样硬化斑块、2 型糖尿病,符合代谢综合征的表现。当地医院行 3 联降压以及降脂治疗后,血压仍控制不佳;鉴于上述危险因素,同时有夜间打鼾病史,24 小时动态血压呈反杓型,予以整夜睡眠呼吸监测,发现 AHI 43.6 次/h,诊断为重度 OSAHS。给予药物治疗、CPAP 治疗和生活方式控制等综合治疗后,患者血压明显下降,症状改善。因此,对于重度肥胖,有多重 OSAHS 危险因素的患者,要进行甄别,尽快行 PSG 监测,并推荐中、重度 OSAHS 患者行 CPAP 治疗,建立整体防控的综合防治概念,早日控制血压达标,减少高血压靶器官损害以及心脑血管事件。

（廖 行）

参考文献

1. 中华医学会呼吸病学分会睡眠呼吸障碍学组 . 阻塞性睡眠呼吸暂停低通气量综合征诊治指南 (2011 年修订版)[J]. 中国结核和呼吸杂志 , 2012, 1 (35): 9-12.

2. Chirinos JA, Gurubhagavatula I, Teff K, et al. CPAP, weight loss, or both for obstructive sleep apnea [J]. N Engl J Med, 2014, 370 (24): 2265-2275.

3. Jhamb M, Unruh M. Bidirectional relationship of hypertension with obstructive sleep apnea [J]. Curr Opin Pulm Med, 2014, 20 (6): 558-564.

4. Somers VK, White DP, Amin R, et al. Sleep apnea and cardiovascular disease: an American Heart Association/american College Of Cardiology Foundation Scientific Statement from the American Heart Association Council for High Blood Pressure Research Professional Education Committee, Council on Clinical Cardiology, Stroke Council, and Council On Cardiovascular Nursing. In collaboration with the National Heart, Lung, and Blood Institute National Center on Sleep Disorders Research (National Institutes of Health)[J]. Circulation, 2008, 118 (10): 1080-1111.

5. Kraiczi H, Hedner J, Peker Y, et al. Comparison of atenolol, amlodipine, enalapril, hydrochlorothiazide, and losartan for antihypertensive treatment in patients with obstructive sleep apnea [J]. Am J Respir Crit Care Med, 2000, 161 (5): 1423-1428.

6. Muxfeldt ES, Margallo V and Costa LM, et al. Effects of continuous positive airway pressure treatment on clinic and ambulatory blood pressures in patients with obstructive sleep apnea and resistant hypertension: a randomized controlled trial [J]. Hypertension, 2015, 65 (4): 736-742.

7. Pedrosa RP, Drager LF, Gonzaga CC, et al. Obstructive sleep apnea: the most common secondary cause of hypertension associated with resistant hypertension [J]. Hypertension, 2011, 58 (5): 811-817.

8. Demede M, Pandey A, Zizi F, et al. Resistant hypertension and obstructive sleep apnea in the primary-care setting [J]. Int J Hypertens, 2011, 2011: 340929.

9. Marin JM, Agusti A, Villar I, et al. Association between treated and untreated obstructive sleep apnea and risk of hypertension [J]. JAMA, 2012, 307 (20): 2169-2176.

10. Silverberg DS, Oksenberg A. Are sleep-related breathing disorders important contributing factors to the production of essential hypertension ? [J]. Curr Hypertens Rep, 2001, 3 (3): 209-215.

11. Peppard PE, Young T, Barnet JH, et al. Increased prevalence of sleep-disordered breathing in adults [J]. Am J Epidemiol, 2013, 177 (9): 1006-1014.

12. Pedrosa RP, Drager LF, Gonzaga CC, et al. Obstructive sleep apnea: the most common secondary cause of hypertension associated with resistant hypertension [J]. Hypertension, 2011, 58 (5): 811-817.

13. Torres G, Sánchez-de-la-Torre M, Barbé F. Relationship Between OSA and Hypertension [J]. Chest, 2015, 148 (3): 824-832.

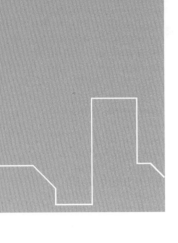

病例 39
高血压合并阵发性心房颤动

患者男性,69 岁。因血压升高 40 余年,反复心悸 2 个月就诊。40 多年前患者体检发现血压升高,最高血压 180/? mmHg。无头晕、头痛,未予重视。23 年前于医院诊断为高血压病。给予阿替洛尔、硝苯地平口服(剂量不详),未监测血压。2 个月前反复发作心悸,持续数小时至 1 天不等,当地医院诊断为阵发性房颤。给予缬沙坦 80mg/d,美托洛尔(25mg/ 次,2 次 /d),苯磺酸氨氯地平 5mg/d,曲美他嗪(20mg/ 次,3 次 /d),阿司匹林 100mg/d,阿托伐他汀钙 20mg/ 晚口服治疗。患者仍有反复心悸发作,故转至上级医院进一步调整药物。

患者自发病以来,精神、食欲、睡眠可,体重无明显变化。

【既往史、个人史、家族史】

6 余年前诊断为冠心病、非 ST 段抬高心肌梗死,给予冠脉造影及支架置入术。长期间断牙龈出血,未予诊治。否认吸烟及饮酒。母亲有高血压病史。

【体格检查】

T 36.4℃,P 70 次 /min,R 18 次 /min,BP 141/73mmHg,BMI 22.1kg/m²。神志清楚,慢性病容,皮肤巩膜无黄染,全身浅表淋巴结未扪及肿大。颈静脉正常。心界不大,心音强弱不等,心率 98 次 /min,心律不齐,各瓣膜区未闻及杂音。胸廓未见异常,双肺叩诊呈清音。双肺呼吸音清,未闻及干湿啰音。全腹软,未闻及血管杂音,全腹无压痛及反跳痛,腹部未触及包块。肝脏肋下未触及。肾区无叩痛,双肾未触及,下肢无水肿。

【辅助检查】

血常规、尿常规、粪便常规、肝肾功能、血脂、尿白蛋白 / 肌酐、凝血功能及甲状腺功能未见异常。心电图示(图 39-1):心房颤动(简称房颤)。

超声心动图示:左房增大(43mm),室间隔增厚,左室收缩功能测值正常(EF 60%)。

颈动脉彩超:左侧颈总动脉内中膜增厚(左侧颈总动脉 IMT 1.1mm,右侧颈总动脉 IMT 0.8mm),左侧颈动脉粥样斑块,右侧未见异常。

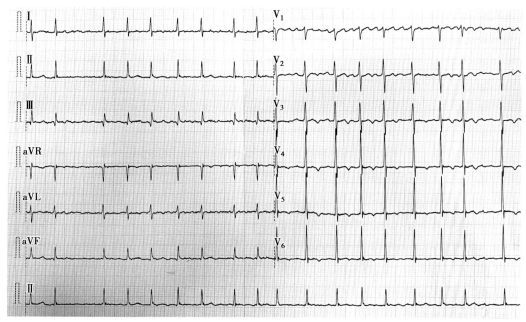

图 39-1　心悸发作时心电图

【初步诊断】

1. 高血压病 3 级、很高危。
2. 阵发性房颤。
3. 冠心病,陈旧性心肌梗死,冠脉支架置入术后。

【诊治经过】

　　患者高血压病史 40 余年,6 年前因非 ST 段抬高心肌梗死行支架置入术,2 个月前出现心悸症状。心悸发作时行心电图提示心房颤动。给予琥珀酸美托洛尔缓释片治疗后,心悸症状仍反复发作。建议患者行房颤射频消融术,但患者拒绝手术,给予口服胺碘酮维持窦性心律,并给予口服抗凝药预防卒中及动脉系统栓塞。继续给予冠心病二级预防及降压治疗。具体药物调整如下:苯磺酸氨氯地平 5mg/d,缬沙坦 80mg/d,阿托伐他汀钙 20mg/ 晚,盐酸曲美他嗪(20mg/ 次,3 次 /d),利伐沙班 15mg/d,胺碘酮(200mg/ 次,3 次 /d)(负荷剂量)。因患者长期有间断牙龈出血,使用抗凝药物期间需要密切观察牙龈出血有无加重。住院期间患者血压控制在 120/80mmHg 左右,患者诉心悸症状有所缓解,多次复查心电图提示窦性心律,心率为 50~60 次 /min。牙龈出血未见明显加重,继续目前药物治疗,每个月社区随访,复查心电图及 24 小时动态心电图。

【修正诊断】

1. 高血压病 3 级、很高危。左房增大,室间隔增厚,阵发性房颤,心功能 Ⅰ 级。
2. 冠心病,陈旧性心肌梗死,支架置入术后。

【讨论】

1. 高血压合并心房颤动有哪些危害

高血压是脑卒中、冠心病和心力衰竭等心脑血管疾病重要的危险因素,心房颤动(简称房颤)使脑卒中的发病风险增加 5~8 倍。多项研究显示,高血压合并心房颤动对患者的危害具有叠加效应。合并高血压的心房颤动患者,脑卒中的发病风险又额外增加 2~3 倍。心房颤动患者口服凝血酶抑制剂预防卒中(SPORTIF)Ⅲ~Ⅴ研究发现,对于心房颤动患者,随着平均收缩压从 140mmHg 逐渐升高至 160mmHg,其脑卒中及血管栓塞事件的年发生率可从 1.5% 增加至 3.5% 左右。高血压合并心房颤动不仅增加了脑卒中的患病率,同时也产生其他的危害。老年收缩期高血压计划(SHEP)研究表明,经过 4.7 年的随访,心房颤动使高血压患者全因死亡风险和心血管死亡风险分别增加 2.44 倍和 1.39 倍,经过 14.3 年的随访,二者的死亡风险分别增加 1.33 倍和 1.21 倍。此外,氯沙坦干预降低高血压终点(LIFE)研究发现,与窦性心律相比,心房颤动分别增加了高血压患者的心血管病病死率、心脏猝死率、全因死亡率、脑卒中和心力衰竭发病率。

2. 高血压患者更容易发生房颤吗

高血压人群发生房颤的风险是正常人群的 1.7 倍,有 1/6 的房颤被认为是和高血压相关的。高血压患者长期处于动脉高压状态,左心室压力负荷增加,致使心肌细胞肥大及间质纤维化,左心室舒张末期压力增高,从而引起肺静脉压力牵张、心房扩大及纤维化,左房内径增大,心房纤维化导致心肌不应期不一致,引起心房电重构,使得心房颤动的发生风险明显增加。肾素-血管紧张素-醛固酮系统(RAAS)激活是高血压和心房颤动的共同病理生理基础,多数高血压患者 RAAS 系统过度激活,而其主要效应成分血管紧张素Ⅱ(Ang Ⅱ)对心房颤动的发生和维持发挥着重要作用。Ang Ⅱ 已被确认是心房颤动与心房重构中的一个关键因素。在高血压患者中,激活牵张受体被认为是基本的触发心律失常的因素。Ang Ⅱ 还可改变心房电生理并间接影响钙离子通道,增加钙内流,促进炎症,而且还可能损害细胞间耦合与间隙连接重构。根据多子波假说,心房颤动的维持有赖于心房内一定数量的折返子波同时存在,而任何时间波群的数量依赖于心房不同部位的不应期、体积及传导速度。在 Ang Ⅱ 作用下,心房体积大而不应期短和延迟传导可以增加波群数目,导致持续性心房颤动发生。所以高血压通过血流动力学改变和 RAAS 系统的过度激活所引起的心房结构重构和电重构,为心房颤动的发生和维持提供病理生理基础。

3. 高血压对房颤患者卒中风险及出血风险的影响

房颤血栓危险度评分(CHA$_2$DS$_2$-VASc 评分)作为临床简单实用的房颤患者卒中风险分层标准已被广泛应用,研究表明,没有临床卒中危险因素的患者不需要抗栓治疗,而有卒中危险因素(即 CHA$_2$DS$_2$-VASc 评分 ≥ 1 分的男性以及 ≥ 2 分的女性)的患者可能从口服抗凝药物中获益。CHA$_2$DS$_2$-VASc 评分:充血性心力衰竭(1 分),高血压(1 分),年龄 ≥ 75 岁(2 分),糖尿病(1 分),卒中(2 分),血管疾病(1 分),年龄 65~74 岁(1 分),性别女性(1 分)。出血风险评分(HAS-BLED 评分)包括未控制的高血压(SBP ≥ 160mmHg)、肝肾功能异常、卒中、既往出血史或出血倾向、国际标准化比值(INR)不稳定、老年(年龄 >65 岁)、药物(同时应用抗血小板药物或非甾体抗炎药物)或酗酒,每项各 1 分,可以用于评估进行抗凝的房颤患者的出血风险,以便临床医生更好地掌握出血风险。随着总得分的增加,房颤患者每年大出血风险显著升高。目前临床认为 HAS-BLED 积分 ≥ 3 分提示出血高风险,但这并不是抗凝治疗的禁忌证,应注意纠正增加出血风险的可控因素,予以抗凝的同时密切监测,并加强随访。

4. 高血压合并房颤患者血压控制目标及降压药物的选择

高血压患者一旦合并心房颤动,其危险分层为很高危,因此需要立即启动高血压规范化管理。在 2009 年 Conen 教授进行了一项研究,纳入 34 000 多名无房颤的患者,血压水平各异,随访 12.4 年,评估高血压对房颤发生率的影响。研究表明,SBP>130mmHg 或 DBP>85mmHg 的患者,房颤新发事件率显著增加。因此,目前多数观点认为,高血压合并房颤患者的血压靶目标为 130/80mmHg 以下。但我们也常常在临床工作中注意到,房颤患者在发作急性期时,由于心率明显增快,心输出量增多,由于心悸不适等应激反应,患者交感神经兴奋性增加,外周血管阻力增加等因素导致血压显著增高,一旦急性应激因素改善又可能导致血压降低。对于高血压合并房颤患者,强效降压有助于减轻左房负荷,减少房颤发作。有研究表明,在抗心律失常药物治疗基础上加用 ACEI/ARB,可显著减少阵发性房颤发作次数。对于持续性房颤患者,也有研究表明,胺碘酮联合厄贝沙坦可能助于延长持续性房颤患者转复窦性心律的维持时间。从病理生理学的角度考虑,RAASI 可作用于高血压和房颤的共同病理生理基础,可抑制 RAAS 激活导致的心房结构重构和电重构。另外,若患者同时合并心功能不全,β 受体阻滞剂可进一步减少房颤的发生率及改善预后。CCB 和利尿剂在高血压合并房颤患者管理中的地位目前研究证据相对不足。因此,高血压合并房颤患者,降压药物选择方面倾向于首选 RAASI 及 β 受体阻滞剂。

5. 非瓣膜房颤患者卒中预防的常用抗凝药物有哪些

口服维生素 K 拮抗剂(VKAs),如华法林,是首先被用于房颤患者的抗凝剂。与对照组相比(阿司匹林或不治疗),VKA 治疗降低 2/3 的卒中风险和 1/4 的死亡,但是 VKAs 的使用受到其治疗区间窄,必须频繁监测 INR(国际标准化比值)和调整剂量的限制。作为 VKAs 合适的替代品,新型口服抗凝药非维生素 K 拮抗剂(non-vitamin K antagonist oral anticoagulants,NOACs)不仅效果均可预测(起效和失效),而且不需要规律的抗凝监测,因此,在临床实践中的使用迅速增加。NOACs 包括直接凝血酶抑制剂达比加群和 X a 因子抑制剂阿哌沙班、依度沙班和利伐沙班。在 ARISTOTLE(阿哌沙班降低心房颤动、卒中和其他血栓栓塞事件的研究)试验中,与华法林相比,阿哌沙班 5mg,2 次 /d,降低卒中或系统性栓塞 21%,同时主要出血事件减少 31%,全因死亡减少 11%(均有统计学显著意义)。阿哌沙班治疗组出血性卒中和颅内出血率较低,但不包括缺血性脑卒中。在 RE-LY(长期抗凝治疗的随机化评估)研究中,与华法林相比,达比加群 150mg,2 次 /d,卒中或系统性栓塞降低 35%,而大出血事件没有明显差异。达比加群 110mg,2 次 /d,对预防卒中和系统性栓塞不劣于华法林,大出血事件降低 20%。在 ROCKET-AF(心房颤动中比较每天 1 次口服直接 X a 因子抑制剂利伐沙班与维生素 K 拮抗剂预防卒中和栓塞的试验)中,利伐沙班在预防卒中和系统性栓塞方面不劣于华法林,而按实际治疗分析时与华法林相比,卒中或系统性栓塞降低 21%。因此,根据《2016 年 ESC/EACTS 房颤管理指南》建议,对于非瓣膜房颤患者若无 NOACs 禁忌证,应首选新型口服抗凝药,次选华法林。

6. 房颤合并急性冠脉综合征患者该如何抗凝

急性冠脉综合征(acute coronary syndrome,ACS)患者急性期首次发生房颤:按 ACS 常规抗血小板、短期抗凝治疗,观察以后房颤发作情况决定是否抗凝。若房颤再次发生则需长期抗凝,抗凝与抗血小板联合使用时间长短需评估患者的出血和缺血风险;根据《2014 EHRA/HRS/APHRS 室性心律失常专家共识》推荐,对出血风险较低的患者(HAS-BLED 0~2 分),急性冠脉综合征患者三联抗栓 6 个月,口服抗凝药物加氯吡格雷 12 个月,抗凝终生。对出血风险较高的患者,急性冠脉综合征患者三联抗栓 1 个月,口服抗凝药物加氯吡格雷 12 个月,口服抗凝药物抗凝终生。《2016 年 ESC/EACTS 房颤管理指南》对房颤合并急性冠脉综合征患者的抗栓策略推荐与上述意见基本一致,也是基于患者的出血及缺血风险判断抗栓治疗的时间。置入支架的 ACS 合并有卒中风险的房颤患者,推荐使用阿司匹林、氯吡格雷和口服抗凝药物三联治疗 1~6 个月,以预防复发冠脉和脑缺血事件;未置入支架的 ACS 合并有卒中风险的房颤患者,推荐使用阿司匹林或氯吡格雷和口服抗凝药物双联治疗 12 个月,以预防复发冠脉和脑缺血事件。

7. 房颤合并稳定性冠心病患者该如何抗凝

稳定性冠心病首次发生房颤：根据卒中风险决定单独抗凝治疗或单独抗血小板治疗。既往房颤患者合并确诊的稳定性冠心病：根据卒中风险决定单独抗凝或单独抗血小板治疗；2014 年 EHRA/EAPCI/HRS/APHRS 专家共识推荐，对出血风险较低（HAS-BLED 0~2 分）的患者，稳定性冠心病择期支架置入术后三联抗栓至少 1 个月（不超过 6 个月），口服抗凝药物加氯吡格雷 12 个月，口服抗凝药物抗凝终生。对出血风险较高的患者，稳定性冠心病 CHA_2DS_2-VASc1 分的患者：口服抗凝药物加氯吡格雷 12 个月，口服抗凝药物抗凝终生；CHA_2DS_2-VASc ≥ 2 分的患者：三联抗栓 1 个月，口服抗凝药物加氯吡格雷 12 个月，口服抗凝药物抗凝终生。《2016 年 ESC/EACTS 房颤管理指南》主张对于冠心病合并房颤患者，尽量缩短双联或三联治疗时间，稳定性冠心病合并有卒中风险的房颤患者，择期支架置入术后推荐使用阿司匹林、氯吡格雷和口服抗凝药物三联治疗 1 个月，口服抗凝药物加氯吡格雷 12 个月，口服抗凝药物抗凝终生，以预防复发冠脉和脑缺血事件。

8. 阵发性房颤患者节律控制策略

心室率控制和节律控制是改善房颤患者症状的两项主要治疗措施，节律控制是指尝试恢复并且维持窦性心律，包括心脏复律、抗心律失常药物治疗和 / 或射频消融治疗。窦性心律是人类的正常心律，理论上采取节律控制可恢复房室顺序，改善预后，但目前所有比较节律控制和心室率控制的临床试验均未发现二者在主要心血管事件（脑卒中 / 栓塞、住院、心力衰竭）和死亡率上存在差别。影响死亡率的多因素分析显示维持窦性心律是降低死亡率的保护性因素，抗心律失常药物是增加死亡率的因素。因此，节律控制的获益可能被抗心律失常药物的不良反应所抵消。通过导管消融进行节律控制的研究显示房颤消融术能够改善房颤患者的生活质量；改善房颤合并心力衰竭患者的心功能；改善 LVEF。此外，关于导管消融术能否减少卒中、痴呆、死亡率等，仍在研究中。多数阵发性房颤可进展为持续性房颤，随着时间的推移，将导致心房不可逆的电重构与结构重构，早期进行节律控制可能有益于阻止房颤的进展。节律控制适用于经充分室率控制治疗后仍有症状的房颤患者，其他适应证还包括心室率不易控制的房颤患者、年轻患者、心动过速性心肌病、初发房颤、患者节律控制的意愿。

【小结】

本例患者高血压合并阵发性房颤的诊断明确，高血压和房颤是临床常见疾病，且都是卒中、心力衰竭等疾病的高危因素。高血压合并房颤对患者的危害具有叠加效应，包括心血管病病死率、心脏猝死率、全因死亡率、脑卒中和心力衰竭发病率等。高血压患者中房颤发生率较正常人群增加了 1.7 倍，对于高血压合并阵发性房颤的患者，血压靶目标应更严格控制。目前多数观点认为，高血压合并房颤患者的血压靶目标为 130/80mmHg 以下，而降压药物宜选择 RAASI 或 β 受体阻滞剂，因为上述药物可能对预防房颤复发有一定作用。该患者为有症状的阵发性房颤患者，应优先选择进行节律控制改善患者预后，在节律控制方面可选择药物维持窦性心律或进行房颤射频消融。因患者合并冠心病，既往发生过心肌梗死，抗心律失常药物应首选胺碘酮，但考虑到长期口服胺碘酮的甲状腺毒性及肺毒性，需要定期复查甲状腺功能及胸部影像学检查，如药物维持窦性心律的效果欠佳，可选择进行房颤导管消融术。同时，高血压也是冠心病高危因素，此例患者既往发生过心肌梗死有支架置入史，在抗栓治疗方面也需要特别注意。新型口服抗凝药物或华法林可降低房颤患者缺血性脑卒中等血栓栓塞的风险，而抗血小板药物（阿司匹林、氯吡格雷）预防冠状动脉内血栓形成、减少冠状动脉事件，对于置入支架的患者预防支架血栓形成尤为重要。冠心病合并房颤抗栓治疗的难点在于上述两类药物不能完全替代，而同时使用抗凝药物和抗血小板治疗势必会增加出血风险。就本患者而言，69 岁老年男性，6 余年前因"冠心病、非 ST 段抬高心肌梗死"行支架置入术，既往有高血压病史，其 CHA_2DS_2-VASc 3 分，HAS-BLED 评分为 1 分，出血风险较低，是接受抗凝治疗的强适应证。考虑患者为稳定性冠心病合并房颤，故抗栓治疗方案选择利伐沙班终身抗凝即可。

（张　昕　蒲小波）

参考文献

1. Kirchhof P, Benussi S, Kotecha D, et al. 2016 ESC Guidelines for the management of atrial fibrillation developed in collaboration with EACTS [J]. Eur Heart J, 2016, 37 (38): 2893-2962.

2. January CT, Wann LS, Alpert JS, et al. 2014 AHA/ACC/HRS guideline for the management of patients with atrial fibrillation: a report of the American College of Cardiology/American Heart Association Task Force on practice guidelines and the Heart Rhythm Society [J]. Circulation, 2014, 130 (23): e199-267.

3. 姜雪，黄建凤．高血压与心房颤动 [J]．心血管病学进展，2014, 35 (02): 149-152.

病例 40
高血压合并持续性心房颤动

患者女性,79岁。因头晕10余年,心悸5年,加重伴双下肢水肿2个月余就诊。患者于10余年前无明显诱因下出现头晕伴头部胀痛不适,测诊室血压200/110mmHg,诊断为原发性高血压。给予口服降压药物(具体不详)治疗后患者症状好转。此后患者头晕不适反复发作,未正规就诊,不规律口服降压药,未系统监测血压。5年前患者出现头晕加重伴心悸、乏力、活动后呼吸困难,测血压180/100mmHg。心电图提示快室率心房纤颤,ST-T改变,诊断为原发性高血压、心律失常(房颤)。予以口服药物(具体不详)治疗后症状缓解。此后患者门诊随访,长期口服氨氯地平10mg/d、厄贝沙坦片300mg/d、琥珀酸美托洛尔缓释片47.5mg/d等药物治疗,后因自测血压偏低,自行将药物减量。2个多月前患者再次出现头晕、心悸,每次持续数分钟,伴双下肢中度凹陷性水肿,活动后稍感呼吸困难,为进一步治疗就诊。

患者自发病以来,精神较差,饮食可,睡眠一般,大小便正常,体重无明显变化。

【既往史、个人史、家族史】

否认肝炎、结核、伤寒等传染病史。无糖尿病、脑卒中、慢性肾脏病病史。无食物、药物过敏史。不吸烟、饮酒。父母已故,具体死因不详。

【体格检查】

T 36.5℃,P 100次/min,R 23次/min,BP 132/76mmHg。体重70kg,身高158cm,BMI 28.04kg/m²,SpO_2 92%。慢性病容,肥胖体型,神志清楚,查体合作。眼睑浮肿,双侧瞳孔等圆等大。鼻唇沟无变浅。口唇发绀,口角无歪斜,伸舌无偏斜。桶状胸,呼吸稍促,双肺呼吸音粗,未闻干湿性啰音。心浊音界向左扩大,心律不齐,心音强弱不等,未闻及病理性杂音。腹平软,腹部无压痛、无反跳痛及紧张,肝、脾肋下未及,肝肾区无叩击痛,肠鸣音正常。双下肢中度凹陷性水肿。生理反射存在,病理反射未引出。

【辅助检查】

血常规:WBC 6.20×10^9/L,RBC 4.01×10^{12}/L,Hb 116g/L,PLT 261×10^9/L。

生化:肌酐105μmol/L,尿素氮7.38mmol/L,总胆固醇5.89mmol/L,甘油三酯2.05mmol/L,低密度脂蛋白胆固醇4.12mmol/L,高密度脂蛋白胆固醇0.9mmol/L,空腹血糖7.0mmol/L,谷丙转氨酶46IU/L,

谷草转氨酶 50IU/L。电解质未见异常。

心肌标志物和尿钠素：肌红蛋白 46.30ng/ml，肌酸激酶同工酶 MB 11.26ng/ml，尿钠素 2 156pg/ml，肌钙蛋白 T 5ng/L。

尿常规：白细胞（++），蛋白质（+/−）；尿蛋白定量 32.7mg/24h。

心电图：快室率心房纤颤，心率 114 次 /min，ST-T 改变（图 40-1）。

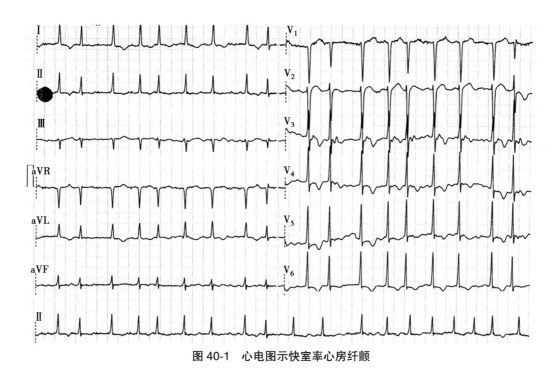

图 40-1 心电图示快室率心房纤颤

超声心动图：LV 55mm，LA 41mm，RV 20mm，RA 42mm，EF 58%，IVS 12mm，LVPW 12mm，二尖瓣轻度反流。

冠状动脉 CT：左右冠状动脉未见异常。

颈动脉彩超：双侧颈总动脉内中膜增厚（左侧颈总动脉 IMT 1.1mm，右侧颈总动脉 IMT 1.0mm），左侧颈动脉粥样斑块，右侧未见异常。

24 小时动态血压：全天平均血压 132/68mmHg，白天平均血压 142/72mmHg，夜间平均血压 126/60mmHg。

腹部超声：脂肪肝，胆囊结石。

【初步诊断】

1. 高血压病 3 级、很高危。
2. 持续性房颤。

【诊治经过】

进一步完善凝血功能检查未见异常，经食管超声心动图提示左房及左心耳未见明显血栓影。遂行电生理检查和射频消融术，术后恢复窦性心律，给予厄贝沙坦 0.15g/d 降压，抑制心肌重构，琥珀酸美托洛尔缓释片 23.75mg/d 控制心室率、华法林 2.5mg/d 抗凝（积极监测 INR，维持 INR 在 2.0~3.0）、阿托伐他汀钙片 20mg/ 晚稳定斑块、呋塞米 20mg/d 利尿等治疗。患者头晕、心悸、呼吸困难症状明显好转，下肢水肿减轻，血压、心率控制尚可，故安排出院。患者出院后于社区规律随访，保持健康生活方式，维持低盐低脂饮食，每天早上规律测量血压并做好记录；遵医生建议，规律随访复查 INR，并维持 INR 在目标范围。患者心悸症状未再发作，呼吸困难、气促、下肢水肿症状明显改善。

【修正诊断】

1. 高血压病 3 级、很高危。心脏长大，心功能 Ⅱ 级。
2. 持续性房颤。

【讨论】

1. 房颤的基本分类

根据房颤的基本病因，房颤可分为瓣膜性房颤和非瓣膜性房颤。其中，瓣膜性房颤定义为合并二尖瓣中度及以上狭窄或心脏瓣膜病机械瓣膜置换术后的房颤。而临床上更为常用的分类方式根据房颤持续时间进行分类。分为首次诊断的房颤，即初发房颤，既往未明确诊断过房颤；阵发性房颤，即房颤发作持续时间小于 7 天或短时间内能自行终止的房颤；持续性房颤，即房颤发作持续时间大于 7 天，但小于 1 年的房颤；长期持续性房颤，即房颤发作持续时间超过 1 年；永久性房颤，即患者无转复意愿或经过各种复律治疗措施仍然无效的房颤。

2. 高血压患者发生房颤的病理生理机制

房颤发生的最基本病例生理机制在于心房的结构重构和电重构。具体而言，房颤的发生依赖于触发机制和维持机制。电重构产生触发活动，结构重构产生维持基质。高血压进展过程中，逐步出现左室肥厚、左室僵硬度增加、舒张功能不全、左室舒张末期及左房压力增加，最终导致左房大、左房扩张、左房重构及纤维化。此外，高血压发病过程中，往往也伴随着神经体液因素的激活，如肾素 - 血管紧张素 - 醛固酮系统（RAAS）及交感神经系统的激活。RAAS 过度激活后，一方面使心房成纤维细胞及胞外基质聚集，炎性因子及活性氧（ROS）物质增加，导致细胞水平纤维化及重构；另外一方面，通过影响心房肌细胞离子通道及缝隙连接蛋白表达，导致胞内钙超载，进而导致心房电重构。在这一过程中可伴随着肺静脉及非肺静脉来源的触发灶活动，并形成房颤样传导的心房肌基质。

3. 高血压合并房颤患者的干预时机及血压管理靶目标

高血压管理的基本要求是血压达标，基本手段是药物治疗，基本前提是饮食及生活方式改善，最终目标是减少及延缓高血压并发症，改善患者预后。根据《中国高血压防治指南（2018 年修订版）》，高血压患者，无论血压分级如何，一旦合并心房颤动，其危险分层为很高危，因此需要立即启动高血压规范化管理。针对血压管理的目标，早在 2009 年 Conen 教授进行了一项研究，纳入 34 000 多名无房颤的患者，血压水平各异，随访 12.4 年，评估高血压对房颤发生率的影响。研究表明，SBP>130mmHg或 DBP>85mmHg 的患者，房颤新发事件率显著增加。因此，目前多数观点认为，高血压合并房颤患者的血压靶目标为 130/80mmHg 以下。

4. 高血压与房颤的相互关联性

高血压是我国最为常见的慢性心血管疾病。2012—2015 年我国全国高血压调查结果显示农村地区的患病率 28.8%，城市地区患病率 26.9%，总体患病率 27.9%，2015 年我国高血压患者 2.7 亿左右。西方发达国家同期数据显示，高血压患病率为 20%~50%，50 岁以上超过 50%。房颤是我国最为常见的持续心律失常之一。据《中国心血管病健康和疾病报告 2019》，我国房颤患病率高，房颤总患病率为 0.77%，80 岁以上人群发病率则达到 10%，如果合并心血管疾病，则患病率超过 30%，预计全国房颤患病人数超过 1 000 万。同时，两者均具有增龄性变化特点，即随着年龄的增高，患病率、发病率进一步增高。

高血压和房颤均会对人体的重要靶器官如心脏、大脑等造成损害。血压水平与心脑血管风险呈连续、独立、直接的正相关关系。收缩压每增加 20mmHg，或舒张压每增加 10mmHg，相应脑卒中风险增加 2 倍；长期高血压合并左心室肥厚性心力衰竭构成一条重要的心血管事件链，高血压显著增加心力衰竭的风险，初期为射血分数保留的心力衰竭，随着病程进展，则可能转变为射血分数降低的心力衰竭。另外，根据 Framingham 研究，高血压患者房颤风险较正常人群增加 1 倍以上。

房颤患者与非房颤患者相比，脑卒中风险增加 5 倍，房颤相关卒中，超过 87% 属于血栓栓塞型，第一年致死、致残率高达 73%，因此房颤又被称为"沉默的杀手"。在临床工作中，高血压合并房颤并不少见。社区动脉粥样硬化队列研究（ARIC）研究表明，14%~25% 的房颤可能直接由高血压引起。血压增高（收缩压 130~190mmHg 或舒张压 85~89mmHg）人群与血压正常人群相比，房颤发生率分别增加 29% 和 53%。此外，与房颤相关的许多大型临床研究显示，合并高血压的房颤患者在所有房颤患者中的比例均在 50% 以上，比如著名的房颤长期抗凝治疗评估研究（RELY）研究中，高达 90% 的房颤患者同时合并高血压。由此可见，高血压与房颤相互关联、相互影响，严重影响患者的生命健康及生活质量。

5. 高血压合并房颤患者房颤的综合管理策略

《2016 ESC/EACTS 心房颤动管理指南》首先提出了房颤的综合管理概念。房颤患者综合管理包括四大组成部分，即患者参与、多学科治疗团队协作、新技术工具的引入及标准化治疗流程的定制。患者参与强调患者的知情、授权和自我管理。多学科治疗团队由非房颤专科医生（神经内科、老年科、急诊科）、综合医疗人员（普内科、社区医生）以及房颤专科医生组成。新技术工具包括可穿戴设备、大数据云平台及人工智能。标准化治疗流程的引入包括急性期血流动力学管理、心血管相关危险因素管理、房颤卒中风险评估及管理、心率管理、节律管理。其中，后三者是房颤综合管理的核心。

房颤卒中风险评估及管理见病例 39。房颤心率管理的主要目标是改善患者症状。目前认为宽松的室率控制策略与严格的室率控制策略相比，两者临床获益类似。推荐心率控制的初始目标 110 次 /min 以下，长期控制目标 80 次 /min 以下。少部分强化室率控制无反应或无法耐受的患者，在权衡利弊后可考虑房室结消融治疗或永久起搏器植入。若急性期血流动力不稳定，需要紧急电复律控制心率及节律；若患者心功能尚可，LVEF ≥ 40%，可选择的心率控制药物包括非二氢吡啶类 CCB、β 受体阻滞剂、洋地黄类药物或两两之间联合治疗；若心功能较差，LVEF<40%，则非二氢吡啶类 CCB 禁用，可采用 β 受体阻滞剂、洋地黄类药物或低剂量两者联合治疗。

同样，房颤节律控制的基本目的在于改善症状。2017 年 ESC 会议中公布了房颤合并左心室功能下降患者导管消融治疗与传统治疗的对比研究（CASTLE-AF 研究）结果表明，对于合并心力衰竭的患者，导管消融的节律控制策略可能有助于改善预后。

高血压合并房颤的复律治疗主要包括：电复律、药物复律、导管消融、外科手术。电复律主要用于血流动力学不稳定者或围手术期复律治疗；药物复律在有效性和安全性方面均低于导管消融，对于持续性房颤、长期持续性房颤患者、导管消融术后维持窦律的治疗均可考虑使用；高血压合并房颤患者若存在明显的左室肥厚，可选择药物包括决奈达隆、索他洛尔、胺碘酮；若合并心力衰竭则只能选择胺碘酮。对于阵发性房颤患者，首选射频消融，成功率达 95% 以上。无论有无结构性心脏病，无论心功能分级如何，导管消融均具有一定的适应证，当然对于长期持续性房颤的患者，成功相对较低。外科消融目前作为导管消融术后的后备选择方案,近年来其地位有上升的趋势。对于合并心脏开放手术(如复杂先天性心脏病、二尖瓣狭窄等)行外科手术消融的同时可考虑行房颤迷宫手术。内外科联合消融也是目前房颤复律治疗的热点。

房颤复律治疗仍需遵循"前三后四"的原则。在房颤患者复律前,应尽可能早的启动抗凝治疗,推荐复律前有效抗凝治疗至少3周。计划早期复律患者,推荐经食管超声心动图检查(TOE)除外心脏内血栓形成,伴有卒中风险的患者,复律后抗凝治疗应继续,无论是电复律还是药物复律,无论是否已维持窦性节律,建议复律后抗凝治疗4周,如果TOE诊断血栓明确,建议复律前至少有效抗凝3周,且复律前再次行TOE检查确保血栓溶解。

6. 本例患者以前需大剂量使用三种降压药物控制血压,目前降压药物减少仍可控制血压,考虑原因为何

影响血压水平的因素主要包括心输出量及外周血管阻力,心输出量受每搏量及心率的影响,而外周血管阻力与血液黏稠度、血管内径等因素相关,凡是影响上述因素的情况均可能影响血压水平。具体可能原因包括:①既往降压药物剂量过大,超过了合理的降压药物选择水平,降压策略及时机欠规范:该患者发病时为高血压亚急诊,治疗上于24~48小时左右缓慢控制在160/100mmhg,然后逐步控制血压达标。②通过改善饮食、生活方式干预、戒烟限酒、保持心理平衡、适度运动等,患者血压水平可逐步降低。研究表明,DASH饮食可分别降低SBP 11.4mmHg,DBP 5.5mmHg。③房颤发作对血压的影响:房颤发作急性期,由于心率明显增快,心输出量增多,由于心悸不适等应激反应,患者交感神经兴奋性增加,外周血管阻力增加等因素导致血压显著增高,一旦急性应激因素改善可能导致血压降低;另一方面,长期多年房颤,可能导致心功能不全,且该患者存在活动后胸闷气促症状,双下肢中度水肿,pro-BNP增高,均考虑患者同时合并心力衰竭。因此,目前阶段血压降低,也考虑与心力衰竭时心输出量降低导致血压偏低有关。④其他相关原因:比如降压药物依从性及敏感性提升、高血压继发性因素的改善(如慢性阻塞性肺疾病、OSAHS等)、房颤合并高血压患者血压测量的规范性及准确性的提高(房颤合并高血压患者,需要休息状态下至少5分钟以上,测量3次,取平均值)。

7. 高血压合并房颤的治疗及社区管理规范,怎样减少患者住院频率

减少高血压合并房颤患者住院频率应从患者及医生两方面加强管理。首先,患者方面,提高患者自身对于高血压及房颤的认识水平,坚持生活方式调节及改善,提高患者对医疗干预措施的依从性,由患者及医生共同参与讨论,制定合理的高血压合并房颤的规范化管理具体措施,如有任何不适或病情变化,定期进行血压、心率、心律、电解质的监测,及时同医务人员进行沟通。医生方面,制定合理的综合管理措施,促进患者血压达标及房颤规范化管理;引入先进的血压计房颤智能监测手段,加强患者随访及管理;定期进行患者健康宣教及健康讲座,提升患者自我健康意识,建立快捷的医生、患者及时交流沟通机制;根据患者随访情况,及时制定合理的方案调整计划。

【小结】

该患者为一老年女性,慢性起病,高血压病史多年,血压控制未达标;房颤病史5年左右,近期出现心功能不全症状及体征。辅助检查提示血浆pro-BNP增高;超声心动图提示左心增大,左室肥厚;心电图提示房颤,ST-T改变。原发性高血压合并心房颤动、慢性心力衰竭诊断明确。通过射频消融、降压、抗凝、抑制心肌重构等治疗,患者恢复窦性心律、血压控制相对平稳、症状显著改善。对于高血压、房颤伴心力衰竭的患者房颤导管消融治疗有助于改善症状并可能降低死亡率及心力衰竭再住院率。通过控制血压以降低后负荷,以免加重心力衰竭。通过本病例的学习,我们应了解高血压导致房颤的病理生理机制,掌握高血压合并房颤靶目标值及药物选择原则,掌握房颤的综合管理策略。

（陈清勇）

参考文献

1. 中国高血压防治指南修订委员会,高血压联盟(中国),中华医学会心血管病学分会,中国医师协会高血压专业委员会,等.中国高血压防治指南(2018年修订版)[J].中国心血管杂志,2019,24(1):24-56.

2. Benjamin EJ, Levy D, Vaziri SM, et al. Independent Risk Factors for Atrial Fibrillation in a Population-Based Cohort: The Framingham Heart Study [J]. JAMA, 1994, 271 (11): 840-844.

3. Conen D, Tedrow UB, Koplan BA, et al. Influence of Systolic and Diastolic Blood Pressure on the Risk of Incident Atrial Fibrillation in Women. Circulation, 2009, 119 (16): 2146-2152.

4. January CT, Wann LS, Calkins H, et al. 2019 AHA/ACC/HRS focused update of the 2014 AHA/ACC/HRS guideline for the management of patients with atrial fibrillation: A report of the American college of cardiology/American heart association task force on clinical practice guidelines and the heart rhythm society. Heart Rhythm, 2019, 16 (8): e66-e93.

5. Kirchhof P, Benussi S, Kotecha D, et al. 2016 ESC guidelines for the management of atrial fibrillation developed in collaboration with EACTS. Eur Heart J, 2016, 37 (38): 2893-2962.

6. Seelig J, Pisters R, Hemels ME, et al. When to withhold oral anticoagulation in atrial fibrillation-an overview of frequent clinical discussion topics. Vasc Health Risk Manag, 2019, 15: 399-408.

病例 41
高血压合并室性期前收缩

患者女性,65 岁。因血压升高 10 余年,反复心悸 1 年多就诊。患者于 10 多年前体检时发现血压升高,血压最高 160/100mmHg,诊断为原发性高血压。患者长期口服坎地沙坦酯片 4mg/d、苯磺酸氨氯地平片 5mg/d 控制血压,血压控制尚可。1 年多前无明显诱因出现反复心悸不适,持续时间在 1~2 分钟左右,伴头晕,闭眼后缓解,伴大汗,无视物旋转,无黑矇,无意识障碍等不适,至当地医院就诊,行动态心电图提示,频发性室性期前收缩,口服比索洛尔 7.5mg/d 治疗后,症状仍反复发作。10 天前患者因心悸加重至当地医院就诊,检查提示心率 40 次 /min,停用比索洛尔。行动态心电图示:窦性心律,频发单源性室性期前收缩,时成对,时呈二三联律,偶发房性期前收缩,部分 ST-T 改变,心率变异率正常。予口服琥珀酸美托洛尔缓释片 23.75mg/d 治疗。为进一步诊治就诊。

患者自发病以来,精神、饮食及睡眠可,大小便正常,体重无明显变化。

【既往史、个人史、家族史】

否认糖尿病、外伤、手术史。否认饮酒、吸烟史。否认肝炎结核等传染病史。否认输血、献血史。否认食物、药物过敏史。适龄结婚,配偶体健。

【体格检查】

T 36.2℃,P 84 次 /min,R 19 次 /min,BP 135/87mmHg,身高 155cm,体重 59kg。神志清楚,正常面容,查体合作。双肺呼吸音清,未闻及干湿啰音。心界不大,心律齐,各瓣膜听诊区未闻及病理性杂音。腹平软,腹部无压痛、无反跳痛及紧张,肝、脾肋下未及,肝、肾区无叩击痛,肠鸣音正常。双下肢不肿,生理反射存在,病理反射未引出。

【辅助检查】

血常规、尿常规、粪便常规、肝肾功能、BNP、凝血常规、甲状腺功能未见明显异常。

动态心电图(图 41-1):记录时间 24 小时,平均心率 77 次 /min,最慢 60 次 /min,最快 99 次 /min,总心搏 80 392 次。室性期前收缩 15 471 次,有 168 次成对室性期前收缩,有 160 阵室性二联律和 577 阵室性三联律,占总心搏的 19%。室上性期前收缩 4 次,室上性成对期前收缩 1 次。

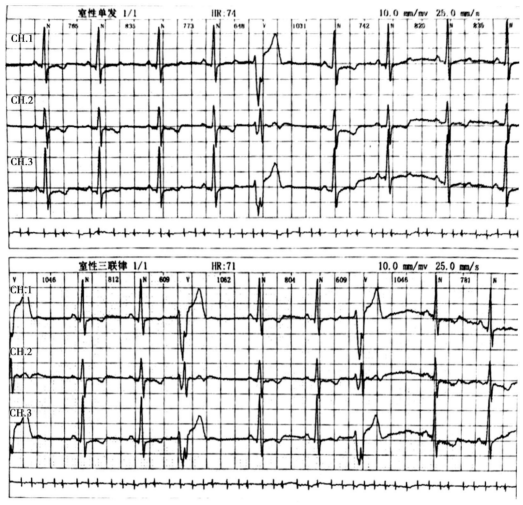

图 41-1　动态心电图提示单发室性期前收缩、室性期前收缩三联律

【初步诊断】

1. 频发性室性期前收缩。
2. 高血压病 2 级。

【诊治经过】

入院后完善相关辅助检查,超声心动图:LV 44mm,LA 37mm,RV 18mm,RA 34mm,IVS 10~13mm,LVPW 9mm,EF 69%;二尖瓣前向血流频谱及前瓣组织多普勒频谱 A 峰 >E 峰,三尖瓣微反流,三尖瓣微量反流峰值流速 2.2m/s,压力阶差 20mmHg,左房稍大,升主动脉增宽,室间隔基底段增厚,左室收缩功能正常。胸部 CT:肺气肿征象,桶状胸,双肺散在炎症,右下肺叶局部支气管扩张,双肺散在数枚小结节,多系炎症;纵隔淋巴结增大、钙化,心脏稍大,主动脉瓣区致密影。

患者室性期前收缩负荷高,症状明显,且时呈二联律、三联律,长期维持心律失常状态可能导致心律失常性心肌病,致使心功能下降。在治疗上,该患者首先选择了药物治疗,口服比索洛尔等抗心律失常药物后,不但未明显减轻心悸等相关不适症状,并且导致了心动过缓等不良反应。同时反复行 24 小时动态心电图检查,该患者心律失常负荷高于 10%。根据《2020 室性心律失常中国专家共识》,推荐完善电生理检查及射频消融术,以减轻心律失常负荷,减轻症状,改善生活质量。完善相关检查,排除手术禁忌后,行心电生理检查及射频消融术。患者体表心电图粗判断室性期前收缩起源于左心室,左室后乳头肌起源可能性大,在三维电解剖标测系统(CARTO)指导下进行左室建模,在激动标测、起搏标测后确定室性期前收缩最早激动点在左室后乳头肌附近,于此处放电室性期前收缩消失。反复给予心房、心室程序性电刺激并静滴去甲肾上腺素,观察30分钟后室速仍未诱发,终止手术。

患者出院后定时随访。监测血压、心律、心率等,并关注有无心悸、胸闷、胸痛症状再发作,并定期监测超声心动图、动态心电图等。

【修正诊断】

1. 频发性室性期前收缩(左室后乳头肌起源)。
2. 高血压病2级、中危。

【讨论】

1. 室性期前收缩的临床表现及流行病学特征

室性期前收缩亦称室性期前收缩,是指房室束及其分支以下心室肌的异位兴奋灶提前除极而产生的心室期前收缩,是临床上最为常见的心律失常。正常健康人群及各种器质性心脏病患者均可发生,在总人群中,发病率约占1%~4%,临床变异性大,一般预后良好。在总人群中,通过12导联心电图检出率约为1%,而通过24小时或48小时动态心电图的检出率可高达40%~75%。并且室性期前收缩的发病率随着年龄增长而增长。

室性期前收缩的临床症状也是因人而异的,大多数频发室性期前收缩患者可无明显症状,部分偶发室性期前收缩患者也可能有严重的症状。最常见的症状包括心悸、胸闷、心跳停搏感。部分室性期前收缩可导致心输出量下降及重要脏器血流灌注不足,由此引发乏力、气促、出汗、头晕、黑矇,甚至诱发心绞痛发作。

2. 高血压合并室性期前收缩的可能机制有哪些

室性期前收缩发作的本质就是心室肌的提前除极,任何可能导致心室提前除极的因素均可造成室性期前收缩的发生。室性期前收缩发生的机制主要包括自律性异常、触发活动和折返三大类。在无结构性心脏病的普通人群中,精神过度紧张、过度劳累、过量烟酒、咖啡等均可诱发室性期前收缩;而患有结构性心脏病如冠心病、心肌病、瓣膜性心脏病等患者中,心脏本身可能存在瘢痕、心肌纤维化、心室肌细胞肥大、排列紊乱、心肌细胞膜电位改变、离子通道异常等基质改变,导致晚期后除极、早期后除极的发生和/或折返环的形成等,造成室性期前收缩的发生。

高血压患者中,由于体循环长期处于高负荷状态,同时伴有肾素-血管紧张素-醛固酮系统的过度激活,导致心室肌细胞发生改变。小到心肌细胞膜离子通道改变,大到心室肥厚、纤维化、瘢痕形成等病理基质的形成,导致心室"劳损"及"病理化",从而诱发各种类型的室性心律失常。

3. 高血压合并室性期前收缩的预后评估及危险分层

室性期前收缩的诊断主要依赖于12导联心电图和24小时动态心电图检查。确立检查的同时需要排除室上性激动伴差异性传导及间歇性心室预激。早年认为频发室性期前收缩与心肌梗死后心血管死亡率有关,但这些都是观察性研究并无实际意义。目前认为频发室性期前收缩与潜在的可逆性心肌病相关,并且提出室性期前收缩性心肌病这一概念,由持续、频发室性期前收缩引起患者心脏扩大及心功能下降,室性期前收缩根除后心功能改善,心脏扩大逆转,排除其他原因与其他类型的心肌病,可诊断为室性期前收缩性心肌病。主流观点认为室性期前收缩占总心搏的 15%~25% 以上与左室收缩功能受损有关,但也有观点认为室性期前收缩负荷 >10% 即可导致左心室收缩功能不全,这类患者推荐应用导管消融根除室性期前收缩。高血压的分层管理也是非常重要的,在有效控制血压、左心室功能恢复后,室性期前收缩负荷也有可能下降。

4. 如何对室性期前收缩进行诊断性评估

对于室性期前收缩的评估,主要需要区分是否为结构性心脏病,包括冠心病、心肌病、瓣膜性心脏病等。12 导联体表静态心电图可有助于评价心脏的瘢痕存在、QT 间期、心室肥厚等;超声心动图可以评估心室结构与功能、心脏瓣膜有无异常、肺动脉压的高低等;增强磁共振成像(MRI)可对那些怀疑有结构性心脏病的患者提供更多的诊断和预后评估信息,尽管目前尚没有大规模研究来明确哪些患者需要行 MRI 检查,然而 MRI 可以指导多种伴发室性期前收缩的结构性心脏病的管理。在对于一些具有特征性的室性期前收缩的分层中,基因检测、心肌活检等也是区分一些离子通道病、心肌病等的重要评估手段。

5. 高血压合并室性期前收缩的治疗管理策略

高血压是心血管死亡的重要危险因素。在高血压合并室性期前收缩的患者中,首先要做到控制血压,使血压达标,并且在用药的过程中,尽量逆转左心室损伤及肥厚,减少室性期前收缩的病理基质。其中逆转肥厚效果最好的药物为 ACEI/ARB 类药物,拮抗肾素 - 血管紧张素 - 醛固酮系统的致心室肥大的作用,其次就是钙通道阻滞剂及 β 受体阻滞剂,减轻交感负荷并逆转左心室肥厚。

其次,就是室性期前收缩的管理。要对高血压人群加强 12 导联心电图、24 小时动态心电图的筛查,对于无结构性心脏病的低负荷无症状的患者,主要以观察、定期复查为主。而对于无结构性心脏病无症状,但负荷较高,或经反复检查提示左室收缩功能下降或左室容量增加的患者,亦需要相应治疗。对于结构性心脏病患者,症状为主要参考标准,对于负荷较高(>10%)的患者治疗后左室收缩功能也会恢复部分。治疗中首先考虑药物治疗,β 受体阻滞剂和非二氢吡啶类钙通道阻滞剂可考虑选用,不建议给予不良反应明显的胺碘酮等抗心律失常药物。对于症状明显、发作频繁(大于 10 000 次 /24h)、易于标测的单形性室性期前收缩患者,可选择施行导管消融治疗。但由于近些年电生理领域的发展,即便是起源于难以消融的心外膜、静脉系统的室性期前收缩,亦或是多源性室性期前收缩,也有较好的消融效果,即使有时无法达到完全消除,但也降低了室性期前收缩负荷,有利于心室功能的恢复。

6. 什么是特发性室性心律失常

室性心律失常通常与心脏的器质性疾病相关,包括冠心病及心肌病,其中心肌病是最为常见的原因。然而大约有 10% 的心律失常患者无明显器质性心脏病,称之为特发性室性心律失常。主要根据心动过速的特征进行分类,室性心动过速的起源(分为左室起源或右室起源)、形态(左束支传导阻滞或右束支传导阻滞形态)、室性心动过速对运动试验的反应,室性心动过速对药物治疗的反应(腺苷敏感性、维拉帕米敏感性或普萘洛尔敏感性)和室性心动过速发作的特点(反复阵发性和持续性)。对于其起源部位,大致可以分为右室流出道(ROVT)、左室流出道(LVOT)、主动脉窦、心大静脉、心外膜和肺动脉窦,其他起源部位包括左室间隔部、左右心室乳头肌、二尖瓣环或三尖瓣环等。其中类似于本例起源于左室后乳头肌的室性期前收缩占比极少,在钠通道阻滞剂(Ⅰc 类药物)和 / 或 β 受体阻滞剂无效时,可以考虑进行导管消融治疗。对于特发性室性期前收缩,导管消融治疗效果很好,但是起源于乳头肌的室性期前收缩,由于乳头肌的大幅度摆动致导管稳定贴靠困难、游离于心腔内部导致无法准确建模,以及乳头肌的立体结构导致室性期前收缩出口较多无法准确消融等复杂因素,导致其复发率较其他特发性室性期前收缩略高,术后二尖瓣反流是罕见但潜在的并发症。近年来由于心脏三维CT与术中心腔内电解剖模型的融合,以及心腔内超声(ICE)的使用,使术中建模准确性大幅提升,并使该室性心动过速消融成功率提升,复发率明显降低。

【小结】

　　该患者为老年女性。起病缓,病程长,高血压病史多年,长期口服坎地沙坦及氨氯地平,血压控制尚可。超声心动图检查发现室间隔基底部增厚,排除了患者器质性心脏病可能性。并且患者症状明显,心悸、头晕伴胸痛,在服用Ⅱ类抗心律失常药物(比索洛尔)后,症状并未减轻,并且导致基本心律下降至 40 次 /min,而室性期前收缩负荷并未减少(>10%),符合行导管消融的标准。在三维标测系统的指导下,确定室性期前收缩起源于左室后乳头肌,消融后室性期前收缩即刻消失。由此得出,在面对这类型患者时,及早行导管消融可能是防止心功能进一步恶化的重要治疗措施。

(龚深圳　崔凯军)

参考文献

1. 中华医学会心电生理和起搏分会, 中国医师协会心律学专业委员会. 室性心律失常中国专家共识 [J]. 中国心脏起搏与心电生理杂志, 2016, 20 (4): 279-326.
2. 曹克将, 陈柯萍, 陈明龙, 等. 2020 室性心律失常中国专家共识 (2016 共识升级版)[J]. 中国心脏起搏与心电生理杂志, 2020, 34 (3): 189-253.

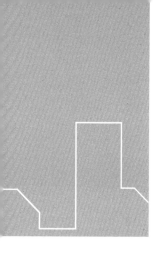

病例 42
高血压合并非持续性室性心动过速

　　患者男性,56 岁。因阵发性头晕 5 年,心悸气促 5 个月余就诊。患者于 5 年前开始无明显诱因下出现阵发性头晕,头部胀痛不适,当时自测血压 180/？ mmHg,未正规就诊和治疗。此后,上述症状反复发作,未予重视,未系统监测血压。5 个多月前,患者头晕、头痛,症状加重,发作较前频繁,并伴心悸、气促,活动后加重,休息可稍缓解,无胸痛,晕厥。遂于当地医院就诊,测诊室血压 180/120mmHg。超声心动图示:室间隔及左室壁运动普遍减弱,左心增大,LVEF 33%。动态心电图示:频发多源性室性期前收缩,短阵室性心动过速。冠脉 CTA 示:前降支近端钙化,未见严重狭窄病变,给予降压、对症治疗后患者症状稍缓解。现为进一步诊治收入我科。

　　患者自发病以来,精神、饮食、睡眠可,大小便正常,体重无明显变化。

【既往史、个人史、家族史】

　　否认糖尿病、外伤、手术史等。否认输血、献血史。否认食物、药物过敏史。吸烟 30 余年,40 支 /d,戒烟 1 个月;无嗜酒史。否认肝炎结核等传染病史。父母已故,具体死因不详。

【体格检查】

　　T 36℃,P 80 次 /min,R 20 次 /min,BP 144/65mmHg。体重 64kg,身高 163cm。慢性病容,体型瘦长,神志清楚,查体合作。双肺呼吸音清,未闻及干湿啰音。心界向左扩大,心律不齐,未闻及病理性杂音。腹平软,腹部无压痛、无反跳痛及紧张,肝、脾肋下未及,肝、肾区无叩击痛,肠鸣音正常。双下肢轻度凹陷性水肿。生理反射存在,病理反射未引出。

【辅助检查】

　　血常规:WBC 7.37×10^9/L,RBC 5.42×10^{12}/L,Hb 149g/L,PLT 182×10^9/L。

　　生化:肌酐 158μmol/L,eGFR 42ml/(min·1.73m²),尿素氮 11.5mmol/L,总胆固醇 6.2mmol/L,甘油三酯 1.32mmol/L,低密度脂蛋白胆固醇 4.3mmol/L,高密度脂蛋白胆固醇 1.31mmol/L。空腹血糖 6.73mmol/L,谷丙转氨酶 46IU/L,谷草转氨酶 23IU/L。血电解质未见异常。

　　心肌标志物和尿钠素:肌红蛋白 71.07ng/ml,肌酸激酶同工酶 MB 2.24ng/ml,NT-pro BNP 2 300ng/L,肌钙蛋白 T 18.9ng/L。

　　尿常规:尿蛋白定性阴性。

心电图(图42-1): 窦性心律,室性期前收缩二联律,左室高电压,ST-T改变。

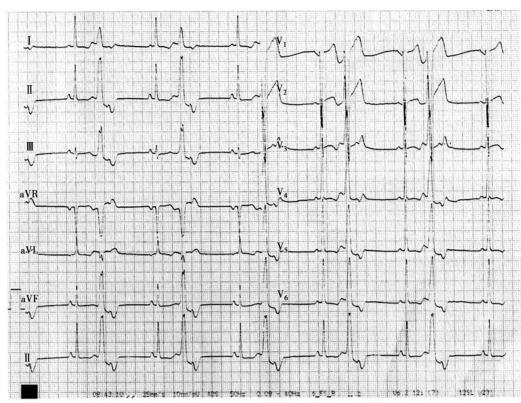

图42-1 心电图示窦性心律,室性期前收缩二联律,左室高电压,ST-T改变

超声心动图: LV 74mm,LA 55mm,RV 23mm,RA 35mm,IVS 9mm,LVPW 9mm,LVEF 36%; 二尖瓣轻中度反流,三尖瓣轻度反流。

冠状动脉CT: 前降支近端钙化,未见严重狭窄病变。

颈动脉彩超: 双侧颈总动脉内中膜增厚(左侧颈总动脉IMT 1.0mm,右侧颈总动脉IMT 0.9mm)。

24小时动态血压: 全天平均血压103/59mmHg,白天平均血压108/60mmHg,夜间平均血压95/57mmHg。

动态心电图(图42-2): 窦性心律,平均心率70次/min,最长R-R间期1.4秒,房性期前收缩12次/24h,多源性室性期前收缩25 462次/24h,短阵室速1 849阵/24h,最快129次/min,由3个QRS波组成,ST-T改变。

【初步诊断】

1. 高血压病3级、很高危。
2. 室性期前收缩,非持续性室性心动过速。
3. 血脂异常。
4. 慢性肾脏病CKD3期。

【诊治经过】

患者入院后进一步完善相关辅助检查。行心脏MRI以明确有无致心律失常基质,该患者心脏MRI提示左心增大,左室收缩功能减退,各节段未见明显延迟强化影。给予琥珀酸美托洛尔缓释片

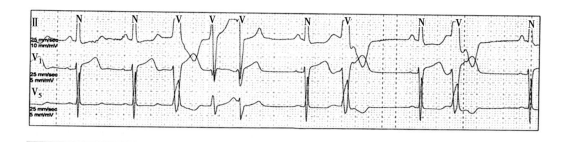

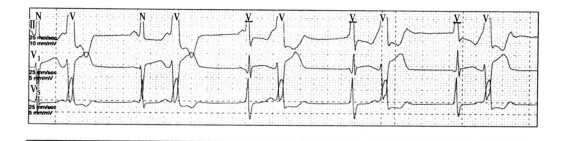

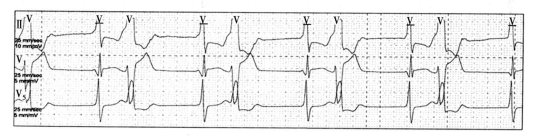

图 42-2　动态心电图示窦性心律，室性期前收缩，短阵室速

47.5mg/d（逐步加量为 71.25mg/d）及稳心颗粒（9g/次，3次/d）控制期前收缩；沙库巴曲缬沙坦（沙库巴曲 24mg/缬沙坦 26mg，50mg/次，2次/d）控制血压，改善心脏重构；呋塞米 20mg/d 利尿改善容量负荷；螺内酯 20mg/d 抑制重塑；阿托伐他汀钙 20mg/晚调脂。患者心悸症状改善不明显，专科查体仍提示心律不齐，频发期前收缩。由于患者普通心电图提示室性期前收缩形态为右室流出道来源室性期前收缩可能，动态心电图提示多源性室性期前收缩，短阵室速，室性期前收缩负荷高（24.95%），其中以右室流出道来源为主，为 17 006 次/24h，故进一步给予电生理检查及必要时射频消融。三维标测提示右室流出道游离壁来源室性期前收缩，于标测的起源点处放电消融成功，术后即刻室性期前收缩负荷显著降低。患者心悸、气促症状好转出院。门诊长期随访，继续给予琥珀酸美托洛尔缓释片、沙库巴曲缬沙坦、螺内酯等抗心力衰竭二级预防药物治疗。术后 1 个月随访，患者室性期前收缩负荷显著降低（复查动态心电图提示多源性室性期前收缩，168 次/24h），左室射血分数上升至 48%，左室舒张末内径较前缩小（58mm），继续维持上述药物治疗。

【修正诊断】

1. 高血压病 3 级、很高危。左心增大，慢性心功能不全，心功能 Ⅱ 级。
2. 室性期前收缩，非持续性室性心动过速，室性期前收缩诱发的心肌病。
3. 血脂异常。
4. 慢性肾脏病 CKD3 期。

【讨论】

1. 室速的基本定义及分类

室性心动过速(简称室速),指连续 3 个或以上起源于心室的综合波、频率大于 100 次 /min 的心律失常。按照发作时表现形式室速可具体分为:①持续性室速:室速持续时间大于等于 30 秒或虽小于 30 秒,但患者血流动力学不稳定需立即终止;②非持续性室速:室速持续时间小于 30 秒,且血流动力学稳定,心动过速能够自行终止;③单形性室速:室速时 QRS 波为同一种形态;④多型性室速:室速时 QRS 波形态变化或多样;⑤双向性室速:室速时 QRS 波形态交替变化,常见于洋地黄中毒或儿茶酚胺敏感性多形性室速;⑥束支折返性室速:室速折返环涉及房室束 - 浦肯野系统;⑦无休止性室速:室速呈无休止性持续发作达数小时,各种干预措施均不能终止或终止后立即复发;⑧尖端扭转型室速:常与长 QT 间期有关,心动过速时心电图显示 QRS 波峰围绕等电位线扭转。

2. 高血压导致非持续性室速的可能机制

高血压导致的非持续性室速的基本机制包括:自律性异常、触发活动、微折返。其中又以自律性增高及触发活动在高血压致非持续性室性心动过速中占主要机制。从病理生理的角度,高血压可导致左室肥厚、心肌相对缺血、左室收缩或舒张功能障碍,同时在该过程中伴随神经内分泌系统的激活(交感神经系统、肾素 - 血管紧张素 - 醛固酮系统)。左室肥厚过程中可伴随心肌纤维化,微折返形成;相对缺血过程中导致心肌钙超载,自律性增加、触发活性发放,神经内分泌系统的激活在心律失常发生过程中起着进一步推波助澜。

3. 高血压合并非持续性室速的诊治流程

高血压合并非持续性室速时需要给予积极的综合干预。当怀疑患者高血压合并非持续性室速发作时,需要进行完整的病史询问、规范的体格检查、完善 12 导联心电图检查、动态心电图检查、实验室检查明确电解质及甲状腺功能状态、超声心动图明确左室功能,筛查非持续性室速的可逆性病因(如电解质紊乱、嗜酒、药物、毒物等),同时排查潜在合并心脏疾病,如无明确器质性心脏病,可给予 RAASI 及 β 受体阻滞剂控制血压,避免低钾血症等电解质紊乱,无需给予抗心律失常药物控制非持续性室速;如患者考虑合并冠心病或心肌炎等结构性心脏病,可完善冠脉造影、心脏 MRI 等进一步明确。对于合并心功能不全者,需要积极给予心力衰竭二级预防药物治疗,控制血压达标,改善高血压患者非持续室速发作,对于 LVEF ≤ 35% 患者,考虑植入 ICD 一级预防治疗;室性期前收缩负荷高(>20%),可考虑行导管消融降低室性期前收缩负荷,改善预后。

4. 高血压合并非持续性室速的药物治疗选择

由于高血压合并非持续性心律失常可能增加患者心源性猝死(SCD)风险,尤其是高血压合并左室肥厚者。因此,积极血压控制、改善左室肥厚有助于减少非持续性室速的发生、降低 SCD。有大量证据表明,RAAS 抑制剂(ACEI 或 ARB)、β 受体阻滞剂显著降低高血压合并室性心律失常患者猝死风险,CCB 可能有助于改善非持续性室速发作负荷。而噻嗪类利尿剂可能导致低钾血症、QT 间期延长、QT 离散度增加等导致室性心律失常发作风险增加。故高血压合并非持续性室速患者尽量减少噻嗪类利尿剂使用。

5. 室性期前收缩诱发的心肌病定义及治疗

室性期前收缩诱发的心肌病是由于室早负荷过高诱发的继发性心肌病,通过抑制室性期前收缩(药物或手术)可逆转心脏结构及功能的不良改变。频发室性期前收缩(30 次 /h),室性连发,非持续性室速,R 在 T 上(R-on-T),室性期前收缩 QRS 时限增宽、短联律间期、男性可能是室性期前收缩患者发生室性期前收缩诱发的心肌病的危险因素。目前认为室性期前收缩负荷大于10%(10 000次/24h)是发生室性期前收缩诱发的心肌病(PVC-CMP)的必要条件;室性期前收缩负荷>20%,20%以上的患者在未来随访中将发生心功能不全,多数患者从发作室性期前收缩到逐步进展为心肌病需4~8年。频发室性期前收缩伴心肌病的初始治疗以β受体阻滞剂为主。轻度左室收缩功能不全或无明显心力衰竭症状患者可考虑非二氢吡啶类钙通道阻滞剂,尤其对于流出道室性期前收缩患者药物治疗反应性较好;在室性期前收缩降低负荷效率方面,Ⅰ类及Ⅲ类抗心律失常药物治疗室性期前收缩的有效率较高,总体而言,室性期前收缩负荷多能降低70%~80%左右(氟卡尼83%,普罗帕酮73%,索他洛尔70%,胺碘酮84%,β受体阻滞剂36%,非二氢吡啶类钙通道阻滞剂43%),尽管有效率相对较高,仍不作为首选(不改善预后)。对于中重度心力衰竭患者,可考虑选择β受体阻滞剂及胺碘酮。对于室性期前收缩诱发的心肌病,导管消融推荐级别为Ⅱa类。总体而言,近期成功率80%~90%,远期成功率80%,左室功能不全逆转率达70%,LVEF的恢复多发生在术后6个月内。对特定患者(尤其是右室流出道来源、短室性期前收缩联律间期者),相对于抗心律失常药物(AAD),经导管射频消融可能是更好的选择。

【小结】

该患者为一中年男性,高血压病史多年,合并心悸,结合心电图及动态心电图,考虑高血压合并室性心律失常(室性期前收缩、非持续性室速),室性期前收缩负荷高达24.95%,超声心动图提示左室收缩功能显著降低。该患者心功能不全病因方面,医院冠脉CTA已排除冠心病,故病因诊断方面考虑高血压心脏病及室性期前收缩诱发心肌病。对于右室流出道来源室性心律失常,经导管射频消融术在成功率及预后方面均优于常规抗心律失常药物治疗。故该患者在控制血压、改善心功能、控制危险因素的基础上,进一步行电生理检查及射频消融术。术后患者室性期前收缩负荷显著降低。1个月后随访,患者心功能有所恢复,考虑患者心脏长大与室性期前收缩相关。通过该病例,应当了解高血压合并非持续室速的基本药物治疗方案,室性期前收缩诱发的心肌病的危险因素及管理、导管消融在高血压合并非持续性室速中的重要作用。

（陈清勇）

参考文献

1. Lip GYH, Coca A, Kahan T, et al. Hypertension and cardiac arrhythmias: A consensus document from the european heart rhythm association (ehra) and esc council on hypertension, endorsed by the heart rhythm society (hrs), asia-pacific heart rhythm society (aphrs) and sociedad latinoamericana de estimulación cardíaca y electrofisiología (soleace)[J]. Europace, 2017, 19 (6): 891-911.

2. Afzal MR, Savona S, Mohamed O, et al. Hypertension and arrhythmias [J]. Heart Fail Clin, 2019, 15 (4): 543-550.

3. Sadron Blaye-Felice M, Hamon D, Sacher F, et al. Premature ventricular contraction-induced cardiomyopathy: Related clinical and electrophysiologic parameters [J]. Heart Rhythm, 2016, 13 (1): 103-110.

4. Takemoto M, Yoshimura H, Ohba Y, et al. Radiofrequency catheter ablation of premature ventricular complexes from right ventricular outflow tract improves left ventricular dilation and clinical status in patients without structural heart disease [J]. J Am Coll Cardiol, 2005, 45 (8): 1259-1265.

5. 曹克将, 陈柯萍, 陈明龙, 等. 2020室性心律失常中国专家共识 (2016共识升级版)[J]. 中国心脏起搏与心电生理杂志, 2020, 34 (3): 189-253.

病例 43
高血压合并室性心律失常

患者女性,49岁。因头晕10余年,加重伴心悸6余年,晕厥6个月就诊。患者于10余年前无明显诱因下出现头晕不适,测诊室血压162/80mmHg,诊断原发性高血压。给予降压对症治疗(具体不详)后症状缓解,后患者不规律服用降压药物,未系统监测血压。6余年前患者出现头晕加重伴心悸,测诊室血压150/84mmHg。心电图提示,窦性心律,室性期前收缩,诊断为原发性高血压、室性期前收缩。规律服用厄贝沙坦氢氯噻嗪片1片/d、酒石酸美托洛尔片25mg/d,患者血压控制尚可,症状明显缓解。6个多月前患者精神激动后再次出现头晕、心慌伴恶心,遂呼叫120送当地医院急诊,转运过程中,患者恶心症状加重伴剧烈呕吐,呕吐物为胃内容物,随后出现意识丧失,呼之不应,持续10秒后意识逐渐恢复,恢复后患者诉心慌、恶心伴大汗淋漓,无头痛,无胸痛,无肢体偏瘫。为进一步诊治就诊。

发病以来,患者精神一般,饮食及睡眠可,大小便正常,体重无明显变化。

【既往史、个人史、家族史】

否认糖尿病、外伤、手术史等。否认饮酒、吸烟史。否认肝炎结核等传染病史,否认输血、献血史。否认食物、药物过敏史。适龄结婚,配偶体健。

【体格检查】

T 36.2℃,P 78次/min,R 20次/min,BP 139/87mmHg。体重59kg,身高154cm,BMI 24.88kg/m^2。正常面容,体型偏胖,神志清楚,查体合作。双肺呼吸音清,未闻及少许湿鸣音。心界不大,心律齐,未闻及病理性杂音。腹平软,腹部无压痛、无反跳痛及紧张,肝、脾肋下未及,肝、肾区无叩击痛,肠鸣音正常。双下肢中度凹陷性水肿。生理反射存在,病理反射未引出。

【辅助检查】

血常规、凝血常规、尿常规、粪便常规、肝肾功能、心肌标志物未见异常。

电解质:血钾2.7mmol/L。甲状腺功能:促甲状腺激素(TSH)4.96mU/L,游离三碘甲腺原氨酸(FT$_3$)4.09pmol/L,三碘甲腺原氨酸(T$_3$)1.33nmol/L,游离甲状腺(FT$_4$)10.76pmol/L,甲状腺素(T$_4$)57.75nmol/L。

超声心动图:LV 49mm,LA 37mm,RV23mm,RA 35mm,IVS 9mm,LVPW 9mm,Emv/Em 15,EF

60%。左房增大,左室收缩功能测值正常。

动态心电图(图43-1):监测时间24小时,平均心率67次/min,最慢54次/min,最快100次/min,总心搏86 495次,未见大于2.0秒的停搏。室性期前收缩2 112次,占总心搏2.3%,5阵室性连发,9阵室性期前收缩三联律。室上性期前收缩5 623次,占总心搏6.5%,1阵室上速,298阵成对室上早。

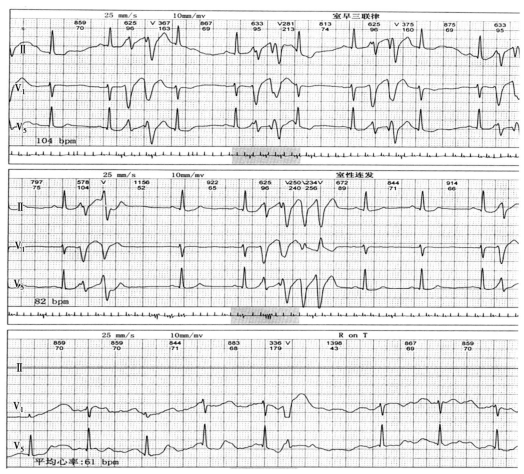

图43-1　动态心电图示多形性室性期前收缩、室性连发及成对室性期前收缩

【初步诊断】

1. 原发性高血压2级、中危。
2. 晕厥待诊。
3. 室性期前收缩。

【诊治经过】

入院后进一步完善相关辅助检查。进一步仔细询问病史,患者晕厥发作前,先出现大量呕吐病史,晕厥(意识丧失)约10秒后转清,清醒后患者诉心慌、多汗、乏力,无头晕、头痛,无胸痛。经仔细求证,患者家属提供入院前晕厥时心电监护情况,如图43-2所示:窦性心律,室性期前收缩,R-on-T现象,多型性室性心律失常,类似于尖端扭转型室性心动过速(TDP)。

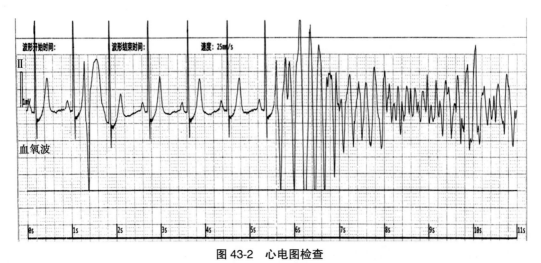

图 43-2 心电图检查

窦性心律,室性期前收缩,R-on-T 现象,多型性室性
心律失常,类似于尖端扭转型室性心动过速(TDP)

该例患者晕厥原因考虑室性期前收缩引发的多型性室速导致心脏骤停有关。患者既往多年服用氢氯噻嗪,加之晕厥前剧烈呕吐,均成为导致低钾血症的诱发因素,而低钾进一步增加心肌细胞兴奋性及自律性;另外,由于该室性期前收缩联律间期短,频发 R-on-T 现象,属于高危型室性期前收缩,考虑一旦再发室性期前收缩,可能导致灾难性后果。因此,有必要进一步行电生理检查及必要时射频消融术消除高危室性期前收缩,减少晕厥发作。电生理检查提示:反复给予心房、心室程序电刺激并静滴肾上腺素后反复程序刺激,仍未诱发出室速、室颤,遂终止手术。

予积极口服补钾,患者心功能尚可。停用氢氯噻嗪,换用厄贝沙坦 150mg/d 降压,抑制心肌结构重塑及电重塑,并嘱避免导致低钾血症的常见诱因,定期复查血钾,维持血钾在 4.0mmol/L 以上的正常水平。完善心脏 MRI 检查明确有无相关致心律失常基质。该患者心脏 MRI 提示心脏结构及功能未见异常,未见明显延迟强化。患者病情明显好转后出院。患者出院后于社区规律随访,监测血压、心率、心律、电解质,患者未再发头晕、心悸、晕厥。

【修正诊断】

1. 原发性高血压 2 级、中危。

2. 晕厥:心源性晕厥。

3. 室性期前收缩,多型性室性心律失常。

【讨论】

1. 高血压患者出现低钾血症的常见原因

临床上,患者出现低钾血症的常见原因包括:摄入不足、排出过多、细胞内转移。排出过多包括:肾性失钾与非肾性失钾。当血钾 <3.5mmol/L,尿钾 >25mmol/d 或血钾 <3.0mmol/L,尿钾 >20mmol/d 需要考虑肾性失钾可能。而非肾性失钾主要是经过消化道,皮肤等丢失过多钾。血钾向细胞内转移主要包括:代谢性碱中毒,毒性弥漫性甲状腺肿(甲状腺素激活 Na^+/K^+-ATP 酶),儿茶酚胺分泌过多,细胞高代谢导致血钾消耗过多等。本例患者,长期服用厄贝沙坦氢氯噻嗪片,可能导致肾小管远端重吸收血钾减少,从而导致肾性失钾增多;另一方面,患者发病前大量呕吐及大汗,导致经胃肠道及皮肤失钾增多,进一步加重低钾血症。因此,对于长期服用噻嗪类利尿剂降压治疗患者,需要定期监测血钾水平。

2. 高血压导致心律失常的可能机制

高血压伴发各类心律失常可能增加高血压患者致死率及致残率。高血压相关心律失常可包括室上性心律失常到室性心律失常甚至猝死。血流动力学改变、神经体液因子激活、心房及心室结构重塑及电重塑、左室肥厚致心律失常基质形成，是导致高血压患者出现心律失常的基本病理生理学机制。房颤是高血压患者最常出现的心律失常，但室性心律失常也不少见。

左室肥厚是高血压患者出现室性心律失常及猝死的决定性因素。高血压发生发展过程中，交感神经系统及肾素-血管紧张素-醛固酮系统的过度激活均是左室肥厚的促进因素，从而进一步导致心室复极时间延长，复极离散度增加以及早期后除极，导致室性期前收缩及室性心律失常；另一方面，左室重构过程中，心室肌纤维化形成导致折返形成也是室性心律失常发生的另一重要原因。

3. 高血压合并室性心律失常的治疗策略

高血压是心源性猝死的危险因素，尤其是合并左室肥厚者。高血压合并室性心律失常的治疗策略包括两方面内容。一方面，强调控制血压达标，逆转左室重构。血压达标及逆转左室重构有望降低30%左右心源性猝死风险。在逆转左室重构方面，最有效的药物为RAASI（ACEI或ARB），其次为钙通道阻滞剂，再次为β受体阻滞剂及利尿剂。另一方面是室性心律失常的筛查及管理。对于高血压合并室性期前收缩，成对室性期前收缩或非持续性室速患者，应常规进行心电图检查及实验室生化检查和动态心电图检查，同时应当寻找可逆性病因（电解质紊乱，过度饮酒，毒物药物，精神激动等），进行超声心动图评估心脏左室重构程度及左室功能。在充分降压治疗的基础上（RAASI、CCB、β受体阻滞剂等），不常规使用抗心律失常药物治疗。特定患者，可以考虑射频消融术治疗，尤其是室性期前收缩负荷显著增大患者。对于恶性心律失常患者（排除可逆性病因）或心功能不全（LVEF ≤ 35%），在充分药物治疗的基础上，可考虑ICD植入。

4. 低钾血症对心肌细胞电生理特性的影响

低钾血症时，心肌细胞外低钾，细胞膜的钾离子通透性降低，钾离子外流减少，心肌细胞静息电位降低，使得膜电位与阈电位距离减少，细胞兴奋性增加；舒张期电位达到阈电位的距离减小导致心肌细胞自律性增高；钠离子内流除极速度及幅度降低，导致心肌细胞传导性降低；轻度低钾血症时对钙离子抑制作用减小，复极时钙离子内流增加，心肌收缩性增强，严重低钾血症时，心肌收缩性显著降低。

5. 多型性室速与尖端扭转型室性心动过速的区别与管理

尖端扭转型室性心动过速（torsade de Pointes，TDP）由法国学者Dessertenne于1966年最早提出。TDP心电图特点表现为：QRS形态多样，室性心动过速（VT）发作时QRS波群极性及振幅呈时相性变化（QRS波群围绕等电位线形成上下扭转），合并QT间期延长。TDP是一种特殊类型的多形室速，一般多形性室速与尖端扭转性室速的根本区别也在于是否伴随QT间期延长。一般QTc间期男性大于470ms，女性大于480ms，即可诊断QT间期延长。TDP治疗原则包括：若血流动力学不稳定，需要紧急电复律；禁用QT间期延长的药物（如胺碘酮等）；补钾补镁，血钾维持在4.5~5.0mmol/L以上，积极补镁，无论血镁水平如何，可考虑静脉注射2g硫酸镁，可静脉维持；部分患者可给予异丙肾上腺素提高心率或临时起搏器超速起搏抑制TDP发作。多型性室速的发作往往存在可逆性病因，需要积极纠正病因，治疗原发病，电复律对于多型性室性心律失常合并血流动力学不稳定为首选的治疗方案。

6. 本例患者是否有适应证植入性心脏转复除颤仪（ICD）

对于心源性晕厥患者，如考虑致命心律失常（持续性室速、室颤等）相关，且无急性可逆性病因，可考虑植入 ICD 进行二级预防治疗。本例患者反复发生多型性室速,且每次发作前存在低钾血症等可逆性病因,故治疗上以纠正低钾血症为主,同时给予抗心律失常治疗,在纠正低钾血症后患者未再次发作心律失常、晕厥,提示晕厥发作与低钾血症之间可能具有因果关系,故本例患者未植入 ICD 进行二级预防治疗。对于反复发作的多型性室速,以纠正可逆病因或诱因为主(如电解质紊乱、心肌缺血、急性炎症、药物毒物影响及其他),纠正后,多型性室速发作多明显好转。但若纠正上述因素后,患者仍反复发作持续性室速,则可考虑植入 ICD 进行二级预防。

【小结】

该患者为中年女性,起病急;高血压病史多年,服用过噻嗪类利尿剂,晕厥前有大量呕吐及大汗淋漓,存在低钾血症的诱发因素。心电图提示高危型室性期前收缩(合并 R-ON-T 现象的室性期前收缩),晕厥发作时心电监护心电图提示多型性室性心动过速,酷似 TDP,故该患者考虑心源性晕厥诊断。电生理检查及必要时射频消融术不作为高血压合并室性心律失常的首选诊断及治疗方案,但对于特定患者可以考虑。本例患者室性期前收缩驱动诱发多型性室速,采用射频消融根除室性期前收缩有望避免室速再次发作,因此,在充分纠正可逆性病因的基础上,给予了电生理检查术。高血压是导致 SCD 的危险因素,对于左室重构、服用噻嗪类利尿剂降压治疗患者,SCD 风险进一步增加。定期监测血钾水平,积极给予逆转左室重构治疗有望降低该类患者 SCD 风险。

(陈清勇)

参考文献

1. 中国高血压防治指南修订委员会, 高血压联盟 (中国) 中华医学会心血管病学分会, 中国医师协会高血压专业委员会, 等 . 中国高血压防治指南 2018 年修订版 [J]. 中国心血管杂志 , 2019, 24 (1): 24-56.

2. Lip GYH, Coca A, Kahan T, et al. Hypertension and cardiac arrhythmias: A consensus document from the european heart rhythm association (EHRA) and esc council on hypertension, endorsed by the heart rhythm society (HRS), asia-pacific heart rhythm society (APHRS) and sociedad latinoamericana de estimulacion cardiaca y electrofisiologia (SOLEACE) [J]. Europace, 2017, 19 (6): 891-911.

3. Messerli FH. Hypertension and sudden cardiac death [J]. Am J Hypertens, 1999, 12 (12Pt 3): 181s-188s.

4. Hua Q, Fan L, Li J. 2019 chinese guideline for the management of hypertension in the elderly [J]. J Geriatr Cardiol, 2019, 16 (2): 67-99.

5. Nadruz W. Myocardial remodeling in hypertension [J]. J Hum Hypertens, 2015, 29 (1): 1-6.

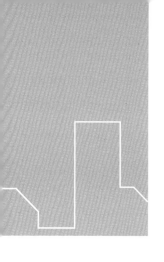

病例 44
高血压合并心动过缓

患者女性,65 岁。因血压升高 9 年,头晕 10 天,晕厥 1 次就诊。9 年前患者体检发现血压升高为 150/100mmHg,多次监测血压最高达 170/110mmHg,规律口服降压药厄贝沙坦 150mg/d、苯磺酸氨氯地平 5mg/d,血压波动在 120~130/70~85mmHg 之间。10 天前,患者出现头晕,持续几十秒至数分钟,与体位改变、头颈部活动、进食、饥饿无关,偶伴随站立不稳,无视物旋转、恶心呕吐,无黑矇。1 天前,患者看电视时突然感头晕,随即意识丧失倒在沙发,无四肢抽搐、牙关紧闭、大小便失禁,无胸闷、胸痛、心悸,十余秒钟自行转醒,活动如常。

患者自患病以来,精神食欲睡眠可,大小便正常,体重无改变。

【既往史、个人史、家族史】

既往体健,否认糖尿病、肝炎、结核、外伤、手术史等。无吸烟、饮酒史。母亲患高血压,因脑出血已故;父亲健在。其一兄患高血压病。

【体格检查】

T 36.5℃,P 45 次 /min,R 20 次 /min,BP 128/72mmHg。神志清楚,慢性病容,皮肤巩膜无黄染,全身浅表淋巴结未扪及肿大。颈静脉充盈。心界无明显扩大,闻及大炮音,各瓣膜区未闻及杂音。胸廓未见异常,双肺叩诊呈清音。双下肺未闻及明显干湿性啰音。全腹软,未闻及血管杂音,全腹无压痛及反跳痛,腹部未触及包块。肝脏肋下未触及,肝颈静脉反流征(-)。双侧肾区无叩痛,双肾未触及。双下肢无水肿。

【辅助检查】

血常规、尿常规、粪便常规未见异常。

生化:空腹血糖 5.19mmol/L,肌酐 90mmol/L,eGFR 62.80ml/(min·1.73m^2),尿白蛋白 / 肌酐 23.2mg/g,血钾 3.97mmol/L,糖化血红蛋白 6.1%。肌红蛋白、肌酸激酶同工酶 MB(CK-MB)、肌钙蛋白 T 未见升高,尿钠素 52pg/ml。甲状腺功能正常。

心电图(图 44-1):窦性心律,三度房室传导阻滞,室性逸搏,心率 45 次 /min。

超声心动图:LV 48mm,LA 38mm,RV 18mm,RA 40mm,IVS 12mm,LVPW 11mm,EF 65%;双房长大,室间隔增厚,二尖瓣轻度反流,收缩功能测值正常。

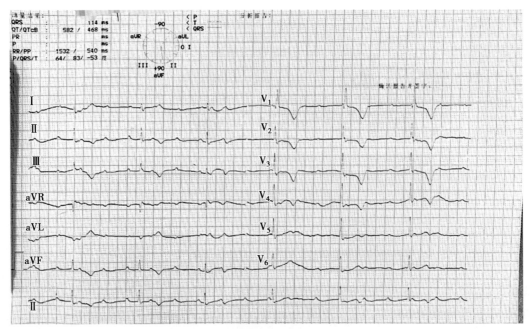

图 44-1　心电图示三度房室传导阻滞

【初步诊断】

1. 三度房室传导阻滞。
2. 高血压病 3 级、很高危。

【诊治经过】

入院当天经患者及家属同意,安置临时起搏器,参数良好,设置低限频率 60 次 /min;给予口服降压药厄贝沙坦 150mg/d、苯磺酸氨氯地平 5mg/d 治疗后,患者血压波动在 126/70mmHg 左右,排除急性缺血、感染、药物影响、甲状腺功能减退、高钾血症等可逆因素,于入院后第 3 天行心脏起搏器植入(双腔 DDD)。术中起搏参数良好,伤口无渗血、感染等,第 5 天好转出院。出院当天血压 125/70mmHg,心率 60 次 /min,起搏心律。

【修正诊断】

1. 三度房室传导阻滞。
2. 心源性晕厥。
3. 高血压病 3 级、很高危。窦性心律,心功能 Ⅱ 级。

【讨论】

1. 晕厥的定义和问诊要点

晕厥的定义:一过性全脑血液低灌注导致的短暂意识丧失,持续数秒至数分钟。特点为发生迅速、一过性、自限性、能够完全恢复。需要注意的是,晕厥不是一个单独的疾病,而是由多种病因所致的一种综合征。临床上常见的晕厥分类包括:反射性晕厥(神经介导的晕厥);体位性低血压性晕厥;心源性晕厥以及其他类型,比如低血糖或者通气过度综合征等导致的短暂意识丧失可能误诊为晕厥。

问诊时应注意患者年龄及诱因、晕厥的特点、既往病史以及伴随症状。初始评估应包括详细病史采集和体格检查、心电图以及卧立位血压监测等;心脏方面还可以做超声心动图、动态心电图、心脏 MRI 或者核素扫描,其他还包括循环记录仪、心肌电生理检查;神经系统的直立倾斜试验、血流动力学评估等,这些都是可以协助进行晕厥诊断的临床检查方法。

2. 晕厥的诊治流程

按照 2018 年欧洲心脏病学会(ESC)发布的《晕厥诊断和管理指南》,在对晕厥的初步评估中,应明确几点问题:①是否真的意识丧失[短暂意识丧失(transient loss of consciousness,TLOC)];②意识丧失(T-LOC)确定由晕厥所致;③是否有明确病因;④是否存在高风险心血管疾病或心源性猝死可能。同时,对于所有晕厥患者,都应详细询问病史,进行体格检查(包括站立位血压测量),进行常规心电图检查。若患者既往有明确的心脏病史,应给予超声心动图检查。对于年龄 >40 岁、晕厥病因不明,但临床特征符合反射性晕厥患者,可行颈动脉窦按摩(CSM)。若考虑患者是直立性低血压性晕厥或反射性晕厥可能,应给予行直立倾斜试验。若考虑患者晕厥是因为出血所致,应进行相应的血液学检查(如红细胞比容和红细胞计数);若考虑患者晕厥是因为缺氧所致,应进行氧饱和度检查和血气分析;若考虑患者晕厥是因为肺栓塞所致,则应进行 D- 二聚体检查等。而在对晕厥的进一步评估中,对于反复发生、不明原因的重症晕厥患者,应给予心电监护;对于不明原因晕厥且合并双束支传导阻滞(BBB)或心动过速患者,应进行电生理检查(EPS);对于运动时或运动后发生晕厥的患者,应进行运动压力测试;对于疑似神经源性体位性低血压(OH)患者,应进行自主神经功能评估(Valsalva 动作和深呼吸试验)和动态血压监测(ABPM);对于那些可能是非晕厥导致的 TLOC 患者,应进行视频记录等。

3. 心源性晕厥常见病因及发作特点

心源性晕厥是仅次于反射性晕厥的第二常见晕厥病因。主要包括:①心律失常:窦房结功能障碍(包括心动过缓 / 心动过速综合征),房室传导系统疾病;心动过速:室上性心动过速、室性心动过速。②结构性心脏病:主动脉瓣狭窄、急性心肌梗死或者心肌缺血、肥厚型心肌病、心脏肿瘤、心包疾病 / 心脏压塞、冠状动脉先天异常、人工瓣膜功能障碍等。③心肺和大血管疾病:肺栓塞、急性主动脉夹层、肺动脉高压等。提示心源性晕厥可能性大的发作特点包括用力或仰卧时发生;突发心悸,随后立即发生晕厥;年轻时有不明原因猝死的家族史或者离子通道疾病家族史;有结构性心脏病或冠脉疾病;心电图提示心律失常性晕厥等。对于严重的复发性不明原因晕厥者,需进行长程心电监测;对于不明原因晕厥或双分支传导阻滞(可能发生高度房室传导)者,应进行电生理检查。

4. 缓慢性心律失常的类型及心电图诊断要点

(1)病态窦房结综合征(sick sinus syndrome,SSS)是指由于窦房结或其周围组织的功能障碍导致窦房结冲动形成障碍,或窦房结至心房冲动传导障碍所致的多种心律失常和多种症状的综合病征。包括以下几种类型:①窦性心动过缓,窦性心律,心率 <60 次 /min,常见于健康成人,尤其是运动员、老年人和睡眠时,常伴有窦性心律不齐,严重窦性心动过缓时可产生逸搏。②窦性停搏,是指窦房结不能发放冲动导致一段时间内不产生冲动,心房无去极化和心室无搏动。心电图示在一段较平常 PP 间期显著延长的时间内不见 P 波,或 P 波与 QRS 波均不出现,而长的 PP 间期与基本的窦性 PP 间期之间无公倍数关系(图 44-2)。③窦房传导阻滞,窦房结产生的冲动,部分或全部不能到达心房,引起心房和心室停搏。按阻滞程度分为一度、二度和三度。④慢快综合征,心动过缓与心动过速交替出现。心动过缓为窦性心动过缓,窦房传导阻滞、窦性停搏。心动过速主要为房性心动过速、心房扑动和心房颤动。

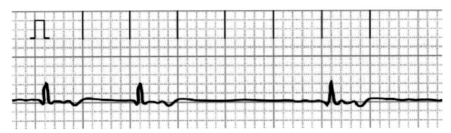

图 44-2 窦性停搏

（2）房室传导阻滞（atrioventricular block，AVB）：是指冲动在房室传导过程中受到阻滞。分为不完全性和完全性两类，前者包括一度和二度房室传导阻滞，后者又称三度房室传导阻滞，阻滞部位可在房室结、房室束及束支分支。①一度房室传导阻滞：每个 P 波后都有相应的 QRS 波出现，但是 PR 间期延长。心电图表现为 PR 间期 >0.20 秒，每个 P 波后均有 QRS 波群（图 44-3）。②二度房室传导阻滞：部分心房激动不能传导至心室，心电图显示一部分 P 波后无相应的 QRS 波，房室传导比例可能是 2∶1、3∶2、4∶3 等。可分为两型：Ⅰ型为文氏现象，或称莫氏Ⅰ型（图 44-4），Ⅱ型又称莫氏Ⅱ型（图 44-5）。Ⅰ型较Ⅱ型常见。心电图表现为 PR 间期逐渐延长，直至 P 波受阻与心室脱漏，二度Ⅱ型的心电图表现为 PR 间期恒定，部分 P 波后无 QRS 波群。③三度房室传导阻滞：心房冲动完全不能传到心室。心电图表现为完全的房室分离，P 波与 QRS 波群相互无关；心房速率比心室速率快；心室心律由交界区或心室自主起搏点维持（图 44-6）。

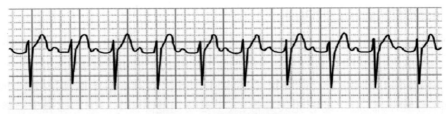

图 44-3 一度房室传导阻滞

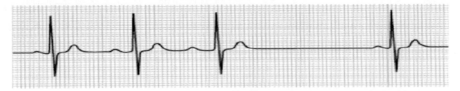

图 44-4 二度Ⅰ型房室传导阻滞

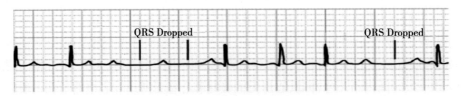

图 44-5 二度Ⅱ型房室传导阻滞

（3）室内传导阻滞：指的是房室束分支以下部位的传导阻滞，一般分为左、右束支传导阻滞及左前分支、左后分支传导阻滞。束支传导阻滞、分支传导阻滞及非特异性室内传导阻滞通常无症状，不需直接治疗，但可能表现为或发展为房室传导阻滞。

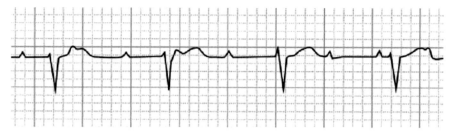

图 44-6　三度房室传导阻滞

5. 缓慢性心律失常的处理原则

缓慢性心律失常是指以心率减慢为特征的心律失常,在老年人中发生率更高。根据发生的部位,主要分为三种类型:窦房结功能障碍、房室传导阻滞和室内传导阻滞。一般患者可无症状,严重的心动过缓可造成低血压、心绞痛、心力衰竭加重以及晕厥等血流动力学障碍。缓慢性心律失常的处理不仅要考虑心律失常本身,还要综合其基础疾病及纠正诱发因素,首先要针对病因治疗,比如是由心肌炎导致的,要用大量维生素 C 和能量合剂,必要时激素冲击;如果是冠心病心肌梗死,要积极改善心肌供血,必要时行冠脉血运重建;如果是外科术后损伤,要减轻充血、水肿,进行激素治疗等。在药物方面,对于症状明显,心率显著降低的患者,应用提高心率的药物,如阿托品、麻黄碱、异丙肾上腺素等,同时一定要避免减慢心率的药物,如 β 受体阻滞剂和钙通道阻滞剂等,对危及患者生命的心律失常需紧急处理,可安置临时起搏器或者评估永久起搏器等,对不危及生命,危害较小的心律失常要谨慎处理,以防抗心律失常药物的致心律失常作用,加重心律失常的危害等。

6. 缓慢性心律失常永久起搏器植入的适应证

对于病态窦房结综合征(SSS)永久起搏器适应证,Ⅰ类推荐主要包括:窦房结功能障碍出现有症状的心动过缓(包括频发窦停);有症状的变时功能不全;必须使用某类药物,而这些药物引起窦性心动过缓并产生症状者。房室传导阻滞(AVB)适应证Ⅰ类推荐:任何阻滞部位的三度 AVB 和高度AVB,并发有症状的心动过缓;或长期服用治疗其他心律失常或其他疾病的药物,而该药物又可导致三度 AVB 和高度 AVB,并发有症状的心动过缓;或没有临床症状,但心室停搏≥ 3 秒,清醒状态时,逸搏心率≤ 40 次 /min 或逸搏心律起搏点在房室结以下者;伴有心动过缓症状的二度 AVB,无论分型或阻滞部位。同时对于双分支和三分支阻滞伴间歇性三度房室阻滞;双分支和三分支阻滞伴二度Ⅱ型房室阻滞;交替性双侧束支阻滞也有永久起搏器植入适应证。

【小结】

该患者为一老年女性。长期高血压病史,正规用药治疗。此次急性起病,其临床表现为晕厥,心电图提示三度房室传导阻滞,排除急性可逆因素后,结合患者症状及心电图检查,诊断明确,有永久心脏起搏器植入适应证,给予双腔起搏器植入治疗,同时进行规范的降压治疗,改善预后。通过此病例的学习,应当掌握晕厥常见的病因以及规范诊治流程,特别是老年患者常见的缓慢性心律失常的类型和心电图要点,掌握永久起搏器的植入适应证,减少误诊和漏诊的可能。

(蒋凌云　廖 行　刘兴斌)

参考文献

1. Sundhu M, Yildiz M, Syed M, et al. Clinical Characteristics and Outcomes of Patients with Ischemic and Non-Ischemic

Complete Heart Block [J]. Cureus, 2017, 9 (5): e1244.

2. Chen H, Shehata M, Ma W, et al. Atrioventricular block during slow pathway ablation: entirely preventable ？ [J]. Circ Arrhythm Electrophysiol, 2015, 8 (3): 739-744.

3. Barutean AE, Pass RH, Thambo JB, et al. Congenital and childhood atrioventricular blocks: pathophysiology and contemporary management [J]. Our J Pediatr, 2016, 175 (9): 1235-1248.

4. Grassi G. The European Society of Cardiology (ESC)/European Society of Hypertension (ESH) 2018 Guidelines for Hypertension Diagnosis and Treatment: New Concepts and Recommendations [J]. Pharmacol Res, 2019, 139: 489-490.

5. Tofield A. Practical approach makes new ESC Cardiac Pacing and Resynchronisation Guidelines accessible to all [J]. Eur Heart J, 2013, 34 (36): 2779.

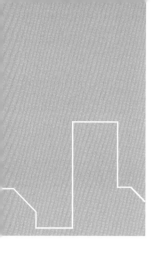

病例 45
难治性高血压

患者男性,37 岁。因头痛,血压升高 2 个月就诊。2 个月前患者因头痛,伴头晕、心慌,无恶心、呕吐、黑矇、晕厥、胸闷、胸痛等不适,于当地医院就诊。测血压 196/116mmHg,诊断为高血压病。给予盐酸乐卡地平片 10mg/d,缬沙坦 80mg/d,琥珀酸美托洛尔缓释片 47.5mg/d,吲达帕胺 1.25mg/d 等药物治疗后,症状无明显缓解,血压波动于 170~180/110~120mmHg 左右。为求进一步诊治就诊。

患者自患病以来,精神、饮食、睡眠尚可,大小便未见异常,体重增加 5kg。

【既往史、个人史、家族史】

对磺胺类药物过敏。否认糖尿病、肝炎、结核等病史。吸烟 20 年,每天 20 支;少量饮酒。母亲有高血压。

【体格检查】

T 36.5℃,P 85 次 /min,R 19 次 /min,BP 178/108mmHg,BMI 29.3kg/m²。神志清楚,慢性病容,体型肥胖,皮肤巩膜无黄染,全身浅表淋巴结未扪及肿大。颈静脉正常。心界正常,心音有力,心律齐,各瓣膜区未闻及杂音。胸廓未见异常,双肺叩诊呈清音。双肺呼吸音清,未闻及干湿啰音。全腹软,未闻及血管杂音,全腹无压痛及反跳痛,腹部未触及包块。肝脏肋下未触及。肾区无叩痛,双肾未触及。双下肢无水肿。

四肢血压:左上肢血压 176/105mmHg,右上肢血压 168/98mmHg,左下肢血压 202/118mmHg,右下肢血压 186/106mmHg。

【辅助检查】

血常规、肝功能、电解质、尿常规及粪便常规未见明显异常。空腹血糖 6.17mmol/L。甘油三酯 1.95mmol/L,总胆固醇 6.31mmol/L,低密度脂蛋白胆固醇 3.69mmol/L。尿素 7.8mmol/L,肌酐 71mmol/L,肾小球滤过率估算值 102ml/(min·1.73m²),血钾 4.14mmol/L。

24 小时动态血压:全天平均血压 155/95mmHg,白天平均血压 160/101mmHg,夜间平均血压 152/90mmHg。

超声心动图:LA 44mm,LV 52mm,IVS 12mm,LVPW 10mm,AAO 36mm,EF 55%;左心增大,左室肥厚,升主动脉增宽,主动脉瓣反流(轻度),左室收缩功能测值正常。

【初步诊断】

1. 高血压病 3 级、高危。
2. 高脂血症。
3. 肥胖。

【诊治经过】

患者为青年男性,血压重度升高,在当地医院使用 4 种降压药物后,血压控制不佳。应进行继发性以及难治性高血压筛查。故停用盐酸乐卡地平片 10mg/d,缬沙坦 80mg/d,琥珀酸美托洛尔缓释片 47.5mg/d,吲达帕胺 1.25mg/d 接近 4 周,改为特拉唑嗪(2mg/ 次,2 次 /d),维拉帕米 240mg/d 控制血压,进行相关激素以及影像学检查。

1. 尿常规:尿蛋白 0.3g/L(+),尿微白蛋白 38.1mg/L;尿转铁蛋白 2.68mg/L,尿 α_1 微球蛋白 74.5mg/L,尿白蛋白 / 肌酐 14.0mg/g。

2. ANCA、心磷脂、免疫相关指标(包括类风湿因子,循环免疫复合物,抗核抗体,抗双链 DNA 抗体,抗 RNP 抗体、抗 SM 抗体、抗 SSA 及 SSB 抗体,IgG、IgA、IgM、IgE 以及补体 C3、C4)检查正常。促甲状腺素,游离甲状腺素,游离三碘甲状腺原氨酸未见异常。

3. 肾素 - 血管紧张素 - 醛固酮系统卧立位试验:血浆肾素活性(卧位)5.75ng/(ml·h),血管紧张素 Ⅱ(卧位)97.84ng/L,醛固酮(卧位)7.36ng/dl,ARR(卧位)1.28 [(ng·dl^{-1}):(ng·ml^{-1}·h^{-1})];血浆肾素活性(立位)6.56ng/(ml·h),血管紧张素 Ⅱ(立位)99.86ng/L,醛固酮(立位)15.52ng/dl,ARR(立位)2.37 [(ng·dl^{-1}):(ng·ml^{-1}·h^{-1})]。

4. 血尿儿茶酚胺:血去甲肾上腺素 300ng/L,血肾上腺素 65ng/L,24 小时尿多巴胺 200.41μg/24h,24 小时尿去甲肾上腺素 50.23μg/24h,24 小时尿肾上腺素 8.89μg/24h。

5. 其他激素水平:血皮质醇,血清皮质醇(08 :00)299.56nmol/L,血清皮质醇(16 :00)320.47nmol/L;血清皮质醇(24 :00)120.24nmol/L;24 小时尿游离皮质醇 86.34μg/24h;血清促肾上腺皮质激素(ACTH)15.01ng/L。

6. 双肾以及双肾动脉彩超:未见明显异常。

7. 颈动脉彩超:右侧颈总动脉分叉处及锁骨下动脉见粥样硬化斑块。

8. 肾上腺薄层增强 CT:双侧肾上腺位置、形态和大小未见明显异常。

9. 整夜睡眠呼吸监测:正常,AHI 3.8 次 /h。

患者系青年男性。血压重度升高,有肥胖,吸烟等不良生活方式,从事基因芯片工作,工作强度高,压力大,平时生活少运动。发现血压升高 2 个月余,在我科排除了继发性高血压,住院期间血压波动在 170~190/100~120mmHg,建议其进行生活方式改善,戒烟,每周 3~5 次中等强度有氧运动,每次 30 分钟左右。考虑患者主要为 RAAS 和交感神经的激活,调整降压药物为:厄贝沙坦氢氯噻嗪(厄贝沙坦 150mg/ 氢氯噻嗪 12.5mg),琥珀酸美托洛尔缓释片 47.5mg/d,非洛地平(5mg/ 次,2 次 /d),并给予瑞舒伐他汀钙 10mg/d 降脂,稳定斑块。嘱咐患者 1 个月后门诊随访。

1 个月后,患者已戒烟,体重减少 5kg,门诊测得血压仍为 155/92mmHg,心率 74 次 /min,头痛症状稍有减轻。继续调整降压方案,厄贝沙坦氢氯噻嗪(厄贝沙坦 150mg/ 氢氯噻嗪 12.5mg,1 片 / 次,2 次 /d),琥珀酸美托洛尔缓释片(47.5mg/ 次,2 次 /d),非洛地平(5mg/ 次,2 次 /d),螺内酯 20mg/d。建议 1 个月后再来复诊。1 个月后患者自觉头痛症状明显减轻,无胸闷、胸痛、心慌等特殊不适,家庭自测血压波动在 120~130/70~80mmHg 之间。诊室血压 128/79mmHg,24 小时动态血压:全天平均血压 115/75mmHg,白天平均血压 123/79mmHg,夜间平均血压 110/72mmHg,平均心率 63 次 /min。继续当前药物治疗,3 个月后门诊随访。

【修正诊断】

1. 难治性高血压。
2. 高脂血症。
3. 左侧颈动脉及锁骨下动脉粥样硬化斑块。

【讨论】

1. 什么是难治性高血压

《中国高血压防治指南(2018 年修订版)》中难治性高血压(refractory hypertension,RH)的定义:在改善生活方式基础上应用了可耐受的足够剂量且合理的 3 种降压药物(包括一种噻嗪类利尿剂)至少治疗 4 周后,诊室和诊室外(包括家庭血压或动态血压监测)血压值仍在目标水平之上,或至少需要 4 种药物才能使血压达标。难治性高血压患者心血管事件发生风险明显增加。在既往的报道中,难治性高血压在高血压人群中比例约 8%~15%,但实际可能存在白大衣高血压效应,不准确的血压测量方法,患者依从性差、降压方案不优等造成假性难治性高血压的发生。因此,真性的难治性高血压可能只有高血压人群的 4%~5%。

2. 如何分辨假性难治性高血压

在诊断难治性高血压前,需鉴别影响血压控制不良的原因,进一步排除假性难治性高血压,只有排除了医生和患者两个层面(本可以克服的)的原因后,才考虑是真正的难治性高血压。患者方面主要包括:①白大衣高血压效应(全天血压并不高);②测定部位严重钙化或动脉硬化(特别是老年高血压);③依从性差。医生方面主要包括:①不规范的诊室血压测量;②降压药物剂量不足;③不恰当的降压方案;④缺乏与患者沟通、不愿意给予患者进行相关教育。在排除了患者和医生层面的因素后,需要查找患者有无容量超负荷,比如钠盐摄入过度、肾功能受损(尿钠排泄受损)、心力衰竭、药物导致的钠盐重吸收过多、利尿剂使用不佳等;一些慢性疼痛、长期压力及惊恐发作等造成的交感过度激活;有无其他药物对血压的影响,如甘草、非甾体抗炎药物、口服避孕药物、类固醇药物、环孢素、红细胞生成素、麻黄碱等;最后要排除有无继发性病因,如肾脏疾病、肾动脉狭窄、睡眠呼吸暂停以及内分泌疾病。

3. 难治性高血压的诊断及治疗流程

第一步,鉴别是否为真性难治性高血压:诊室血压符合难治性高血压诊断标准(3 种及以上合适最佳剂量降压药物,血压仍未达标);进行家庭自测血压及动态血压监测,排除白大衣高血压效应。

第二步,寻找影响血压控制的生活方式和药物,进一步排除假性难治性高血压:治疗依从性、不合理使用降压药物等。

第三步,排除继发性高血压:原发性醛固酮增多症、肾脏实质性病变、肾动脉狭窄、嗜铬细胞瘤 /副神经节瘤、库欣综合征、阻塞性睡眠呼吸暂停、主动脉缩窄、其他内分泌因素。

第四步,治疗:强化生活方式干预,选择调整合适的药物治疗方案,并进行药物疗效评估;如果药物效果好,可继续使用;若效果不佳,考虑介入性治疗如经皮肾动脉交感神经消融术(catheter-based renal sympathetic denervation,RDN)等。

4. 难治性高血压的药物治疗策略

难治性高血压的治疗目标：血压达标并降低心血管事件发生的风险。目前国内外指南均强调非药物治疗，即生活方式改善在难治性高血压中的意义，鼓励患者减肥、戒烟、限盐、规律运动，低盐低脂高纤维饮食、减少酒精及咖啡因等的摄入。因难治性高血压的机制较为复杂，主要包括 RAAS 激活、交感激活、水钠潴留、动脉硬化、内皮障碍等，因此，现行指南对难治性高血压药物推荐，一般建议在最适剂量 A+C+D 的基础上，如果血压仍不能控制，根据患者是容量超负荷、交感激活还是动脉硬化，进一步选择其他种类药物，包括盐皮质激素受体拮抗剂（螺内酯或依普利酮）、α_1 或 β 受体阻滞剂、外周血管扩张剂等。

5. 难治性高血压的器械治疗进展

交感神经激活是难治性高血压的重要的发病机制，RDN 是一种微创的介入手术。其原理主要通过经皮导管肾脏交感神经射频消融术，达到去肾交感神经作用，进而降低血压。目前关于 RDN 在难治性高血压中的降压效果参差不齐，主要与术中肾交感神经的消融程度，RND 术者的背景及经验，消融方法及模式区别，消融点密度及术后药物方案等有关。且目前尚缺乏有效判定 RDN 是否成功的临床指标，适应证患者的选择也是问题之一。过去，关于 Symplicity HTN-1 和 Symplicity HTN-2 都是阳性的结果，呈现出 RDN 降压的明显有效性。虽然 Symplicity HTN-3 研究显示 RDN 组与假手术组相比，降压水平无统计学差异。但来自英国的研究数据表明，随患者基础血压水平的升高，RDN 术后日间血压和门诊血压的降低更为显著。除降压外，RDN 还存在改善左心房容积、减少房性期前收缩的额外获益。Symplicity HTN-3 研究失败，可能只代表特定设备的无效，而非 RDN 技术或理念的无效，未来新的消融电极或方法可能是 RDN 的出路。器械治疗患者的筛选：基于目前的证据，动脉硬化/单纯收缩期高血压的患者对 RDN 的反应不佳，不应选择 RDN 治疗；难治性高血压合并阻塞性睡眠呼吸暂停的患者或许可从 RDN 治疗中获益。

关于难治性高血压另外一种器械治疗，MobiusHD 装置，即颈动脉窦刺激器，与支架类似，经股动脉路径送入颈动脉后，可随每次血管搏动刺激颈动脉窦压力感受器，从而起到长期持续降压的作用。目前尚处于临床研究阶段。

【小结】

患者青年男性，发现血压升高 2 个月余，最高血压 196/116mmHg。有大量吸烟、肥胖等血压控制不良因素，BMI $29.3kg/m^2$。在进行假性难治性高血压及继发性高血压等排除后，符合难治性高血压诊断。在进行生活方式改善后，服用最适剂量的 4 种降压药物（包括 ARB、CCB、噻嗪类利尿剂、β 受体阻滞剂）超过 2 个月，血压才控制达标。在临床工作中，我们应该重视假性难治性高血压的筛查，特别是不良生活方式对血压的影响，按照指南规范进行难治性高血压筛查，提高临床诊治能力。

（张　昕　廖　行）

参考文献

1. Denolle T, Chamontin B, Doll G, et al. Management of resistant hypertension: expert consensus statement from the French Society of Hypertension, an affiliate of the French Society of Cardiology [J]. J Hum Hypertens, 2016, 30 (11): 657-663.
2. Veglio F, Grassi G, Mancia G, et al. Clinical management of resistant hypertension: practical recommendations from the Italian Society of Hypertension (SIIA)[J]. High Blood Press Cardiovasc Prev, 2013, 20 (4): 251-256.

3. Carey RM, Calhoun DA, Bakris GL, et al. Resistant Hypertension: Detection, Evaluation, and Management: A Scientific Statement From the American Heart Association [J]. Hypertension, 2018, 72 (5): e53-e90.

4. 孙宁玲，霍勇，王继光，等 . 难治性高血压诊断治疗中国专家共识 [J]. 中华高血压杂志 , 2013, 21 (4): 321-326.

5. 中国高血压防治指南修订委员会，高血压联盟 (中国) 中华医学会心血管病学分会，中国医师协会高血压专业委员会，等 . 中国高血压防治指南 2018 年修订版 [J]. 中国心血管杂志 , 2019, 24 (1): 24-56.

病例 46
高血压合并低钾血症

患者男性,57 岁。因血压升高 10 余年,活动后心累、气紧 2 年,双下肢乏力 1 个月就诊。10 余年前患者体检时发现血压升高,最高血压 160/100mmHg。无头昏、头痛、视物模糊,未正规治疗。2 年前患者出现活动后心累、气紧表现,持续行走 1 小时或爬楼时加重,休息后缓解,无咳嗽、咳痰及夜间阵发性呼吸困难。1 年多前患者感冒受凉后出现发热、咳嗽,咳黄色黏液痰,最高体温 38.6℃,无痰中带血,无咯粉红色泡沫痰。于当地县级医院诊治,输液后再发心累、气紧,伴双下肢水肿,夜间需高枕位休息,双下肢下垂水肿加重,平放下肢后减轻,住院测得最高血压 170/108mmHg,检查发现,心脏长大、颈动脉斑块。经治疗(具体治疗措施不详)后好转出院。出院后医嘱口服厄贝沙坦氢氯噻嗪片(厄贝沙坦 150mg/ 氢氯噻嗪 12.5mg)1 片 /d,苯磺酸左氨氯地平 2.5mg/d,琥珀酸美托洛尔 23.75mg/d,阿托伐他汀钙 20mg/ 晚,家庭自测血压波动于 130~140/70~80mmHg。1 个月前感双下肢酸软乏力,为求进一步诊治来院。

患者自患病以来,精神、睡眠可,食欲、小便如前述,大便无异常,近 1 个月体重下降 5kg。

【既往史、个人史、家族史】

20 余年前因 "阑尾炎" 行阑尾切除手术。有痛风病史,长期口服苯溴马隆 50mg/d 治疗。有失眠病史,口服艾司唑仑 1mg/ 晚。吸烟 20 余年,每天 20 支,戒烟 10 余年。无饮酒嗜好。母亲及姐姐患有高血压病,父亲因肺癌过世。

【体格检查】

T 36℃,P 78 次 /min,R 20 次 /min,BP 166/94mmHg。BMI 22kg/m²。神志清楚,慢性病容,皮肤巩膜无黄染,全身浅表淋巴结未扪及肿大。颈静脉正常。心界正常,心律齐,各瓣膜区未闻及心脏杂音。胸廓未见异常,双肺叩诊呈清音。双肺呼吸音清,未闻及干湿啰音。腹部外形正常,右下腹见 5cm 手术瘢痕,全腹软,无压痛及反跳痛,腹部未触及包块。腹部未闻及血管杂音。肝、脾肋下未触及。双肾未触及。双下肢肌张力正常,双下肢轻度凹陷性水肿,病理征阴性。

【辅助检查】

血常规:WBC 6.55×10^9/L,RBC 3.67×10^{12}/L,Hb 104g/L,PLT 155×10^9/L。尿常规:隐血(-),尿蛋白(+),葡萄糖(-),酮体(-)。粪便常规未见异常。

肌酐 123μmol/L，尿酸 464.6μmol/L，尿素 8.37mmol/L。eGFR：49.32ml/（min·1.73m²）。甘油三酯 1.18mmol/L，总胆固醇 3.28mmol/L，LDL-C 2.37mmol/l，HDL-C 1.1mmol/L。血钾 3.03mmol/L。

心电图（图 46-1）：窦性心律，偶发室性期前收缩，ST 低平，QT 延长。

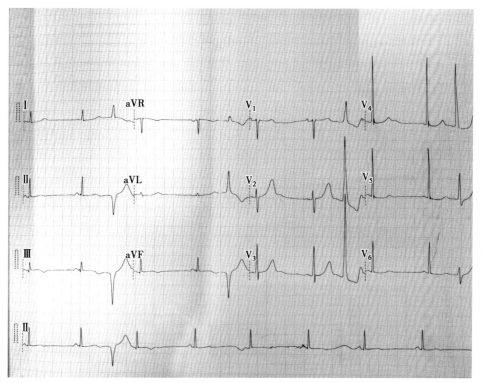

图 46-1　心电图示窦性心律，偶室性期前收缩，ST 低平，QT 延长

【初步诊断】

1. 高血压病 2 级、很高危。
2. 低钾血症。
3. 慢性肾脏病 CKD 3 期。
4. 高尿酸血症。

【诊治经过】

给予 10% 氯化钾口服溶液 20ml/ 次，2 次 /d 补钾及厄贝沙坦 150mg/d、苯磺酸氨氯地平 5mg/d、富马酸比索洛尔 1.25mg/d 控制血压。患者因治疗期间反复出现低血钾转入上级医院。

入院后进一步完善检查：

肾病指数（尿白蛋白 / 肌酐）112mg/g，NT-pro BNP 2 300pg/ml，血钾 3.2mmol/L。甲状腺激素：TSH 3.2mU/L；FT_3 5.26pmol/L；FT_4 11.3pmol/L。血气分析：pH 7.49；二氧化碳分压（PCO_2）47mmHg；氧分压（PO_2）97mmHg；实际碳酸氢盐（AB）28mmol/L；剩余碱（BE）+3.3mmol/L。

颈动脉血管超声：双侧颈内动脉粥样硬化斑形成。肾脏及肾动脉超声提示：双肾及肾上腺大小形态正常，双侧肾动脉未见狭窄。超声心动图：LV 62mm，LA 33mm，RA 34mm，RV 22mm，IVS 12mm，LVPW 10mm，EF 42%；左室增大，室间隔增厚，左室收缩功能减低。

入院后予氯化钾缓释片(1g/次,2次/d),缬沙坦80mg/d,缬沙坦氨氯地平片(缬沙坦80mg/氨氯地平5mg)1片/d,瑞舒伐他汀钙10mg/晚治疗。

入院期间予补钾治疗,血钾正常后又再次出现低血钾,为筛查继发性高血压,调整降压药物为维拉帕米缓释片240mg/d;特拉唑嗪2mg/晚。

2周后完善继发性高血压相关检查,高血压五项(卧位):皮质醇、肾素及醛固酮均为阴性,血浆醛固酮/肾素浓度比值(ARR)13[(ng·dl⁻¹):(ng·ml⁻¹·h⁻¹)];17-羟皮质类固醇及17-酮类固醇(17-ketosteroid)均为阴性,尿香草扁桃酸6.0mg/24h;颅脑CT、MRI显示为腔隙性脑梗死,蝶鞍区未发现占位性病变;肾、肾上腺、肾动脉增强CT显示左肾下盏多发小结石,双侧肾上腺未见异常;肾动脉血管成像检查未见异常。

追问用药史,1个月前患者因病友介绍开始口服珍菊降压片(1片,3次/d),控制血压,停用珍菊降压片,予补钾治疗后未再出现低血钾。

患者出院后长期遵医嘱用药,规律社区随访。出院后3天、1周、4周查血钾均正常,未再出现乏力表现,长时间、中-高强度活动后偶有心累、气紧,无双下肢水肿,诊室血压波动于120~136/70~84mmHg。

【修正诊断】

1. 高血压病2级、很高危。窦性心律,心脏长大,心功能Ⅱ级(NYHA分级)。
2. 低钾血症。
3. 慢性肾脏病CKD 3期。
4. 腔隙性脑梗死。
5. 高尿酸血症。
6. 左肾多发性肾结石。
7. 颈内动脉粥样硬化。

【讨论】

1. 什么是低钾血症,低钾血症的临床表现,引起低钾血症的常见病因有哪些

低钾血症的定义为血清钾浓度<3.5mmol/L。临床表现包括肌肉无力、多尿。严重低钾血症时可出现心律失常。临床上常见引起低血钾的原因有:

(1)胃肠失钾过多(如慢性腹泻、长期呕吐或胃肠减压、结肠绒毛状腺瘤等)。

(2)钾转移进入细胞内,见于全胃肠外或肠道高营养期间、使用注射胰岛素制剂、甲状腺毒血症引起甲状腺低钾性周期性麻痹及家族性低血钾周期性麻痹。

(3)内分泌疾病如库欣综合征、原发性醛固酮增多症、肾素瘤、家族性醛固酮增多症Ⅰ型(一种少见的与醛固酮代谢异常有关的遗传性疾病)及先天性肾上腺增生都可因盐皮质激素产生过多而引起低血钾。

(4)遗传性疾病如Bartter综合征和Gitelman综合征(特征为肾脏钾、钠的排泄都增加,肾素和醛固酮产生过多以及血压正常)、Liddle综合征(特点为严重的高血压和低血钾)。

(5)利尿剂、某些抗生素(如两性霉素B、羧苄西林)及茶碱、β₂受体激动剂(如沙丁胺醇)等药物导致低血钾。

2. 低钾血症患者心电图表现

低钾血症的心电图表现包括:ST段下降,T波减低,U波增高。心电图表现为T波与U波融合

时,不易与 QT 间期延长区分。低钾血症时心电图也可表现为室性 / 房性期前收缩,室性 / 房性心动过速,以及二度或三度房室传导阻滞。心律失常与低钾血症的严重程度相关,甚至可能诱发室颤。对于有基础心脏疾病或正在口服地高辛的患者,轻度的低血钾也会加重心脏传导异常。

3. 低钾血症的鉴别诊断流程

详见图 46-2。

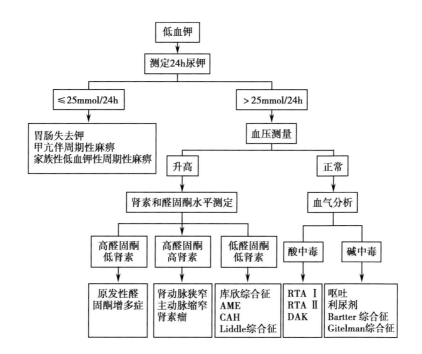

图 46-2　低钾血症的鉴别诊断流程图

RTA:肾小管酸中毒;DKA:糖尿病酮症酸中毒;AME:表观盐皮质激素过多;

CAH:先天性肾上腺皮质增生症

4. 高血压合并低钾血症时的诊断思路

高血压合并低钾血症在临床上很常见,可能是两种不同病理生理状态的重叠,也可以是一种疾病表现。病因常涉及肾素 - 血管紧张素 - 醛固酮系统、肾上腺疾病或肾小管疾病等,因病因众多复杂,诊断较困难。临床遇到高血压合并低血钾患者时首先需要询问病史,特别是用药史、家族史及有无胃肠道疾病病史。查体时应注意特殊体貌及腹部有无血管杂音,仔细寻找疾病线索。其次,要除外假性低钾(如急性碱中毒,细胞外液钾急剧转入细胞内,因而引起低钾血症)。再次,要特别留意摄入不足、丢失过多及药物(如棉籽油、甘草类制剂、抗精神类药物)导致的低钾血症。同时要考虑低钾性周期性麻痹、甲亢伴周期性麻痹等疾病。最后,需要判断是否为继发性高血压所致低血钾。当考虑继发性高血压可能性大时需按照各疾病指南的标准流程进行筛查。肾素、醛固酮及 ARR、皮质醇水平等对鉴别诊断尤为重要,高醛固酮低肾素者要考虑原醛症,高醛固酮高肾素者考虑继发性醛固酮增多症,低醛固酮低肾素者要考虑先天性肾上腺皮质增生症及 Liddle 综合征等。

5. 临床怎样进行补钾治疗

临床补钾治疗可采取口服或静脉补钾,严重的低钾血症、进行性失钾建议采取静脉补钾。补钾公式:10% 氯化钾口服溶液(ml)=(期望值 - 实际值)× 体重(kg)× 0.3/1.34,氯化钾口服溶液可在 1~2 小时内使血钾浓度升高,临床上也可采取经验性(10% 氯化钾口服液 0.1~0.3ml/kg)补钾。此患者入院血钾 3.2mmol/L，期望补钾至 4.0mmol/L，按补钾公式计算，需 10% 氯化钾口服溶液 12.54ml，患者口服 12~15ml 10% 氯化钾口服溶液后 1~2 小时内需复查血钾。补钾原则：见尿补钾，补钾浓度 <0.3%，禁止静脉推注，补钾速度 <20mmol/h，补钾治疗期间应监测血钾。

【小结】

患者原发性高血压诊断明确。在疾病早期未正规治疗，后期出现高血压靶器官（心、肾）功能损害。此次因反复低血钾转入上级医院。考虑低血钾的诱因为使用利尿剂，反复低血钾的原因考虑与口服珍菊降压片有关。珍菊降压片为中西药复方制剂，含有野菊花膏粉、珍珠层粉 2 种中药成分及 3 种化学药品成分——盐酸可乐定 0.03mg、氢氯噻嗪 5mg、芦丁 20mg。珍菊降压片中的氢氯噻嗪为排钾利尿药，可导致低钾血症。同时氢氯噻嗪与镇静药、抗痛风药等存在广泛的药物相互作用，使电解质紊乱等不良反应发生的概率增加。联合用药中的严重不良反应病例报告比例为 4.76%，是单独用药的 7.5 倍。在平时的诊疗工作中不能忽视中成药的不良反应。通过此病例的学习，需要掌握低血钾的诊治流程、补钾治疗方法及原则，同时重点了解高血压合并低血钾的诊治思路和鉴别诊断。

（荣　溪　陈晓平）

参考文献

1. Kovesdy CP, Appel LJ, Grams ME, et al. Potassium homeostasis in health and disease: A scientific workshop cosponsored by the National Kidney Foundation and the American Society of Hypertension [J]. J Am Soc Hypertens, 2017, 11 (12): 783-800.

2. Mandoe MJ, Borg R, Hansen D. Potassium chloride mixture may maintain hypokalaemia and hypertension [J]. BMJ Cas Rep, 2018, 11 (1): e223732.

3. Tetti M, Monticone S, Burrello J, et al. Liddle Syndrome: Review of the Literature and Description of a New Case [J]. Int J Mol Sci, 2018, 19 (3): 812.

4. Kim GH, Han JS. Therapeutic approach to hypokalemia [J]. Nephron, 2002, 92 (Suppl 1): 28-32.

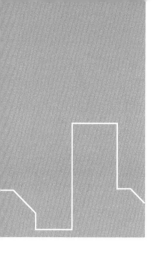

病例 47
药源性高血压

患者女性,38 岁。因血压升高 1 个月余就诊。1 个月前患者因感冒后出现头晕,自测血压 170/102mmHg,无心慌、胸闷、胸痛、视物模糊、恶心、呕吐,无夜尿增多、双下肢乏力等症状。此后多次测血压仍波动在 160/95mmHg 左右。为进一步治疗社区就诊。

患者自发病以来,睡眠精神可,饮食正常,体重无明显变化,大小便未见异常。

【既往史、个人史、家族史】

一般情况良好。否认肝炎、结核或其他传染病史。否认过敏史。否认手术史。无吸烟、饮酒史。父已故,死因不详;母亲患糖尿病。

【体格检查】

T 36.3℃,P 70 次 /min,R 16 次 /min,BP 162/94mmHg,BMI 23.8kg/m²。神志清楚,无病容,皮肤巩膜无黄染,全身浅表淋巴结未扪及肿大。颈静脉正常。心界正常,心律齐,各瓣膜区未闻及杂音。胸廓未见异常,双肺叩诊呈清音。双肺呼吸音清,未闻及干湿啰音。腹部外形正常,全腹软,无压痛及反跳痛,腹部未触及包块。肝、脾肋下未触及。双肾未触及。双下肢无水肿。

【辅助检查】

血常规、尿常规、粪便常规、肝肾功能、血脂、血糖未见异常。血钾 3.0mmol/L。心电图:窦性心律,正常心电图。动态血压示:24 小时平均血压 140/90mmHg、白天平均血压 145/93mmHg、夜间平均血压 132/85mmHg。

【初步诊断】

1. 高血压 2 级、中危。
2. 低钾血症,原因待诊。

【诊治经过】

患者于高血压专科门诊就诊,复查血钾为 2.8mmol/L。详细询问病史,患者无呕吐、腹泻、纳差等胃肠道症状;无利尿剂、激素等药物服用史;5 个多月前因慢性支气管炎于当地诊所就诊后服用复方甘草片至今。有文献报道长期或短期大剂量服用甘草制剂可以引起高血压伴低血钾，但考虑到患者为中青年女性，血压中度升高，伴有低血钾，没有高血压家族史，不排除继发性高血压，尤其是原发性醛固酮增多症的可能，因此嘱患者停用甘草制剂，给予补钾处理，并入院进一步诊治。

入院后完善检查，甲状腺功能、促肾上腺皮质激素、皮质醇生理波动、尿游离皮质醇、血尿儿茶酚胺未见异常。血钾 3.98mmol/L。肾素 - 血管紧张素 - 醛固酮系统卧立位试验呈低肾素、醛固酮正常。24 小时总尿量为 2.5L，尿钠为 100mmol/24h，尿钾为 120mmol/24h。双肾动脉彩超未见明显异常。肾脏及肾上腺增强 CT 未见明显异常。超声心动图未见明显异常。检查结果排除继发性高血压。患者停用复方甘草片第 7 天，复查血钾 4.6mmol/L，肾素 - 血管紧张素 - 醛固酮系统卧立位试验结果未见异常。复查动态血压：24 小时平均血压 128/78mmHg、白天平均血压 132/82mmHg、夜间平均血压 118/68mmHg，提示血压恢复正常。综上，考虑患者高血压合并低血钾的原因与口服复方甘草片有关。

患者出院半个月后社区医院复诊，复查血钾 4.89mmol/L，诊室血压 128/81mmHg。嘱避免再次服用甘草类制剂，定期随访血压。

【修正诊断】

1. 药源性高血压。
2. 慢性支气管炎。

【讨论】

1. 什么是药源性高血压及其诊断要点

药源性高血压指由于药物本身的药理及毒理作用，药物之间的相互作用，或者用药方法不当引起的血压升高。当出现下列几种情况时，需要高度怀疑药源性高血压：①血压升高与药物使用在时间上存在前后关系；②该药物具有可能引起血压升高的药理机制；③存在使用该药物引起血压升高的文献报道；④停用该药物后血压可恢复到用药前水平。

2. 哪些药物可以引起药源性高血压

常见的引起药源性高血压的药物包括：①激素类：盐皮质激素、糖皮质激素、促红细胞生成素、避孕药物等；②中枢神经类：单胺氧化酶抑制剂（如苯乙肼、反苯环丙胺、托洛沙酮等）、三环类抗抑郁药（如丙米嗪、阿米替林、去甲替林、氯米帕明等）、选择性 5- 羟色胺再摄取抑制药等；③非甾体抗炎药物：布洛芬、萘普生、吲哚美辛等；④中草药物：甘草及其制剂、人参、药酒等；⑤其他：免疫抑制剂（环孢素、左旋咪唑）、抗生素等。

3. 药源性高血压应该怎么处理

在临床实践中预防药源性高血压比治疗更为重要。首先，需要临床医生了解哪些药物可能引起药源性高血压。其次，对于高危患者，应避免使用该类药物，可用同类型的其他药物替代。如果必须使用，应避免长期大量使用该类药物，避免同时使用两种及以上的该类药物，且使用过程中需密切监测血压变化。当发生药源性高血压时，其基本的治疗原则：①停用导致药源性高血压的药物。②因病情需要不能停药者，根据具体药物作用机制，调整降压方案。③如出现并发症的药源性高血压患者，要积极处理并发症。

4. 甘草诱发药源性高血压的可能机制

醛固酮和皮质醇均可以作用于远端肾小管的盐皮质激素受体，减少钠的排出，增加钾的排出，影响水钠代谢平衡。肾脏是肝外皮质醇代谢的主要场所,通过肾脏 11β- 羟类固醇脱氢酶(11beta-hydroxysteroid dehydrogenase,11β-HSD)将皮质醇灭活为皮质素,使体内醛固酮与盐皮质激素受体结合,保证正常的水钠代谢。而当服用过多的甘草及其制剂时,甘草的代谢产物甘草次酸,可以抑制 11β-HSD 的表达,增加体内皮质醇的含量,从而激活盐皮质激素受体引起盐皮质激素过多的临床表现,出现高血压、低血钾、低肾素、低醛固酮等表现。一般来说,症状的发作与严重程度与甘草使用的期限、剂量和个人易感性有关,其中老年人、女性、肾功能不全者更易发生。

5. 本病例中高血压伴低血钾如何与假性醛固酮增多症相鉴别

Liddle 综合征,又称假性醛固酮增多症。是单基因致病的高血压,为编码肾小管上皮钠离子通道(epithelial Na$^+$ channel,ENaC)的基因突变,呈常染色体显性遗传。ENaC 主要作用是调节远端肾单位对 Na$^+$ 的限速重吸收,其 α、β 和 γ 亚基的分子结构中存在富含脯氨酸的结构域,PPxY(P:脯氨酸,Y:酪氨酸)能够与蛋白配体磷酸化泛素连接酶神经前体细胞表达发育性下调 4(neural precursor cell expressed,developmentally down-regulated 4,Nedd4)结合,使 ENaC 失活。当 α、β 和 γ 亚基的 *SCNN1A*、*SCNN1B* 和 *SCNN1G* 基因发生突变时,PPxY 结构域缺失,将导致 ENaC 失活,肾小管上皮细胞吸收钠将明显增加,间接增加 K$^+$ 的外排,使得血钾降低,血钠升高。Na$^+$ 重吸收增加,引起细胞外容量的增加,血压升高,升高的血压反过来抑制肾素 - 血管紧张素 - 醛固酮系统,引起肾素和醛固酮分泌减少。另外,为了代偿细胞外的低血钾,细胞内 K$^+$ 大量转移到细胞外,而细胞外的 Na$^+$ 和 H$^+$ 转移至细胞内,引起细胞外的代谢性碱中毒。因此 Liddle 综合征患者常表现为早发的高血压、低血钾、低血浆肾素、低血浆醛固酮、代谢性碱中毒,故又称为假性醛固酮增多症。Liddle 综合征患者在青少年时期就可出现血压升高,但因为没有症状常到成年后发生严重心脑血管事件时才被发现。这种高血压因为低血浆醛固酮,所以对螺内酯不敏感,但对于阿米洛利或氨苯蝶啶敏感。

【小结】

患者为中青年女性,1 个多月前因头晕发现血压升高,测血钾为 3.0mmol/L,复测血钾仍低,追问病史发现患者长期口服复方甘草片。甘草制剂可以引起高血压、低血钾。患者为中青年女性,血压中度升高,伴低血钾,无高血压家族史,不排除继发性高血压,尤其是原发性醛固酮增多症的可能。所以入院后予以停用复方甘草制剂,补钾,完善继发性高血压和靶器官损害筛查。检查结果排除继发性高血压,提示假性醛固酮增多症表现。停用复方甘草片 7 天后,血钾正常,血压正常,肾素 - 血管紧张素 - 醛固酮系统卧立位试验结果正常,考虑高血压伴低血钾与服用甘草制剂引起的药源性高血压有关。针对初发或血压近期升高的患者,询问病史时一定要了解其合并用药情况,尤其是可能导致药源性高血压的相关药物,并进一步分析药物使用与血压升高时间是否存在关联性。对于高血压患者的处方有可能导致药源性高血压药物时需谨慎,必须使用时需密切监测患者血压变化,并根据具体药物的药理性质,调整合适的降压方案。

(李欣然 吕政兵 罗晓佳)

参考文献

1. Kusano, Eiji. How to Diagnose and Treat a Licorice-induced Syndrome with Findings Similar to that of Primary Hyperaldosteronism [J]. Internal Medicine, 2004, 43 (1): 5-6.
2. Monticone S, Losano I, Tetti M, et al. Diagnostic approach to low-renin hypertension [J]. Clin Endo-

crinol (Oxf), 2018, 89 (4): 385-396.

3. Virdis A, Ghiadoni L, Taddei S. Clinical Management of Drug-Induced Hypertension [J]. High Blood Pressure Cardiovasc Prev, 2014, 21 (1): 77-79.

4. 中国高血压防治指南修订委员会, 高血压联盟 (中国) 中华医学会心血管病学分会, 中国医师协会高血压专业委员会, 等 . 中国高血压防治指南 2018 年修订版 [J]. 中国心血管杂志 , 2019, 24 (1): 24-56.

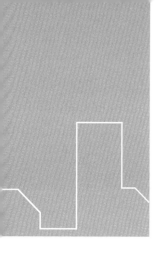

病例 48
高血压合并焦虑、睡眠障碍

患者女性,56 岁。因血压升高 10 余年,血压波动 2 个月余就诊。患者 10 多年前因头晕测得血压升高,最高 180+/100+mmHg,伴头痛,无恶心呕吐、视物模糊、晕厥等不适,无心悸、乏力、胸痛、呼吸困难等,诊断为高血压病。后规律服用硝苯地平控释片 30mg/d,氯沙坦钾 100mg/d,血压控制在 120~130/70~80mmHg,未有特殊不适。近 2 个月来,患者因父亲"脑出血"去世,情绪低落,心情极度悲伤,出现血压水平波动,熬夜多天后,血压最高达 200+/110+mmHg,伴明显头晕、头痛、心慌等不适,自诉因内心恐惧,害怕出现父亲同样并发症致夜间难以入睡,多次夜间起床后,测量血压水平均在 150~170/90~110mmHg 之间。调整降压方案为硝苯地平控释片(30mg/ 次,2 次 /d),氯沙坦 100mg/d,哌唑嗪(1mg/ 次,3 次 /d),血压仍然波动在 160~180/90~100mmHg,心率波动在 70~90 次 /min。为求进一步治疗就诊。

患者自患病以来,精神食欲可,大小便正常,睡眠差,体重无明显变化。

【既往史、个人史、家族史】

否认糖尿病,冠心病等病史。否认手术史,否认肝炎、结核等传染病史。无吸烟、饮酒史。父母均有高血压。父亲 2 个多月前因"脑出血"去世,母亲健在。

【体格检查】

T 36.6℃,P 98 次 /min,R 18 次 /min,BP 165/92mmHg,BMI 23kg/m²。神志清楚,急性病容,皮肤巩膜无黄染,全身浅表淋巴结未扪及肿大。颈静脉正常。心界正常,心律齐,各瓣膜区未闻及杂音。胸廓未见异常,双肺叩诊呈清音。双肺呼吸音清,未闻及干湿啰音。腹软,无压痛及反跳痛,腹部未触及包块,腹围 84cm。肝、脾肋下未触及。双肾未触及,肾区无叩痛。双下肢无水肿。

四肢血压:左上肢血压 166/93mmHg,右上肢血压 165/89mmHg,左下肢血压 188/115mmHg,右下肢血压 186/106mmHg。

【辅助检查】

血常规、尿常规、粪便常规未见异常。

空腹血糖 5.45mmol/L。尿素 4.1mmol/L,肌酐 81μmol/L,肾小球滤过率估算值 93.1ml/(min·1.73m²),尿酸 292μmol/L。甘油三酯 2.52mmol/L,总胆固醇 6.35mmol/L,高密度脂蛋白胆固醇 0.79mmol/L,低密度脂

蛋白胆固醇 3.4mmol/L。血钾 4.3mmol/L。

心电图：窦性心律，正常心电图。

超声心动图：LV 42mm，LA 33mm，IVS 10~13mm，LVPW 10mm，AAO 33mm，EF 63%；室间隔基底段增厚，左室收缩功能测值正常。

【初步诊断】

1. 高血压病 3 级、高危。
2. 高脂血症。

【诊治经过】

患者近期因为父亲高血压"脑出血"去世的打击，出现明显的精神应激，导致血压波动，特别是夜间睡眠差，反复夜间起床测量血压水平，导致夜间血压明显增高，惊恐焦虑情绪尤为突出。入院后完善高血压相关靶器官损害筛查以及 24 小时动态血压监测，并请精神科协助诊治，治疗身心疾病。

1. **尿常规** 尿蛋白（±），尿微白蛋白 126.4mg/L；尿转铁蛋白 5.68mg/L，尿 α_1 微球蛋白 65.7mg/L，尿白蛋白/肌酐 15.0mg/g。

2. **ANCA、心磷脂、免疫相关指标**（包括类风湿因子，循环免疫复合物，抗核抗体，抗双链 DNA 抗体，抗 RNP 抗体、抗 SM 抗体、抗 SSA 及 SSB 抗体，IgG、IgA、IgM、IgE 以及补体 C3、C4）检查未见明显异常。

3. **促肾上腺皮质激素（ACTH）、血皮质醇、血、尿儿茶酚胺水平、甲状腺功能以及性激素水平**等均正常。

4. **双肾、肾上腺彩超以及双肾动脉彩超** 未见明显异常。

5. **颈动脉彩超** 左侧颈总动脉分叉处见粥样硬化斑块。

6. **腹部以及女性妇科彩超** 脂肪肝，双侧附件未见异常。

7. **头颅 CT** 腔隙性脑梗死，脑萎缩。

8. **24h 动态血压** 全天平均血压 152/94mmHg，白天平均血压 150/85mmHg，夜间平均血压 155/100mmHg。

9. **整夜睡眠呼吸监测** 轻度阻塞性睡眠呼吸暂停低通气综合征，AHI 5.8 次/h。

患者动态血压明显升高，呈反构型，夜间血压升高明显，追问病史，发现患者最近出现血压波动与其父亲去世有明确的时间相关性，因害怕与父亲一样发生"脑出血"，甚至夜间设置闹钟，自行起床反复测量血压水平，焦虑、恐惧情绪明显，导致睡眠质量极差，夜间几乎不能入睡。邀请心理卫生中心会诊，精神科会诊后明确诊断为焦虑症，建议对患者进行心理疏导，降压的同时进行抗焦虑治疗，调整治疗方案为奥美沙坦 20mg/d，琥珀酸美托洛尔缓释片 47.5mg/d，硝苯地平控释片 30mg/d，阿托伐他汀钙 20mg/晚，盐酸舍曲林 100mg/d，阿普唑仑 0.4mg/晚。嘱咐患者出院后监测血压，1 个月后门诊随访。

患者出院 1 个月后于医院门诊随访，自诉最近睡眠情况改善，夜间可睡 5~8 小时，通过心理疏导及药物治疗，目前焦虑恐惧情况明显缓解，已无夜间调闹钟起床测量血压的情况，规律用药，家庭自测血压波动在 115~130/70~80mmHg 之间，心率 60~65 次/min。建议患者降压方案逐渐减量，调整为奥美沙坦 20mg/d，琥珀酸美托洛尔缓释片 47.5mg/d，阿托伐他汀钙 20mg/晚，盐酸舍曲林 100mg/d，阿普唑仑 0.4mg/晚，继续治疗 3 个月后门诊再次随访。

【修正诊断】

1. 高血压病 3 级、高危。
2. 左颈动脉粥样硬化斑块。
3. 焦虑状态。

【讨论】

1. 什么是焦虑症

焦虑,就是我们常说的心情烦躁,表现为坐立不安,忧心忡忡,似要发生什么可怕的事情。常伴有头疼、头昏,心慌、气短等躯体不适。焦虑症又称为焦虑障碍或者焦虑性疾病,是一组以焦虑症状为主要临床相的精神障碍。当焦虑的严重程度与客观的事件或处境不相称或者持续时间过长时,则为病理性焦虑,可表现为精神症状和躯体症状。焦虑症属于最常见的精神障碍之一,患病率高,疾病负担重,常与其他精神障碍,如抑郁症等合并存在。

2. 高血压和焦虑症的相互关系

高血压是心脑血管疾病的重要危险因素。病因多样,涉及遗传和多种行为因素。焦虑症是以焦虑情绪体验为主要特征的情绪障碍,主要表现为睡眠障碍,焦虑和自主神经系统功能紊乱等症状。高血压患者常伴有焦虑等精神情况。据研究显示,高血压患者伴有焦虑症状的发生率高达 25%~54%;而焦虑与高血压的发生也是息息相关,它不仅是增加高血压发病的独立危险因素,同时也严重影响降压药物疗效和高血压患者的预后,降低高血压患者的生活质量,增加医疗负担。快速识别焦虑抑郁并运用有效手段进行干预成为综合医院非精神专科医生必须面对和迫切需要解决的问题。当高血压患者合并焦虑症时,应予以重视,及时识别和诊断,减少危害。

3. 焦虑引起血压波动的可能机制

血压水平与心理因素等密切相关,高血压伴有焦虑症的患者,由于长期精神紧张,情绪波动大,大多伴有睡眠障碍和自主神经功能紊乱,使得各种升压神经递质释放增多,血压波动大,减弱降压作用;且焦虑情绪还可以激活交感神经系统,使儿茶酚胺等活性物质释放增多,引起血压升高,心率加快,血小板激活等,严重影响高血压药物治疗的效果;另一方面,当焦虑和应激情绪发生时,也会直接或间接激活肾素 - 血管紧张素系统(RAS),参与到广泛的应激过程,促使一系列的激素分泌,如 ACTH、肾上腺皮质激素、血管升压素等,带来血压升高。且大多数高血压合并焦虑患者也会出现躯体的不适症状。因此,焦虑引起血压波动,还与广泛的神经 - 内分泌激活相关,破坏血压的正常调控和干扰药物的降压效果。

4. 焦虑的筛查与评估方法

焦虑可通过各种量表进行筛查和评估。汉密尔顿焦虑量表(Hamilton anxiety scale,HAMA)系他评量表,一般适用于精神专科医生,不建议非精神科医生使用。"90 秒 4 问题询问法"(表 48-1),可用于快速初步筛查焦虑,若 4 个问题 2 项或以上阳性,则需进一步临床评估。综合医院焦虑抑郁量表(hospital anxiety and depression scale,HADS)系患者自评量表(表 48-2),可同时评估焦虑与抑郁,适合非精神科专业医师使用,也具有简单省时快速评估的优点,其评分结果 0~7 分,正常;8~10 分,轻度焦虑或抑郁;11~14 分,中度焦虑或抑郁;15~21 分,严重焦虑或抑郁。其他评分量表还包括:焦虑自评量表(SAS)、状态 - 特质焦虑问卷(STAI)、广泛性焦虑筛查量表(GAD-7)等。如量表评估程度为中度以上,建议进一步请精神科专科医师会诊,明确疾病诊断是否符合焦虑症。对患者生活和社会功能造成明显影响的中度以上焦虑可诊断为焦虑状态,但综合医院医生需要有能力识别焦虑的种类,是否达障碍程度以便做出正确的处理。常见的焦虑类型包括:广泛性焦虑症、惊恐障碍、恐怖性焦虑症等。

表 48-1 "90 秒 4 问题询问法"

问题	阳性
你认为你是一个容易焦虑或紧张的人吗	是(了解是否有焦虑性人格或特质)
最近一段时间,你是否比平时更感到焦虑或忐忑不安	是(了解是否有广泛性焦虑)
是否有一些特殊的场合或情景更容易使得你紧张、焦虑	是(了解是否有恐惧)
你曾经有过惊恐发作吗? 即突然发生的强烈不适感或心慌、眩晕、感到憋气或呼吸困难等症状	有(了解是否有惊恐)

表 48-2 医院焦虑抑郁量表

姓名:	性别:	年龄:	日期:

问题	评分	回答
A 我感到紧张 (或痛苦)	3	几乎所有时候
	2	大多数时候
	1	有时候
	0	根本没有
D 我对以往感兴趣的事情还是有兴趣	3	基本上没有了
	2	只有一点
	1	不像以前那样多
	0	肯定一样
A 我感到有点害怕,好像预感到什么可怕的事情要发生	3	非常肯定和十分严重
	2	是有,不太严重
	1	有一点,但并不使我苦恼
	0	根本没有
D 我能哈哈大笑,并看到事物好的一面	3	根本没有
	2	现在肯定是不太多了
	1	现在已经不太这样了
	0	我经常这样
A 我的心中充满烦恼	3	大多数时间
	2	时常如此
	1	时时,但并不经常
	0	偶然如此
D 我感到愉快	3	根本没有
	2	并不经常
	1	有时
	0	大多数时间

续表

	姓名：	性别：	年龄：　　　　日期：
问题	评分	回答	
A 我能够安闲而轻松地坐着	3	根本没有	
	2	并不经常	
	1	经常	
	0	肯定	
D 我对自己的仪容(打扮自己)失去兴趣	3	肯定	
	2	并不像我应该做到的那样关心	
	1	我可能不是非常关心	
	0	我仍然像以往一样关心	
A 我有点坐立不安,好像感到非要活动不可	3	确实非常多	
	2	是不少	
	1	并不很多	
	0	根本没有	
D 我对一切都是乐观地向前看	3	几乎从不这样	
	2	很少这样	
	1	并不完全是这样	
	0	差不多是这样	
A 我突然发现有恐慌感	3	确实很经常	
	2	时常	
	1	并非经常	
	0	根本没有	
D 我好像感到情绪在渐渐低落	3	几乎所有时间	
	2	很经常	
	1	有时	
	0	根本没有	
A 我感到有点害怕,好像某个内脏器官变坏了	3	非常经常	
	2	很经常	
	1	有时	
	0	根本没有	
D 我能欣赏一本好书或一项好的广播或电视节目	3	很少	
	2	并非经常	
	1	有时	
	0	常常	

A 条目总分：　　　　　　　　　　　　D 条目总分：

　　HAD 量表由 14 个条目组成,其中 7 个条目评定焦虑(A nxiety,A),7 个条目评定抑郁(D epression,D),将两套条目分值分别叠加得出各自的总分　0~7 分无症状　8~10 分属症状可疑　11~21 分属肯定存在症状

5. 焦虑症治疗的目标及药物种类

焦虑症治疗的总体目标：尽可能缓解或消除焦虑、抑郁与躯体化症状，降低对躯体疾病的影响，提高治疗依从性，预防症状复发，提高生活质量，维持良好的社会功能。理想的抗焦虑药物应当能消除焦虑，且无过度的镇静作用；能产生松弛作用，不引起锥体外系症状或者共济失调，不抑制呼吸，耐受性好，无成瘾性等。已经明确，抗焦虑治疗可以明显地增加高血压治疗效果。传统的三环类抗抑郁药（tricyclic antidepressant）可能会出现心动过速、心律失常和心肌耗氧量增加等，而部分选择性 5- 羟色胺再摄取抑制药（SSRIs），选择性 5- 羟色胺及去甲肾上腺素再摄取抑制剂（SNRIs）和 5- 羟色胺受体拮抗和再摄取抑制剂（SARIs）在心血管疾病患者可安全使用。

临床上常用的抗焦虑药物种类：

(1) 苯二氮䓬类（BZD）：阿普唑仑、地西泮、劳拉西泮、氯硝西泮等。

(2) 选择性 5- 羟色胺 1A 受体激动剂：丁螺环酮和坦度螺酮。

(3) β 肾上腺素受体阻滞剂：普萘洛尔。

(4) 复方制剂：氟哌噻吨和美利曲辛的复合制剂，即氟哌噻吨和美利曲辛片。

另外，部分抗抑郁药兼具抗焦虑作用，临床也作为抗焦虑药物使用：

(1) 经典抗抑郁药（三环类抗抑郁药）：阿米替林、丙米嗪、多塞平、氯米帕明为代表。

(2) 新型抗抑郁药（兼具抗焦虑作用）。①选择性 5- 羟色胺再摄取抑制剂（SSRIs）：氟西汀、帕罗西汀、舍曲林、氟伏沙明、西酞普兰、艾司西酞普兰；②选择性 5- 羟色胺及去甲肾上腺素再摄取抑制剂（SNRIs）：文拉法辛、度洛西汀、曲唑酮、安非他酮；③去甲肾上腺素及特异性 5- 羟色胺能抗抑郁药（NaSSA）：米氮平；④褪黑素受体激动剂和 5-HT2C 受体拮抗剂：阿戈美拉汀；⑤选择性去甲肾上腺素再摄取抑制剂（NARIs）：瑞波西汀等。

6. 焦虑抑郁的治疗策略

(1) 疗程：焦虑、抑郁达障碍程度者药物治疗要足量足疗程。未达障碍严重程度或与躯体疾病共病者，疗程可视躯体疾病状况及症状与躯体疾病的关系而定。争取在 6~12 周完全缓解。巩固期需要 4~6 个月。维持期首次发作 6~12 个月。第 2 次发作 3~5 年。3 次以上发作应长期维持药物治疗。

(2) 药物调整：药物治疗起效时间有一定差异，一般 1~2 周开始起效。治疗 6~8 周后仍然应答不良者，可换用另一类抗抑郁药或联合用药。一般不推荐 2 种以上抗抑郁药联用。伴有严重失眠的焦虑、抑郁患者治疗初期或足量、足疗程、单一抗抑郁药治疗疗效不佳时可考虑联用不同机制的药物或增效剂。

7. 高血压合并焦虑症的降压药物选择

高血压合并焦虑的患者由于广泛的神经 - 内分泌激活，主要以交感和 RAS 为著，因此，药物选择上可优先选择 β 受体阻滞剂和 ACEI/ARB 等。其中，β 受体阻滞剂可以对抗交感的激活，并减轻焦虑的症状，降低心率，阻断心血管的恶性循环，而使用 ACEI/ARB 药物既可以减轻 RAS 激活，还可以拮抗交感的兴奋，对焦虑引起的升压作用也具有良好的治疗效果。有研究认为，利尿剂和二氢吡啶类钙通道阻滞剂因为可以引起交感的激活，故而一般不作为高血压合并焦虑症的首选或者单用。但也有研究表明，钙通道阻滞剂对于治疗广泛性焦虑同样有效。

8. 惊恐障碍与嗜铬细胞瘤的鉴别

焦虑中一种重要的类型就是惊恐障碍。常表现为严重焦虑的反复发作，不局限于任何特定的情境或环境，具有不可预测性，伴强烈的恐惧感、失控感或濒死感，发作时间短暂，常需要与嗜铬细胞瘤进行鉴别。嗜铬细胞瘤是起源于肾上腺髓质嗜铬细胞的肿瘤，合成、存储和分解代谢儿茶酚胺，90%

位于肾上腺髓质,10% 位于其他交感神经组织。典型临床症状主要是发作性血压升高、伴剧烈的头痛、大汗、心悸,可伴有心前区的疼痛、濒死感、皮肤苍白等。发作时测血、尿儿茶酚胺及其代谢产物,如明显升高,可提示此病。肾上腺 CT、磁共振等协助肿瘤初步解剖定位。间碘苄胍或者正电子发射计算机体层显像仪(PET/CT)可帮助其功能定位。

【小结】

患者为中年女性。血压升高 10 余年,规律服用降压药物,定期监测血压,依从性良好,血压自我管理能力较强。近 2 个月出现明显的血压波动,详细追问病史,寻找可能导致血压波动的原因,结果发现系父亲去世造成的心理打击,并与明显的焦虑、恐惧情绪相关,甚至演变为多次夜间起床测量血压,破坏正常睡眠节律,人为造成血压波动,影响健康。通过心理疏导及药物调整为:奥美沙坦 20mg/d,琥珀酸美托洛尔缓释片 47.5mg/d,硝苯地平控释片 30mg/d,盐酸舍曲林 100mg/d,阿普唑仑 0.4mg/ 晚,并嘱咐其不要在夜间反复测量血压,应按照《2019 年家庭血压监测指南》,早晚进行血压测量,如果血压控制达标,每周测量 1~2 天即可,养成良好睡眠习惯,逐渐走出心理阴影。在临床工作中,病史的询问非常重要,高血压合并焦虑的情况尤为常见,当我们在降压的同时,对其焦虑状态也进行控制,可能会达到事半功倍的效果。

(廖 行 贺 莉)

参考文献

1. Liu MY, Li N, Li WA, et al. Association between psychosocial stress and hypertension: a systematic review and meta-analysis [J]. Neurol Res, 2017, 39 (6): 573-580.
2. 张长志 . 高血压合并焦虑症的治疗进展 [C]// 中国中西医结合学会精神疾病专业委员会第十一届学术年会论文汇编 . 2012.
3. 雷斯媛 , 庆慧 . 高血压与焦虑症共病的研究进展 [J]. 中医研究 , 2018, 31 (9): 67-71.
4. Johnson HM. Anxiety and Hypertension: Is There a Link ? A Literature Review of the Comorbidity Relationship Between Anxiety and Hypertension [J]. Curr Hypertens Rep, 2019, 21 (9): 66.
5. Graham N, Smith DJ. Comorbidity of depression and anxiety disorders in patients with hypertension [J]. J Hypertens, 2016, 34 (3): 397-398.
6. 中华医学会神经病学分会神经心理学与行为神经病学组 . 综合医院焦虑、抑郁与躯体化症状诊断治疗的专家共识 [J]. 中华神经科杂志 , 2016, 49 (12): 908-917.

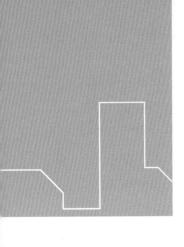

附录 1
坐位血压测量流程

1. 坐位血压测量流程

(1)血压计的选择:使用经过验证的上臂式医用电子血压计,而水银柱血压计将会被逐步淘汰。

(2)选择标准规格的血压计袖带:血压计的袖带长度需超过上臂周径 2/3 左右(气囊长 22~26cm,宽 12cm),如肥胖者或臂围较大者(臂围 >32cm)应使用大规格气囊袖带,如果使用的袖带相对于臂围过小,就会导致血压测量值高于实际值。

(3)选择合适的血压测量环境:室内温度保持在 26~30℃,受试者应在安静、温度适当的环境里至少休息 5 分钟。

(4)正确血压测量步骤为:①患者取坐位身体挺直,脱去较厚的衣服裸露被测肢体的上臂;②手掌向上平伸,手臂位置应与心脏同一水平,上肢胳膊与身躯呈 45°;③放平血压计,排尽袖带内的气体,缠于上臂中部,袖带气囊中部放于上臂内侧上方,袖带的下缘在肘窝上方 2~3cm 处,袖带的松紧度以能够塞进 1 个指头为宜;④开启电子血压计进行测量,应间隔 1~2 分钟重复测量,取 2 次读数的平均值记录。如果 SBP 或 DBP 的 2 次读数相差 5mmHg 以上,应再次测量,取 3 次读数的平均值记录;⑤测量完毕,排尽袖带余气,关闭电子血压计,整理袖带。

(5)注意事项:①高血压患者测量当天正常服用降压药。②测量血压前 15~30 分钟内不喝咖啡或酒等兴奋饮品,不剧烈活动,排空小便,静坐休息 5~10 分钟后测量上臂血压,间隔测量两次,若两次测量结果相差 5mmHg 以上,应再测量 1 次,取 3 次测量结果相差小于 5mmHg 的血压平均值。③不建议常规测量手腕血压及手指血压。④初次测量时要分别测量左右上臂的血压,正常情况下左右臂血压可以存在一定的差异,以血压高的一侧为标准。当左右上臂收缩压的差值即上肢血压压差 >20mmHg 时,建议进行四肢血压测量,提示可能存在大动脉炎或动脉狭窄等病变,并要进一步检查明确原因;⑤测量血压应做到四定:定时间、定部位、定体位、定血压计。⑥血压测量过程中受试者手臂不要随意移动,不讲话。⑦偏瘫患者在健侧肢体手臂测量。

2. 四肢血压测量流程

体位应为卧位,关键点在于四肢血压应同时测量。

(1)上肢肱动脉血压测量方法

1)患者测量血压前 15~30 分钟内禁止吸烟不喝咖啡或酒等兴奋饮品,不剧烈活动并在安静环境下休息 5~10 分钟。

2)患者采取平卧位,肘部和血压计与心脏同一水平(平腋中线),被测上肢裸露、伸开并外展 45°。

3）根据患者上臂围大小选择合适的袖带。袖带气囊应覆盖 80% 的上臂周径。瘦型成人或少年，袖带尺寸 12cm×18cm；上臂围 22~26cm，袖带尺寸 12cm×22cm；上臂围 27~34cm，袖带尺寸 16cm×30cm；上臂围 35~44cm，袖带尺寸 16cm×36cm；上臂围 45~52cm，袖带尺寸 16cm×42cm（可用于大腿）。

4）将血压计袖带缚于一侧肢体上臂，气囊中部对准肱动脉，袖带松紧以恰能放进 1 个手指为宜，袖带下缘应距肘窝横纹 2~3cm，将电子血压计按下启动键自动测量血压。

5）用相同的方法测量血压 2 次，两次测量中间间隔时间 1 分钟，取两次测量值的平均值为血压值并做好记录。如果两次血压相差大于 5mmHg，应再次测量，计算 3 次的平均血压值。

6）用相同的方法测量另一侧肢体上臂肱动脉血压，以高的一侧为准。双侧血压差异不超过 20mmHg。

7）将电子血压计按下启动键自动测量血压，用上述相同的方法测量血压 2 次，两次血压测量中间间隔时间 1 分钟，取两次测量值的平均值为血压值并做好记录。

（2）下肢动脉血压测量方法

1）患者测量血压前 15~30 分钟内禁止吸烟不喝咖啡或酒等兴奋饮品，不剧烈活动并在安静环境下休息 5~10 分钟。

2）患者取平卧位或俯卧位，暴露测量侧下肢。

3）可选择腘动脉血压和踝部血压进行血压测量。根据测量部位选择相应的袖带大小，一般测量踝部时，可使用相应的测量上臂血压袖带，测量腘动脉血压时袖带一般比测量上肢血压袖带宽 2cm；传统的下肢血压是测量腘动脉血压，测量时患者宜采取俯卧位，但需选用较宽的袖带，测量较不方便。因此近年更常使用电子血压计测量踝部血压。

4）将血压计袖带缚于腘窝上 3~5cm 或内踝上 3~4cm 处，气囊中部对准腘动脉或胫后动脉，袖带松紧以恰能放进 1 个手指为宜。

5）按下电子血压计启动按键自动测量血压，测量完毕后读取并记录数值用相同的方法测血压 2 次，2 次测量中间间隔时间 1 分钟，取两次测量值的平均值为血压值并做好记录，如果两次血压相差大于 5mmHg，应再次测量，计算 3 次的平均血压值。同侧大腿部位血压一般较上臂高 20~40mmHg，踝部血压较上臂高 4~10/4~9mmHg（正常踝肱指数 1.0~1.3）。

6）用同样的方法测量另一侧下肢血压，双侧下肢血压亦存在一定差异。

（徐　英）

参考文献

1. 中国高血压防治指南修订委员会，高血压联盟（中国）中华医学会心血管病学分会，中国医师协会高血压专业委员会，等. 中国高血压防治指南 2018 年修订版 [J]. 中国心血管杂志，2019，24（1）：24-56.
2. 陈月生，苏海. 四肢血压测量的临床价值 [J]. 中华高血压杂志，2012，20（02）：133-135.

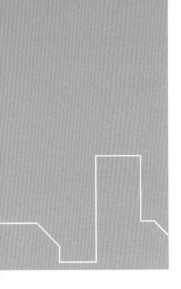

附录 2
临床动态血压监测技术操作规范及结果解读

动态血压监测技术是高血压诊断技术发展史的一个重大革新,已经成为各级医疗场所实现诊室外血压测量的一种重要手段。它可以测量个体日常生活状态下的血压,包括白天活动状态下的血压、夜间睡眠状态下的血压,能够更加全面、准确地呈现出被测者 24 小时内平均血压、血压昼夜节律、血压变异性,能够发现白大衣高血压、隐蔽性高血压、白大衣未控制高血压、隐蔽性未控制高血压、清晨高血压及非杓型血压,帮助临床医师能够更加全面了解被检者的心血管事件风险,提升医师对被检者的血压管理质量。

适应证人群包括:①用于提高高血压诊断的准确性,识别白大衣高血压、隐蔽性高血压,了解被检者 24 小时血压模式、昼夜节律,检出日间高血压、餐后低血压、夜间高血压、清晨高血压等特殊类型高血压;②用于评估正在接受降压治疗的高血压患者的降压疗效;③用于识别真正的难治性高血压;④其次还可以用于评估阻塞性睡眠呼吸暂停低通气综合征相关的高血压、儿童青少年高血压、妊娠高血压疾病、老年高血压、盐敏感性高血压、内分泌性高血压等。绝对禁忌证包括有严重凝血异常的血液疾病患者、严重皮肤病、血管疾病以及传染性疾病急性期患者。心房颤动、频发期前收缩为该技术的相对禁忌。

临床动态血压监测技术操作规范如下。

【测量前准备事项】

①操作者准备:着装整洁,洗手。②被检者准备:评估被检者着装、上肢皮肤情况。测前避免剧烈活动,保持安静状态。③环境准备:要求安静、整洁、温湿度适宜。④设备的选择:首先应选择按国际标准方案,如欧洲高血压学会国际方案进行独立临床验证的示波法上臂式袖带动态血压计,还应该核对血压计是否经过定期校准。⑤袖带选择:绝大多数成年人选择标准袖带即可,但应权衡被检者的体重、上臂围等综合因素。总的来说,袖带的气囊应该环绕上臂周径的 80%~100%,气囊宽度为上臂围的 40%。⑥测量时间段设置:目前用于诊断高血压的动态血压指标主要包括 24 小时、白天、夜间所有收缩压 / 舒张压血压读数的均值。白天和夜间的区分最好以患者动态血压日记卡所记录的清晨起床时间和夜间上床睡觉时间为准,也可固定时间段,即白天 8 :00~20 :00,夜间 23 :00~5 :00。新疆、西藏地区应该按照北京时间顺延两小时,白天 10 :00~22 :00,夜间 1 :00~7 :00。动态血压监测应尽可

能保证监测时间 >24 小时,通常设置白天每 20 分钟测量 1 次,夜间睡眠期每 30 分钟测量 1 次。⑦再次核对设备:技术人员再次核对监测所需要的所有设备,包括记录盒、电池、软管接头、空气管、袖带、肩带 / 腰带、携带包及动态血压日记卡。

【具体安装操作步骤】

①确认动态血压计性能是否正常,电源是否充足。②登记被检者所佩戴动态血压计的编号并核对被检者的个人信息,包括被检者身份识别号、姓名、性别、年龄等,确认动态血压计的编号与被检者匹配。③安装动态血压计上臂袖带前,技术人员应该分别测量被检者双上肢肱动脉血压,若发现双上肢上臂血压差异 ≥ 10mmHg,应选择血压读数较高一侧进行动态血压监测,若双上肢上臂血压差异 <10mmHg,应该选择非优势上臂进行动态血压监测。④测量、评估被检者上臂围,选择合适的袖带,袖带最好与上臂紧贴,可内衬一件薄全棉内衣或者一层医用纱布,袖带下缘应位于肘窝上方 2.5cm 左右,以插入 1 根手指作为松紧的标准,袖带上方的指示符应该对准肱动脉搏动处。⑤将空气软管从患者肩膀绕过,使用胶带固定在患者身上,确保前臂活动不受限制;装好腰带 / 肩带和携带包,调整肩带位置;当被检者佩戴左(右)袖套时,使携带包位于被检者的右(左)侧;再将空气软管连接在记录盒空气插口上,最好将记录盒放入携带包。⑥安装结束后,需技术人员手动测量 1~2 次血压,确保动态血压计能有效工作;按下 "AUTO ON/OFF" 键持续 3 秒,记录盒屏幕显示 "A" 后表示记录盒根据内部时钟和自动测量参数开始自动测量(以 TM-2430 为例)。

【安装完成后嘱咐患者如下内容】

①告知被检者在监测期间,保持正常的工作及生活状态,切勿紧张、焦虑等;②告知被检者当记录盒开始给袖带充气时应该停止活动,在放松、安静状态下保持测量姿势,避免移动,直至每次测量结束;③告知被检者应避免发生记录盒掉落、震动、进水,避免空气管打折、扭曲、受压或者松脱;④夜间休息时,应将记录盒置于身体一侧,避免躯干压迫记录盒或者空气管,防止软管破裂;⑤被检者移动时,需要重新佩戴好记录盒,以防滑落;⑥告知被检者夜间进行血压测量时可能一定程度影响睡眠质量,应保持放松,不要起床活动;⑦告知被检者在动态血压日记卡记录清晨起床时间和夜间上床睡觉时间,出现不适症状时应该详细记录出现及持续的时间,还应记录三餐时间以及服用心血管药物的时间。

【数据传输、分析】

自动测量结束后,"A" 标记关闭(以 TM-2430 为例),技术人员从被检者身上取下袖带和记录盒。用数据线将电脑与记录盒连接起来,核对被检者信息,使用分析软件读取数据,舍弃少数可信度差的血压读数,保证白天血压读数 20 个以上,夜间血压读数 7 个以上,最后生成最终结果和报告供临床判读。若成功率低于 70%,在报告中提示需要重新进行一次 24 小时动态血压测量。最后取出记录盒中电池,并常规消毒、处理用物。

【基本结果判读】

动态血压监测临床主要结果判读如下,① 24 小时血压增高:24 小时平均血压 ≥ 130/80mmHg,白天血压平均值 ≥ 135/85mmHg,夜间血压平均值 ≥ 120/70mmHg。②白天血压增高:白天血压平均值 ≥ 135/85mmHg。③白天收缩压增高:白天平均收缩压 ≥ 135mmHg,或者白天收缩压负荷

>140mmHg 的百分比超过 50%。④白天舒张压增高：白天平均舒张压 ≥ 85mmHg，或者白天舒张压负荷 >90mmHg 的百分比超过 50%。⑤夜间血压增高：夜间血压平均值 ≥ 120/70mmHg。⑥夜间收缩压增高：夜间平均收缩压 ≥ 120mmHg，或者夜间收缩压负荷 >125mmHg 的百分比超过 50%。⑦夜间舒张压增高：夜间平均舒张压 ≥ 70mmHg，或者夜间舒张压负荷 >80mmHg 的百分比超过 50%。⑧昼夜节律异常：非杓型（non-dipper）指夜间平均血压下降不足 10% 但大于 0%，多见于重度高血压患者或伴有靶器官严重受损者、睡眠呼吸暂停综合征和严重失眠者。反杓型（reverse-dipper）指夜间平均血压下降 <0%，即夜间血压不下降，反而超过日间平均血压者，可见于严重自主神经功能障碍者和一部分动脉粥样硬化的老年人等。⑨清晨血压增高：清晨血压平均值 ≥ 135/85mmHg。

　　动态血压监测技术已成为高血压管理不可或缺的检测手段，已广泛用于高血压的识别与诊断。基层医务工作者应该充分认识动态血压诊疗的重要意义，掌握临床动态血压监测技术操作规范，熟悉动态血压监测结果的解读，逐步提高基层高血压患者血压达标率，提升基层高血压防治现状。

（李江波）

参考文献

1. 中国高血压联盟，中国医师协会高血压专业委员会血压测量与监测工作委员会，中华高血压杂志编委会. 动态血压监测临床应用中国专家共识 [J]. 中华高血压杂志，2015, 23 (8): 727-730.
2. 王继光. 亚洲动态血压监测专家共识解读 [J], 中国循环杂志，2019, 34 (S1): 7-10.
3. O'Brien E, Parati G, Stergiou G, et al. European Society of Hypertension position paper on ambulatory blood pressure monitoring [J]. J Hypertens, 2013, 31 (9): 1731-1768.
4. Parati G, Stergiou G, O'Brien E, et al. European Society of Hypertension practice guidelines for ambulatory blood pressure monitoring [J]. J Hypertens, 2014, 32 (7): 1359-1386.
5. 中国高血压防治指南修订委员会，高血压联盟（中国）中华医学会心血管病学分会，中国医师协会高血压专业委员会，等. 中国高血压防治指南 2018 年修订版 [J]. 中国心血管杂志，2019, 24 (1): 24-56.
6. Kario K, Shin J, Chen CH, et al. Expert panel consensus recommendations for ambulatory blood pressure monitoring in Asia: The HOPE Asia Network [J]. J Clin Hypertens (Greenwich), 2019, 21 (9): 1250-1283.

附录 3
高血压患者的互联网管理

1. 社区高血压管理现状如何

国内外经验均表明,防治高血压最有效的方法是社区管理。高血压管理呈现出"关口前移、重心下沉、注重基层"的现象,社区已然成为高血压防治阵地的第一前线。中国各地社区卫生服务机构都积极开展高血压患者的社区管理,内容涵盖患者筛查、随访评估、分类干预和健康体检等,初步建立了社区高血压患者管理体系,模式以医院 - 社区综合管理为主,并引入患者自我管理和家庭医生签约等形式。

然而,由于时间和地域限制,许多高血压患者缺乏意愿或时间去社区医院。患者常常无法及时获取具有针对性、个性化的健康教育信息和疾病指导。因此,社区高血压患者在管理过程中经常出现因为患者对高血压疾病认识不足而自行停药的现象。我国社区慢病管理的调查显示,社区医师数量与患者数量之间配比严重不足,社区医师所承担的家庭医疗任务严重超标,给医护人员造成了巨大的工作压力和负担,不利于慢病管理工作的顺利开展。由于社区和二级、三级医院的信息系统或平台不一致,无法共享信息,常常存在重复建档和重复检查等问题。

2. 专科医师在社区高血压管理中的作用

《中国高血压防治指南(2018 年修订版)》中指出,基层卫生服务中心中,条件允许者,应当建立或加强统一的电子化疾病管理和专家咨询网络。由专科医师提供的网络咨询可以为基层医护人员提供继续教育或为患者提供及时的管理意见,从而提高患者的依从性与血压管理水平。通过综合医院和社区卫生服务机构紧密合作,分工负责,构建上下联动的高血压管理体系,从而有效提高社区高血压诊治及管理效率,达到对高血压的长期、稳定控制和管理。

3. 互联网在社区高血压管理中的应用

互联网在高血压管理中的应用主要体现在血压监测,医患互动,远程判读和大数据平台等方面。其中,远程血压监测是高血压管理中的核心技术,即采用血压监测设备与移动终端 APP 或网络平台连接的软硬结合的方式,将家庭血压或动态血压数据通过网络上传至云端或大数据平台。其中,远程家庭血压监测可以提供真实的诊室外血压、有助于调动患者的积极性并优化医生的管理,增加血压达标率,但成本相对较高。而远程动态血压监测由基层医务人员完成设备的穿戴及数据上传,再由上级专家进行报告解读,有助于优质资源下沉,提升基层高血压诊治能力。

4. 远程动态血压监测技术在社区高血压管理中的价值

目前,常用的血压测量方法包括诊室血压测量和诊室外血压测量。诊室血压测量指由医护人员在诊室按统一规范进行测量,诊室外血压测量包括家庭自测血压和24小时动态血压监测。诊室血压目前虽然仍是临床诊断高血压和分级的常用方法,但因仅测量某时间点的血压,不能有效反应患者的真实血压情况,鉴于诊室外血压测量的优势,《中国高血压防治指南(2018年修订版)》强调了诊室外血压在高血压筛查、诊断以及降压疗效评估中的价值。首先动态血压可以用于高血压的诊断,并且能够有效地发现隐蔽性高血压,避免白大衣高血压,因为其可以记录完整的血压数据,还可以反映24小时血压的变化趋势。另外,动态血压因为对靶器官损害和心血管事件具有较强的预测能力,可以用于评估心脑血管事件发生风险,进行危险分层。落实到治疗上,动态血压能够有效地评估降压治疗的效果,具有重要的临床价值。动态血压监测结果的评估与判断是一个专业问题,需要专业技术支持。建立在互联网、无线通信及云计算基础上的技术平台,有效解决了这一问题。通过远程动态血压监测,不仅使高血压专科医生实现对社区医生的远程支撑,还可降低社区医生或健康管理人员工作负荷。有助于优质资源下沉,提升基层高血压诊治能力。

5. 等级医院 - 社区医院高血压专病签约模式的前景如何

家庭医生签约式服务是以社区卫生服务团队为核心,在充分告知、自愿签约、自由选择、规范服务的原则下与服务家庭签订协议,为居民提供主动、连续、综合的健康责任制管理服务。采用签约管理模式,使医患之间建立起一种契约式的服务关系,加强了医患之间的联系。然而,由于社区医师的数量较少,而患者数量的与日俱增,以社区医师为主的门诊随访效率较低;另一方面,由于社区条件的限制,尤其在管理和处理高血压相关的靶器官损害和心血管并发症上相对欠缺。让患者在专科医师指导下的社区医师管理是提高血压达标率及合理处置并发症的有效手段,而提高社区医师的水平,增加患者对社区的信任,尽可能把患者留在社区,是提升高血压规范管理的核心。因此,社区高血压专病签约模式,在家庭医生签约模式的基础上,可加上专科医生的指导管理,以远程互联网为媒介,或探讨其他适宜方式,持续推进高血压管理的优质服务,提升患者信任度、把患者留在社区,从而提升高血压达标率,达到分级诊疗的目的。四川大学华西医院高血压中心通过"烛龙慢病管理系统"实现了等级医院 - 社区医院医师对高血压专病签约患者的同步在线管理,提升了社区医院医师的慢病管理能力,并通过远程互联网加强了医患间的联系,提升了患者自我管理能力,助力患者血压达标,把患者很好地留在社区进行管理。

6. 华西"烛龙慢病管理系统"的简介

四川大学华西医院高血压中心创建了集等级医院专科医师、基层慢病管理医师和慢病患者为一体的闭环式高血压慢病管理服务系统——烛龙慢病管理系统,建立以互联网为支撑的高血压一体化管理模式。通过互联网远程医疗,实现等级医院医生对基层医生诊疗行为及患者血压情况的同步在线管理和实时分级诊疗;实现高血压患者与社区医师、等级医院医师医患互动;整合基层医疗现有资源及优质设备,打造同质化、标准化、智慧化的高血压诊疗基线数据平台;引入远程动态血压平台,实现优质医疗资源下沉和对社区高血压管理达标率的有效监督。等级医院专科或社区医师通过电脑端登录烛龙慢病管理系统实现患者基线数据录入、随访管理、远程管理及医疗质量考核等;患者登陆微信小程序客户端后,实现"扫码签约"绑定医生,自助添加血压、填写"问卷调查"、查看"随访计划"、医患互动、患者教育等功能。

(张 鑫 叶润宇)

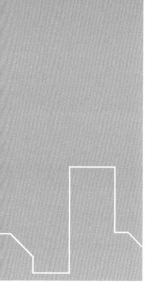

附录 4
继发性高血压筛查中常用的内分泌功能测定试验

一、卧立位醛固酮 / 肾素检查

【适应人群】

①持续性血压 >160/100mmHg、难治性高血压(在改善生活方式基础上,联合使用最佳及可耐受剂量的 3 种或 3 种以上的降压药物,其中包括利尿剂,治疗至少 1 个月后血压 >140/90mmHg;联合使用 4 种及以上降压药物,血压 <140/90mmHg)。②高血压合并自发性或利尿剂所致的低钾血症。③高血压合并肾上腺偶发瘤。④早发性高血压家族史或早发(<40 岁)脑血管意外家族史的高血压患者。⑤原发性醛固酮增多症患者中存在高血压的一级亲属。⑥高血压合并睡眠呼吸暂停综合征。

【注意事项】

①停用以下药物 4 周:包括醛固酮受体拮抗剂、利尿剂及甘草提炼物。②停用以下药物 2 周:血管紧张素转换酶抑制剂(ACEI)、血管紧张素受体阻滞药(ARB)、钙离子拮抗剂(CCB)类、β 受体阻滞剂、中枢 α_2 受体阻滞剂、非甾体抗炎药。③筛查前尽量将血钾纠正至正常范围。④维持正常钠盐摄入。⑤如果筛查前停药准备阶段血压控制不佳,可选择 α 受体阻滞剂及非二氢吡啶类 CCB,如维拉帕米缓释片、哌唑嗪或特拉唑嗪。

【操作方法】

通知被检者于试验前一晚 10 点至次晨 8 点绝对卧床休息。次晨 8 点从肘正中静脉采集静脉血送检肾素、血管紧张素 Ⅱ、醛固酮。采血结束后,嘱被检者直立(可以坐位,站立或者行走)2~4 小时,静坐 5~15 分钟后从肘正中静脉采集静脉血送检肾素、血管紧张素 Ⅱ、醛固酮。护士在采集血样标本时,应避免发生溶血,送检标本过程保持室温即可,无需将采血管置于冰上。当标本送至检验科后,应尽快离心后即刻将血浆冷冻保存。

【结果判读】

当醛固酮单位为 ng/dl 时,最常用切点值为血浆醛固酮/肾素浓度比值(ARR)>30 [(ng·dl⁻¹):(ng·ml⁻¹·h⁻¹)];当 ARR>30 [(ng·dl⁻¹):(ng·ml⁻¹·h⁻¹)],且血醛固酮水平升高 >15ng/dl 可以增加筛查试验的敏感性。筛查结果阳性的被检者须进一步完善确诊试验,包括口服钠负荷试验、氟氢可的松抑制试验、静脉生理盐水滴注试验及卡托普利试验。其中静脉生理盐水滴注试验及卡托普利试验在临床较为常用。

二、静脉生理盐水滴注试验

【适应人群】

原醛症初筛试验阳性,需行确诊试验患者。

【注意事项】

由于被检者在短时间内需要接受 2L 生理盐水的输注,可能会由于短期内内容量急剧增加,诱发高血压危象及心功能衰竭,因此对于血压难以控制、心功能不全及低钾血症的患者不应进行此项检查。试验前建议对被检者完善心电图、胸片、超声心动图以及脑钠肽等的检查,充分评估患者心脏功能,并与患者家属充分沟通相关风险。

【操作方法】

建议试验在早上 8~9 点开始。试验开始前,被检者必须安静卧床休息 1 小时,休息 1 小时后,护理人员从肘正中静脉采集静脉血送检血浆肾素活性、血醛固酮、皮质醇及血钾,同时在上臂浅表静脉建立静脉通道,安置心电监护,并于 4 小时内持续静滴 2L 0.9% 生理盐水。整个过程需严密监测血压和心率变化,询问患者有无胸闷、气促、胸痛等不适。输注完成后,再次采血测血浆肾素活性、血醛固酮、皮质醇及血钾水平。

【结果判读】

生理盐水滴注试验后血醛固酮 >10ng/dl 原醛症诊断明确;血醛固酮 <5ng/dl 排除原醛症;血醛固酮在 5~10ng/dl 之间,根据患者临床表现、实验室检查及影像学表现综合评价。

三、卡托普利试验

【适应人群】

原醛症初筛试验阳性,需行确诊试验患者。

【注意事项】

相较于静脉生理盐水滴注试验,其安全性更好,并且结果与每天摄盐水平无关,对时间和经济要求小,可行性好,但敏感性和特异性较低,并存在一定的假阴性。建议在心功能不全、严重低钾血症及难以控制的高血压患者中进行。

【操作方法】

试验前,医护人员充分向患者交代试验的流程、注意事项。建议试验在早上 8~9 点开始,告知被检者保持坐位或站位 1 小时后口服 50mg 卡托普利。护理人员分别在被检者服药前及服药后 1 小时、2 小时从肘正中静脉采集静脉血送检血浆肾素活性、醛固酮、皮质醇,同时使用医用上臂式电子血压计测量被检者非优势则血压水平,并做好相关记录。嘱咐被检者在整个试验期间需始终保持坐位或上肢直立。

【结果判读】

正常人卡托普利抑制试验后血醛固酮浓度下降 >30%,而原醛症患者血醛固酮不受抑制。

四、血清皮质醇昼夜节律检测

【适应人群】

怀疑可能存在库欣综合征的患者。

【注意事项】

血清皮质醇昼夜节律应该在患者住院 48 小时后开始检测,避免由于住院应激引起的假阳性结果。

【操作方法】

护理人员于 8 :00、16 :00 以及次日 0 :00 采集静脉血送检血清皮质醇水平,其中次日 0 :00 行静脉采血时必须在唤醒被检者 1~3 分钟内完成,建议提前于静脉内预置保留导管采血,尽量保持患者处于安静睡眠状态。

【结果判读】

如果次日 0 :00 血清皮质醇较 8 :00 下降 50% 则为节律存在。反之,则节律消失。

五、小剂量过夜地塞米松抑制试验

【适应人群】

怀疑库欣综合征患者,已行 24 小时游离皮质醇、午夜唾液皮质醇测定或血清皮质醇节律检测,并且上述检查中有异常,则建议行小剂量过夜地塞米松抑制试验进行库欣综合征确诊。

【操作方法】

整个筛查过程需要 2 天时间,第 1 天晨 8 :00(服药前)取血测定血清皮质醇水平,并于次日 0 :00 口服地塞米松 1mg,晨 8 :00(服药后)再次取血,测定血清皮质醇水平。

【结果判读】

服药后 8 :00 血清皮质醇 <50nmol/L,则为阳性。用于鉴别单纯性肥胖和库欣综合征,单纯性肥胖者被抑制,库欣综合征不被抑制。

六、血浆促肾上腺皮质激素（ACTH）浓度测定

【适应人群】

已确诊库欣综合征，鉴别 ACTH 依赖性或 ACTH 非依赖性库欣综合征。

【操作方法】

护理人员于晨 8：00~9：00，从被检者肘正中静脉采集静脉血，并储存于预冷的 EDTA 试管，然后将采集血标本的试管放置于冰水中立即由专人送至实验医学科低温离心，技术人员应用免疫放射分析方法测定 ACTH 浓度。

【结果判读】

晨 8：00~9：00 的 ACTH<10pg/ml 则提示 ACTH 非依赖性库欣综合征；晨 8：00~9：00 的 ACTH 10~20pg/ml 建议进行促肾上腺皮质激素释放激素兴奋试验测定 ACTH；晨 8：00-9：00 的 ACTH>20pg/ml 则提示 ACTH 依赖性库欣综合征。

七、大剂量过夜地塞米松抑制试验

【适应人群】

已确诊库欣综合征，进一步鉴别库欣病和异位 ACTH 综合征。

【操作方法】

临床有三种大剂量过夜地塞米松抑制试验，包括方法一：口服地塞米松 2mg，6h/ 次，服药 2 天，即 8mg/d×2d 的经典大剂量过夜地塞米松抑制试验，于服药前和服药第 2 天测定 24 小时尿游离皮质醇或 24 小时尿 17- 羟皮质类固醇。方法二：单次口服 8mg 地塞米松，于服药前后测定血清皮质醇水平。方法三：静脉注射地塞米松 4~7mg，于使用药物前后测定血清皮质醇水平。

【结果判读】

用药后 24 小时尿游离皮质醇、24 小时尿 17- 羟皮质类固醇或血皮质醇水平被抑制超过对照值的 50%，则提示为库欣综合征。反之，提示为异位 ACTH 综合征。

八、儿茶酚胺测定

【适应人群】

疑诊嗜铬细胞瘤和副神经节瘤（PPGL），尤其有阵发性高血压发作的患者，肾上腺偶发瘤伴有或不伴有高血压的患者，有 PPGL 的家族史或 PPGL 相关的遗传综合征家族史的患者。

【操作方法】

①测定 24 小时尿儿茶酚胺排泄水平，应嘱被检者收集 24 小时尿量（如第 1 天 8 时开始至第 2 天

8 时之前的所有小便),并保持尿液 pH<4.0。②测定血儿茶酚胺浓度时应嘱被检者保持空腹状态,卧位安静休息 30 分钟后从静脉内预置保留导管采血。采血或收集小便标本时,应告知被检者保持日常生活状态,避免焦虑、紧张情绪,需要停用可能影响测定结果的药物包括利尿剂、扩血管药物、钙通道阻滞剂、肾上腺素受体拮抗药、甲基多巴等。实验医学科应该采用高效液相电化学检测方法测定儿茶酚胺的浓度。

【结果判读】

血浆或者尿液儿茶酚胺高于正常上限的 2 倍以上才有诊断意义。

九、血浆甲氧基肾上腺素类物质(MNs)测定

【适应人群】

疑诊嗜铬细胞瘤和副神经节瘤(PPGL),尤其有阵发性高血压发作的患者,肾上腺偶发瘤伴有或不伴有高血压的患者,有 PPGL 的家族史或 PPGL 相关的遗传综合征家族史的患者。血浆甲氧基肾上腺素类物质(MNs)的诊断敏感性优于儿茶酚胺的测定,包括甲氧基肾上腺素(MN)、甲氧基去甲肾上腺素(NMN)。

【操作方法】

测定前应停用对乙酰氨基酚、甲基多巴、三环类抗抑郁、丁螺环酮、单胺氧化酶抑制剂、拟交感神经药、可卡因、柳氮磺吡啶、左旋多巴、酚苄明、β 受体阻滞剂及拉贝洛尔等药物。被检者应避免应激状态,避免服用浓茶、咖啡、可乐等,在安静休息 30 分钟后于仰卧位或坐位,从静脉内预置保留导管采血送检标本。

【结果判读】

文献报道的正常参考值上限为血浆游离 NMN 浓度 0.6~0.9nmol/L、MN 浓度 0.3~0.6nmol/L,国内资料显示血浆游离 NMN 浓度为 0.8nmol/L 时,诊断 PPGL 的敏感性和特异性分别为 95%、90%;血浆游离 MN 浓度在 0.4nmol/L 时诊断的敏感性和特异性分别为 51%、90%。

（徐　英）

参考文献

1. 中华医学会内分泌学分会肾上腺组 . 原发性醛固酮增多症诊断治疗的专家共识 [J]. 中华内分泌代谢杂志 , 2016, 32 (003): 188-195.
2. 中华医学会内分泌学分会 . 库欣综合征专家共识 (2011 年)[J]. 中华内分泌代谢杂志 , 2012, 28 (2): 96-102.
3. 中华医学会内分泌学会肾上腺学组 . 嗜铬细胞瘤和副神经节瘤诊断治疗的专家共识 [J]. 中华内分泌代谢杂志 , 2016, 32 (3): 181-187.

附录 5
血液、尿液检查参考值范围

一、血常规检查

详见附表 5-1。

附表 5-1　血常规检查参考值范围

检查项目	参考范围	单位
晚幼红细胞	0	/100 个细胞
红细胞计数	4.3~5.8	$\times 10^{12}/L$
血红蛋白	130~175	g/L
血细胞比容	0.40~0.50	L/L
平均红细胞体积	82~100	fl
平均红细胞血红蛋白含量	27~34	pg
平均红细胞血红蛋白浓度	316~354	g/L
红细胞分布宽度变异系数	11.5~14.5	%
红细胞分布宽度标准差	37.0~54.0	fl
血小板计数	100~300	$\times 10^{9}/L$
白细胞计数	3.5~9.5	$\times 10^{9}/L$
中性分叶核粒细胞百分率	40~75	%
淋巴细胞百分率	20~50	%
单核细胞百分率	3~10	%
嗜酸性细胞百分率	0.4~8.0	%
嗜碱性粒细胞百分率	0~1	%
原始细胞百分率	0	%
淋巴细胞绝对值	1.1~3.2	$\times 10^{9}/L$
单核细胞绝对值	0.1~0.6	$\times 10^{9}/L$

二、血生化检查

详见附表 5-2。

附表 5-2　血生化检查参考值范围

检查项目	参考范围	单位
总胆红素（TBIL）	5.0~28.0	μmol/L
直接胆红素（DBIL）	<8.8	μmol/L
间接胆红素（IBIL）	<20	μmol/L
谷丙转氨酶（ALT）	<40	IU/L
谷草转氨酶（AST）	<35	IU/L
总蛋白（TP）	65.0~85.0	g/L
白蛋白（ALB）	40.0~55.0	g/L
球蛋白（GLB）	20.0~40.0	g/L
白球比例（A/G）	1.20~2.40	
空腹血糖（GLU）	3.9~5.9	mmol/L
尿素（UREA）	2.40~7.20	mmol/L
肌酐（CREA）	37.0~110.0	μmol/L
肾小球滤过率估算值（eGFR）	56~122	ml/(min·1.73m^2)
血清胱抑素 C 测定（Cys-C）	0.51~1.09	mg/L
尿酸（URIC）	160.0~380.0	μmol/L
甘油三酯（TG）	0.29~1.83	mmol/L
胆固醇（CHOL）	2.8~5.7	mmol/L
高密度脂蛋白胆固醇（HDL-C）	>0.9	mmol/L
低密度脂蛋白胆固醇（LDL-C）	<4.0	mmol/L
碱性磷酸酶（ALP）	105~560	IU/L
谷氨酰转肽酶（GGT）	<45	IU/L
肌酸激酶（CK）	20~140	IU/L
乳酸脱氢酶（LDH）	150~370	IU/L
羟丁酸脱氢酶（HBDH）	72~182	IU/L
钠（Na）	137.0~147.0	mmol/L
钾（K）	3.5~5.3	mmol/L
氯（Cl）	99.0~110.0	mmol/L
二氧化碳结合力（CO$_2$）	18.0~28.0	mmol/L
阴离子间隙（AG）	12.0~20.0	mmol/L
血清 β 羟基丁酸测定（β-HBA）	0.02~0.27	mmol/L
钙（Ca）	2.1~2.7	mmol/L
镁（Mg）	0.67~1.04	mmol/L
血清无机磷（PO$_4$）	1.45~2.10	mmol/L
总胆汁酸（TBA）	<15	μmol/L

三、尿常规检查

详见附表 5-3。

附表 5-3　尿常规检查参考值范围

检查项目	参考范围	单位
尿蛋白定性	阴性	
尿葡萄糖	阴性	
尿胆红素定性	阴性	
酮体定性	阴性	
亚硝酸盐	阴性	
隐血	阴性	
白细胞	阴性	
红细胞	0~11	/μl
红细胞	0~3	/HP
白细胞	0~11	/μl
白细胞	0~5	/HP
脓细胞	无	/HP
上皮细胞	0~6	/μl
一般上皮细胞	无 / 少许	/HP

四、肾病指数

详见附表 5-4。

附表 5-4　肾病指数参考值范围

检查项目	参考范围	单位
尿白蛋白 / 肌酐	<30	mg/g

五、尿白蛋白

详见附表 5-5。

附表 5-5　尿白蛋白参考值范围

检查项目	参考范围	单位
尿 α_1 微球蛋白	<12.5	mg/L
尿免疫球蛋白 G	<20	mg/L
尿微白蛋白	<19	mg/L
尿转铁蛋白	<2.50	mg/L

六、24 小时尿蛋白定量

详见附表 5-6。

附表 5-6 24 小时尿蛋白定量参考值范围

检查项目	参考范围	单位
24h 尿蛋白量	<0.15	g/24h

七、血清皮质醇

详见附表 5-7。

附表 5-7 血清皮质醇参考值范围

检查项目	参考范围	单位
皮质醇(8~10 点)(PTC-8)	147.3~609.3	nmol/L
皮质醇(16~18 点)(PTC-16)	64~340	nmol/L

八、24 小时尿皮质醇

详见附表 5-8。

附表 5-8 24 小时尿皮质醇参考值范围

检查项目	参考范围	单位
24 小时尿游离皮质醇(UFC)	20.26~127.55	μg/24h

九、肾素 - 血管紧张素 - 醛固酮卧立位试验

详见附表 5-9。

附表 5-9 肾素 - 血管紧张素 - 醛固酮卧立位试验参考值范围

检查项目	参考范围	单 位
血浆肾素活性(卧位)(PRA- 卧)	0.05~0.79	ng/(ml·h)
血浆肾素活性(立位)(PRA- 立)	0.93~6.56	ng/(ml·h)
血管紧张素 II(卧位)(AT II - 卧)	28.2~52.2	ng/L
血管紧张素 II(立位)(AT II - 立)	55.3~115.3	ng/L
醛固酮(卧位)(ALD- 卧)	4.5~17.5	ng/dl
醛固酮(立位)(ALD- 立)	9.8~27.5	ng/dl

十、血儿茶酚胺类激素

详见附表 5-10。

附表 5-10 血儿茶酚胺类激素参考值范围

检查项目	参考范围	单位
去甲肾上腺素(NE)	174~357	ng/L
肾上腺素(E)	60~104	ng/L

十一、尿儿茶酚胺类激素

详见附表 5-11。

附表 5-11 尿儿茶酚胺类激素参考值范围

检查项目	参考范围	单位
尿多巴胺(UDA)	107.2~246.6	μg/24h
尿去甲肾上腺素(UNE)	16.3~41.5	μg/24h
尿肾上腺素(UE)	7.5~21.9	μg/24h

十二、甲状腺功能检查

详见附表 5-12。

附表 5-12 甲状腺功能检查参考值范围

检查项目	参考范围	单位
三碘甲腺原氨酸(T_3)	1.3~3.1	nmol/L
甲状腺素(T_4)	62~164	nmol/L
游离三碘甲腺原氨酸(FT_3)	3.60~7.50	pmol/L
游离甲状腺(FT_4)	12.0~22.0	pmol/L
促甲状腺激素(TSH)	0.27~4.2	mU/L

（徐 英）

附录 6
超声心动图参考值范围

1. 根据性别及年龄分层的研究人群的左心房参数测量(95% 参考值范围) 详见附表 6-1。

附表 6-1 根据性别及年龄分层的研究人群的左心房参数测量(95% 参考值范围)

参数	男性													
	总数(*n*=678)		18~29 岁 (*n*=128)		30~39 岁 (*n*=118)		40~49 岁 (*n*=138)		50~59 岁 (*n*=106)		60~69 岁 (*n*=105)		70~79 岁 (*n*=83)	
	下限	上限	下限	上限	下限	上限	下限	上限	下限	上限	下限	上限	下限	上限
LA-ap/mm	23.5	38.7	21.9	36.7	23.8	37.2	24.2	38.8	23.7	39.3	24.6	39.2	25.5	40.3
LA-l/mm	35.2	58.4	33.2	56.4	34.7	57.1	35.0	57.0	36.9	58.9	37.5	58.7	37.1	61.7
LA-t/mm	26.7	44.7	26.0	44.0	26.0	45.6	26.9	44.1	27.3	44.5	26.2	44.6	28.6	45.8
LAA/cm²	8.4	21.0	8.3	19.7	8.4	20.2	8.8	19.4	8.6	22.0	8.5	21.9	9.9	22.9
LAV/ml	15.3	60.7	14.9	57.7	15.6	57.2	18.3	54.7	13.5	64.1	13.1	65.7	19.5	65.3

参数	女性													
	总数(*n*=716)		18~29 岁 (*n*=116)		30~39 岁 (*n*=139)		40~49 岁 (*n*=135)		50~59 岁 (*n*=141)		60~69 岁 (*n*=97)		70~79 岁 (*n*=88)	
	下限	上限	下限	上限	下限	上限	下限	上限	下限	上限	下限	上限	下限	上限
LA-ap/mm	22.0	36.8	21.0	34.4	21.3	34.7	22.1	37.3	22.7	36.5	23.5	38.3	24.0	38.6
LA-l/mm	33.7	56.5	31.9	53.9	33.1	54.7	33.4	57.0	35.4	55.8	36.8	57.2	34.9	59.3
LA-t/mm	26.2	43.0	26.1	42.1	25.5	41.1	26.5	44.1	25.9	43.1	26.3	43.1	27.7	44.1
LAA/cm²	8.4	19.4	8.0	17.8	7.7	18.3	8.4	19.4	8.6	20.0	9.6	19.8	9.1	21.3
LAV/ml	13.8	55.8	12.9	49.3	10.7	53.1	16.3	54.3	15.4	55.8	17.3	57.3	15.1	62.9

LA-ap：左心房前后径；LA-l：左心房长径；LA-t：左心房横径；LAA 左心房面积；LAV：左心房容积

2. 根据性别及年龄分层的研究人群的左心室参数测量（95% 参考值范围） 详见附表 6-2。

附表 6-2 根据性别及年龄分层的研究人群的左心室参数测量（95% 参考值范围）

参数	男性													
	总数 （n=678）		18~29 岁 （n=128）		30~39 岁 （n=118）		40~49 岁 （n=138）		50~59 岁 （n=106）		60~69 岁 （n=105）		70~79 岁 （n=83）	
	下限	上限	下限	上限	下限	上限	下限	上限	下限	上限	下限	上限	下限	上限
LVOT/mm	13.6	25.0	13.9	25.3	12.8	25.4	13.9	24.9	14.1	24.7	13.4	24.8	13.3	24.3
IVSd/mm	6.4	11.4	6.3	10.7	6.2	11.2	6.4	11.4	6.6	11.4	6.8	11.6	7.0	11.8
IVSs/mm	9.0	16.0	8.7	14.9	8.8	15.4	9.0	15.6	9.6	16.2	9.0	16.8	10.1	16.3
LVPWd/mm	6.3	11.1	5.9	10.7	6.2	10.6	6.3	11.1	6.2	11.2	6.5	11.3	6.7	11.7
LVPWs/mm	8.8	16.2	8.7	15.7	8.5	15.9	8.9	15.5	9.4	16.4	8.9	16.7	9.6	17.0
LVEDD/mm	38.4	54.0	38.9	54.1	39.4	54.0	38.4	53.6	38.9	54.5	37.9	53.9	36.9	53.3
LVESD/mm	22.6	38.6	24.0	38.8	24.1	38.7	23.5	38.3	21.8	39.4	21.7	37.7	20.2	37.8
LVEDV/ml	45.9	127.5	50.9	133.7	49.2	133.0	50.7	127.5	41.6	126.2	42.8	118.0	43.7	116.3
LVESV/ml	12.4	50.0	16.2	52.6	15.6	50.8	14.8	49.2	7.8	54.0	12.1	43.5	11.0	42.8
LVEF/%	52.6	76.2	51.2	74.4	52.1	74.5	53.0	75.8	52.8	77.4	54.6	76.2	53.0	79.2
LVM/g	77.6	194.0	75.1	183.7	85.3	178.3	75.7	192.9	73.4	206.6	79.7	201.7	81.4	201.4
参数	女性													
	总数 （n=716）		18~29 岁 （n=116）		30~39 岁 （n=139）		40~49 岁 （n=135）		50~59 岁 （n=141）		60~69 岁 （n=97）		70~79 岁 （n=88）	
	下限	上限	下限	上限	下限	上限	下限	上限	下限	上限	下限	上限	下限	上限
LVOT/mm	12.0	23.0	11.2	23.4	12.1	23.1	12.4	23.0	12.2	22.8	12.1	23.1	12.1	23.1
IVSd/mm	5.6	10.6	5.3	9.3	5.4	10.2	7.7	8.5	5.6	11.0	6.2	11.2	6.6	11.0
IVSs/mm	8.0	15.0	7.5	13.7	7.9	14.1	8.3	14.5	8.7	14.9	8.9	15.5	8.8	15.8
LVPWd/mm	5.5	10.3	5.4	9.0	5.5	9.5	5.5	10.3	5.4	10.4	6.2	10.6	6.2	11.0
LVPWs/mm	8.2	15.2	7.5	14.5	7.7	14.7	8.5	14.7	8.5	15.1	8.6	15.6	9.1	16.1
LVEDD/mm	36.7	49.7	36.7	48.5	37.6	49.4	37.0	50.8	36.6	50.4	36.8	49.4	35.0	49.6
LVESD/mm	20.8	35.4	21.6	33.8	21.7	35.5	21.1	35.9	21.1	35.3	20.8	35.4	18.1	36.5
LVEDV/ml	37.7	106.7	41.0	106.4	42.0	103.2	40.9	111.5	38.0	104.2	37.4	104.0	25.6	109.0
LVESV/ml	8.4	43.6	7.6	45.6	9.7	43.1	10.2	45.0	9.9	40.9	8.6	41.6	3.1	45.9
LVEF/%	52.8	77.2	52.5	77.1	52.3	76.9	53.1	75.9	52.2	77.6	54.5	78.1	53.5	77.1
LVM/g	57.1	157.5	55.9	127.7	59.5	145.3	61.2	158.0	55.4	167.2	68.3	165.1	62.8	168.2

LVOT：左心室流出道内径；IVSd：室间隔舒张末期厚度；IVSs：室间隔收缩末期厚度；LVPWd：舒张末期左心室后壁厚度；LVPWs：收缩末期左心室后壁厚度；LVEDD：舒张末期左心室内径；LVESD：收缩末期左心室内径；LVEDV：舒张末期左心室容积；LVESV：收缩末期左心室容积；LVEF：左心室射血分数；LVM：左心室质量

3. 根据性别及年龄分层的研究人群的大动脉参数测量（95% 参考值范围） 详见附表 6-3。

附表 6-3 根据性别及年龄分层的研究人群的大动脉参数测量（95% 参考值范围）

参数	男性													
	总数（n=678）		18~29 岁（n=128）		30~39 岁（n=118）		40~49 岁（n=138）		50~59 岁（n=106）		60~69 岁（n=105）		70~79 岁（n=83）	
	下限	上限	下限	上限	下限	上限	下限	上限	下限	上限	下限	上限	下限	上限
Ao-a/mm	16.4	26.2	16.7	25.3	16.6	26.0	16.6	26.4	16.6	26.8	16.7	26.5	16.9	26.7
Ao-s/mm	23.8	36.4	22.9	34.3	23.3	34.7	24.5	36.3	24.2	37.6	25.0	36.8	24.2	38.0
Ao-asc/mm	20.4	35.0	19.9	31.3	20.5	32.7	21.0	35.2	21.3	35.5	21.9	36.1	22.7	36.5
Ao-ar/mm	17.1	31.7	15.8	29.2	17.5	29.7	17.6	31.0	17.7	32.5	18.8	32.6	18.7	32.9
Ao-d/mm	12.8	27.0	12.1	25.1	12.7	25.7	12.5	27.1	12.3	28.3	14.3	28.1	13.9	27.7
PV-a/mm	13.8	26.4	13.5	25.3	14.3	25.3	13.5	26.5	13.7	26.7	13.8	26.8	14.3	27.7
MPA/mm	15.2	26.2	15.2	25.4	15.3	25.1	15.4	26.0	15.1	27.3	14.8	27.4	15.6	27.8
RPA/mm	7.6	17.4	7.7	16.3	7.4	16.0	7.9	16.9	7.4	18.4	7.5	18.1	7.8	20.0
LPA/mm	8.0	17.4	8.0	16.2	8.1	16.7	7.7	17.5	7.9	17.7	8.5	17.5	8.8	19.4
参数	女性													
	总数（n=716）		18~29 岁（n=116）		30~39 岁（n=139）		40~49 岁（n=135）		50~59 岁（n=141）		60~69 岁（n=97）		70~79 岁（n=88）	
	下限	上限	下限	上限	下限	上限	下限	上限	下限	上限	下限	上限	下限	上限
Ao-a/mm	15.1	24.1	14.5	23.5	15.2	23.4	14.8	24.6	15.5	24.1	15.5	24.9	15.4	24.8
Ao-s/mm	21.3	33.5	19.7	31.5	20.6	32.8	21.1	34.5	22.7	33.3	22.9	33.9	22.0	35.4
Ao-asc/mm	19.0	32.8	16.5	30.3	18.9	30.7	19.3	33.1	20.2	32.8	21.2	33.8	21.1	34.1
Ao-ar/mm	16.4	29.8	15.9	26.5	16.5	28.3	16.7	29.7	17.2	30.2	18.0	31.4	18.1	31.1
Ao-d/mm	12.4	25.0	11.5	22.5	12.0	23.8	13.0	24.4	12.9	25.5	14.1	25.9	14.0	26.2
PV-a/mm	13.1	25.3	12.6	24.8	13.1	24.5	13.7	25.9	13.2	25.4	13.6	25.8	13.7	25.9
MPA/mm	14.3	26.1	14.2	24.8	14.1	24.7	14.6	26.4	14.2	26.4	14.5	27.1	15.5	26.9
RPA/mm	7.0	16.8	6.8	15.4	7.0	15.6	7.1	16.5	7.4	16.8	6.8	18.2	7.6	18.6
LPA/mm	7.5	16.9	6.8	15.8	7.6	15.8	7.5	16.9	8.1	16.7	8.0	17.4	8.5	18.3

Ao-a：主动脉瓣环径；Ao-s：主动脉窦部内径；Ao-asc：近端升主动脉内径；Ao-ar：主动脉弓内径；Ao-d：降主动脉内径；PV-a：肺动脉瓣环径；MPA：肺动脉主干内径；RPA：右肺动脉主干内径；LPA：左肺动脉主干内径

（王 慧 饶 莉）

参考文献

中华医学会超声医学分会超声心动图学组．中国成年人超声心动图检查测量指南［J］．中华超声影像学杂志，2016，25（8）：645-666．

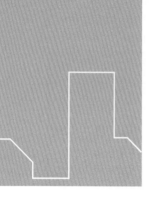

附录 7

常用降压药的用法用量、注意事项及用药指导

常用降压药的用法用量、注意事项及用药指导详见附表 7-1，复方降压药用法用量及注意事项详见附表 7-2。

附表 7-1　常用降压药的用法用量、注意事项及用药指导

| 药物名称 | 剂型 | 用药剂量 | | 肾功能不全# | 肝功能不全 | 主要不良反应 | 禁忌证* | 服药指导 |
		常用量	最大日剂量					
钙通道阻滞剂								
硝苯地平	控释制剂	30~60mg，1 次 /d	60mg	不调整	无数据，谨慎监测	脸红，踝部水肿，头晕，头痛，烧心，恶心	心源性休克。直肠结肠切除术后回肠造口术，严重胃肠阻塞性疾病，合用利福平	与餐食时间无关，避免同时食用葡萄柚汁。整片吞服，勿咬、嚼、掰断药片。控释制剂的活性成分被吸收后，空药片完整地经肠道排出(整排现象)
	缓释制剂（I）	10~20mg，2 次 /d	120mg					
氨氯地平	常释制剂	2.5~10mg，1 次 /d	10mg	不调整	缓慢滴定，谨慎监测	踝部水肿		与餐食时间无关
左旋氨氯地平	常释制剂	2.5~5mg，1 次 /d	5mg	不调整	缓慢滴定，谨慎监测	踝部水肿		与餐食时间无关
非洛地平	缓释制剂	2.5~10mg，1 次 /d	10mg	不调整	缓慢滴定，谨慎监测	踝部水肿，头痛		与餐食时间无关，避免同时食用葡萄柚汁。整片吞服，勿咬、嚼、掰断药片

续表

药物名称	剂型	用药剂量		肾功能不全#	肝功能不全	主要不良反应	禁忌证*	服药指导
		常用量	最大日剂量					
尼群地平	常释制剂	10~20mg,1 次 /d 或 2 次 /d	40mg	不调整	缓慢滴定,谨慎监测	脸红,头痛	重度主动脉瓣狭窄	与餐食时间无关
拉西地平	常释制剂	2~6mg,1 次 /d	6mg	不调整	缓慢滴定,谨慎监测	脸红,头痛	重度主动脉瓣狭窄	与餐食时间无关
乐卡地平	常释制剂	10~20mg,1 次 /d	20mg	eGFR<30 : 禁用	重度肝功能不全禁用	少见	左室流出道梗阻,心肌梗塞 1 个月内	餐前 15min 服药,避免同时食用葡萄柚汁
血管紧张素转换酶抑制剂								
卡托普利	常释制剂	12.5~50mg,2 次 /d 或 3 次 /d	150mg	减量起始,缓慢滴定。CrCl 10~50 : 3/4 常用量,2 次 /d;CrCl <10 :1/2 常用量,1 次 /d;H:1/2 常用量,透析后给药	无数据,谨慎监测	皮疹,心悸,咳嗽,味觉迟钝,高钾血症	有血管紧张素转换酶抑制剂相关的血管神经性水肿史;以及遗传性或特发性血管神经性水肿史;糖尿病患者中联用阿利吉仑;与沙库巴曲缬沙坦转换时间 36h 内者	餐前 1h 或餐后 2h 服药
依那普利	常释制剂	5~40mg,1 次 /d	40mg	减量起始,缓慢滴定。CrCl 30~80 : 5~10mg,1 次 /d;CrCl 10~30 : 2.5~5mg,1 次 /d;CrCl <10 : 2.5mg,1 次 /d;H:2.5mg,透析后使用,根据血压反应调整非透析日的剂量;P:1/4 常用量	不调整	肌酐升高,头晕,头痛	同"卡托普利"	与餐食时间无关

续表

| 药物名称 | 剂型 | 用药剂量 | | 肾功能不全 # | 肝功能不全 | 主要不良反应 | 禁忌证 * | 服药指导 |
		常用量	最大日剂量					
培哚普利	常释制剂	4~8mg,1 次 /d	8mg	减量起始,缓慢滴定。CrCl>60 :4mg,1 次 /d;CrCl 30~60 :2mg,1 次 /d;CrCl 15~30 :2mg,隔日 1 次;H:2mg 透析后给药	不调整	头痛,咳嗽,上呼吸道感染,虚弱,后背痛	同"卡托普利"	每日清晨餐前服药
福辛普利	常释制剂	10~40mg,1 次 /d	40mg	减量起始,缓慢滴定。H:不调整	无数据,谨慎监测	头晕,咳嗽	同"卡托普利"	与餐食时间无关

血管紧张素受体阻滞药

药物名称	剂型	常用量	最大日剂量	肾功能不全 #	肝功能不全	主要不良反应	禁忌证 *	服药指导
氯沙坦	常释制剂	50~100mg,1 次 /d	100mg	不调整	轻至重度肝功能不全:25mg,1 次 /d	上呼吸道感染	糖尿病患者中联用阿利吉仑	与餐食时间无关
缬沙坦	常释制剂	80~160mg,1 次 /d 或 2 次 /d	320mg	不调整	不调整	头晕,血尿素增加		与餐食时间无关
厄贝沙坦	常释制剂	75~300mg,1 次 /d	300mg	不调整	不调整	高钾血症,体位性头晕		与餐食时间无关
替米沙坦	常释制剂	40~80mg,1 次 /d	80mg	不调整	轻中度肝功能不全:40mg,1 次 /d 起始;重度肝功能不全及胆道梗阻性疾病患者:禁用	间歇性跛行,上呼吸道感染		与餐食时间无关
坎地沙坦	常释制剂	4~12mg,1 次 /d	12mg	不调整	不调整,小剂量起始	低血压,肾功异常,高钾血症,上呼吸道感染		与餐食时间无关
奥美沙坦	常释制剂	20~40mg,1 次 /d	40mg	CrCl <20 :最大日剂量 20mg	不调整	少见		与餐食时间无关

续表

药物名称	剂型	用药剂量		肾功能不全[#]	肝功能不全	主要不良反应	禁忌证[*]	服药指导
		常用量	最大日剂量					
利尿剂								
呋塞米	常释制剂	降压:20~40mg,2次/d 利尿:20~40mg,1次/d或2次/d	降压:80mg 利尿:600mg	不调整,谨慎监测	不调整,谨慎监测	多尿,水电解质紊乱,低血压,低钾血症,低钠血症,乏力,肌肉酸痛等	无尿症,磺胺过敏	与餐食时间无关。尽量中午之前用药
托拉塞米	常释制剂	2.5~10mg,1次/d	降压:10mg 利尿:200mg	不调整	缺乏数据,肝昏迷禁用	同"呋塞米"	无尿症,肝昏迷,磺胺过敏	与餐食时间无关。早晨服药
螺内酯	常释制剂	10~40mg,1次/d或2次/d	80mg	CrCl<30:禁用	不调整,谨慎监测	高钾血症,恶心呕吐	高钾血症,磺胺过敏	餐时或餐后服药,减轻胃肠道反应
氢氯噻嗪	常释制剂	12.5~50mg,1次/d或2次/d	100mg	CrCl <10:不推荐	不调整,谨慎监测	>25mg/d易发生电解质紊乱、高尿酸血症、低钾血症	无尿症,磺胺过敏,低钾血症	与餐食时间无关。尽量中午之前用药
吲达帕胺	缓释制剂	1.5mg,1次/d	1.5mg	不调整	不调整,谨慎监测	电解质紊乱,低钾血症,躁动、焦虑,头晕等	无尿症,磺胺过敏,低钾血症	与餐食时间无关。早晨服药。整片吞服,勿咬、嚼、掰断药片
	常释制剂	1.25~2.5mg,1次/d	2.5mg					与餐食时间无关。早晨服药
β受体阻滞剂								
美托洛尔	缓释制剂	47.5~190mg,1次/d	190mg	不调整	不调整	低血压,心动过缓,头晕,疲劳,抑郁,腹泻	心源性休克,病态窦房结综合征和二度或三度房室传导阻滞者(有起搏器的除外),有症状的心动过缓或低血压,	与餐食时间无关。早晨服药。可掰开,但勿嚼或压碎,至少半杯液体送服餐前1h或餐后2h服药
	常释制剂	50~100mg,2次/d	200mg					

续表

药物名称	剂型	用药剂量		肾功能不全#	肝功能不全	主要不良反应	禁忌证*	服药指导
		常用量	最大日剂量					
美托洛尔							急性心力衰竭或失代偿心力衰竭需要β受体激动剂正性肌力治疗者，严重外周动脉闭塞症和雷诺病患者	
比索洛尔	常释制剂	2.5~10mg,1次/d	10mg	不调整	不调整	少见	同"美托洛尔"	餐时服药。早晨服药,整片吞服,勿嚼服

#eGFR:肾小球滤过率估算值,单位为 ml/(min·1.73m²);CrCl:肌酐清除率,单位为 ml/(min·1.73m²);H:血液透析;P:腹膜透析
*内容参考已批准的上市药品说明书所载禁忌,其中对药品本身及其制剂成分过敏均为禁忌证,表中未逐一罗列。

附表 7-2　复方降压药用法用量及注意事项

口服降压药物	每片剂量	用药剂量	不良反应
固定复方制剂			
氯沙坦钾氢氯噻嗪片	氯沙坦钾/氢氯噻嗪:50mg/12.5mg、100mg/12.5mg、100mg/25mg	1片,1次/d	血钾异常
缬沙坦氢氯噻嗪片	缬沙坦/氢氯噻嗪:80mg/12.5mg	1片,1次/d	血钾异常
缬沙坦氨氯地平片	缬沙坦/氨氯地平:80mg/5mg	1片,1次/d	血钾异常;眩晕;外周水肿
厄贝沙坦氢氯噻嗪片	厄贝沙坦/氢氯噻嗪:150mg/12.5mg	1片,1次/d	血钾异常
奥美沙坦酯氨氯地平片	奥美沙坦酯/氨氯地平:20mg/5mg	1片,1次/d	外周水肿;头痛;头晕
贝那普利氢氯噻嗪片	盐酸贝那普利/氢氯噻嗪:10mg/12.5mg	1片,1次/d	咳嗽;血钾异常
氨氯地平贝那普利片	盐酸贝那普利/氨氯地平:10mg/2.5mg	1片,1次/d	头痛;踝部水肿;头晕;头痛
多效固定复方制剂			
马来酸依那普利叶酸片	马来酸依那普利/叶酸:5mg/0.4mg、10mg/0.4mg、10mg/0.8mg	1片,1次/d	眩晕;头痛;疲乏;咳嗽;恶心
氨氯地平阿托伐他汀钙片	氨氯地平/阿托伐他汀钙:5mg/10mg、5mg/20mg、5mg/40mg	1片,1次/d	头痛;踝部水肿;肌肉疼痛;氨基转移酶升高;鼻咽炎

（罗　敏）